高级白内障手术学

Cataract Surgery: Advanced Techniques for Complex and Complicated Cases

北京医学会眼科学分会
北京医师协会眼科专科医师分会 推荐读物

高级白内障手术学

Cataract Surgery： Advanced Techniques for Complex and Complicated Cases

原　著　Jorge L. Alió
　　　　H. Burkhard Dick
　　　　Robert H. Osher

主　译　宋旭东　　刘兆川

北京大学医学出版社

GAOJI BAINEIZHANG SHOUSHUXUE

图书在版编目（CIP）数据

高级白内障手术学 ／（西）乔治·L.阿利奥，（德）
伯克哈德·迪克，（美）罗伯特·H.奥舍原著；宋旭东，
刘兆川主译 . －－ 北京 ： 北京大学医学出版社，2024.
10. －－ ISBN 978-7-5659-3167-3

Ⅰ. R779.66

中国国家版本馆 CIP 数据核字第 2024S2X988 号

北京市版权局著作权合同登记号：图字：**01-2024-4759**

First published in English under the title

Cataract Surgery：Advanced Techniques for Complex and Complicated Cases

edited by Jorge L. Alió，H. Burkhard Dick and Robert H. Osher

Copyright © Jorge L. Alió，H. Burkhard Dick and Robert H. Osher，2022

This edition has been translated and published under licence from Springer Nature Switzerland AG.

Simplified Chinese translation Copyright © 2024 by Peking University Medical Press.
All Rights Reserved.

高级白内障手术学

主　　译：宋旭东　刘兆川

出版发行：北京大学医学出版社

地　　址：（100191）北京市海淀区学院路 38 号　北京大学医学部院内

电　　话：发行部 010-82802230；图书邮购 010-82802495

网　　址：http://www.pumpress.com.cn

E-mail：booksale@bjmu.edu.cn

印　　刷：北京金康利印刷有限公司

经　　销：新华书店

责任编辑：袁朝阳　　责任校对：靳新强　　责任印制：李　啸

开　　本：889 mm×1194 mm　1/16　印张：20　字数：612 千字

版　　次：2024 年 10 月第 1 版　2024 年 10 月第 1 次印刷

书　　号：ISBN 978-7-5659-3167-3

定　　价：255.00 元

版权所有，违者必究

（凡属质量问题请与本社发行部联系退换）

译校者名单

主　　译　宋旭东　刘兆川

译校者名单（按姓名汉语拼音排序）

丁　宁（首都医科大学附属北京同仁医院）

丁雪菲（首都医科大学附属北京同仁医院）

方　蕊（首都医科大学附属北京同仁医院）

冯　星（首都医科大学附属北京同仁医院）

何　渊（首都医科大学附属北京同仁医院）

贾宇轩（首都医科大学附属北京同仁医院）

李恩洁（首都医科大学附属北京同仁医院）

刘雨诗（首都医科大学附属北京同仁医院）

刘兆川（首都医科大学附属北京同仁医院）

吕宁馨（首都医科大学附属北京同仁医院）

宋旭东（首都医科大学附属北京同仁医院）

孙腾洋（首都医科大学附属北京同仁医院）

万　雨（首都医科大学附属北京同仁医院）

王进达（首都医科大学附属北京同仁医院）

王晓贞（首都医科大学附属北京同仁医院）

王震宇（首都医科大学附属北京同仁医院）

杨一佺（首都医科大学附属北京同仁医院）

余旸帆（首都医科大学附属北京同仁医院）

岳沛林（首都医科大学附属北京同仁医院）

策　　划　黄大海

主译简介

宋旭东，主任医师，教授，博士生导师，首都医科大学附属北京同仁医院白内障中心主任。兼任北京医师协会眼科专科医师分会白内障分会副主任委员，中国医师协会显微外科医师分会眼显微外科专业委员会副主任委员，中国研究型医院学会糖尿病学专业委员会糖尿病眼病学组委员，中国老年医学学会眼科分会委员，中国医师协会眼科医师分会白内障专业委员会委员，中国老年保健协会眼保健专业委员会委员，中国医学装备协会眼科专业委员会常务委员、屈光与白内障装备学组组长，中日医学科技交流协会眼科分会副会长，中国医疗器械行业协会眼科器械专业委员会委员；《眼科》杂志编委，《中华眼科医学杂志（电子版）》编委，《中华眼科杂志》通讯编委。

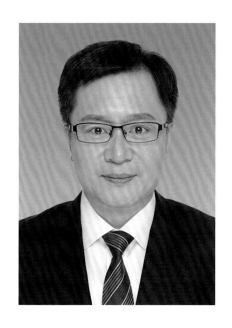

从事眼科专业 36 年，是国内较早开展白内障超声乳化手术的医生之一。手术技术精湛，在眼科疾病许多方面，尤其是复杂白内障手术、先天性白内障手术、晶状体或人工晶状体半脱位手术等，具有独特的手术技巧。多次在全国眼科学术会议上进行手术演示及专题演讲，多次参加国际眼科学术会议并发言。以第一作者或通讯作者发表学术论文 60 余篇，作为主编和副主编出版眼科专著 3 部，合作主译眼科专著 1 部，主审译著 2 部，参加编写专著 10 部。重点研究方向是白内障基础与临床研究。作为课题负责人主持 5 项课题：国家级课题 2 项，部级课题 1 项，局级课题 2 项。2010 年获中华医学会眼科学分会授予的"中华眼科学会奖"。此外，还参与了国家自然科学基金和"十一五"国家科技攻关计划项目的研究工作。获得北京市科学技术进步奖三等奖 2 次，"劈核技术在硬核白内障超声乳化手术中的应用"项目获 2000 年北京市科学技术进步奖三等奖（第 1 位），"牛磺酸干预不同类型白内障的分子机制"项目获 2001 年北京市科学技术进步奖三等奖（第 3 位）。

主译简介

刘兆川，男，生于 1987 年，博士毕业于中山大学眼科中心，美国南加州大学访问学者、北京市优秀人才青年骨干、首都医科大学附属北京同仁医院青年临床医疗技术骨干。现就职于首都医科大学附属北京同仁医院，任中国医学装备协会眼科专业委员会委员、中国老年保健医学研究会老年康复分会委员、《中华眼科医学杂志（电子版）》编委。主要从事晶状体、眼表等方向的临床和科研工作，曾主持完成北京市自然科学基金在内的 5 项课题，参与国家自然科学基金面上项目 4 项，以第一作者发表论文 10 余篇，作为主编 / 副主译出版学术专著 2 部，获得省部级科技进步奖二等奖 1 项，省级医学科技进步奖一等奖 1 项。

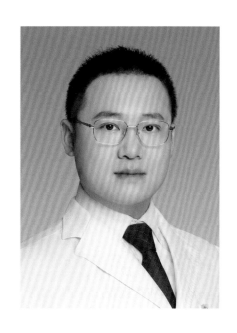

译者前言

在医学的浩瀚天空中，眼科学犹如一颗璀璨的星辰，散发出独特的光芒。而在这星辰之中，白内障手术犹如一颗耀眼的流星，划破黑暗，引领光明。随着医学科技的飞速发展，白内障手术技术与设备也在不断革新，这为全球数百万白内障患者带来了重见光明的希望。

由 Springer 出版集团出版，Jorge L. Alió、H. Burkhard Dick 和 Robert H. Osher 三位教授主编的 *Cataract Surgery：Advanced Techniques for Complex and Complicated Cases* 一书汇聚了全球顶尖眼科专家的智慧与经验，为处理复杂和疑难的白内障病例提供了全面的解决方案。书中不仅详述了白内障手术的基本原理和常规技术，更深入地探讨了处理复杂病例时可能遇到的各种问题和挑战。

他山之石，可以攻玉。我们很荣幸有机会将这一前沿的知识与技巧宝典译成中文，呈现在中国眼科医生和相关从业者面前。我们衷心希望，无论您是经验丰富的眼科大咖，还是正在茁壮成长的年轻医生，都能从中获得深刻的启示和宝贵的指导经验。

在翻译过程中，我们始终秉持准确、完整、流畅的原则，力求使译文既忠实于原文，又易于理解。然而，由于语言的差异和专业知识的高度复杂性，可能存在一些不足之处。我们恳请广大读者提出宝贵意见和建议，以便改进和完善。

最后，我们衷心感谢所有参与本书翻译和出版工作的各位同仁，正是他们的辛勤付出和专业精神，才使得这本书能够呈现在广大读者面前。我们期待这本书能成为中国眼科界的宝贵财富，为提高中国白内障手术的技术水平和治疗效果发挥积极的作用。

宋旭东

2024 年 12 月于北京

原著序言

白内障手术仍然是全世界最常见的眼科手术。玻璃体腔注射是紧随其后的，但通常由视网膜专科医生完成。白内障手术仍然是综合眼科医生、角膜专科医生和青光眼专科医生的基础工作，我们的视网膜–玻璃体亚专科和儿科亚专科同事也经常进行白内障手术。2020 年，美国进行了多达 400 万例白内障手术，全球近 2800 万例。尽管白内障患者众多，但每年仍有大量患者承受着白内障带来的视力损害，这本来可通过白内障手术解决。如果欧洲每年每 1000 人中有 8 人进行白内障手术是一个合适的数量，那么我们需要将全世界每年进行的白内障手术量增加到现在的两倍，即每年 5600 万次，才能完全满足需求。

在世界各地的眼科会议上，白内障手术相关的教育项目占主导地位。虽然许多白内障患者没有明显的并发症，但超过 50% 的患者有一个及以上的其他诊断，这使得手术更加复杂。眼表疾病（ocular surface disease，OSD），尤其是干眼症及睑缘炎 / 睑板腺功能障碍，对超过 50% 的老年白内障患者产生了影响。这虽然不是术中的一个重要因素，但术前 OSD 的管理对于实现良好的生物测量和快速高质量的视力恢复至关重要。15% ～ 20% 的白内障患者存在青光眼或高眼压；在另外至少 25% 的患者中可以观察到黄斑病变，但这通常只有通过眼部光学相干断层扫描才能发现。角膜地形图异常是很常见的。一种或另一种全身性疾病，包括糖尿病、高血压病和动脉硬化性血管疾病，在 65 岁以上的患者中更常见。圆锥角膜、轴性近视等多种其他并发症都会影响到白内障外科医生治疗计划的制订以及患者围术期进程。当我看到一位严重影响视力的白内障患者时，我希望几乎每一个病例在我的临床记录中都有一个或多个其他诊断。这使得复杂白内障患者的管理更像是一种规则，而非例外。

我们需要长年的培训和经验积累才能成为白内障手术专家，进而在每周工作中处理好诸多复杂且具有挑战性的病例。为了帮助我们更好地做好准备，西班牙医学博士 Jorge Alió 教授、德国医学博士 Burkhard Dick 教授和美国医学博士 Robert Osher 与一批少有的优秀教师且对于复杂白内障处理经验丰富的医生携手合作，最终完成了本书（Cataract Surgery：*Advanced Techniques for Complex and Complicated Cases*）。这本书推荐给每一位白内障医生（从实习医生到主刀）。这是一本属于所有白内障医生的桌上书，可在日常实践中时时参阅。

Richard L. Lindstrom, MD
Founder and Attending Surgeon：Minnesota Eye Consultants
Minneapolis, MN, USA

Adjunct Professor Emeritus: University of Minnesota Department of Ophthalmology
Minneapolis, MN，USA

Visiting Professor: University of California Irvine Gavin Herbert Eye Institute
Irvine, CA, USA

（岳沛林　译　刘兆川　宋旭东　审校）

原著前言

当我回顾我的职业生涯时，很难相信我在 1978 年佛罗里达州迈阿密的 Bascom Palmer 眼科研究所做了第一次白内障手术，那时我还是个第二年的住院医生。就像发生在昨天一样！尽管近十年前，医学博士 Charles Kelman 已经引入了超声乳化技术，但这仍非主流术式，而且对住院医生来说是"超纲"的。对我来说，很显然较小的切口会降低并发症的风险，所以我会在晚上悄悄返回手术室，用眼库的眼球练习晶状体超乳。我一直等到我们著名的主席 Ed Norton 医生需要出城，然后安排了一名患者在 Bascom Palmer 进行了第一次白内障超声乳化手术。我仍然被一件事所困扰：在这个病例进行到一半的时候，我听到 Norton 医生对我说："Bobby，这件事要好好干！"否则，我今天可能就会从事神经眼科学了。

见证小切口白内障手术在过去四十年中的发展是令人惊讶的。小切口、无缝线，患者几乎可以立即恢复正常活动。创新是这个亚专业的标志，每年我们都会看到先进的诊断技术、更好的人工晶状体计算公式、改进的仪器、可供选择的新型人工晶状体、新的设备和仪器以及更安全的手术技术的问世。我无法想象一个亚专业竟会有如此更多令人兴奋的变化，我非常感激我进入了眼科而不是肛肠科！

白内障医生取得了各种各样的成就。但又有什么能比让一个已经失明的患者在手术后第二天就有机会享受通透清晰的视力更令人满意的呢？我们的患者非常高兴，感谢视力恢复的馈赠。我们的工作精益求精，努力减少并发症。我们为选择这个专业感到幸运！

然而，即使手术取得了前所未有的成功，但每个白内障外科医生最终都会遇到令人焦虑的挑战性病例。白内障外科医生熟悉挑战。我们已经学会了如何处理成熟期晶状体、全白晶状体和悬韧带松弛的晶状体；我们已经克服了曾经可怕的后极性白内障；我们能够很好地处理极长和极短眼轴，以及伴有角膜、视网膜和青光眼并发症的案例；小瞳孔白内障可以用药理学或机械方法处理，受损的虹膜也可以重建得几乎和新的一样好。尽管并发症现在比以往任何时候都少，但仍然会发生。然而，白内障外科医生可以通过扎实的知识、细致的准备和娴熟的技巧，在具有挑战性和复杂性的案例中取得优异的结果。

我很荣幸能与 Jorge Alió 博士和 Burkhard Dick 博士共同撰写本书。每一位编者同时也是优秀的术者，都在其职业生涯中做出了拓展前沿的贡献，并投入了大量时间教授同仁们如何更好、更安全地进行白内障手术。我深信，这本书将拓宽读者的专业知识面并增加每一位白内障外科医生在其职业生涯中的乐趣。

Robert H. Osher, MD
Professor of Ophthalmology University of Cincinnati
Cincinnati, OH, USA

Medical Director Emeritus Cincinnati Eye Institute
Cincinnati, OH, USA

Editor, Video Journal of Cataract, Refractive & Glaucoma Surgery
Cincinnati, OH, USA

（岳沛林 译 刘兆川 宋旭东 审校）

原著者名单

Ahmed A. Abdelghany Ophthalmology Department, Faculty of Medicine, Minia University, Minia, Egypt

Iqbal Ike Ahmed Department of Ophthalmology and Vision Sciences, Faculty of Medicine, University of Toronto, Toronto, ON, Canada

Jorge Alió del Barrio Cornea, Refractive and Cataract Surgery Unit, Vissum Miranza Alicante, Spain

Division of Ophthalmology, School of Medicine, Miguel Hernandez University, Alicante, Spain

Jorge L. Alió Division of Ophthalmology, School of Medicine, Miguel Hernandez University, Alicante, Spain

Cornea, Refractive and Cataract Surgery Unit, Vissum Miranza Alicante, Spain

Olena Al-Shymali Cornea, Refractive and Cataract Surgery Unit, Vissum Miranza Alicante, Spain

Division of Ophthalmology, School of Medicine, Miguel Hernandez University, Alicante, Spain

Ehud I. Assia Center for Applied Eye Research, Department of Ophthalmology, Meir Medical Center, Kfar Saba, Israel, affiliated with the Sackler School of Medicine, Tel Aviv University, Tel Aviv, Israel

Ein-Tal Eye Center, Tel Aviv, Israel

Gerd U. Auffarth Department of Ophthalmology, University of Heidelberg, Heidelberg, Germany

The David J. Apple International Laboratory for Ocular Pathology, Heidelberg, Germany

A. J. Augustin Department of Ophthalmology, Staedtisches Klinikum Karlsruhe, Karlsruhe, Germany

Graham D. Barrett University of Western Australia, Centre for Ophthalmology and visual Science, Lions Eye Institute, Sir Charles Gairdner Hospital, Perth, WA, Australia

George H. H. Beiko Division of Ophthalmology, Department of Surgery, Faculty of Health Sciences, McMaster University, Hamilton, ON, Canada

Department of Ophthalmology and Vision Sciences, University of Toronto, Toronto, ON, Canada

Bahram Bodaghi Department of Ophthalmology, IHU FOReSIGHT, Sorbonne-APHP, Paris, France

Karl Thomas Boden Eye Clinic Sulzbach, Knappschaft Hospital Saar, Sulzbach/Saar, Germany

Lucio Buratto CAMO Centro Ambrosiano Oftalmico – Milano, Milan, Italy

Thierry Burtin Department of Ophthalmology, IHU FOReSIGHT, Sorbonne-APHP, Paris, France

David F. Chang University of California, San Francisco, San Francisco, CA, USA

Andrew Cho Advanced Vision Care, Los Angeles, CA, USA

C. Cursiefen Department of Ophthalmology, University of Cologne, Faculty of Medicine and University Hospital Cologne, Cologne, Germany

Division for Dry-Eye and Ocular GVHD, Department of Ophthalmology, University of Cologne, Faculty of Medicine and University Hospital Cologne, Cologne, Germany

Center for Molecular Medicine Cologne (CMMC), University of Cologne, Cologne, Germany

Francesco D'Oria Vissum Miranza Alicante, Alicante, Spain

Division of Ophthalmology, Universidad Miguel Hernández, Alicante, Spain

Section of Ophthalmology, Department of Basic Medical Science, Neuroscience and Sense Organs, University of Bari, Bari, Italy

Michael J. daSilva Stein Eye Institute, University of California Los Angeles (UCLA) School of Medicine, Los Angeles, CA, USA

Uday Devgan Stein Eye Institute, University of California Los Angeles (UCLA) School of Medicine, Los Angeles, CA, USA

E. Di Carlo Department of Ophthalmology, Staedtisches Klinikum Karlsruhe, Karlsruhe, Germany

H. Burkhard Dick Ruhr University Eye Clinic, Bochum, Germany

Kendall E. Donaldson Cornea/External Disease/Cataract/Refractive Surgery, Bascom Palmer Eye Institute in Plantation, Plantation, FL, USA

Carlos G. Figueiredo D'Olhos Day Hospital, S. J. Rio Preto, Brazil

Gabriel B. Figueiredo D'Olhos Day Hospital, S. J. Rio Preto, Brazil

Marta S. Figueroa Ophthalmology Department, Ramon y Cajal University Hospital, Alcala de Henares University, Madrid, Spain

Nicole R. Fram Advanced Vision Care, Los Angeles, CA, USA

Gerd Geerling Department of Ophthalmology, University Hospital Duesseldorf, Duesseldorf, Germany

Ronald D. Gerste University Eye Clinic, Bochum, Germany

Andrea Govetto Oftalmico Hospital, ASST-Fatebenefratelli-Sacco, Milan, Italy

Maximilian Hammer The David J. Apple International Laboratory for Ocular Pathology, Heidelberg, Germany

Ken Hayashi Hayashi Eye Hospital, Fukuoka, Japan

Christoph Holtmann Department of Ophthalmology, University Hospital Duesseldorf, Duesseldorf, Germany

Arjan Hura Cleveland Eye Clinic, Brecksville, OH, USA

Wen Fan Hu The University of Utah John A. Moran Eye Center, Salt Lake City, UT, USA

Ananya Jalsingh Advanced Vision Care, Los Angeles, CA, USA

Ahmed M. Khalafallah Ophthalmology Department, Faculty of Medicine, Minia University, Minia, Egypt

Douglas D. Koch Cullen Eye Institute, Baylor College of Medicine, Houston, TX, USA

Friedrich E. Kruse Department of Ophthalmology, Friedrich-Alexander-University of Erlangen-Nürnberg, Erlangen, Germany

Marissa Larochelle The University of Utah John A. Moran Eye Center, Salt Lake City, UT, USA

Phuc LeHoang Department of Ophthalmology, IHU FOReSIGHT, Sorbonne-APHP, Paris, France

Adi Levy Ein-Tal Eye Center, Tel Aviv, Israel

John Liu Department of Ophthalmology and Vision Sciences, Faculty of Medicine, University of Toronto, Toronto, ON, Canada

Victoria Liu University of Ottawa Eye Institute, Ottawa Hospital Research Institute, University of Ottawa, Ottawa, ON, Canada

Division of Ophthalmology, Department of Surgery, Faculty of Health Sciences, McMaster University, Hamilton, ON, Canada

Zala Lužnik Eye Hospital, University Medical Centre, Ljubljana, Slovenia

Jingyi Ma Department of Ophthalmology and Vision Sciences, Faculty of Medicine, University of Toronto, Toronto, ON, Canada

Boris Malyugin S. Fyodorov Eye Microsurgery Federal State Institution, Moscow, Russian Federation

Miha Marzidovšek Eye Hospital, University Medical Centre, Ljubljana, Slovenia

Samuel Masket Stein Eye Institute, Geffen School of Medicine UCLA, Los Angeles, CA, USA

Advanced Vision Care, Los Angeles, CA, USA

Jessie McLachlan Advanced Vision Care, Los Angeles, CA, USA

Anirudh Mukhopadhyay Baylor College of Medicine, Houston, TX, USA

Siddharth Nath Department of Ophthalmology and Visual Sciences, McGill University, Montréal, Québec, Canada

Tadas Naujokaitis Department of Ophthalmology, University of Heidelberg, Heidelberg, Germany

The David J. Apple International Laboratory for Ocular Pathology, Heidelberg, Germany

Ali Nowrouzi Cornea, Cataract and Refractive Surgery Unit, Department of Ophthalmology, Hospital Quironsalud Marbella, Alicante, Spain

Thomas A. Oetting University of Iowa, Department of Ophthalmology, Iowa City, IA, USA

Gregory S. H. Ogawa University of New Mexico, Department of Ophthalmology, Albuquerque, NM, USA

Randall Olson The University of Utah John A. Moran Eye Center, Salt Lake City, UT, USA

Jeb Alden Ong Department of Ophthalmology and Vision Sciences, Faculty of Medicine, University of Toronto, Toronto, ON, Canada

James M. Osher Cincinnati Eye Institute, University of Cincinnati, Cincinnati, OH, USA

Robert H. Osher Cincinnati Eye Institute, University of Cincinnati, Cincinnati, OH, USA

Mark Packer Packer Research Associates, Inc., Boulder, CO, USA

Jeff Pettey The University of Utah John A. Moran Eye Center, Salt Lake City, UT, USA

Vladimir Pfeifer Eye Hospital, University Medical Centre, Ljubljana, Slovenia

Christopher D. Riemann Cincinnati Eye Institute, University of Cincinnati, Cincinnati, OH, USA

Zsofia Rupnik Advanced Vision Care, Los Angeles, CA, USA

Samantha L. Schockman Cincinnati Eye Institute, Cincinnati, OH, USA

Tal Sharon Center for Applied Eye Research, Department of Ophthalmology, Meir Medical Center, Kfar Saba, Israel, affiliated with the Sackler School of Medicine, Tel Aviv University, Tel Aviv, Israel

Ein-Tal Eye Center, Tel Aviv, Israel

M. Victoria De Rojas Silva Department at Complexo Hospitalario Universitario A Coruña, A Coruña, Spain

Victoria de Rojas Instituto Oftalmológico, Policlínica Assistens, A Coruña, Spain

Michael E. Snyder Cincinnati Eye Institute, University of Cincinnati, Cincinnati, OH, USA

P. Steven Department of Ophthalmology, University of Cologne, Faculty of Medicine and University Hospital Cologne, Cologne, Germany

Division for Dry-Eye and Ocular GVHD, Department of Ophthalmology, University of Cologne, Faculty of Medicine and University Hospital Cologne, Cologne, Germany

Peter Szurman Eye Clinic Sulzbach, Knappschaft Hospital Saar, Sulzbach/Saar, Germany

Volkan Tahmaz Department of Ophthalmology, University of Cologne, Faculty of Medicine and University Hospital Cologne, Cologne, Germany

Division for Dry-Eye and Ocular GVHD, Department of Ophthalmology, University of Cologne, Faculty of Medicine and University Hospital Cologne, Cologne, Germany

Theofilos Tourtas Department of Ophthalmology, Friedrich-Alexander-University of Erlangen-Nürnberg, Erlangen, Germany

Argyrios Tzamalis 2nd Department of Ophthalmology, Aristotle University of Thessaloniki, Papageorgiou General Hospital, Thessaloniki, Greece

Veronica Vargas Cornea, Cataract and Refractive Surgery Department, VISSUM Alicante, Alicante, Spain

Research & Development Department, VISSUM Alicante, Alicante, Spain

Abhay R. Vasavada Iladevi Cataract & IOL Research Centre, Raghudeep Eye Hospital, Ahmedabad, India

Vaishali Vasavada Iladevi Cataract & IOL Research Centre, Raghudeep Eye Hospital, Ahmedabad, India

Angela Verkade Department of Ophthalmology, Baylor College of Medicine, Houston, TX, USA

Ophthalmology, Winston Salem, NC, USA

Li Wang Cullen Eye Institute, Baylor College of Medicine, Houston, TX, USA

Mitchell Weikert Baylor College of Medicine, Houston, TX, USA

Julia M. Weller Department of Ophthalmology, Friedrich-Alexander-University of Erlangen-Nürnberg, Erlangen, Germany

Kate Xie Cullen Eye Institute, Baylor College of Medicine, Houston, TX, USA

Motoaki Yoshida Hayashi Eye Hospital, Fukuoka, Japan

Koichi Yoshimura Hayashi Eye Hospital, Fukuoka, Japan

目　录

本书配套手术视频观看方法
（共 116 个手术操作视频）

1. 使用手机、平板自带的微信、或者浏览器（如 QQ 浏览器、小米浏览器、UC 浏览器等，或手机内置的浏览器），扫描下方二维码即可进入相应网站观看视频。

2. 扫码进入后，点击相应章节，然后下拉到"Electronic Supplementary Materials"处（该章靠下的位置，参考文献下面），然后点击相应的视频观看即可。

3. 如遇扫描二维码无效的情况：（1）可用手机或电脑浏览器登录如下网址：https://link.springer.com/book/10.1007/978-3-030-94530-5（2）或者登录网址 link.springer.com，然后搜索：9783030945299，点击搜索结果即可进入（进入网址后观看视频的方法同上）。

4. 寻找对应章节技巧：由于观看视频的网站只有英文章节名，没有标注章节序号，读者可根据本书各章英文作者名快速找到对应的英文章节，然后点击打开即可观看视频。

4. 本书附带视频的章节如下：

第 1 章，第 2 章，第 3 章，第 4 章，第 5 章，第 6 章，第 7 章，第 8 章，第 10 章，第 13 章，第 14 章，第 15 章，第 17 章，第 18 章，第 19 章，第 20 章，第 21 章，第 22 章，第 23 章，第 24 章，第 27 章，第 28 章，第 29 章，第 30 章，第 31 章，第 32 章，第 33 章，第 34 章，第 36 章，第 37 章，第 38 章，第 39 章，第 40 章，第 41 章。

风险评估的关键点

Wen Fan Hu, Marissa Larochelle, Randall Olson, and Jeff Pettey

贾宇轩 译 刘兆川 宋旭东 审校

要 点

- 术前风险评估是眼科手术安全性和有效性的基石。
- 对手术进行系统性评估可以有效防止误诊、漏诊，并为术后护理提供指导。
- 以既往眼部病史为重点的全面病史可以帮助明确常规和非复杂手术的难点。
- 每步裂隙灯检查和眼科检查都可以帮助明确每位手术患者特殊的危险因素。
- 明确系统性手术评估方法的改进将有助于改善手术结果和患者预后。

引言：风险评估中的关键因素

术前风险评估是制订手术计划、术中决策以及患者知情同意和术前咨询的根本。了解患者病史的重要信息并进行适当的体格检查是我们作为内科医生和外科医生的基础。白内障的诊断是初级的，清晰地阐明和评估风险则需要更为完善和熟练的方法。

著名工程师及统计学家 Edward Deming 有一句名言："每个系统都经过完美的设计，以获得预想的结果。"术者未能在白内障评估中发现关键危险因素，更多的是因为诊疗思路存在系统性漏洞，而非检查相关知识或技能的缺乏。有缺陷的系统性评估可能是由于过度依赖医生助理或采取了一种仓促或懒散的方法。简而言之，对复杂白内障手术风险的了解程度取决于医生系统性评估的能力。

本章将聚焦于医学知识和专业技术领域，同时也将很好地用于详细评估您在复杂白内障手术中明确或忽略关键风险因素的系统性能力。

风险评估

风险评估是明确和评估风险因素，并确定这些风险是否大于手术干预所带来的好处的过程。对于一位视力为 20/15 的正视眼，且伴有轻微先天性白内障的患者来说，白内障手术的好处显然低于风险；而对于视力仅为指数的白内障患者，即便患有假性囊膜剥脱和膨胀期白内障，则需要完全不同的考量。然而，同以上两个例子一样，必须辨明每位患者的手术风险。

手术一旦开展，其风险等级由于术者技术和经验的不同而存在差异。手术培训人员常引用 Dreyfus 技能学习模型来描述白内障医生的学习曲线。年轻医生仔细剖析术中的每个步骤，仿佛每项操作彼此独立。而专家在术中对于手的位置、操作角度的选择、器械的使用更加游刃有余。同样，经验丰富的医生在采集病史及体格检查时，会自如地评估风险收益比。

由于风险评估的直观性及手术案例常规化，术者常常会忽略风险评估中的重要因素。随着医生临床经验和操作技能的提高，详细风险评估的相对重要性可能会降低。即使是最有经验，能够完美规避术中可能出现的风险并显露身手的医生，在识别和规避风险时也要保持警惕。

我们的讨论并非是对所有潜在病史和检查结果的全面回顾，而是集中讨论白内障术前风险评估的关键点和相关征象。

病史

现病史

无痛性、进行性视力下降是年龄相关性白内障进展的典型症状。主观上，患者自觉近年来视力下降，眩光加重，对光的需求不断增加。然而，除了这些典型表现以外，其他特征表现潜在增加了白内障手术围术期及术中风险。

白内障的发生与年龄、吸烟状况及紫外线暴露有关，大多数患者都在 50 岁以后出现[2]。此外，白内障的进展通常是双侧的，尽管在白内障发展程度上可能存在轻度到中度的不对称。对于视力迅速下降、白内障相关视力改变程度明显不对称或白内障年轻患者，术者必须寻找其他原因，如外伤（图1.1）、既往内眼手术、葡萄膜炎（图1.2）及其一线治疗，以及皮质类固醇的使用（无论是局部、眼周注射或口服）。以上所有因素都会诱发或加速白内障的形成。值得注意的是，一些患者可能会自述"假性突然"视力丧失，即尽管低视力状态持续了数月或数年，但患者突然注意到视力下降。通常，这种情况更常见于存在双眼不对称性疾病且视力较好的眼睛突然感觉被遮挡。只有在进行综合全面的眼科评估排除诊断后，才会将这种类型的视力下降归因于白内障。

　　通常，白内障的发展是一个无痛的过程。然而，白内障可能会由于机械性眼压升高而引起继发性疼痛，如白内障膨胀期继发性青光眼、外伤或悬韧带松弛引起的晶状体半脱位（图1.3），及由于炎症或炎症诱导的晶状体溶解性青光眼，或晶状体抗原性青光眼引起的眼压升高。既往白内障伴眼红、眼痛的病史增加了潜在葡萄膜病变的风险。

既往眼部病史

　　眼外伤　外伤病史需要特别注意，尤其是在急性白内障的情况下。任何面部外伤、眶周血肿或直接眼损伤的病史都会显著增加术中并发症的风险。

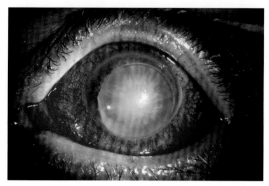

• **图1.3**　急性外伤致晶状体脱位入前房

悬韧带相关疾病（图1.4和图1.5）是闭合性眼球损伤最常见的并发症，尽管其严重程度差别很大。考虑到最详细的检查可能也无法观测到悬韧带相关疾病，所以即使是很久之前的外伤史也提醒术者注意术中潜在的悬韧带相关疾病。外伤性白内障中晶状体可能会膨胀，增加了撕囊过程中出现并发症的风险。

　　葡萄膜炎　葡萄膜炎病史会显著影响白内障围术期的处理。术前，患者可能有反复的黄斑水肿病史，这可能会影响眼轴生物测量的结果。此外，许多葡萄膜病的并发症在术中存在一定风险，包括但不限于带状角膜变性、虹膜后粘连、瞳孔膜闭和晶状体囊

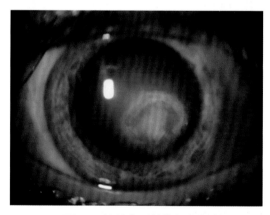

• **图1.1**　钝挫伤后外伤性白内障

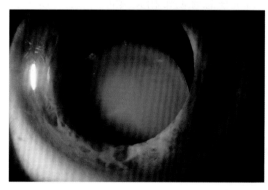

• **图1.4**　成熟性白内障合并悬韧带异常患者的下方晶状体不全脱位

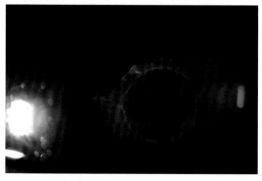

• **图1.2**　有葡萄膜炎病史患者的前囊的纤维素环

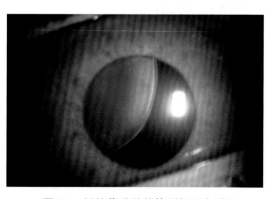

• **图1.5**　钝挫伤致晶状体颞侧不全脱位

袋纤维化；还包括术后葡萄膜炎和术后黄斑囊样水肿（cystoid macular edema，CME）的风险增加。不同类型的葡萄膜炎具有不同程度的风险。患有幼年特发性关节炎（juvenile idiopathic arthritis，JIA）相关葡萄膜炎的眼睛在植入人工晶状体后出现虹膜后粘连的风险很高，这可能导致瞳孔膜闭、人工晶状体（intraocular lens，IOL）移位、IOL 表面机化，最终导致瞳孔阻滞性青光眼[3]。为了最大限度地降低葡萄膜炎患者白内障手术风险，葡萄膜炎专家共识普遍认为在手术前尽可能使病情静止 3 个月以上[8-9]。此外，术者可考虑术前局部应用皮质类固醇和非甾体抗炎药、围术期口服皮质类固醇或眼周注射类固醇，和（或）术中静脉注射类固醇。疱疹病毒性眼病是一种特殊的葡萄膜炎，外科医生应该考虑在围术期开始或增加全身抗病毒药物的剂量。

青光眼　在青光眼患者中，评估其青光眼的严重程度和视神经对眼压进一步升高的易感性是至关重要的。在轻中度青光眼病例中，应考虑微创青光眼手术（minimally invasive glaucoma surgery，MIGS）联合白内障手术。在更严重的情况下，应特别注意尽可能避免在超声乳化术中以及在飞秒激光辅助白内障手术中长时间高眼压状态。剥脱综合征患者的白内障手术也需要特别注意悬韧带相关疾病。术后，所有青光眼患者都应更密切地监测眼压水平。

糖尿病性视网膜病变-复发性黄斑水肿会影响术前眼轴的生物测量。此外，白内障手术可诱发或加重黄斑囊样水肿，尤其是糖尿病视网膜病变的患者。如果外用非甾体抗炎药不常规用于白内障手术患者，术者应考虑在围术期使用局部非甾体抗炎药。

角膜病　多种角膜疾病可引起角膜混浊，进而影响术野清晰度。台盼蓝可用于改善术中的清晰度。此外，应该评估 Fuchs 角膜内皮营养不良的严重程度是否需要联合内皮移植手术。术中应注意降低超声乳化能量，并频繁使用弥散型黏弹性来保护内皮。

高度近视　对于高度近视的患者，明确既往眼科手术史是至关重要的，例如屈光手术或既往视网膜手术（见下文）。轴性近视的目标屈光度可能无法预测，人工晶状体的选择可能会受到限制。此外，近视相关的黄斑病变，如脉络膜新生血管膜及其相关的视网膜水肿、黄斑裂孔或巩膜葡萄肿，可能会影响眼轴的测量。在术中，高度近视的患者通常表现为深前房和大而松弛的晶状体囊袋。此外，高度近视患者在手术中易发生前房浪涌和晶状体虹膜隔后退综合征。Toric

人工晶状体在高度近视患者中更易旋转，囊袋张力环可用于提高 IOL 稳定性。与正视患者相比，高度近视患者在白内障术后出现视网膜撕裂和脱离的风险增加，术后视网膜脱离的发生率报道在 0.4% ～ 5.0%[4]。术后应进行仔细的散瞳眼底检查。

既往眼科手术史

眼科手术史可导致眼部结构受损、角膜混浊或其他诸多影响手术的复杂因素。识别危险因素并准备囊膜染色、虹膜或囊袋稳定装置，或使用专门仪器可以很大程度上提高手术成功的可能性。

既往视网膜手术　视网膜手术（无论是巩膜扣带术还是玻璃体切除术）和既往玻璃体腔注射史都会影响白内障手术。有玻璃体切除史的患者，术中流体动力学改变，导致后囊松弛容易前移。特别要注意的是，如果患者在玻璃体切除术（pars plana vitrectomy，PPV）后不久出现急性白内障，要警惕后囊破裂的可能。同样，医生应警惕反复玻璃体内注射的患者可能存在后囊薄弱。后囊也可能存在纤维化，术后行 YAG 激光囊膜切开术可能比术中处理更好。在眼部存在或曾经存在硅油的情况下，应注意生物测量和人工晶状体的计算。具体来说，必须明确眼轴是否在硅油填充时测得的，人工晶状体计算的是基于永久放置硅油还是最终取出硅油。硅油会使术中后节压力增高。此外，硅油会遮挡眼底红光反射，应考虑使用台盼蓝染色。对于既往行巩膜扣带手术的患者，屈光结果可能难以预测，应考虑对侧眼的状态以避免屈光参差。

既往角膜手术　既往屈光手术，如准分子激光手术（laser-assisted in situ keratomileusis，LASIK）或准分子激光角膜切削术（photorefractive keratectomy，PRK），是人工晶状体选择时的重要考虑因素，特别是关于屈光结果和高阶像差。应该在抵消球面像差的情况下进行人工晶状体的选择。在既往行放射状角膜切开术（radial keratotomy，RK）或全层角膜移植术（penetrating keratoplasty，PKP）的患者中，角膜在先前的切口处或移植物-宿主交界处变弱。在手术中降低眼压、降低液体流量，并为可能的伤口裂开做好准备是至关重要的。特别注意角膜混浊和角膜内皮检查的结果，并基于此指导手术规划，从囊膜染色到特殊的手术方法，以便通过有限的角膜术野进行手术。对于 RK、PKP 或既往角膜内皮移植的患者，可以考虑使用巩膜隧道切口，将切口置于较远离移植物-宿主交界处和（或）避免触及之前的切口（视频 1.1）。

既往青光眼手术　在青光眼术前，对于既往行青光眼引流阀植入术或小梁成形术的患者，必须考虑先前手术的位置，并可能需要相应地调整伤口位置，避免与结膜滤过泡或眼内结构相交。应用房角镜检查评估滤过泡开口的通畅性、导管结构的位置以及前房深度。这些病例需要仔细评估虹膜晶状体囊袋复合体的稳定性、角膜清晰度和瞳孔扩张程度。若存在角膜内皮失代偿，应进行角膜厚度测量和显微镜检查。

既往病史

白内障手术是一种择期手术，因此，医生必须了解患者全身健康状况，以便充分评估麻醉和手术的风险和益处。涉及麻醉过程、术前计划、术中并发症和术后注意事项，医生必须考虑多种全身性疾病和药物。

麻醉　虽然白内障手术是在最小麻醉剂量下进行的，但即使是轻度镇静也存在风险。患有充血性心力衰竭（congestive heart failure，CHF）或慢性阻塞性肺病（chronic obstructive pulmonary disease，COPD）等心脏或肺部疾病的患者缺氧的风险更高。此外，有药物滥用史的患者可能需要比正常人更大的麻醉剂量，否则术中可能对麻醉做出意想不到的反应。如果医生选择球后或球旁等局部麻醉，应了解患者的抗凝状态。若不能停止抗凝且局部麻醉不够充分时，可选择眼球筋膜囊下浸润麻醉。最后，虽不常见，但白内障手术有时会选择全身麻醉，例如儿科患者、严重焦虑患者或智力障碍患者。

定位——由于白内障手术的精细度和精确性，患者在手术过程中需要保持静止。对于背痛、颈痛、其他脊柱问题（特别是脊柱后凸）或体型较大的患者来说，术中持仰卧位可能极具挑战。对于患有震颤（如帕金森病）、腿多动综合征或慢性咳嗽的患者来说，保持不动存在一定困难。最后，幽闭恐惧症患者可能需要在术中额外安排无菌辅料。

术中挑战　目前或既往使用过 α - 受体阻滞剂的患者（如前列腺疾病或肾结石）有发生术中虹膜松弛综合征的风险。此外，年轻患者晶状体囊袋极具弹性，在撕囊过程中向周边裂开，且晶状体核较软，儿童患者可能需要在术中进行后囊切开术。

术后关注　糖尿病患者患术后黄斑囊样水肿的风险增加。此外，患有过敏性结膜炎、智力障碍或自伤行为的患者可能会揉眼睛导致伤口裂开，因此在这些

情况下缝合伤口更要谨慎。

既往手术史

虽然既往非眼部手术通常不会影响白内障手术，但了解患者先前是否有麻醉相关问题是很有必要的。

家族史

一般家族眼病史和眼科手术并发症可以帮助医生了解患者对手术的期望或恐惧，还应询问既往是否有麻醉不良反应的家族史。

社会史

了解患者的职业和爱好有助于指导白内障手术选择合适的人工晶状体和目标屈光度数。服用乙醇或毒品可能会影响患者对术中镇静的反应，吸烟能导致术中难以控制的慢性咳嗽。

系统回顾

患者的健康状况是动态变化的。因此，在手术当天重新评估患者全身健康状况的变化是至关重要的。急性呼吸系统疾病、异常的生命体征和意想不到的严重焦虑只是可能会推迟手术、显著改变手术或麻醉计划的部分原因。

体格检查

不同于其他外科医生，眼科医生能够在做切口前直接看到受损的组织。手术所需的绝大多数基本信息都可以通过裂隙灯检查确定，并从成像形态中收集补充信息。一贯而细致的评估体系至关重要，把时间花在改进评估系统上可能会比阅读现有眼科检查相关书籍带来更多的益处。裂隙灯评估最常见的方法是从最外部检查开始，从前到后依次穿过每一眼组织的解剖入路。

大体外观

通过简单观察患者在病史采集过程中的坐姿，以及他们在裂隙灯检查时的体位，可以了解患者的许多情况。体型、静息性震颤、脊柱后凸和颈部活动度仅为术前需要考虑的一些重要因素。

视力

有经验的医生能够将白内障的严重程度与预期视力联系起来。当视力明显低于白内障的严重程度时，

应注意明确导致视力丧失的其他因素或弱视。

眼内压

当出现眼压升高，尤其是不对称的眼压升高时，需要进行白内障术前评估。包括使用房角镜检查，特别是寻找可能影响白内障手术计划和风险评估的外伤（房角后退或睫状体脱离）或陈旧性葡萄膜炎（周边虹膜前粘连）。通常，建议在择期白内障术前将眼压控制在正常范围内。某些情况下无论眼压高低均需要进行手术，如难治性青光眼或慢性低眼压。眼压远超出正常范围可能会影响在构建切口时眼睛的反应。

瞳孔检查

瞳孔异位或虹膜缺损者可提示先天性或获得性疾病。尤其是瞳孔异位可能提示虹膜角膜内皮综合征、上皮植入、外伤或既往疱疹性葡萄膜炎。

应彻底评估瞳孔大小和对光放射的任何不对称性情况。传入瞳孔障碍提示其他需要评估的眼部病变。

由眼内炎症、外伤和眼部缺血引起的瞳孔不对称与白内障风险评估相关性很大。瞳孔不对称在强光下更明显，表明较大的瞳孔其缩瞳力量相对较弱。瞳孔收缩受损的常见原因是外伤性瞳孔散大。相反，瞳孔较小且无法适当扩张可能是医生发现存在虹膜后粘连或瞳孔膜闭的第一线索。瞳孔散大不良也可能与假性囊膜剥脱综合征和悬韧带松弛有关。散瞳效果不佳术中可能需要肾上腺素和酮咯酸，或机械性瞳孔散大。

眼球运动

白内障术前应正确评估眼球运动能力的任何缺陷。眼球转动不对称可能是由于先前与眼眶外伤相关的眼肌运动受限造成的，并可能为医生其他与外伤相关的手术带来挑战。

双眼眼位不对称也可能是既往外伤、儿童斜弱视的征象，这些可能会限制术后的视力恢复。

平面视野

平面视野检查异常可能意味着视网膜或视神经病变，需要在手术干预前处理。

视网膜红光反射

任何视网膜红光反射不对称的病因应在术前进行

全面散瞳检查。如果屈光间质混浊（无论是角膜、晶状体或玻璃体混浊），无法充分看到眼底，建议进行超声评估以排除视网膜脱离、眼部肿物或其他眼球后段疾病。

外部结构

眼眶和眼睑

术前应治疗严重的睑缘炎，否则会增加眼内炎的风险。同样，睑内翻或睑外翻等眼睑异常可能引起严重的眼表病变，导致生物测量不准确。

眼眶和眼睑的解剖在术中可能会带来特殊的挑战。例如，眼球内陷或深眉弓可能会影响构建上方巩膜隧道切口。此外，睑裂较小的患者在术中可能难以忍受正常尺寸的开睑器，应使用如 Miyoshi 等较小尺寸的开睑器。

医生还必须意识到眼眶内积液的变化趋势，这会导致视觉变形。最后，眼球突出、眼眶脂肪组织脱垂或眼睑过紧，在术中易发生高眼压和浅前房。

结膜巩膜

有过结膜手术的患者，如小梁切除术或青光眼引流阀植入术，可能需要改变角膜切口的位置。此外，巩膜变薄的区域表明可能存在既往巩膜炎发作。

角膜

仔细评估角膜对于白内障手术计划及风险评估至关重要。看似良性的浅表点状角膜炎或干眼可能会改变角膜地形并降低人工晶状体计算的可靠性。角膜瘢痕可能会影响显微镜下的观察，从而为手术带来挑战；或可能提示既往眼外伤史或疱疹疾病史，这可能会改变手术风险。

翼状胬肉会影响人工晶状体的选择、切口位置及手术时机。引起严重散光的翼状胬肉可能需要在术前切除。翼状胬肉手术应在白内障摘除前进行，并有足够的时间使角膜地形稳定。同样，角膜前部营养不良可能会导致严重的散光，在行白内障术前，可以通过角膜表层切除术减少或消除散光。

带状角膜变性及上皮下、前弹力层和前部基质层钙沉积对于白内障术中的风险评估至关重要。虽然有时是特发性的，但它的存在通常提示医生并发全身疾病（肾病、甲状旁腺功能亢进症）或眼部疾病（慢性葡萄膜炎或角膜炎）。若角膜存在视觉上的明显混浊，可能需要在白内障术前用螯合剂去除，并需要充足的时间使角膜表面稳定。

对角膜内皮进行详细检查是必要的。角膜后沉着物提示既往葡萄膜炎，而细小色素如 Krukenberg 梭状混浊（Krukenberg's spindle，角膜后梭状混浊）可能提示色素播散性青光眼。Fuchs 内皮角膜营养不良（Fuchs'endothelial corneal dystrophy，FECD）患者手术时需要特别注意，医生应仔细检查滴状角膜赘疣。FECD 增加了白内障术后角膜内皮失代偿的风险，特别是当存在微囊性角膜水肿、角膜基质增厚（角膜中央角膜厚度大于 640 μm）和低内皮细胞计数时[6]。这些患者可能需要白内障手术联合角膜内皮移植术。术者应告知患者角膜内皮失代偿的风险增加，并格外注意通过反复注射黏弹剂并最大限度地减少虹膜平面以上的超声乳化能量来保护内皮。

对于圆锥角膜患者，无论是在术前散光测量的准确性和人工晶状体度数计算方面，还是术中是否存在角膜变薄和瘢痕形成，以上问题都给术者带来巨大的挑战。晚期圆锥角膜患者的角膜更薄、更软，增加了伤口渗漏的可能性。解决这个问题的手术技巧包括构建良好的透明角膜切口并进行角膜切口缝合，或构建巩膜隧道切口以减少角膜形状的变化。有专家建议根据瘢痕位置和周边角膜厚度选择角膜切口的位置，如主切口应与瘢痕位置成 90°，避开角膜最陡最薄的象限。对于中度至重度圆锥角膜患者，由于瘢痕形成或陡 K 值造成图像失真，医生术中视野可能会受到影响——建议使用囊膜染色辅助[1]。

在既往角膜移植病例中，无论是穿透性角膜移植术、内皮移植还是其他任何形式的移植，应仔细评估角膜透明度，重点关注混浊的层次，以此指导手术操作。任何角膜混浊都可能需要进行囊膜染色，而表层混浊如 Salzmann 结节或增厚的角膜上皮可切除，以改善术中视野。如上所述，术者应特别注意角膜内皮情况。植片的深度、大小和居中性为手术计划提供了关键线索，以避免与植片相交或分离内皮移植物。手术切口应选择适当的方位和深度，使之与移植组织有足够的间距。可以考虑使用特殊的黏弹剂、超声动力学参数设置，及使用特殊器械，以最大限度减少对植片的损伤。

前房

深度 前房过深或过浅将给白内障手术中带来特殊的挑战。浅前房（anterior chamber，AC）限制了眼内器械操作的空间，这可能会增加眼部结构（如角膜内皮或虹膜）医源性损伤的风险。器械操作角度也会随之改变，潜在地使术中的撕囊或超声乳化步骤复杂。此外，由于靠近伤口，虹膜脱出的风险更大。对于前房深度较浅的患者，应注意避免位置靠后的短切口，可以考虑使用更具黏性的黏弹剂来维持前房深度。异常深前房也使白内障手术的许多方面更具挑战性，当向眼睛注入液体时，更易发生反向瞳孔阻滞。为了避免因仪器扭曲角膜组织而使医生的视野变差，医生应避免角膜切口过长，从而更易进行切口下的操作。

房水细胞/前房闪辉 在患者接受白内障手术前，仔细检查前房是否有表明活动性炎症的房水细胞及前房闪辉至关重要。在接受白内障手术的葡萄膜炎患者中，至少 3 个月没有活动性炎症的手术预后更好。在极少数情况下，需要在达到这一静止期前进行手术，例如患有弱视性白内障的儿童同时伴有顽固性葡萄膜炎，或在不明炎性或感染原因的情况下阻碍视网膜视野的白内障。在这些情况下，通常积极局部或全身使用类固醇来控制围术期的炎症。

虹膜

多种虹膜表现会增加术中和术后的风险。虹膜撕裂可能提示既往外伤史。虹膜后粘连、虹膜结节或瞳孔膜闭提示既往葡萄膜疾病。虹膜萎缩特别指向疱疹性感染的病因。瞳孔散大不良影响视力并增加了术中并发症的风险。此外，瞳孔散大不良、瞳孔周围透光缺陷及纤维物质的形成，可能预示着假性剥脱综合征和悬韧带松弛。

有几种方法可以辅助术中扩瞳，如前房内使用散瞳药、黏弹剂分离、手术器械牵拉虹膜组织以及放置虹膜拉钩或瞳孔扩张器，这将在后面的章节中单独讨论。瞳孔膜闭可能需要用眼内镊剥离或切除（视频 1.2）。

晶状体

晶状体囊 理想的撕囊过程是连续的、有弧度的、圆形的和居中的。然而，某些情况可能会使完美的撕囊过程更具挑战性。青少年及年轻人的囊膜更具弹性，在撕囊过程中易裂向周边。因此，在撕囊过程中用力的矢量必须更居中，甚至与睫状体方向相反。葡萄膜炎患者的前囊可能存在局灶性或弥漫性纤维化，而在外伤及前囊出现晶状体皮质渗漏则提示前囊已出现破裂。连续环形撕囊可能出现不规则形状的撕囊口。如果纤维化程度较重导致囊膜无法撕裂，或囊膜已出现破裂，则可能需要用囊膜剪剪开囊膜（图1.6），尽管这可能伤及薄弱区域并导致前囊撕裂（视频1.3）。最后，前囊膜上存在假性剥脱物质及患者年龄较大都会增加术中悬韧带松弛的风险。

白内障分类与分级　仔细评估白内障的类型和严重程度将有助于医生应对术中潜在风险。硬核晶状体浑浊术中需要额外的超乳能量，应注意保护角膜内皮。对于核硬度极高的棕色白内障，首选囊外摘除。明显的皮质轮辐状混浊可能会干扰红光反射，台盼蓝染色有助于看清前囊。最后，后极性白内障存在后囊薄弱的风险，应避免水分离并进行水分层。

膨胀期白内障　前囊膨隆伴浅前房，特别是白色白内障，提示膨胀期白内障及囊内压力增高。这些白内障在撕囊过程中前囊裂开的风险很高。多种方法可以降低这种风险。首先，台盼蓝是必要的，使用更有黏性的黏弹剂也有助于维持前房压力。此外，在做主切口前使用 27 号针穿刺，对晶状体进行减压（视频1.4）。如此前房压力得以维持。另一种方法是前囊起瓣后用超乳头直接对囊袋和晶状体减压。再者，可以采取二次撕囊的方法，第一次撕囊口较小用于晶状体减压并释放滞留在晶状体后部的液体，继而行第二次撕囊，达到最终所需撕囊口直径[5]。

震颤　晶状体震颤表明悬韧带松弛，如假性剥脱综合征或眼外伤。体格检查发现细微体征可能提示局部悬韧带松弛，包括胎儿晶体核偏心、局部虹膜震颤、可见晶状体赤道部及瞳孔缘与晶状体前表面之间存在间隙[7]。对于悬韧带松弛的患者，术中和术后可使用囊膜拉钩、囊袋张力环、Ahmed 张力带、Cionni 张力环来支撑囊袋。

晶状体半脱位　晶状体半脱位可能提示外伤、马方综合征或同型半胱氨酸尿症（图 1.7）。根据半脱位的程度，可能需要囊膜拉钩、Cionni 张力环及 Ahmed 张力带。此外，合并严重的玻璃体疝、悬韧带断裂或需要一期植入人工晶状体时，可能需要联合视网膜手术。

玻璃体

玻璃体细胞和混浊的存在可能提示潜在的葡萄膜炎，而玻璃体出血提示既往外伤或增殖性糖尿病视网膜病变。若存在玻璃体后脱离（posterior vitreous detachment，PVD），则需要提前同患者沟通术后玻璃体混浊的可能。

视神经

视神经检查对于确定青光眼风险至关重要。如果检查提示青光眼，宜行微创青光眼手术联合白内障手术。若青光眼病情严重，应评估患者术中一过性高眼压的可能性。

术前应评估是否存在视神经苍白、玻璃膜疣、视神经凹陷、睫状视网膜血管及其他病变。

眼底

所有患者在白内障术前都需进行仔细的眼底检查，这可以帮助医生警惕潜在的术中风险，如既往外伤体征以及术后发生黄斑囊样水肿或视网膜脱离风险。此外，术者应该重视黄斑检查，这有助于对患者手术预期和人工晶状体选择提供合理的解释。

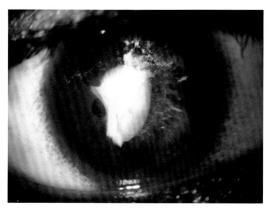

● **图 1.6**　眼外伤出现虹膜根部离断、前囊纤维化及虹膜后粘连

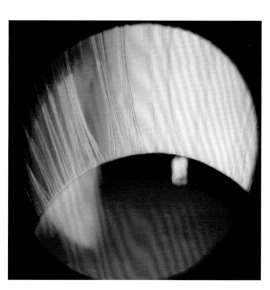

● **图 1.7**　晶状体向下方半脱位可见上方悬韧带

总结

从患者的病史和检查中可以获得很多关键因素。也许降低患者手术风险的最重要一步是掌握识别特殊风险因素的系统性方法。由于您当前的诊疗程序经过了精心设计并可为您带来裨益，因此您值得花时间对诊疗程序进行定期评估。所有医生都不愿术中出现意外，可以通过系统和认真的实践来评估患者的危险因素，制订相应计划并降低不良结果的可能性。

要点小结

- 重新评估您对于眼病史和体格检查的系统性方法，有助于改善术前风险评估。

- 确保您的诊疗过程问及特定手术史，并且转诊医生和手术相关人员接受过相关既往病史和眼病史的培训。
- 特别关注前房解剖结构，包括房角镜检查，可以提醒医生注意既往外伤或潜在的眼部疾病。
- 应该进行眼球运动检查，包括遮盖和交替遮盖试验，从而发现术后有复视风险的患者。
- 术前辅助检查，如黄斑部的光学相干断层成像检查，可以明确影响患者预后的合并症。

（参考文献参见书末二维码）

第 2 章

特殊情况下白内障手术的技术和设备

Mark Packer

吕宁馨　译　刘兆川　宋旭东　审校

要 点

在本章节，您将获得处理困难及具有挑战性的白内障病例的相关建议，包括以下几种情况：

- 放射状角膜切开术后
- 小瞳孔
- 需要进行人工晶体置换的患眼
- 脊柱后凸畸形的患者
- 角膜内皮失代偿的患者

引言

在这一章节，你将学习到一些笔者总结的白内障手术的方法，包括有过角膜放射状切开术后、小瞳孔、人工晶体置换、角膜内皮细胞受损及脊柱后凸患者的白内障手术。这些方法反映了一些笔者的个人经验，其中的技巧与技术在复杂白内障手术中非常有用。当然，不同术者可能偏好不同的方法，这也留给读者衡量和思考其他方法的空间。白内障手术仍是科学与艺术的结合，其技能与判断力的发展是一项终身的事业。

放射性角膜切开术后

有过角膜屈光手术史的患者，包括放射状角膜切开术（radial keratotomy，RK）、屈光性角膜切除术（photorefractive keratectomy，PRK）和激光原位角膜磨镶术（laser-assisted in situ keratomileusis，LASIK），给术者带来了特殊的挑战，其中最重要的是此类患者期待不配戴眼镜或隐形眼镜就能拥有良好的视力。这些患者对白内障术后正视和老视矫正的期望必须根据我们的诊断测量、人工晶状体屈光度计算以及人工晶状体的设计进行调整。

角膜上存在放射状、弓形及其他形状的切口给手术技巧带来了独特的挑战。其目标在于进入前房时不将任何预先存在的角膜切口一分为二。如果切口连续性中断，将有撕裂的倾向。如果放射状角膜切口撕裂，则需要缝线修补，最常用的为 10-0 尼龙线。当多个角膜放射状切口针距较近时，避开这些切口极具挑战性。在这些病例中，双手显微手术（bimanual microincision，BMMI）能有效避免出现问题。

使用 1.4 mm 的钻石刀，能够允许 20 G 的器械进入前房，其中包括超声乳化头与灌注头（Duet，MST，Redmond，WA），正如附件中视频所示（2.1）。裂隙灯后部照明法（Carl Zeiss Meditec，Dublin，CA）的应用也被重视，以便于后囊皮质的清除。然后通过一个位于两道角膜放射切口之间的 2.4 mm 透明角膜切口植入人工晶状体。通过进行仔细的水密及溪流试验保证所有切口均密闭。有些时候，水密会导致邻近的角膜放射状切口裂开，产生短暂刺激和视物变形的问题。为避免此问题，术者须在水密时仔细观察切口，并在放射状切口上皮表面出现裂隙的第一个迹象时立即停止水密。

悬韧带薄弱

从轻度的假性囊膜剥脱综合征不伴晶状体稳定性损害，再到晶状体异位伴严重晶状体脱位，悬韧带薄弱给白内障手术医生带来了挑战。囊袋张力环（capsular tension ring，CTR）及其改良设备在克服这些困难方面具有不可估量的价值。张力环的植入可以通过推注器最方便地完成；同样，也可以用显微镊植入。在任何情况下，张力环的前端都应该被引入悬韧带薄弱区域的囊袋中，这样它就可以推压松弛的悬韧带，避免其进一步牵拉或撕裂。

虽然在术前裂隙灯检查时通常可察觉到悬韧带病变的征象，但有时可能会忽略掉细微的征象，并在术中遇到意想不到的问题（视频 2.2）。在这种情况下，晶状体在黏弹剂的初始灌注过程中随着前房压力的增加而出现晶状体横向和向后移动时，便显示出悬韧带松弛。早期放置囊袋张力环有助于稳定晶状体，并在不引起并发症的情况下成功摘除白内障和植入人工晶状体。此外，囊袋张力环有助于维持术后人工晶体的长期稳定。

有些情况下，当悬韧带病变轻微时，晶状体摘除的完成并不需要张力环，可在完成皮质吸除后再植入。这种方法的优点为吸除皮质可按常规步骤进行。如果张力环是在吸除皮质之前植入的，那么便需要做技术上的改进，因为实际上张力环可能会将皮质卡在囊带赤道部。在这种情况下，更有效的做法是将皮质前部与抽吸口贴住，然后沿切线方向吸除。在这种情况下，试图向心剥离皮质会遇到阻力。改进后的 Henderson 张力环上带有起伏，可以方便皮质吸除。

由于在手术过程中缺乏使囊袋保持伸展状态的力量，因此在悬韧带松弛的情况下，撕囊这一步骤是具有挑战性的。避免并发症发生的方法之一是使用飞秒激光辅助完成连续环形撕囊[1]。

小瞳孔

小瞳孔必须扩张到足够大，直至足以安全地进行撕囊或截囊（在飞秒激光辅助白内障手术的情况下）以及晶状体摘除。这方面的一个重要器材是瞳孔扩张器，如 Malyugin 环（MST，Redmond，WA）。Malyugin 环有 6.25 mm 和 7.00 mm 两种尺寸，由一根柔性塑料线及四个螺旋角构成，四个螺旋角与瞳孔边缘啮合。通过推注器可使其通过一个小切口植入和取出。在推注瞳孔扩张环时，最方便的做法是先对合远端的瞳孔边缘；然后依次从左向右对合瞳孔边缘。近侧瞳孔通常必须通过用调位勾控制着张力环完成对合。

当瞳孔后粘连阻碍瞳孔散大时，这些粘连必须首先通过使用弥散型黏弹剂进行钝性分离。瞳孔扩张环不能直接应用的另一个例子是瞳孔边缘纤维化或形成纤维膜，这种情况下瞳孔扩张器无法伸展。这些机化膜必须先使用适当的镊子从瞳孔边缘剥离。在此过程中可能会发生出血，可以前房内补充黏弹剂止血。

其他小瞳孔应对方法如拉扯，可能导致瞳孔括约肌撕裂和瞳孔散大。如果散大的瞳孔引起了不必要的光学不良现象，如眩光，或导致不良外观，可以进行瞳孔成形术[2]。

人工晶状体（IOL）置换

眼内的 IOL 置换的原因是多种多样的。许多时候，这种手术是因为屈光误差而进行的，虽然配戴软硬组合式角膜接触镜或进行角膜屈光手术可能会提供更可预测的结果。然而在植入多焦点或景深延长型 IOL 产生不必要的光学不良现象的情况下，置换是唯

一可行的方法。在术后早期囊袋纤维化之前置换 IOL 相对简单，只需要在撕囊边缘下注入弥散型黏弹剂即可。当黏弹剂完全填充囊袋时，IOL 向前凸出，在这个位置可以用显微剪（Packer Chang IOL Cutters，MST，Redmond，WA）安全地将其一分为二，并通过透明的角膜切口将这两部分 IOL 从眼内取出。

在术后的晚期，即使在初次手术后数年，仍可以进行 IOL 置换，但必须更加小心地保护现有的机化囊袋。首先要从撕囊口的边缘向囊袋内注入弥散型黏弹剂。然而，前囊有可能会牢牢地粘在 IOL 光学部的前表面，因此，需要使用一个 25 G 或更细的针头伸入 IOL 前表面和囊膜之间，轻柔地抬高前囊膜，为注入黏弹剂创造空间。在 C 襻 IOL 的情况下，弥散型黏弹剂应沿着襻方向走行。最关键的一步是将 IOL 襻从囊袋赤道部取出来。用显微镊子夹住 IOL 并试着将其从机化的囊袋中拉出时，比起取出 IOL，更须仔细注意观察囊袋本身，以免牵拉悬韧带，将其从睫状体上或是囊袋本身撕脱。

有些时候，将 IOL 襻从囊袋上分离下来是不可能的。在这种情况下，有必要将 IOL 襻剪断。剪断时应尽量靠近周边，以确保不留在视轴中央。换句话说，襻不留在生理情况下散大的瞳孔边缘以内的范围，一些特定的 IOL 更倾向于将晶体襻截断，包括 Crystalens& Trulign Toric IOLs（Bausch＋Lomb，Rochester，NY）和 Acrysof IOLs（Alcon，Ft.Worth，TX）。

IOL 成功取出后，在囊袋完整的情况下，可按照标准方式进行新 IOL 的植入。囊袋纤维机化后，因注入黏弹剂剥离旧 IOL 而扩张，不会像初次手术后那样再次收缩。因此，新 IOL 的有效晶状体位置变得难以预测。实现更大可预测性的方法是选择一个更大总直径的 IOL，这样可以使其保持在囊袋赤道部。

脊柱后凸

有时，手术成功与否的挑战与眼部解剖结构无关，而是与全身状况有关。例如，患者不能平躺会打乱白内障手术的常规方法，并需要术者及整个团队进行调整。极端脊柱后凸畸形就是这种情况的一个例子。如所附视频（2.3）所示，所采取的方法是利用一张可调节的手术床，并在患者几乎坐起来的情况下进行手术。这种方法下的观察角度对术者来说相当陌生，尤其是在撕囊期间。在这种新奇的环境中，术者必须缓慢而谨慎地进行操作；尽管如此，一个成功的手术将更加令人赞赏。Kooner 和 Barte 也描述了类似的方法[3]。

黄斑变性

虽然黄斑变性对于晶状体摘除和人工晶状体植入不是特别的挑战，但它确实意味着植入标准人工晶状体不一定能改善视力。然而，即使在晚期黄斑变性的情况下，为了改善周围视力，也可能需要进行白内障手术。在这些情况下，进行详细的知情同意是至关重要的，这样患者就不会有不合理的期望。在这种情况下，进行视功能检测可能有助于帮助患者作出决定。

或者，特殊的光学设备，如可植入性微型望远镜（IMT，VisionCare，Saratoga，CA）可以在这类人群中使用。如所附视频（2.4）所示，IMT 是一种大型眼内装置，不仅需要一个远远超出当今常规微创白内障手术的切口，而且还需要行虹膜切除术来防止瞳孔阻滞。考虑到对于大切口的要求，人们可能会思考白内障囊外摘除这类旧的技术可能是合适的。然而，这种旧手术技术因为有损伤囊袋的风险而无法应用。因此，最佳的方式是行标准小切口，或在这种情况下行双侧微切口白内障手术，然后为望远镜的植入扩大透明角膜切口。当然，这种大小的角膜切口需要缝合。

角膜内皮损伤

各种情况都可能导致角膜内皮细胞受损。内皮细胞的丢失最常见的情况与 Fuchs 角膜营养不良有关；然而，先前的眼内手术，包括青光眼和玻璃体视网膜手术，也可能与内皮细胞减少有关。角膜内皮可视为"矿井中的金丝雀"，即未来失代偿的早期预警。随着当今角膜内皮移植技术的发展，考虑到风险效益比已经倾向于手术治疗。

裂隙灯下的观察和角膜厚度测定并不总能提供角膜内皮细胞密度和功能的有意义的近似值，因为这些结果直至细胞密度严重降低才会发生变化。即使是 500 cells/mm^2 的角膜内皮细胞密度，角膜的透明度和厚度也通常保持在正常范围内。在有眼内手术史或内皮细胞营养不良的情况下，角膜内皮显微镜可以为医生和患者提供关于白内障手术预期结果的有意义的信息。

角膜厚度测量有助于了解结果的时间之一是术后第 1 天，此时角膜厚度的变化与内皮细胞的丢失高度相关[4]。本质上，术后即刻角膜水肿和角膜肿胀都表明角膜内皮细胞受损。白内障手术导致的内皮细胞损失的预期约为 10%，尽管这一范围很大，并取决于多种因素，但其中最重要的是手术技术。角膜内皮细胞丢失的危险因素包括以下几点：

- 糖尿病[5]。
- 年龄大于 70 岁[6]。
- 较短的眼轴（＜ 23 mm）[7-8]。
- 浅前房[9]。
- 较高级别的核硬化程度[10-11]。
- 累积释放能量（cumulative dispersed energy，CDE）或有效超声乳化时间（effective phaco time，EPT）显示超声能量利用率较高[12-13]。

在晶状体摘除和人工晶状体植入术中保护角膜内皮的主要方法是使用适当的弥散型黏弹剂。此外，减少超声能量在眼内释放量的手术技术也有助于保护内皮细胞。在这方面，劈核技术减少了在晶状体上刻槽所需的超声能量。作者还表明，使用飞秒激光辅助白内障手术可以减少内皮细胞丢失[14]。在囊内进行超声乳化，而不是在前房操作，在这种情况下也是有用的。

总结

自 1950 年 2 月 8 日 Sir Harold Ridley 植入第一枚人工晶状体，以及 1967 年 7 月 25 日 Charlie Kelman 申请了第一项超声乳化术专利以来，白内障手术医生受益于多年来发展起来的许多创新性的技术和技巧[15]。这也促使医生不断地更新资料，改进他们处理棘手并具有挑战性病例的方法。

要 点 小 结

- 在有放射状角膜切开手术史的眼睛中，目标在于进入前房时不将任何预先存在的角膜切口交错。
- 使用瞳孔扩张器可以将小瞳孔的困难病例转化为相对常规的手术程序。
- 在术后的后期，即使在初次手术后数年，仍可以进行人工晶状体置换，但必须更加小心地保存现有的机化的囊袋。
- 存在棘手体位问题的患者，如脊柱后凸畸形，可以通过与手术室人员的创造性合作来解决，以实现适合的手术体位。
- 在晶状体摘除和人工晶状体植入的过程中，适合的黏弹剂的使用是保护角膜内皮的关键。

（参考文献参见书末二维码）

第 3 章

硬核白内障

Angela Verkade and Kendall E. Donaldson

余旸帆　译　刘兆川　宋旭东　审校

目　标

- 讨论硬核白内障的术前评估。
- 回顾硬核白内障摘除技术。
- 简述硬核白内障超声设置的优化方法。
- 探索复杂白内障摘除的手术技术。
- 描述术后并发症和避免并发症的方法。

术前评估

术前评估应从建立融洽关系和信任开始。这是每位医生和患者都需要接受教育的时代。患者需要学习白内障是什么以及白内障手术涉及哪些方面，术者则需要了解患者的病史、期望和视觉潜能。这在复杂病例或术后需长期治疗的病例中尤为重要。了解患者视力下降的病史和所有其他既往混淆病因（如外伤、手术、弱视或其他眼病）是患者最终视觉效果的决定性因素，同时也可能在手术 IOL 选择中发挥重要作用。对于视力快速丧失或单侧视力丧失的患者，术者应考虑存在其他潜在疾病（如慢性葡萄膜炎、视网膜脱离或眼内恶性肿瘤）。许多患者存在一种误解，认为白内障手术可以解决其他潜在疾病，如视网膜前膜导致的视物变形或与干眼症相关的异物感。因此，术者早期沟通阶段要为患者提供合理的术后预期，这对消除患者术后的不满意是至关重要的。单纯棕核白内障患者的最佳矫正视力为 20/40 或更好，这并不罕见。理论上来说，如果预计这些患者的术后恢复时间较长，则应告知患者视力恢复延迟、短暂的视力下降或术后长期用药的可能。当然，我们无法总是精确预测术后情况，但我们需要尽最大努力在术前为患者设定合理的术后预期。

术前检查应包括核分级。制订术前晶状体分级标准，使术者能够准确预测手术的复杂性。使用标准化的分类模式，如晶状体混浊分类标准Ⅲ（the lens opacities classification system Ⅲ，LOCS Ⅲ），消除主观评估，从而使得术前分级一致。此外，标准化分类

便于进行交流，便于术者在复杂白内障术后需要向患者提供更高级别的护理时进行客观的沟通[1]。确认核性白内障的颜色和浑浊程度，以及相关的后囊及皮质可以帮助术者判断术中是否需要额外的工具，如台盼蓝。虽然 LOCS Ⅲ 分级标准已被广泛接受，但一些较新的标准尝试利用计算机算法、视网膜成像质量以及前段光学相干断层扫描来明确白内障分级[2]。

术前初步评估还应包括全面的眼部检查，因为硬核或过熟型白内障通常与多种合并症相关。这些合并症常常是术后视觉效果和恢复速率的决定性因素。术前检查也为患者建立了恰当的预期，同时为术者准备手术器材提供了时间。角膜检查，特别是角膜点状变性、角膜水肿和角膜瘢痕的记录是至关重要的。角膜瘢痕可能提示既往创伤或炎症，这可能是确定术后延迟愈合或最佳矫正视力下降的关键因素。术前充分散瞳检查可以为术者提供丰富的信息，以便术者为病例做好充分准备。术前记录中应包含散瞳后瞳孔最大直径。所有不规则瞳孔（如透照缺损或粘连等）均应记录在案。此外，通过观察患者每条悬韧带的远端，有时可见悬韧带缺损，或晶状体不规则运动，这可能与悬韧带薄弱有关。晶状体前囊或角膜内皮色素沉积可能与既往眼内炎症或色素播散相关，也可能与悬韧带薄弱有关。分辨晶状体囊袋、悬韧带或瞳孔缘上的任何脱落物的征象非常重要，这有助于预判术中的悬韧带异常。此外，在悬韧带缺损的区域偶尔会发生玻璃体疝。此类患者可能需要使用囊袋张力环、虹膜拉钩、囊袋拉钩或行玻璃体切除术。此外，这些患者可能有较高的瞳孔阻滞的风险，因为液化的玻璃体可能在白内障超声乳化过程中通过悬韧带缺损区域进入前房。

既往行眼部手术的患者，术眼术后可预测性较差。我们的许多患者接受连续的玻璃体腔内注射来治疗老年黄斑变性、血管阻塞和糖尿病性视网膜病变。在极少数情况下，上述患者晶状体后囊破裂，进而导致术中坠核（图 3.1）。此外，许多患者有玻璃体切除

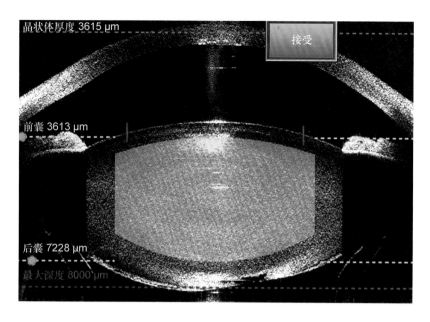

晶状体厚度 3615 μm

接受

前囊 3613 μm

后囊 7228 μm

最大深度 8000 μm

• **图 3.1** 术中光学相干断层扫描显示后囊破裂（LenSX，Alcon，Geneva，Switzerland）

手术史，这可能会导致悬韧带损伤和（或）后囊完整性破坏。在这些情况下，后囊往往更易碎，在手术结束时更容易向前突起。同样，小梁切除术后或引流管术后的青光眼患者，其角膜内皮细胞计数较低，术后角膜水肿发生率较高。在术前应认识到这些问题，以便应对术中或术后的挑战。

全面了解患者全身疾病史也是必不可少的，因为它可以协助评估发生"术中虹膜松弛综合征"（intraoperative floppy iris syndrome，IFIS）的风险。高血压病史或目前使用 α 受体阻滞剂、非那雄胺、苯二氮䓬类药物或抗精神病药物的治疗都会影响瞳孔扩张的程度[3]。这些药物对瞳孔收缩和不规则瞳孔构成潜在风险，这是 IFIS 的特征[4-5]。玻璃体疝、角膜水肿和白内障超声乳化术中虹膜受损的情况下，IFIS 这一术后并发症发生风险较大。其他需要考虑的系统性疾病包括潜在的炎症或自身免疫性疾病。这些情况可能会使患者在硬核白内障摘除后面临炎症长期存在的风险。在这些情况下，除了术后长期常规局部治疗外，还应考虑术前激素冲击或术中结膜下注射与前房内激素注射治疗。

术前检查

我们非常幸运，能拥有各式各样的技术来协助白内障患者术前评估。在过去十年中，通过矫正患者球镜和散光从而实现正视变得愈加重要。随着高端晶状体技术的发展，许多术者为他们的患者提供了使用单焦点或多焦散光矫正晶状体的机会。这使得术前角膜地形图或断层扫描成为术前评估的标准组成部分。对许多患者来说，这些检查有助于眼表疾病的诊断和治疗，为白内障手术做好准备。一些研究表明，干眼症和其他形式的眼表疾病可以显著改变术前散光度数和散光轴位[6]。角膜地形图和 Placido 环技术也有助于对前基底膜综合征、Salzmann 结节性角膜变性，及既往激光矫正手术引起的不规则角膜进行诊断和分级。在很多情况下，术者会在白内障手术前 6～8 周进行浅层角膜切除术的预处理，使得角膜表面更加规则，从而使得人工晶状体测量更为准确。在这种情况下，白内障手术会推迟至角膜地形图稳定为止。

术前角膜内皮镜检查对各类患者来说都是必不可少的，尤其是成熟期白内障患者。在预计术中超声乳化能量需求增加时，术前进行内皮细胞计数和内皮细胞完整性的评估对于预计术后恢复速度，以及对判断是否需要进行角膜内皮移植术而言，是非常有帮助的[7-9]。

A 超和人工晶状体（intraocular lens，IOL）生物测量是白内障手术前计算 IOL 度数的基础。由于晶状体密度增加，IOL 生物测量可能并不适用于硬核白内障，因此，在这种情况下，通常使用 A 超测量。此外，如果术前对眼后段的观察较为欠缺，B 超是一种判断后节是否完整的有效方法，通常可用于排除视网膜脱离、脉络膜肿物和严重的视盘凹陷。

术前评估的最终目标是预测术中和术后的所有可能需求，与患者沟通所有可能的限制，便于术者和患者在整个白内障手术和恢复过程中都能做好万全的准备。同时也应与手术室（operating room，OR）团队沟通所有可能的需求，以便选择麻醉类型、确定手术时长、准备玻璃体切除器械或其他可能需要的器械，以避免在手术过程中有意想不到的需求，避免给其他工作人员带来不便。更具挑战性的病例，包括具有潜在复杂需求的硬核白内障，应放在手术日末尾，以避免造成其他患者的等待时间过长，同时在一定程度上减轻术者的压力。

手术器械和技巧

正如前文所说，成功的手术在患者进入手术室之前就已经开始了，包括适当的术前检查以及准备好病例所需的全部手术器械。对于复杂病例而言，恰当的麻醉方式可能不是常规局部应用利多卡因凝胶。需要进行玻璃体切除术的病例，或者涉及大量虹膜操作和修复的病例，其手术时间可能会延长，此时应用 2% 或 4% 利多卡因阻滞麻醉，加或不加马卡因。

台盼蓝是最常用增强可视化的工具之一，从而可以更安全、更快捷地摘除硬核白内障。硬核白内障可能造成瞳孔缩小，有多种工具可辅助扩大瞳孔，包括前房内注射不含防腐剂的 1% 利多卡因和去氧肾上腺素、在灌溉液中加入肾上腺素，或术中在灌注液内加入 1.0% 去氧肾上腺素 /0.3% 酮咯酸（Omidria，Omeros，Inc.）。有时尽管有上述干预措施，仍可能需要使用其他机械扩张瞳孔，包括机械扩张器、环和拉钩。在某些病例中，晶状体前囊和虹膜之间形成粘连，导致瞳孔小且固定。小瞳孔下，前囊很难被台盼蓝完全染色。术者可以在瞳孔扩大前用台盼蓝进行染色。随后，术者可以从前房冲洗台盼蓝，但保留一部分以备复染。随后，术者可以选用散瞳药或器械。如果初始染色不充分并使用了黏弹剂（ophthalmic viscosurgical device，OVD），术者可以先从前房置换出 OVD，然后重新注射台盼蓝，或者使用台盼蓝套管"涂抹"在 OVD 和前囊之间，从而进行染色。如果担心悬韧带薄弱，可以在悬韧带薄弱区域注射少量 OVD，从而形成屏障，以免台盼蓝进入后房。如果术者无法获取台盼蓝（或除台盼蓝之外），可以在没有红光反射的情况下使用高频透热撕囊法进行连续环形撕囊。高频透热撕囊在囊袋具有弹性的情况下非常有用，比如可能有不规则裂开的倾向的小儿囊袋或纤维化囊袋。Zepto（Mynosys Cellular 设备，美国）通过主切口插入，使用较小的吸力吸附在前囊表面，通过镍钛诺环传递电脉冲，形成环形囊袋口，无须台盼蓝染色或红光反射[28]。Zepto 技术辅助下可完成尺寸和形状完美的撕囊，同时降低囊袋不规则放射状撕裂的风险（这通常与成熟白内障相关）。

在任何需要延长手术时间的情况下，特别是硬核白内障或需要对核进行额外操作时，明智的做法是暂停手术并补充弥散型 OVD 次数，以保护角膜内皮。补充 OVD 也将有助于维持前房的稳定性。在用 OVD 填充前房时遵循"金发姑娘"原则非常重要，因为对前房过度加压可能会导致虹膜经切口脱出或使得薄弱的悬韧带拉紧。此外，弥散型 OVD 过多可能会导致超声乳化针头堵塞，从而使得前房的能量和热量释放增加，导致角膜内皮损伤。我们的建议是使用足量 OVD 来填充操作空间或覆盖角膜内皮。这对于硬核白内障尤其重要，因为在没有 OVD 阻塞白内障超声乳化针头的情况下，碎核的能量消耗更大。此外，由于晶状体膨胀导致前房变浅，摘除晶状体的操作空间变小。为了防止术后角膜水肿和角膜内皮细胞的长期损伤，术者在摘除硬核晶状体时须特别注意避免核碎片损伤角膜内皮细胞。

另一个有用的工具是 miLOOP 装置（Carl Zeiss Meditec，Germany），它由一根镍钛合金组成，可以"套住"晶状体核并将其切割成块。在超声乳化前进行晶状体切割可以显著减少超声时间并降低超声能量消耗[10]。此外，miLOOP 有助于切割与硬核晶状体相关的较硬的后方皮质。在极硬的白内障中，插入 miLOOP 装置之前，先通过超声乳化去除部分晶状体核，使操作空间增加，这会对之后的手术有所帮助。彻底的水分离和水分层有助于晶状体核的移动和旋转，同时也为 miLOOP 装置提供了操作空间[11]。一些术者更喜欢使用该设备完成简单的初始劈核，随后手动完成其余劈核。然而，其他术者会在尝试手动移除晶状体核之前多次重复 miLOOP 操作，以便将晶状体核细分为多块。应注意在整个操作过程中保持设备居中，以避免对悬韧带施加额外的压力。

我们通常无法 100% 确定患者是否需要进行玻璃体切除术。然而，有时我们可以根据术前检查来预测是否需要准备玻璃体切除，并且可以根据术前预测安排后节专家做准备。许多前节医生也精通前部玻璃体切除术和玻璃体局部切除术，这对复杂的病例是很有用的。在特殊情况下可以计划进行玻璃体切除术，包括短眼轴硬核白内障（小眼球）需要通过睫状体平坦部入路进行后段减压。此外，后极部白内障、玻璃体腔注药术后、有外伤或眼后段手术病史的患者，若担心后囊受损，则可以准备好玻璃体切除术。如果术中行玻璃体切除，在手术结束前在玻璃体内或前房内注射稀释的曲安奈德有助于观察残留的玻璃体。

在囊袋复合体不稳定的成熟白内障中，通常可以使用囊袋张力环或进行囊袋缝合，从而将人工晶状体（intraocular lens，IOL）放置在囊袋中[12]。如果术者觉得在囊袋中植入一片式 IOL 不合适，其他替代方案包括在有或没有光学部夹持的情况下，在睫状沟内植入三片式 IOL。如果可能的话，为了更好地维持睫状沟内 IOL 的稳定性，最好采用光学部夹持的方法。如果整个囊袋复合体受损，可以将三片式 IOL 进行虹膜缝合或放置前房型 IOL。但是这些固定技术并不适用于年轻患者、角膜内皮损伤或有葡萄膜炎病史的患者。也可以使用 Yamane 技术、IOL 粘合技术、Gore-Tex 或 Prolene 等缝线将 IOL 固定在巩膜上。

手术技巧

飞秒激光预劈核

使用飞秒激光对晶状体进行预劈核以备超声乳化是一种已被证明的可显著降低超声乳化所需能量的技术[13, 16-18]。与使用所有可用激光平台的传统超声乳化术相比，飞秒激光已被证实可节约能量[9, 13]。降低白内障超声乳化能量可以保护内皮细胞，并且可更快地恢复视力[8, 19]。飞秒有多种模式可用，但当进行硬核白内障预劈核时，最好使用多线形碎片模式（图 3.2）。由于晶状体碎片形态复杂，多线形碎片可能需要更多的飞秒能量，但用于晶状体预劈核的飞秒能量增加，最后摘除硬核白内障时的超声能量将减少。此外，当可视性不好时，使用飞秒囊袋切开术可获得等大的前囊口。此外，只要开始手术，囊袋就可以使用台盼蓝染色。在后囊破裂或复杂核切除的情况下，一个规则圆形且大小精确的前囊口可以挽救术者，在手术最后能植入 IOL 并进行稳定的光学部夹持。飞秒激光囊膜切开术也可实现中心可视化，因为它评估囊膜切开术的大小和居中性参考的是瞳孔中心和基于晶状体本身的光学相干断层扫描成像的

近似值[27]。如果瞳孔扩张不规则或不充分，术者可以使囊膜切开与瞳孔中心偏离，以便在囊膜口在晶状体中心上方居中，能够为 IOL 边缘提供足够的前囊覆盖[27]（图 3.2）。

囊袋破裂

如果没有飞秒设备，则应注意硬核白内障手术中撕囊的准确尺寸。出于各种原因，在硬核白内障中，撕囊大小非常重要。撕囊太小，术者可能难以取出大而硬的碎片进行超声乳化，或者他们可能在使用器械操作碎片时会突然对前囊施加过大的张力，从而导致前囊撕裂。虽然大直径撕囊可以使取核更容易，但术者可能难以使前囊与晶状体光学部重叠，从而可能导致 IOL 光学部脱出。此外，太大的撕囊口可能会妨碍术者通过光学夹持将三片式晶状体稳定在睫状沟中。虽然 5.0 ～ 5.5 mm 的撕囊直径可以使大多数晶状体有足够的晶状体-囊重叠部分，但在硬核的情况下，术者可将撕囊口扩大到略小于 6.0 mm。在大多数情况下，术者可以在直径略小于 6.0 mm 的撕囊口的情况下，用 6.0 mm 的人工晶状体进行光学夹持。有多种工具可用于帮助确定撕囊的大小，包括圆形角膜标记、通过手术显微镜投射的环形光源以及带有标记边缘的撕囊镊[14]。在硬核白内障中行撕囊术可使用其他工具，如眼内镊和眼内剪，因为硬核白内障通常与前囊膜纤维化有关。如果可能，应将这些纤维化区域并入撕囊范围，但如果沿撕囊边缘路径存在纤维化区域，则可使用眼内剪和镊子辅助撕囊，避免纤维化区域囊膜撕裂[15]。

水分离

在完成"金发姑娘"大小的撕囊后，重要的是在坚硬的囊袋中进行温和、彻底的水分离。通常硬核白

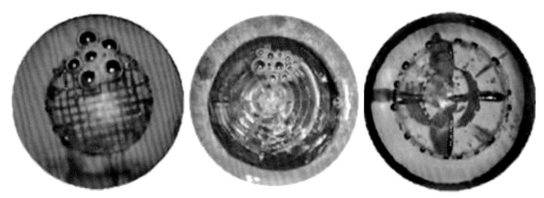

● 图 3.2　飞秒激光碎核。第一个图片演示了网格或立方体图案。第二张和第三张图片展示了圆柱形和饼形 / 辐条图案，第三张照片的切割较少

内障可能有一层较薄的皮质或完全没有残余皮质，只留下一个大的致密的核填充大部分囊袋。这使得水分的空间很小，并增加了水分过程中后囊破裂的风险。使用温和的液体在多个象限进行水分离，可避免晶状体后方积液的风险，并避免后囊突然减压的风险[15]。在超硬核白内障中，通常无法水分层，但条件允许的话，术者可能会尝试局限的水分层，以形成皮质壳，以便在摘除硬核时保护后囊。

晶状体核摘除

与标准的白内障摘除术一样，核摘除有很多种方法。如前所述，飞秒劈核和 miLOOP 装置可以减少核吸除过程中所需的超声乳化能量。有一些工具可以将晶状体分成更小的部分，无须刻槽即可将晶体摘除。"预劈核器"可在插入超声乳化针头之前进行劈核，从而减少硬核白内障术中超声能量的使用。像 Aguilar Prechopper（Katena Products，美国）和 Akahoshi Prechopper（Katena Products，美国）这样的预劈核器的尖端有薄刀片，通过"颌状运动"插入晶状体核时，它会对悬韧带施加最小的力，并在无超声能量的情况下穿透并粉碎晶状体核。如果术者更愿意使用劈核器与超声乳化针头相结合，请务必记住硬核晶状体通常核纤维较黏和后极核壳较硬。选择具有更尖锐或更薄尖端的劈核器对于穿透硬核进行预劈。一些示例包括 Nagahara Chopper、Chang-Seibel 和 Hwang chopper（Katena Products，美国）。

治疗硬核白内障时可定制超声乳化针头。术者可以选择弯头或斜角针头而不是直针头，因为在术者使用时，这些针头对切口产生的力矩和角度均较小，从而使刻槽更深。斜面也可以定制为 0°到 60°的切口斜面。角度越大可用于核吸除的表面积越大，但针头边缘也更为锋利。此外，针头的直径可能范围从 19 G 到 23 G。较大直径的针头可承载更高的流速，并在吸除碎片时产生较少的真空负压，但需要更大的切口。

一些术者主张先刻一个宽而深的中央凹槽，以创造空间，并完成第一次劈核。第一个凹槽必须足够深，以便完全分开皮质。但始终记住，保留少量的晶状体皮质以保护后囊免受超声能量干扰。分而治之技术有助于在每个象限内制作宽而深的凹槽，从而继续在囊袋内创造空间。在切线力作用下，这种技术使悬韧带受力较少。分而治之技术的使用需要进行权衡，因为每个象限刻槽所需的超声能量比劈核耗能更多。硬核白内障劈核可用水平劈核和垂直劈核。劈核可以

用机械劈核代替超声能量，从而减少眼内消耗的总超声能量。此外，劈核使得术者可以将晶状体分割成越来越小的碎片进而吸除。在极硬核的白内障中，如果术者无法穿透晶状体核，且可能对悬韧带造成不必要的压力，那么垂直劈核可能会受到限制。硬核水平劈核时，将器械放在晶状体附近，可能会对前囊口施加压力或导致撕裂[15]。无论选择何种劈核方式，在摘除硬核晶状体时都要做到有条不紊。

大多数硬核白内障手术比常规白内障术耗时更长。保持平稳的前房可以降低复杂手术中的伤口灼伤和后囊破裂的风险。为维持平衡，需要流入前房的液体等于从切口流出的液体。在手术期间可以进行多种变化以保持前房稳定性。在进入切口前，在眼外测试超乳手柄很重要，在进入前房时观察超声乳化装置也很重要。当 OVD 被吸除时，如果晶状体虹膜隔膜"弹跳"或者在抽吸和超声乳化时前房变浅，术者必须对灌注压进行调整。一些系统允许术者升瓶高以增加灌注压，而其他系统则需要增加目标眼内压[15]。切口渗漏可能是液体快速流出和前房稳定性丧失的原因。确保超乳针头和套管与切口大小匹配，这对于防止渗漏并为超声乳化创造稳定的前房环境至关重要。如果超声乳化套管周围切口太紧，将面临液体流出不畅和伤口灼伤的风险。术者应知晓超声乳化探头在切口内的中心位置。应保持探头与切口壁的距离对称，防止在压迫切口时通过套管堵塞灌注液。灌注阻塞和超乳针头靠近切口会增加灼伤风险。如果随着 IOP 或瓶高的增加，前房继续变浅，术者应停下来仔细检查是否存在后囊膜破裂或提示脉络膜出血、玻璃体液化等"紧张"眼。

在硬核白内障超声乳化过程中，其他能调节的参数包括负压、吸引和超声功率。同样，重要的是要记住，更改任何超声参数都需要对其他指标进行相应的更改，以达到平衡。硬核白内障的抽吸和负压数值的增加也会增加病例所需的总灌注量，但重要的是要记住，这通常会导致 OVD 更快流失[15]。及时补充 OVD 可保护角膜内皮，但必须注意不要过度充盈，以免堵塞超声乳化针头并有灼伤切口的风险[15]。

超声乳化参数也可以根据晶状体核的密度定制（图 3.3）。在进行硬核白内障预劈核时，术者通常会在这一阶段增加纵向超声功率和占空比[20]。这样可以更有效地减少硬核晶状体厚度。与常规劈核一样，负压和瓶高 /IOP 保持较低至正常水平。对于分段移除，通常会增加负压，以便在较小的工作空间

设置	纵向超声（%）	爆破模式（开始/结束毫秒）	脉冲率（每秒脉冲）	扭动超声（%）	负压（mmHg）	抽吸流速（cc/min）	眼压（mmHg）
刻槽	0	-	-	100	135	28	65（88）
超乳	50	80/25	-	0	575	35	65（88）
四分	0	-	30	80	525	40	65（88）
表层核	0	-	10	25	425	35	65（88）
皮质	-	-	-	-	600	45	60（82）
抛光	-	-	-	-	18	8	60（82）
黏弹剂	-	-	-	-	700	55	55（75）

● 图 3.3　作者对硬核白内障模型的超声乳化参数设置（Centurion，Geneva，Switzerland）

内保持晶状体碎片的"稳定性"。在这个阶段，通常需增加抽吸，以使碎片容易流向超乳头，随后瓶高/IOP 升高，以维持前房稳定[20]。对于棕色白内障，占空比或超声能量的"开启"时间百分比经常增加 40% ～ 80%[20]。

超声乳化仪依赖于泵使得流体能够在整个机器中流动。超声乳化仪基于蠕动泵或文丘里泵系统或两者的组合。术者在对超声乳化装置有了透彻的了解后可调整其参数设置，以便根据晶状体密度最大限度地提高手术效率。当在硬核白内障手术中使用蠕动泵时，术者可能希望降低负压，以避免超声乳化管道中的负压上升时间延长，从而减少针头通畅时突然产生浪涌。幸运的是，流入管和流出管的顺应性已经逐步优化，从而创造一个低浪涌环境，其特征是柔软的流入管具有高顺应性，而刚性流出管具有低顺应性。这创造了一个流入量大于流出量的环境，从而在减少浪涌的同时保持前房容积和稳定性。一些超声乳化机可组合蠕动和文丘里设置，以便更好地控制负压而不依赖于超乳针头堵塞。

对于这些病例，大多数术者更喜欢超声爆破模式或超声脉冲模式，而不是连续模式，以减少总超声能量，并可在能量输送过程中进行冷却（图 3.4）[15]。脉冲模式不仅可以在脉冲之间冷却，而且随着时间的推移减少累积的超声能量，且术者可以根据晶状体密度调整超声能量。

爆破模式下，术者可以在特定时间段内输送特定的超声能量频率。这使得为粉碎一大块晶状体核而进行更高频的爆破成为可能。为了提高移动度或者将晶状体分解为更小的部分，应用频率较低的爆破模式。爆破模式和脉冲模式都允许根据晶状体密度和晶状体残余情况控制超声能量，从而允许由于能量传输效率而降低整体能量利用率。利用其他能量输送模式，如超声乳化针头的扭转和椭圆模式，可以减少坚硬晶状

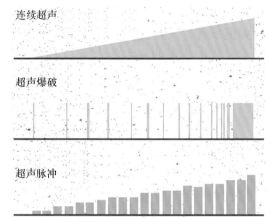

● 图 3.4　超声波功率模式。超声乳化连续模式在脚踏 3 踩下踏板时提供连续的超声波能量。超声乳化脉冲模式下每次脉冲施加相同数量的超声波能量。随着脚踏板进一步踩到位置 3，爆发变得更加频繁。与连续模式类似，超声乳化脉冲模式允许超声能量随着进一步凹陷到位置 3 而建立，但脉冲允许每个脉冲之间的超声"关闭时间"。https://millennialeye.com/articles/2017-sept-oct/phaco-power-fundamentals/. Figure reproduced with permission of Kate Xie，MD；Sumit"Sam"Garg，MD；and Bryn Mawr Communications. Xie K，Garg S. Phaco power fundamentals. MillennialEYE. September/October 2017（accepted for use）

体中纵向超声乳化经常出现的震颤[15]。最后，我们建议所有术者在接触复杂性白内障手术之前，了解自己的超声乳化仪和设置。了解如何改变这些设置从而有助于避免术中并发症。

虽然超声乳化术的发展使白内障手术医生能够处理一些极硬晶状体，但有时术者可能会遇到不适合超声乳化术的白内障。当术前评估硬核白内障需要过多的超声能量时，白内障通常被认为是"黑核白内障"，采用手法小切口白内障手术（manual small-incision cataract surgery，MSICS）技术使得术后恢复和视力恢复都更快。该技术使用 5.5 ～ 7.5 mm 的上方巩膜隧道切口，通常为三平面切口，正确制作的切口可作为自密伤口。从隧道切口进入前房的入口是用标

准角膜刀做单一切口。切口形成后，进行常规步骤，例如注射 OVD 和撕囊，前提是撕囊大小合适，约为 6.5 mm。完成撕囊后，扩大前房切口匹配巩膜隧道，并进行水分离使晶状体脱出到前房。多种方式可使晶状体核经巩膜隧道娩出。术者可以使用灌注晶状体环套管、OVD，使用钩或插管手动挤压晶状体[21]。大多数术者会在这个阶段使用额外的 OVD 或前房维持器，以保护角膜内皮并维持前房稳定性。然后，使用超声乳化机或 Simcoe 套管通过冲洗和抽吸去除皮质[21]。随后可将 IOL 植入囊袋中。与传统超声乳化术相比，MSICS 技术的优势包括：产生更少或等量的散光、更短的手术时间以及比超乳产生更少的能量[21-22]；缺点包括切口大、感染或伤口渗漏的风险更高。此外，如果在做巩膜隧道时过早进入前房会导致虹膜损伤[21]。当患者出现硬核白内障时，在术前权衡所有风险和收益非常重要，因为合理使用其他手术方式如 MSICS，可能对患者和术者来说都是有益的。

不太常用的术式包括传统的囊外白内障摘除术（extracapsular cataract extraction，ECCE）和囊膜上超声乳化术。虽然这些技术很少使用，但在处理悬韧带支撑性非常差的硬核白内障时，这些方法可能会派上用场。在极少数情况下，术者甚至可能会考虑咨询后节专家行平坦部晶状体切割术，但有些可能会受到专家的限制。囊外白内障摘除术会行角膜缘切口、注入 OVD 和撕囊等标准步骤。角膜缘切口通常需扩大到大约 10 mm 长。行水分离，晶状体核通过大的角膜缘切口取出。这种技术的缺点包括切口尺寸大，通常需要多针缝合才能闭合切口，切口张力会引起散光。如果在 MSICS 术中有证据表明巩膜软化阻碍了巩膜隧道切口形成，或者晶状体看起来非常不稳定，以至于术者预计需去除部分或全部晶状体囊袋复合体，则该术式可能会变得有用。在囊上超声乳化术中，行超声乳化术的标准步骤直至水分离术。该术式的目标是快速水分离晶状体核，以便将晶状体脱出进入前房并完整摘除，从脱出的晶状体边缘开始进行超声乳化。使用这种技术，必须行较大的撕囊口以帮助晶状体脱出。此外，术者须使用大量的 OVD，因为角膜水肿是一种常见的并发症，这是由于晶状体-角膜接触的直接损伤和靠近内皮的超声能量传输造成的。当存在明确的囊袋/悬韧带不稳定，术者无法使用标准超声乳化术时，这些技术可以作为最后的手段使用。幸运的是，随着 MSICS 技术和囊袋稳定装置（如囊膜拉钩和囊袋张力带）的出现，上述术式很少使用。

切口完整性

为了防止眼低压、眼内炎以及 IOL 术后不稳定性，在成功摘除硬核白内障后，确保切口闭合极为重要。文献证明，手术时间长而复杂的白内障摘除术、玻璃体切除术以及特别是在硬核白内障术中过度的切口操作，是伤口闭合不良的原因[23]。除了标准的基质层水密，在主切口进行 10-0 尼龙线缝合或使用角膜密封胶，均可预防这些并发症。无论使用何种切口闭合方法，保证切口完整性和避免切口渗漏可显著降低硬核白内障摘除术后并发症的发病率。此外，考虑到超声乳化手术所需的额外超声波能量，这些病例存在较高的切口灼伤风险。如果发生切口热灼伤，即使用缝线也很难实现切口密闭。纤维蛋白胶、绷带镜都有助于确保伤口充分闭合，从而降低感染风险。

术后护理

硬核白内障摘除术后，一般会出现长期的角膜水肿[24]。既往存在角膜营养不良或变性的患者，特别是 Fuchs 角膜内皮营养不良的患者，在硬核白内障摘除术后发生角膜失代偿的风险增加。术者可以尝试通过术后局部使用类固醇的方式来降低这一风险。不仅需要局部施用较长疗程的类固醇，且术后初期应频点。当术后有明显的角膜失代偿迹象时，通常需要在术后最初几天每小时局部施用类固醇，并在术后 6～8 周内慢慢减少使用频次。为避免类固醇引起眼压升高，需每 2～3 周对患者进行检查，以便在视神经受损之前开始治疗。虽然在术中和术后都可以尽所有努力保护角膜内皮，但接触性大泡性角膜病变是部分角膜内皮移植术常见的适应证[24]。

白内障摘除术后发生黄斑囊样水肿（cystoid macular edema，CME）的风险较高。这种风险随着其他易感条件的增加而增加，如糖尿病、静脉阻塞、使用前列腺素类似物和葡萄膜炎[26]。有研究表明，围术期除术后使用外，局部使用非甾体类抗炎药（nonsteroidal anti-inflammatory drugs，NSAIDs）可降低白内障摘除术后黄斑囊样水肿（CME）的发生风险。在黄斑囊样水肿（CME）的情况下，除了局部使用类固醇外，通常可能需要在术后几个月使用非甾体类抗炎药（NSAIDs）。虽然白内障摘除术后 CME 的发生率较低，但对于其他方面正常却无法矫正至 20/20 的患者，仍应高度警惕。CME 的高发病率通常在术后 4～6 周左右[26]。对于这些患者，我们建议使用光学相干断层扫描（OCT）进行检查，因为通常这些病变可能是非常细微的，仅通过散瞳眼底检查很难识别。对这些术后并发症的适当预测可以避免患者在复杂白内障摘除手术后产生失望和不满。

总结

　　现代眼科医生拥有大量的工具和技术来摘除硬核白内障。正确的手术方式和对所有可能的并发症的预测可以让术者更轻松地处理曾经令人恐惧的硬核白内障手术。虽然并非每个病例都需要本章列出的所有工具或技术，但我们希望其中某种或多种技巧能够在常规技术失败时为术者提供帮助。术者和临床团队之间以及术者和患者之间的协作和沟通对于硬核白内障手术的成功结果至关重要。

要 点 小 结

- 对硬核白内障而言，恰当术前评估可以帮助术者手术成功。
- 许多工具可供眼科医生使用，从而避免硬核白内障摘除术的并发症。
- 硬核白内障超声乳化手术的每一步都需要熟练和深思熟虑的技术。
- 即使是最有经验的人也很容易发生手术并发症，但重要的是预料到这些并发症，以便随时准备处理。

（参考文献参见书末二维码）

第 4 章

膨胀期白内障及避免 "阿根廷国旗" 征

Gabriel B. Figueiredo and Carlos G. Figueiredo

李恩洁 译 刘兆川 宋旭东 审校

要 点

- 即使对于经验丰富的眼科医生来说，在白色白内障上做连续环形撕囊也是一项挑战。
- 前囊染色是有必要的。
- 不同类型的白色白内障存在不同的风险。
- 术者必须时刻关注眼前节的压力梯度–囊袋与前房。
- 膨胀期白内障常伴发青光眼。

引言

即使对于经验丰富的术者来说，白色白内障也是一项挑战。特别是由于晶状体囊带内压力增加，连续环形撕囊极为困难。

术者可能面临的挑战包括红光反射消失、浅前房和悬韧带松弛。继发性青光眼可通过多种机制发生，需要充分的术前准备和术后处理。

病因

本章针对的是年龄增长导致的白色白内障。白色白内障也可在眼外伤（见第 9 章）或医源性囊袋破裂后迅速发展。

老年性白色白内障

老年性白色白内障是成熟期白内障的一种，晶状体蛋白变性并分解成更小的颗粒，使得囊袋内具有渗透活性的颗粒数量增加。这样造成的渗透梯度将液体吸入囊袋内（是一种半透膜），直到囊袋内的静水压与渗透压平衡。晶状体液化的过程导致囊袋内体积显著增加。

并发症

青光眼

两种病理生理机制可能导致白色白内障患者眼压升高和继发性青光眼。

晶状体膨胀期青光眼

晶状体膨胀期青光眼是由于晶状体厚度过度增加，引起小梁网受阻，原因有：①增厚的晶状体导致房角物理拥挤并将虹膜向前推；②由于瞳孔接触前囊，完全或部分阻碍房水自后房经瞳孔向前房的生理性流动，房水滞留在后房，导致周边虹膜向前膨隆。

晶体溶解性青光眼

晶状体蛋白质变性过程中的微小蛋白质可通过囊袋渗透至房水中，这些蛋白质被巨噬细胞吞噬并产生炎症碎片，且这些蛋白本身也可阻塞小梁网继发青光眼。

术前管理

在进行散瞳检查之前，必须对房角是否关闭进行全面检查。首先，应询问患者既往是否有房角关闭相关的症状——急性或间歇性眼痛。接下来，术者应在裂隙灯检查中寻找窄房角的间接征象，包括浅前房和周边虹膜膨隆、瞳孔无力或张力减低、虹膜萎缩、前囊或内皮色素沉积、晶状体前囊混浊（青光眼斑），这些征象提示患者既往发生过急性房角关闭。最后，当后部小梁网可见小于 90°时，必须进行房角镜检查；若发现存在周边虹膜前粘连（peripheral anterior synechiae，PAS），提示既往房角关闭——一旦诊断为可关闭房角或怀疑既往发生过急性房角关闭，应立即进行激光周边虹膜切开术。

成熟混浊的晶状体使得眼底检查和通过光学生物测量眼轴无法实现。因此，需要依次应用 A 超和 B 超进行眼轴测量并发现视网膜明显病变。成熟期白内障常在视力受损的患眼中缓慢发展，所以医生需清楚患者为什么等了这么久才寻求治疗。无论是弱视还是后天获得的低视力都应该在问诊中进行调查。可以进行视力潜力检查，但结果往往具有误导性，真正的视力潜力只有在手术后才能评估。

亚型分类

白色白内障根据不同阶段表现为不同的特征[1]（表 4.1）（视频 4.1）。正确的亚型分类诊断对合适的手术处理至关重要。

珍珠白色白内障

珍珠白色白内障可观察到一个巨大的水化核。白色液体可无或少量至中度。裂隙灯检查时可在晶状体前表面发现若干白色阴影（图 4.1）。前部晶状体皮质可见"多泡状"外观，偶尔可看见"闪辉"。前囊膨隆是囊袋内积液的间接征象，由此导致囊袋内压力增高。

赤道阻滞

赤道阻滞可发生在伴有液体的珍珠白色白内障中。液体在前囊下和后囊下间隙内积聚，前后之间是一个巨大的核。这种液体积聚使得前囊和后囊分别向前和向后弯曲；因此，赤道部囊袋被压在核上，阻碍液体在两个囊下间隙之间自由循环（图 4.2）。这一过程导致囊袋内出现两个独立的高压空间。

Morgagnian 白内障

Morgagnian 白内障是白色白内障的最晚期，其大部分或全部皮质已液化。囊袋中充满了淡黄色乳状液质，其中自由漂浮着小但十分坚硬的晶状体核，在裂隙灯下可见晶状体前表面呈现出均匀的乳黄色，下方偶可见棕色的晶状体核（图 4.3）。

手术步骤

手术原则

眼前节医生在面对白色晶状体时所面临的最大挑战是连续环形撕囊。虽然已经有一些方法，但对于哪一种方法最合适尚缺乏科学共识；不同的有经验的术者在处理白色白内障上有着不同的方法。鉴于在一个章节内介绍所有这些方法是不可行的，笔者根据个人手术经验提出了首选方法。然而，无论选择哪一种方法，术者都应牢记一些基本的手术原则。

囊膜染色

白色混浊的晶状体阻挡了术中的红光反射。因此，在撕囊的过程中，必须使用囊膜染色剂才能正确识别前囊。最常用的染色剂是 0.06% 台盼蓝滴眼液[2]。染色剂可以在有或者没有气泡的情况下不加稀释注入前房（图 4.4）。几秒钟后使用平衡盐溶液或直接使用黏弹剂冲洗前房。虽然对前囊进行染色是必需的，但台盼蓝降低了囊膜的弹性[3]，这增加了前囊放射状撕裂的风险。

压力梯度

囊袋撕裂倾向于朝赤道部沿离心方向延伸，其根据是流体静力学 / 流体动力学原理：前段压力梯度－前房和囊袋压力之差。晶状体内体积增大导致

表 4.1	白色白内障亚型特征比较		
	珍珠白色白内障		Morgagnian 白内障
	无液体	有液体	
核	大	大	小
液体	无	少量至中等量	丰富
囊内压	正常或轻度升高	高或极高	高
赤道阻塞	是	是	否
独立囊内间隙	否	是	否

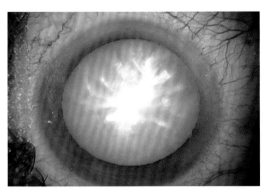

● 图 4.1　裂隙灯下的一例珍珠白色白内障。注意晶状体前表面有多种不同的白色

晶状体内压力增大，导致囊袋扩张，前囊凸度增加；前囊凸度越大，撕囊瓣向离心方向延伸的倾向越大，同时一旦前囊被撕开，囊袋和前房之间相联通，两个腔的内容物就会根据压力梯度流动，从压力较高的腔向着压力较低的腔流动，直到两个腔的压力平衡。由于晶状体内压力大于前房压力，晶状体内的液体将从囊袋内流入前房，将核压向前囊。因此术者应始终注意保持前房内高压的基本原则，直至撕囊完成，晶状体内的压力和前房压力达到平衡。

水分离

严禁在白色晶状体上进行水分离。这种操作在 Morgagnian 白内障上是不必要的，而在珍珠白色白内障上则会增加风险。由于后者存在赤道阻滞，液体在压力推动下到达后囊下间隙并滞留在后囊下（图 4.5）。后囊下间隙压力的增加可能导致前囊的放射状撕裂，甚至后囊的爆裂。

囊膜纤维化

在成熟期和过熟期白内障中，前囊可能发生变性，并伴有钙沉积或形成局灶性致密斑块。理想情况下，在进行撕囊操作时，术者应绕过这些变性区。如果不可以，术者可以使用小口径剪刀剪断斑块。斑块可以被多次切割，但接近和远离斑块时均应该一次性剪开囊膜，以免形成薄弱区。

珍珠白色白内障

根据囊袋内是否有液体选择合适的手术入路（视频 4.2）。尽管如前文所述，在裂隙灯检查下可以找到晶状体囊袋内有液体的征象，一旦术中刺穿前囊就会证实这一点。虽然这一步骤的起始方法有很多种，但

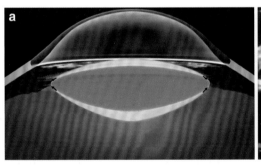
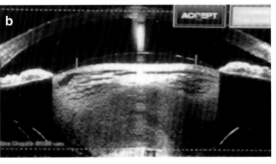

● 图 4.2　（a）显示为具有赤道阻滞的珍珠白色白内障。注意囊袋的赤道部分压迫晶状体核，继而在前囊和后囊下积聚液体。（b）在珍珠白色白内障的前节 OCT 图像中，可以清晰地识别出前囊下间隙中滞留的液体；虽然不能获得囊袋后部的光学图像，但可以想象出类似的结构

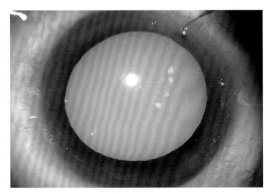

● 图 4.3　Morgagnian 白内障的裂隙灯像。注意晶状体前表面均匀的乳黄色

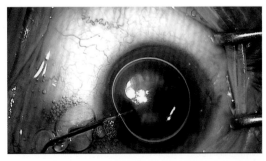

● 图 4.4　术中图片展示了在白色白内障的前房气泡下注射台盼蓝使前囊染色，台盼蓝也可以直接注入没有气泡的前房

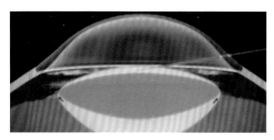

● 图 4.5　存在赤道阻塞的晶状体内水分离示意图，注意在压力下注入的 BSS 聚集在后囊下间隙（BSS 平衡盐溶液）

我们倾向于执行以下操作步骤：

● 分别在 12 点和 6 点做角膜穿刺口。
● 将台盼蓝注入前房。
● 冲洗掉台盼蓝，用黏弹剂充满前房使其保持高压状态。
● 使用截囊刀刺穿前囊膜（图 4.6a）。
● 注意观察囊袋内是否有白色液体漏出，并进行相应处理（图 4.6b）。

无液体的珍珠白色白内障

在此阶段，晶状体囊内压正常或轻度升高。术者应使用黏弹剂维持前房内压力，并按照常规方法撕囊。

有液体的珍珠白色白内障

这是最有可能发生晶状体囊放射状撕裂的晶状体类型。除了晶状体囊内压升高外，还存在赤道阻滞和

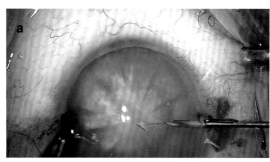

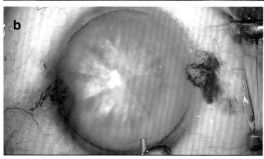

● 图 4.6　珍珠白色白内障的术中初期照片。（a）前囊是在前房高压下穿刺的；（b）术者随后必须注意观察囊袋中是否有白色液体漏出，并采取相应的措施

两个独立的、压力升高的囊下间隙。一旦前囊打开，前囊下压力与前房压力相等，滞留在后囊下间隙的液体将晶状体核向前推向前囊（图 4.7）。后囊下间隙与前房之间的压力梯度越大，晶状体核向前的作用力越大。以下步骤在我们处理这种具有挑战性的白内障中已被证实是一种安全有效的方法：

● 用小口径镊子穿过其中一个穿刺点，制作一个"迷你撕囊口"（2.5～3.0 mm）（图 4.8a）。如果前囊瓣因白色液体而变浑浊，可注射更多的黏弹剂清除中心区域。
● 应用双手灌注抽吸法抽吸前囊下间隙下的积液。接下来，应用 IA 手柄将晶状体核向侧后方推动，解除赤道阻滞，使后囊下间隙的积液向前流动并开始抽吸（图 4.8b）。
● 做颞侧主切口。
● 应用小尺寸剪刀制作一个新的前囊瓣（图 4.8c）。
● 将撕囊口扩大到所需要的直径（图 4.8d）。
● 按照术者常规方法继续进行手术（视频 4.3）。

Morgagnian 白内障

尽管此类型晶状体的囊内压通常较高，但因不存在赤道阻滞，压力平衡更容易实现。

● 做一次穿刺术。
● 将台盼蓝注入前房。
● 冲洗掉台盼蓝，将黏弹剂填满前房，使前房保持高压状态。
● 将一根 27 G 针连接在 3 ml 注射器上穿刺前囊（图 4.9a）。
● 抽吸囊内积液（图 4.9b）。
● 再次应用黏弹剂充填囊袋，使前后极分开，

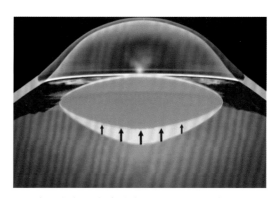

● 图 4.7　珍珠白色白内障前囊刺破后液流示意图。可见前囊下间隙的液体流入前房直到囊袋内外压力平衡；同时，滞留在后囊下间隙的液体将晶状体核推向前囊

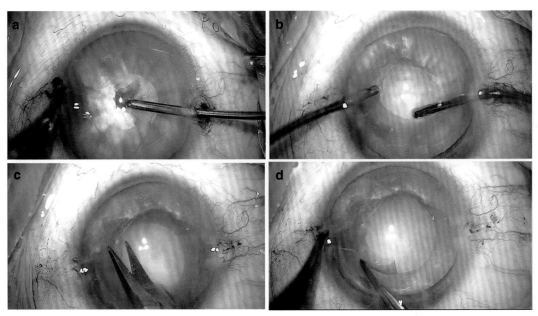

● **图 4.8** 有积液的珍珠白色白内障手术关键步骤的术中图片。（**a**）用小口径镊子穿过穿刺点，制作直径 3 mm 的"迷你撕囊口"，避免黏弹剂突然漏出；（**b**）通过抽出前囊和后囊下间隙积液以降低囊袋内压力，晶状体核向侧后方推动，以解除晶状体核赤道部阻滞降低后囊下压力；（**c**）建立新的前囊瓣；（**d**）将撕囊口扩大到所需直径

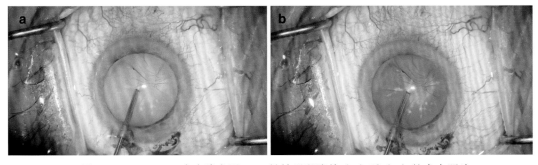

● **图 4.9** Morgagnian 白内障应用 27 G 针抽吸积液前（**a**）后（**b**）的术中照片

由此产生一些反压便于撕囊。

- 制作主切口。
- 将撕囊口制作成所需直径。
- 继续按照术者习惯进行手术（视频 4.4）。

潜在并发症

阿根廷国旗征

前囊放射状撕裂是白色白内障最常见的并发症，被称为阿根廷国旗征（图 4.10）。

为了处理这一并发症，术者可以：①在两个"半囊"中用小口径剪刀制作了两个新的"半瓣"或②重新使用囊切刀打开前囊。接下来，术者应该以低参数慢动作的方式谨慎地进行超声乳化-"慢超声乳化"[4]，囊袋放射状撕裂可能沿赤道延伸至后囊，因此，术者必须对后囊破裂的前兆保持警惕

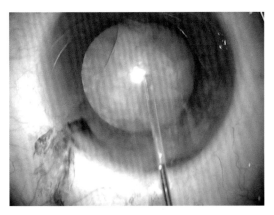

● **图 4.10** 术中阿根廷国旗征的标志图片

（见第 9 章）。

后囊破裂

在白内障超声乳化手术中，先前因晶状体体积增大而膨胀的后囊可能变松弛，并有向前"弹"的趋

势。在超声乳化的过程中应使用弥散型黏弹剂，使后囊保持在后方，切口大小应该适当，以避免灌注液渗漏。

悬韧带病变

悬韧带病变常常并发于成熟的白内障中。在术前评估时，术者应仔细寻找悬韧带松弛的迹象。更多有关处理悬韧带松弛的方法请参阅第 9 章。

要 点 小 结
- 由于晶状体囊袋内压力增高，在白色白内障上进行连续环形撕囊是一项挑战。

- 一定要进行前囊染色。
- 在进行连续环形撕囊中，术者应注意保持前房内高压，以平衡晶状体囊内压力。
- 由于赤道阻滞的存在，有液体的白色白内障面临着发生阿根廷国旗征的高风险。术者应牢记只有在后囊下间隙压力减轻后，这种风险才会降低。
- 房角关闭和继发性青光眼通常与晶状体膨胀有关，应进行相应处理。

（参考文献参见书末二维码）

第 5 章

儿童白内障手术

H. Burkhard Dick

方蕊 译 刘雨诗 宋旭东 审校

要 点

- 据估计，全球先天性白内障的患病率约为 4.24/10 000 人。
- 在儿童白内障手术中，外科医生面对的晶状体形态与成人患者大不相同：晶状体囊极具弹性，角膜和巩膜通常缺乏明显的刚性，晶状体核是软的而不是硬的。
- 一期后囊切开术或撕囊术（PPC）被认为是预防后囊混浊的必要措施。
- 飞秒激光能够以高的精度和可预测性进行初次前囊和后囊的撕开。
- 青光眼和炎症是最常见的术后并发症。

流行病学与病理学

出生时或儿童早期出现的白内障通常被称为先天性白内障，对视觉系统的正常发育有巨大威胁。小儿白内障是一种全球性的、可治疗的致盲和视力障碍的原因。据估计，全球先天性白内障的患病率约为 4.24/10 000 人，其中亚洲的患病率最高，并有上升趋势[1]。其病因种类繁多，许多情况下仍是未知的。大约一半的先天性白内障被认为是由参与晶状体结构构建的蛋白质编码基因突变引起的[2]。先天性白内障的主要原因是产妇感染，如弓形虫病、风疹、巨细胞病毒、疱疹病毒和梅毒（toxoplasmosis, rubella, cytomegalovirus, herpes virus, and syphilis, TORCHS），以及孕妇暴露在一些有毒物质中，如乙醇，可能还有阿司匹林[3]。年龄较大的儿童出现晶状体混浊通常是由全身性和眼部疾病引起的，尤其是葡萄膜炎，以及创伤和药物接触，主要是糖皮质类固醇[4-5]。

儿童白内障的形态变化范围较广，从轻微的点状混浊到核混浊，再到全晶状体混浊的完全性致密白内障。这类全晶状体混浊的白内障在唐氏综合征患者

和母亲感染风疹的病例中较常见。前囊下白内障通常见于葡萄膜炎和特应性皮肤病患者以及外伤和辐射患者。晶状体部分混浊，通常被称为楔形白内障，见于 2 型神经纤维瘤病、Stickler 综合征和 Fabry 病等疾病。后囊下白内障是类固醇相关性白内障的典型表现，或是由眼部和眼周肿瘤放射治疗引起。单侧白内障与持续性胚胎血管症（persistent fetal vasculature，PFV）密切相关[6]。

半乳糖血症可导致一种特殊类型的儿童白内障，可表现为后囊下白内障，部分伴有小范围的核混浊。与其他类型的儿童白内障不同的是，这类白内障可以通过改变饮食逆转[7]。

白内障手术的时机

在白内障手术中，外科医生因为患儿的护理面临特殊情况。成年白内障患者的剩余寿命可达数年或 10 年或 20 年，而且计划手术的重点是尽可能提高视力，尽可能达到脱镜，同时越来越多的人需要同时在远、中、近距离获得良好的视觉功能（因而产生了多焦、EDOF 和其他复杂的人工晶状体设计）。但是儿童手术的目标则不同，甚至更具挑战性。考虑到目前人类的预期寿命可接近 100 岁，外科医生必须开始一个漫长的过程，以确保儿童的正常视觉发育，这将决定患儿术后很长一段时间内的视觉表现和视觉相关的生活质量。因为责任重大，对于手术本身以及眼科医生和其他专家在未来几年必须采取的其他步骤，需要进行高质量、细致的计划。

对于新生儿或非常小的儿童的手术时机选择，需要权衡风险和收益。在早期手术后，可能出现明显的眼轴延长和近视漂移。然而，在非常小的年龄进行手术，会增加术后主要并发症青光眼的可能性。年龄小于 4 周的患儿行手术治疗，术后青光眼和其他术后并发症的发生率较高[8]。另一方面，如果手术等待太久可导致形觉剥夺，从而引起弱视。一般的建议是，在格

外谨慎的前提下，单眼先天性白内障在出生后 4 ～ 6 周手术，双眼白内障在出生后 6 ～ 10 周手术[9]。

双侧白内障是否应该同时手术一直是一个激烈争论的问题。支持在一次手术中切除双眼白内障的理由是减少了与麻醉相关的并发症风险（甚至死亡）、减少了住院次数，并有机会更快地提高视力和双眼视功能。反对同时手术的观点则是考虑到双侧术后并发症的风险（如最坏的情况，眼内炎），以及如果第一只眼睛术后一段时间出现并发症，医生无法改变患者第二只眼睛的手术计划[10]。当在不同的时间进行手术，两次手术之间的时间间隔应该保持最小。

总而言之，白内障外科医生面临着在过早手术和太晚手术之间的艰难选择。普遍认为，每多等待一周，在一定程度上会降低青光眼的风险，同时也会增加弱视的风险[11]。

术前和术中注意事项

俗话说，儿童不是缩小版的大人，对于非常年幼的儿童和他们的眼睛来说尤其如此。他们的眼睛几乎所有的解剖结构都与 70 多岁白内障患者的眼睛非常不同：晶状体囊膜极具弹性，角膜和巩膜通常没有任何明显刚性，晶状体核是软的而不是硬的，来自玻璃体的压力也有所增加。

在许多方面，儿童白内障手术与一般的成人白内障手术不同。在眼球，特别是晶状体还在发育的时候摘除自然晶状体会严重影响儿童视觉系统的发育。虽然接受手术的老年患者在术后很长一段时间内处于老视状态（现在人们通常希望通过选择调节性人工晶状体或其他具有相似调节性的人工晶状体来治愈这种疾病），儿童白内障手术会使儿童在他或她的余生中都处于老视状态，或者在不久的将来，可通过某种革命性的、目前尚不为人知的技术来恢复眼睛真正的调节能力。父母或看护人应该充分了解一些事实，如配戴双焦镜片将是儿童术后生活的一部分。

一般来说，两个小的角膜或角膜缘切口对于手术来讲是足够的；当然，如果计划进行人工晶状体植入，则需要更大的切口。术中使用黏弹剂有助于防止前房塌陷。台盼蓝前囊染色对于无红色反射的眼是非常必要的，它还可能降低囊膜的弹性。一期后囊切开术或撕囊术（primary posterior capsulotomy or capsulorhexis，PPC）被认为是预防后发性白内障（posterior capsule opacification，PCO）的必要预防措施，后发性白内障（PCO）在儿童中发展迅速，在患儿中的患病率几乎

100%。然而，手动 PPC 是一项具有挑战性的技术，并不是很受许多白内障外科医生的推崇。在可行的情况下，用飞秒激光来实现撕囊是一个可行的、有价值的替代方案。在儿童的眼睛里，切口自密的可能性很低；因此，切口缝线往往是必要的。

在大多数情况下，晶状体可以通过抽吸或玻璃体切割而吸除；超声乳化术很少有必要使用。晶状体抽吸后，可行后囊切除术和前玻璃体切除术。因为在患儿术后后发性白内障发展迅速，因此需要清除中央后囊。另一种经常用于减少 PCO 的技术是晶状体囊膜抛光术，以抑制晶状体上皮细胞的迁移和增殖[12]。

一些特殊情况下，有特殊需求的儿童需要一些额外的术前考虑。唐氏综合征患儿的白内障发病率高于同龄人。如 Saifee 等根据他们的手术经验所述，唐氏综合征患儿白内障摘除术后并发症的发生率似乎并不高于普通患儿白内障术后的并发症发生率[13]。目前没有证据表明激光白内障手术对这些患者的效果或安全性低于没有这种情况的儿童。然而，参与手术的麻醉师需要特别注意，唐氏综合征患儿多同时患有先天性心脏疾病（Saifee 等描述的队列中有 92.3%）。

马方综合征患者是另一种特殊情况，虽然他们可能需要进行晶状体手术，但实际上并不患有白内障。他们的视力常因晶状体半脱位导致视轴无晶体以及晶状体周围不规则散光而受损，偶尔也会因晶状体混浊而受损。晶状体取出联合囊固定和人工晶状体植入术是解决这些问题的有效策略。然而，与患有先天性白内障患儿一样，手工撕囊因为晶状体囊膜的高弹性而具有挑战性，操作过程中可能有后囊撕裂、悬韧带损伤以及撕囊的位置偏离中心的风险，这往往会导致低龄患者的术中并发症增加[14]。

如果存在 PFV，也称永存原始玻璃体增生症，手术技术必须适应这种病理变化，正如 Self 等指出，尤其是在双侧病变的情况下，考虑与系统性疾病有关，应进一步研究。根据不同的形态学，可能需要晶状体囊膜玻璃体摘除术联合晶状体吸除术。如果在这种结构中发现活跃的血管，可能需要眼内透热疗法。在轻微的 PFV 病例中，可以考虑人工晶状体植入术，但手术并发症较多，如玻璃体积血、视网膜脱离和角膜失代偿等，可能发生在手术早期或术后，典型晚期并发症主要包括青光眼、后发性白内障，甚至是眼球痨。伴有先天性白内障的永存原始玻璃体增生症患者预后较单纯白内障患者更差[11]。

手术结束时，通常会向前房注射抗生素，还会在

前房内或结膜下注射类固醇药物。如果患者术后处于无晶眼状态，部分手术医生会在手术结束时为患者留置一枚隐形眼镜；而在大多数情况下，隐形眼镜可于术后几天后开始配戴[15-16]。

一期和二期人工晶体植入

在儿童白内障手术中，最具争议的一个方面是白内障手术时是否应该植入人工晶状体。在过去的二十年里，人工晶状体和手术技术都有了巨大的进步，植入手术已经不再是障碍。一般来说，2 岁以上儿童行人工晶状体植入术已成为常态。在更年幼的患儿中，必须考虑到炎症反应的可能，因为新生儿的晶状体囊膜较小，直径仅为 7 mm[11]。一些专家建议，对于 7 个月以下的儿童，眼睛应该保持无晶状体状态，并戴隐形眼镜；二期人工晶状体植入建议在进入小学之前或之后不久进行。在婴儿无晶状体治疗研究（infant aphakia treatment study，IATS）中，114 名 7 个月以下的患儿接受了一期人工晶状体植入或术后处于无晶状体状态并配戴隐形眼镜，两组在手术后 5 年的视力没有显著差异。青光眼作为最常见的并发症，在隐形眼镜组（35%）比人工晶状体组（28%）略多[17]。在本研究的二次分析中，在平均年龄为 5.4 岁时进行二期人工晶状体植入术，在患儿 10 岁时的屈光结果预测更可靠，尽管实验中屈光误差的范围相对较大[18]。在小于 2 岁的患儿中，人工晶状体眼的视轴再混浊情况似乎比无晶状体眼更常见[19-20]。

支持一期晶状体植入术者认为每次新的干预措施和任何新的麻醉都会对幼儿造成风险，特别是先天性白内障的患儿多伴有一些合并症。另一个因素是患者和家长的依从性，这对隐形眼镜的配戴至关重要。IATS 对处理隐形眼镜（如满足卫生要求）是否比照顾人工晶状体眼的儿童给父母带来更多压力提出了质疑，IATS 研究表明后者的压力水平更高，可能是因为一期人工晶状体植入术后需要额外干预[21]。来自美国的一项研究与 IATS 的结果相矛盾，其报道了在 7 ～ 22 个月接受一期人工晶状体植入术的患者的平均随访中不良事件发生率相对较低（21%）。然而，这个研究的样本量相对较小，只包括 10 名患者的 14 只眼睛[22]。

目前很难对于何时进行一期人工晶状体植入术给出一个全面的建议；更多是个人的决定，很大程度上取决于患儿在家里可以获得支持，即父母或照顾者的能力和依从性。我们非常不建议给 6 个月及以下的

儿童植入人工晶状体。即使对年龄较大的儿童（＞ 2 岁）进行一期植入，也必须意识到进一步手术干预的可能性很大。因为年轻患儿的预期寿命很长，疏水性丙烯酸酯可能是在不同材料中最好的选择。多焦人工晶状体只在 12 岁或 12 岁以上的发育完全的眼睛中才可以使用。需要注意的是，目前还没有可以进行睫状沟植入的多焦点人工晶状体。

目前的人工晶状体计算公式是基于成人开发的，而不是儿童。Barrett 公式已被证明比其他公式更可靠[23-24]。理想的屈光状态似乎是轻度近视——非常小的婴儿专注于附近的物体，如他们的玩具、拨浪鼓或他们母亲的脸。因为处理隐形眼镜需要配合的问题较多，人工晶状体植入术则更可行。非常年幼的患儿可选择晶状体囊袋植入手术，这虽然对外科医生来说是一种挑战，但它可以保持玻璃体前界膜的完整，否则无法避免行前玻璃体切除术。然而，后者容易引起无晶状体青光眼，这种青光眼是由于前房角和小梁网被玻璃体的持续液化挤压而导致的。当玻璃体完好无损时，这种发病机制基本被阻止。然而，一般认为，在儿童白内障手术中，后囊膜切开术和前玻璃体切除术是必不可少的，以尽可能防止 PCO。关于视力结果，Chen 等对白内障手术时年龄小于 2 岁的儿童进行了荟萃分析，发现一期人工晶状体植入术的儿童视力更好，但正如预期的那样，PCO 的患病率也更高[25]。

飞秒激光儿童白内障手术

飞秒激光在白内障手术中的应用和激光白内障手术（laser cataract surgery，LCS）的建立，为眼科医生提供了一种比人工手术更有优势的新技术。与人工手术相比，飞秒激光手术尤其适用于囊膜切开术。在儿童白内障病例中使用飞秒激光，如同对年轻患者的干预一样，是一种超适应证的手术。在儿童白内障手术中，外科医生在计划干预前必须了解一些情况：手术医生会遇到柔软的眼部组织，并且在计算人工晶状体（intraocular lens，IOL）屈光度方面有很高的难度（图 5.1 和图 5.2）。术后较短时间内发生后发性白内障（PCO）的概率不仅高，而且并发症的发生几乎是必然的。最后，外科医生必须能够进行玻璃体切除术。

飞秒激光已经被 Bochum 大学眼科诊所等专业中心越来越多地用于儿童白内障病例，迄今为止的经验总体上是非常不错的（图 5.3）。与成人白内障手术不同的是，激光不用于打碎晶状体（这是通过

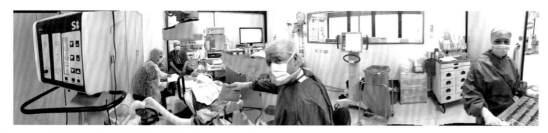

● **图 5.1**　儿童患者中激光白内障手术的手术间概述：飞秒激光置于同一房间。一个专门的麻醉小组配备患者保暖工具以及儿童麻醉机

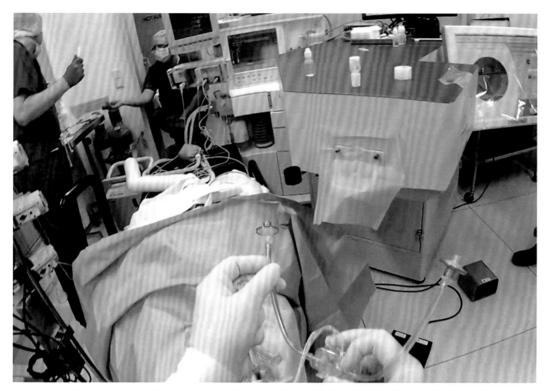

● **图 5.2**　LCS 系统完全无菌，以便在无菌条件下执行包括重新对接在内的完整程序

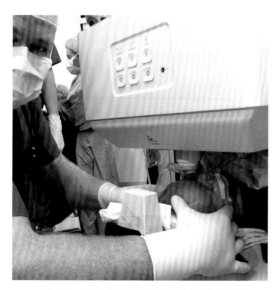

● **图 5.3**　飞秒激光系统对接小儿患者的眼

（图 5.4）。

　　将飞秒激光对接到眼球是手术的第一步，这与成年人的相同程序不同——这提醒人们，儿童确实不

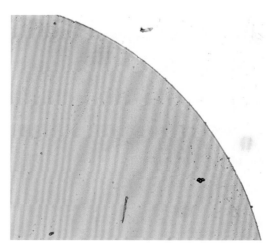

● **图 5.4**　光镜显示激光辅助囊膜切开术后的小儿前囊膜切口边缘非常光滑

超声乳化完成的），而主要是为了实现完美的囊膜切开术，这在一期人工晶状体植入术时是非常必要的

是小成年人。由于飞秒激光系统都不是为治疗儿童而创建的，因此在激光和眼球之间放置接口较困难。幸运的是，到目前为止，至少有一家公司已经推出了一种更小的接口，主要针对睑裂较小的患者，其直径为12 mm，而不是普通的 14.1 mm（图 5.5）。

在儿童病例中使用激光进行前囊膜切开术可能会得到每一位曾经在婴幼儿中尝试过手动连续环形撕囊（continuous curvilinear capsulorhexis，CCC）的外科医生的赞赏。儿童的囊膜往往极具弹性，玻璃体的压力比成年人大得多。此外，儿童的散瞳效果通常较差。因此，手动 CCC 对儿童来说相当困难。除了晶状体囊膜的弹性外，玻璃体挤压使整个晶状体前移，也可能会导致囊膜撕裂，即撕囊口意外向晶状体赤道部裂开。据 Vasavada 等报道，儿童患者中进行完整CCC 的失败率高达 80%[26]。

就像成人飞秒白内障手术一样，界面被放置在眼睛上，并开启真空。计算机软件在激光平台成像系统的基础上创建一个三维治疗方案。在囊膜和虹膜安全区域被确认后，激光被开启。例如，通常的设置是4-μJ 的脉冲能量和 600 mm 的切口深度。整个前囊膜切开术不超过一秒，随后激光器被卸下并移除。由于前囊膜切开术是手术和术后视力恢复的关键步骤，在第一例儿童激光白内障手术（LCS）病例中，成功制作了飞秒激光前后囊切开术的最佳圆形。然而，由于前面提到的囊膜弹性，囊膜切开术的大小最初并没有按计划进行。激光治疗后，囊口立即明显变宽（图 5.6）。特别是在非常年幼的儿童中，囊膜切开术的直径往往比计划的要大。这导致了 Bochum 公式的发展，它已被证明在纠正这种形变方面具有重要价值（图 5.7 和图 5.8）。

根据小儿白内障病例的临床经验，Bochum 激光公式有可能成为一种有价值的工具，以实现前后囊切开直径的预先精确计算[27]。

在完成激光囊膜切开术并移除激光设备后，在同一手术床上完成晶状体手术，该床固定安装着激光发射器。在 10 点和 2 点用穿刺刀做两个 1.2 mm 的透明角膜侧切口，前囊膜可行台盼蓝染色以观察。在注射黏弹剂（ophthalmic viscosurgical device，OVD）后，用镊子取出自由漂浮的囊膜组织。使用灌注 / 抽吸法（irrigation/aspiration，I/A）去除晶状体皮质和晶状体

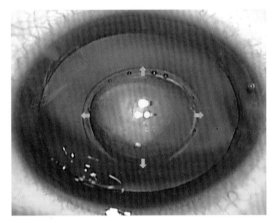

• 图 5.6　儿童眼 LCS 后，前囊膜切开后囊口直径增大

前囊切开扩大因子 = 1.34 + (–0.09 * age)

通过以下公式可获得前囊切开的直径：

$$设定直径 = \frac{目标直径}{1.34 + (-0.009 * age)}$$

• 图 5.7　根据患者实际年龄计算激光囊膜切开直径的 Bochum 公式

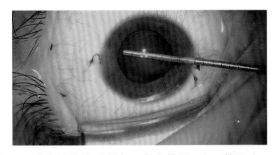

• 图 5.8　手术显微镜下观察：术中使用 Engel 装置（Geuder，Germany）测量 LCS 后囊切开术直径

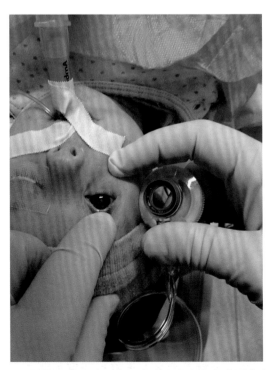

• 图 5.5　液体光学接口的直径大小在儿童白内障手术中很重要，即使是在最年轻的患者中也要有充分的对接

核。前房填充 OVD，侧切口水密，必要时用 11-0 尼龙缝线缝合，以实现角膜切口的绝对水密。同一个无菌的接口被再次用于对接术眼。

目前，还没有适合后囊膜切开术的软件，因此需要手动定位治疗区。后囊膜的三维 OCT 扫描允许使用调整选项手动瞄准激光。后囊切开术的治疗参数通常为能量 4-mJ，切口深度最大 1000 μm；治疗时间预计在 2～10 秒。移除激光器后，使用显微镊在不撕裂囊膜的前提下取出后囊组织。后囊膜切开术时激光并未切开玻璃体前界膜（图 5.9、图 5.10 和图 5.11）。最后，可通过两侧切口小心地使用 23-G 进行中央前玻璃体切除术，无须移除周围或后部玻璃体。一般来说，一个有经验的外科医生进行儿童激光白内障手术的时间可达 15～30 分钟[28-29]。

术后护理

完成手术只是治疗儿童白内障的第一步。孩子

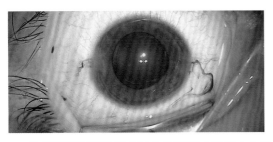

● **图 5.9**　前后囊膜切开后完全居中并对齐（囊袋内人工晶状体植入术前；玻璃体前界膜完好无损）

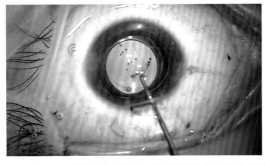

● **图 5.10**　在 OVD 保护下，将人工晶状体襻小心地移入囊袋内

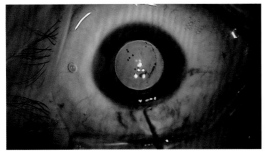

● **图 5.11**　儿童白内障 LCS 后，人工晶状体放置并固定在囊膜内

们需要详细的随访，在所有可能出现的并发症中，最重要的是术后炎症和后发性白内障（posterior capsule opacification，PCO）。从好的方面来看：黄斑囊样水肿（cystoid macular edema，CME）在成人患者中很常见，但在幼儿中极为罕见。

手术后，抑制儿童白内障和葡萄膜炎相关白内障患者的炎症反应是药物治疗的主要方面。外用皮质类固醇通常使用长达 6 周，并逐渐减少剂量。然而，类固醇药物的使用会导致眼压升高，尤其在这些儿童中较为常见。此外，年幼的儿童即使在局部类固醇治疗下也可能导致肾上腺抑制，这些需要与内分泌科医生密切合作。使用类固醇滴眼液时，插入泪小点栓可减少全身吸收，从而减少全身不良事件[30-31]。

除了 PCO 之外，青光眼是最重要的并发症，有时需要高强度的治疗，并可威胁到成功的儿童白内障手术所希望达到的视觉效果。术后青光眼中一类为早发性继发性青光眼，通常由玻璃体瞳孔阻滞或外周炎症引起，现代手术技术和抗炎药物可在一定程度上预防这类青光眼的发生。另一类为术后晚期青光眼，其被认为是一种继发性开角型青光眼，发病机制不明，可能与小梁网炎症和玻璃体释放的毒性物质有关。在一项基于 892 只眼的回顾性研究和荟萃分析中，一期人工晶状体植入术与无晶状体眼的二期人工晶状体植入术（15.1%）相比，继发性青光眼的长期发病率较低（9.5%）。单侧白内障一期植入者与二期植入者的视力无明显差异，但双侧先天性白内障一期植入者青光眼发生率（6.7%）明显高于二期植入者（16.7%）。不能因为对继发性青光眼的恐惧而影响儿童白内障手术的决定，因为这种延迟可能导致不可逆转的视力丧失。如果发生青光眼，可以使用降眼压药物或外科手术来治疗。眼压测量应作为儿童白内障术后长期随访的主要参数[32]。

手术是白内障患儿视力恢复的第一步，随后由眼科医生提供长期护理。必须提醒家长（或看护人）持续随访的必要性，以便在炎症、青光眼、后发性白内障等并发症出现时及时发现和治疗，矫正屈光不正并进行弱视治疗。患有先天性白内障或继发性白内障的儿童必须通过多学科方法进行护理，其中需要涉及神经发育和视觉功能各个方面的专家。

总结

儿童白内障手术之上悬着达摩克利斯之剑：手术太早，并发症的风险增加，尤其是青光眼、炎症

和后发性白内障；做得太晚，则会出现弱视。然而，现代技术和设备可以克服幼儿眼球本身特征的影响，通过适当的手术程序和细致的、跨学科的术后管理，获得良好的视觉效果。我们的临床经验使我们相信飞秒激光可以使手术更加精确、安全和有效。我们可能只是在儿童 LCS 的早期阶段，还有许多问题需要解决。儿童白内障手术可能是外科医生的终极挑战：手术结果对患者的影响可能会持续近一个世纪。

要点小结

- 白内障手术只是使视力恢复的漫长过程中的第一步；这些患者需要多年的定期随访检查和其他措施。
- 婴儿和儿童的人工连续环形撕囊（CCC）是一个挑战，因为他们的囊膜往往极具弹性，玻璃体内的压力通常也比成人大得多。

- 人工晶状体植入术的时间点建议在 6 个月至入学之间。如果白内障发生在 6 岁以上，人工晶状体植入术通常不需要联合前玻璃体切除术。晶状体的植入时间取决于个人决定，例如，取决于父母的配合。
- 飞秒激光白内障手术（LCS）已被证明对儿童白内障是安全有效的，即使在特殊情况下，如唐氏综合征和马方综合征患者中。这类手术通常是一种超适应证手术。
- 激光囊膜切开往往比计划的直径要大，特别是在年幼的儿童中。Bochum 公式有助于矫正这种偏差。
- 2 岁以上儿童植入人工晶状体已成为常态。对于年龄较小的儿童，必须考虑到术后炎症的风险。

（参考文献参见书末二维码）

第 6 章

成人晶状体半脱位白内障手术

M. Victoria De Rojas Silva

方蕊 译 刘雨诗 宋旭东 审校

引言

白内障手术的每一步都面临着严重的挑战。超声乳化技术和平台的不断改进、囊袋稳定新设备的开发以及对半脱位晶状体的挑战及其管理策略的全面了解，使得通过 2 ~ 2.2 mm 的微切口来处理这些病例更加安全、结果更好，从而实现快速和安全的视力恢复。

在手术过程中，了解病情的病因是至关重要的，主要考虑其稳定性或进行性，因为手术策略会受到相应的影响。术前必须进行详尽的检查和计划，同时深入了解手术对外科医生的挑战，了解每种稳定囊袋的替代方案、每种方法的工作原理，以及如何将它们结合起来。

病因

晶状体半脱位是指晶状体由于各种因素出现位置偏移或错位。

晶状体半脱位的原因是多方面的，可根据不同的标准进行分类。从手术的角度来看，最重要的问题是考虑病情是否进展[1]。例如，超过 50% 的晶状体半脱位是创伤引起的[2]（图 6.1），我们知道，剩余的晶

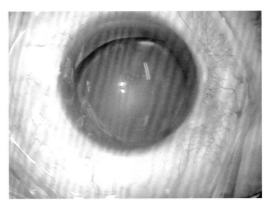

• 图 6.1 外伤性晶状体半脱位，伴 180°悬韧带断裂

状体悬韧带是健康的，因此无论是在手术期间还是之后，悬韧带的损伤都不会进一步增加。与之相反，假性囊膜剥脱（图 6.2）是一种进行性的疾病，由于全部悬韧带均较松弛，加上多年来晶状体半脱位的可能进展，会给手术带来巨大的挑战（囊袋内人工晶状体脱位）[3-4]。对于假性囊膜剥脱和其他疾病如马方综合征（图 6.3）等，病情是进行性的，可能手术中手术医生会改变手术计划，即使在手术中不需要固定巩膜以固定囊袋的情况下，由于后期病情的不确定进展，医生也会根据手术中悬韧带断裂的程度而改变巩膜固定的计划。

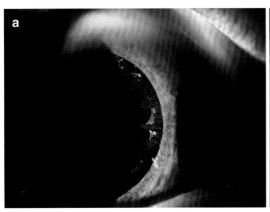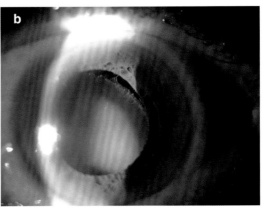

• 图 6.2 （a）假性剥脱的特征是全部悬韧带均较松弛。通常观察不到明显的半脱位，但通常在瞳孔扩张或前房不对称之前就可观察到假性剥脱的囊膜。（b）极少数情况下可观察到晶状体半脱位。在本病例中，除了存在假性剥脱外，钝性创伤引发了晶状体半脱位

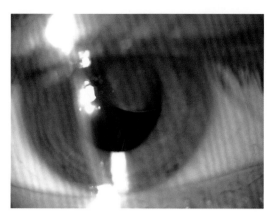

• 图 6.3　马方综合征的晶状体向上脱位和延长的悬韧带纤维

关于病因，另一个需要考虑的要点是，某些情况可能与严重的系统性改变（如马方综合征可能导致心脏受累、心血管异常）有关联[1-2, 5]。

晶状体半脱位的原因如表 6.1[1] 所示。

术前评估

术前必须进行详细的评估，从既往史开始，包括

表 6.1	晶状体半脱位的原因
外伤性	
内源性	
遗传性	马方综合征
	高胱胺酸尿症
	韦尔-马切萨尼综合征
	亚硫酸盐氧化酶缺乏
	原发性特发性家族异位
	色素性视网膜炎
后天性疾病	葡萄膜炎、近视、青光眼、假性囊膜剥脱
医源性	虹膜切除术、小梁切除术、玻璃体切除术

家族史、任何相关的创伤以及视觉症状的发作时间和类型。由于一些可遗传的综合征与全身异常相关，患者应在他们的主治医生指导下进行全身检查和代谢检查（马方综合征、同型半胱氨酸尿等）[1-2, 5]。此外，对于这些可遗传疾病的患者，应通知其家属。视力下降是这类疾病的主要症状。

眼部检查应包括前节和后节，确定矫正近视力和矫正远视力。如果患者晶状体半脱位明显，患者最好检查无晶状体矫正视力。手术前必须在裂隙灯下进行充分散瞳检查，以评估悬韧带损伤的程度，因为治疗半脱位的手术策略取决于悬韧带断裂的钟点数[6]（图 6.4、图 6.5）。

应注意悬韧带损伤的确切程度、位置，及前房是否有玻璃体。晶状体在裂隙灯处的位置与仰卧位的位置应进行比较。重力将晶状体向下拉，悬韧带通常更明显。晶状体下脱位是悬韧带严重松弛的表现，通常是 360° 全周悬韧带功能不全加上重力影响引起

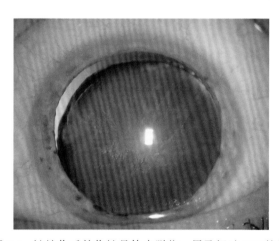

• 图 6.4　钝挫伤后外伤性晶体半脱位，累及超过 180° 的悬韧带纤维

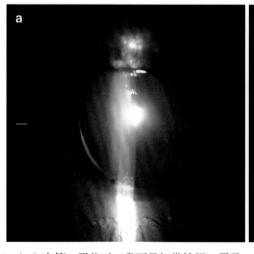
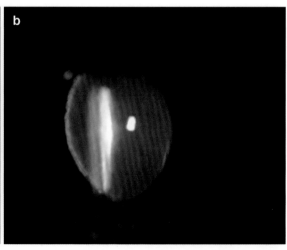

• 图 6.5　（a）在第一眼位时，鼻下悬韧带缺损，累及一个象限；（b）调整眼位后，可更好地观察到悬韧带缺损的情况

的[2,5]。如果可能，超声生物显微镜和前段 OCT 尤其适用于瞳孔不能散大的患者悬韧带和房角的评估。UBM 的优势是在仰卧位进行，这是手术过程中的位置[7]。悬韧带松弛并不总是很明显。当然，晶状体偏位是悬韧带功能受损的主要表现，在不散瞳的情况下更容易被察觉到（视频 6.1）。悬韧带损伤的其他征象包括虹膜震颤、眼位偏斜时可见晶状体赤道部（图6.5）、扇形晶状体囊或晶状体边缘扁平（图 6.6），以及虹膜和晶状体之间的间隙增加和玻璃体疝。前房深度不对称也是悬韧带松弛的表现，无论是浅前房还是深前房都可能是悬韧带断裂引起的（图 6.7）。

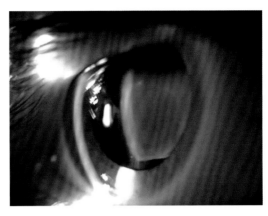

● **图 6.6** 晶状体边缘呈扇形或扁平，表明相邻的剩余悬韧带纤维是健康的

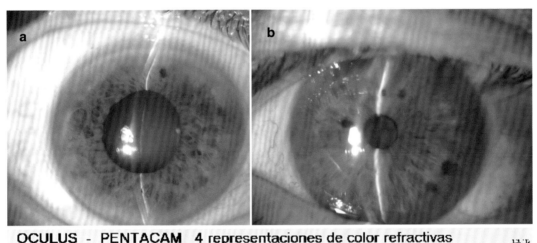

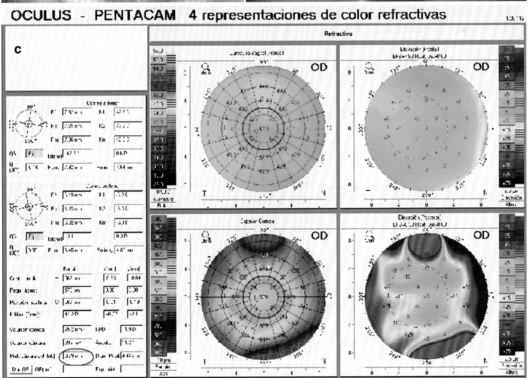

● **图 6.7** 外伤性白内障，初看无明显半脱位。（**a**，**b**）双眼前房深度不对称；（**c**）右眼前房深度 0.75 mm；（**d**）左眼前房深度2.04 mm，如 Pentacam 界面所示；（**e**，**f**）显示右眼晶状体与另一只眼相比向前位移的 Scheimpflug 图像；（**g**）需要两个 Ahmed（箭头指示）和一个张力环来稳定囊袋；（**h**）术后前房深度增加至 3.21 mm

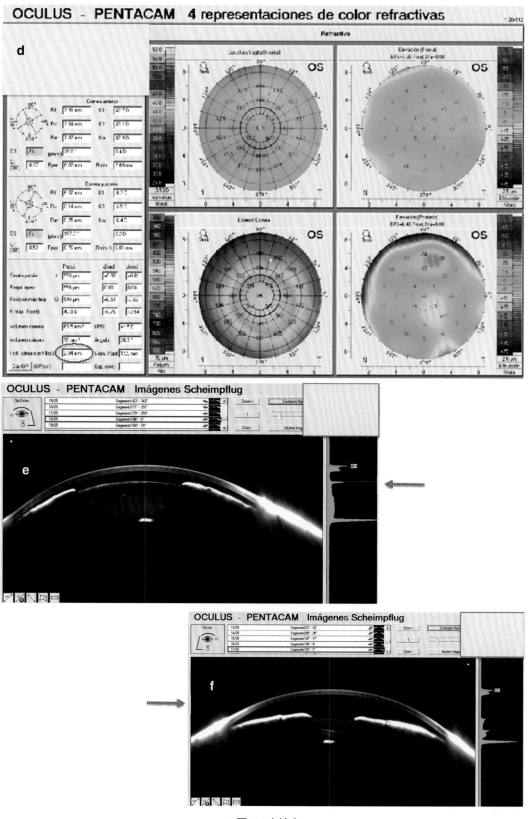

• 图 6.7（续）

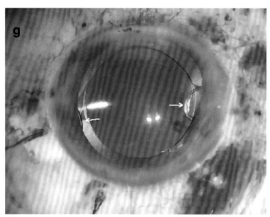

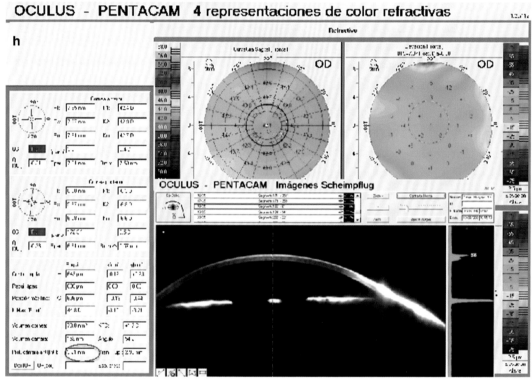

• 图 6.7（续）

通过生物测量法测量前房深度，可以证实前房深度的不对称。

在创伤性病例中，任何前囊损伤都必须记录下来。白内障的密度应与悬韧带病变的范围和病因一起评估，从而决定手术策略。任何程度的玻璃体脱出都需要记录，因为需要玻璃体切除术来完成手术[6]。

前房角镜检查可发现任何发育缺陷、假剥脱物质和继发于创伤或半脱位后遗症的病变。眼底检查是为了寻找视网膜格子样变性、睫状体炎性假膜、视网膜脱离或外伤病变等。10% 的马方综合征患者会发生视网膜脱离，白内障手术治疗前，应对任何视网膜脱离、裂孔或玻璃体视网膜丛进行治疗。如果屈光间质不透明妨碍眼底检查，需要行 B 超检查。同时，葡萄膜炎、青光眼、角膜水肿和弱视患者也应引起注意。高眼压可能与假剥脱、玻璃体脱出或与伴有房角后退的创伤有关。手术前需要进行角膜内皮细胞计数，因为外伤或玻璃体脱出都可能损伤内皮细胞。外伤还可能导致其他结构损伤、后退、虹膜损伤或视网膜受累等。

即使进行了详细的检查，也可能无法较好地发现悬韧带断裂，在手术中悬韧带损伤可能进一步恶化（假性囊膜剥脱），因此外科医生必须准备好面对不同的情况，并应准备好适当的器械。外科医生必须熟悉术中悬韧带断裂的体征，以防存在术前未发现的悬韧带断裂（图 6.8）：

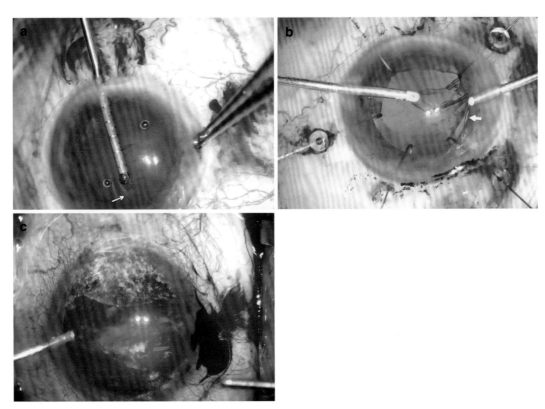

● **图 6.8**　术中悬韧带无力的征象。（**a**）撕囊时前囊皱褶（箭头）；（**b**）术中可见囊袋赤道部（白色箭头）；（**c**）玻璃体脱出进入前房

- 刺穿前囊时出现径向皱褶（图 6.8）。
- 撕囊（视频 6.2）、水分离或水分层过程中晶状体出现移动。
- 很难旋转晶状体核。
- 开始灌注时晶状体后移位过度；前房加深。
- 撕囊边缘呈椭圆形。
- 囊袋赤道部可见（图 6.8b）（视频 6.2）
- 玻璃体在悬韧带断裂处脱出（图 6.8c）（视频 6.3）。

考虑到手术的风险和复杂性，以及术中改变计划的可能性，在白内障手术前获得患者的知情同意和术后监测及随访是至关重要的。

器械

在白内障晶状体半脱位手术中，需要稳定囊袋；可在前后轴上稳定囊袋，同时也要在周边扩张后囊。根据手术的阶段，需要选择其中一种或两种特殊器械。

有几种设备可能有助于达到这两个目的，手术医生应该知道它们各自的功能，以便正确地使用它们。用于固定的钩、张力环和相关的囊内装置已成为白内障外科医生非常有用的工具。

拉钩

虹膜拉钩

在手术过程中，虹膜牵开器可以放置在撕囊边缘的悬韧带松弛区域，以稳定松弛的囊膜−悬韧带复合体。

手术医生可使用柔性虹膜拉钩施加反力，以稳定囊袋；还可使囊袋前后稳定，但它们并不会扩张囊袋。它们可辅助完成撕囊、水分离和核旋转。它们不像张力环那样，会压住皮质[5-6, 8-9]（图 6.9）（视频 6.2）。

然而，术中必须密切注意晶状体意外脱位以及引起的前囊撕裂风险。撕囊口直径必须有足够的大小，同时避免虹膜拉钩的张力过大[10]。

有时，拉钩的外端，即在眼外的一端，与开睑器或眼睑接触并旋转，可能引起撕囊边缘扭转，造成前囊膜撕裂。如果拉钩的外端与手术包的任何表面接触，应将其切断。

还有重要的一点需要考虑，如果在撕囊过程中需要虹膜拉钩作为反牵引，虹膜拉钩应该放置在距离撕囊前缘至少 2～3 个钟点位的地方，以避免牵引力导

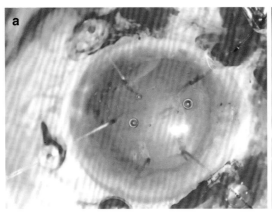
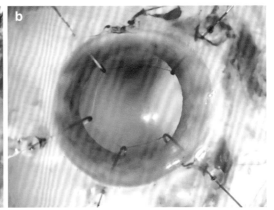

• **图 6.9** （a）术中可以放置虹膜拉钩以固定撕囊边缘，提供前后支撑（垂直）；（b）超声乳化和皮质抽吸结束时的术中照片

致前缘向囊袋赤道部[6]延伸。

囊膜拉钩

　　囊膜拉钩与虹膜拉钩不同，它通过赤道部而不是囊膜边缘来支撑囊膜，从而保持囊膜膨胀，也减少了晶状体组织被吸除时囊膜赤道部被吸住的可能性（图 6.10）。

　　目前市场上存在一种末端有钩状的钛或塑料囊膜牵开器系统，其长度足以支撑外周囊膜穹窿部和撕囊［可重复使用（Duckworth and Kent Ltd.，Hertfordshire，英国）或一次性使用的设计（Impex，Staten Island，NY），MST 囊袋牵开器（MicroSurgical Technology Inc.，Seattle，WA，（美国）]	[5, 8-9]。

　　在任何情况下，拉钩的张力必须足以稳定囊袋，但不应试图仅通过拉钩将囊袋完全居中，因为它们可能会破坏反方向的悬韧带纤维或在超声乳化期间对撕囊口施加不适当的压力。

　　根据我们的经验，囊袋赤道处支撑囊袋的囊袋拉

钩长度过长，超过了撕囊边缘，会干扰超声乳化的操作，因此作者倾向于使用柔性虹膜拉钩。如果需要的话，后者也可以用来保持瞳孔缘形状。

囊袋张力环

常规囊袋张力环

　　标准囊袋张力环（capsular tension ring，CTR）是由 PMMA 制成的开环结构。这种可压缩的圆形环具有椭圆形的截面与两个光滑的边缘终端。末端的"滑雪坡道"样设计有助于避免在植入时夹住囊膜赤道部，也允许二次内固定[11-12]（图 6.11）。

　　CTR 根据其直径有各种尺寸可供选择。最常见的是 Morcher 环，根据其未压缩直径[10]，有三种尺寸。

型号	未压缩时的直径	压缩时的直径
14	12.3 mm	10 mm
14 C	13 mm	11 mm
14 A	14.5 mm	12 mm

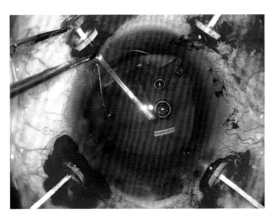

• **图 6.10** 囊膜拉钩是另一种选择。与虹膜拉钩相比较，囊膜拉钩通过囊袋的赤道部而不是囊袋的边缘来支撑囊袋，从而保持囊袋的膨胀，进而减少囊袋赤道部在晶状体物质吸除时被吸入的可能性

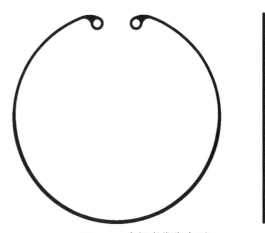

• **图 6.11** 常规囊袋张力环

囊袋张力环的大小选择基于囊袋尺寸，囊袋越大，CTR 越大。囊袋的大小与眼轴长度和角膜直径相关，这两个参数可用于 CTR 尺寸的选择[13-14]。

然而，根据我们和其他作者的经验，因为需要端－端重叠以提供完整的囊周支撑，可能会选择使用较大尺寸的囊袋张力环，尽管植入可能更具挑战性。多项研究支持 CTR 在白内障手术中的有效性和安全性[12]。

由于 CTR 的直径大于囊袋的直径，环内固有的离心力扩大了囊袋赤道部和支撑较差的区域，提供与剩余悬韧带相同的支持力。CTR 术中重新扩张囊袋，提供反牵引，并可绷紧后囊。通过扩张后囊，CTR 可防止后囊被吸入超乳头或 I/A 尖端。CTR 还从现有的悬韧带收集张力，并将张力重新分配到其余较弱的悬韧带，从而稳定整个悬韧带复合体[5-6, 9, 11-12, 15]。CTR 还在维持玻璃体在后房中发挥作用，因为它由囊袋向外周扩张从而产生了密封性。CTR 的附加支持也有助于轻度半脱位囊袋的重新定位，以避免偏心和脱位。然而，它们不能提供前后支撑，标准 CTR 不能使严重半脱位的囊袋重新居中，也不能防止进行性的悬韧带断裂[3-4]。在这些情况下，巩膜固定装置如改良 CTR 或囊袋张力带比较合适。

如果有前囊膜放射状裂伤或后囊撕裂，则禁止植入 CTR[5-6, 9, 11-12, 15]。

关于 CTR 植入的最佳时机存在一些争议。CTR 的早期植入可以辅助超声乳化，减少吸出松弛后囊的风险，因为 CTR 可以拉伸后囊。然而，CTR 的一个缺点是，将晶状体皮质物质包裹在囊袋穹窿中，可能阻碍其移除。此外，如果在晶状体吸除过程中，发生后囊撕裂或完全的悬韧带断裂，早期放置 CTR 是玻璃体腔脱位的危险因素。此外，白内障摘除前的 CTR 植入术可能导致进一步的医源性悬韧带损伤。Ahmed 等使用 Miyake-Apple 摄像机显示，从进一步减少悬韧带应力和损伤以及囊袋失稳的角度来看，放置 CTR 的理想时机是在晶状体吸除和囊袋减压之后[16]。

Miyake-Apple 研究证实，在晶状体存在的情况下，CTR 在囊袋内的植入和旋转具有挑战性，会导致显著的环向应力和囊袋移位，存在术中或术后囊袋脱位的风险[16]。白内障密度越大，这种风险就越高。Jacob 等报道了 21 例轻度至中度悬韧带松弛患者使用 CTR，在超声乳化前放置 CTR，发现临床显著性悬韧带松弛加重的发生率为 9.5%[17]。

许多外科医生遵循的一条格言是将 CTR 放置"尽可能晚，但必须尽快"（Rosenthal K，个人通信，大约 2005 年）[6]；或者换句话说，"在安全的前提下，尽可能晚"[6, 8]（视频 6.4）。

如何植入 CTR（图 6.12）（视频 6.2）？

CTR 的植入可以手动进行（作者偏好），也可以使用推注器[5]。显微镊是必要的，以便使用改良的有附属物的囊袋张力环。推注器仅适用于常规囊袋张力环。推注器在前房中心送出环，避免 CTR 对撕囊边缘的张力。

完整的撕囊是植入 CTR 的必要前提，还需使用眼科黏弹剂（ophthalmic viscosurgical device，OVD）将囊袋充分扩张[5]。CTR 必须按照悬韧带缺损的方向并呈锐角角度，在切线方向上植入，以避免来自赤道部引导孔的径向压力。我们强烈建议在 CTR 的引导孔处进行缝合。缝线有两个功能。首先，它可以用于在囊膜撕裂或脱出的情况下撤回 CTR；其次，如果在撤回 CTR 时在赤道处发生折叠，通过主切口拉动缝合线将有助于 CTR 从折叠中脱离（视频 6.5）。术中医生还可以使用侧穿口引入 Lester 钩，以避免 CTR 与撕囊边缘接触，并在转动环时降低其张力（视频 6.2）。

为了最大限度减少已经出现悬韧带广泛缺损的眼睛中剩余悬韧带的压力，可以在导孔中引入一个 Sinskey 钩，将其支撑在远离赤道的地方，以避免对受损悬韧带的压力，促进植入过程中 CTR 的转动。当超过一半的 CTR 被植入时，导孔从 Sinskey 钩上脱离。此外，还有人描述了一种使用缝线的鱼尾技术[18-19]。

CTR 植入的并发症包括前囊意外撕裂、后囊张力环脱位、早期 CTR 植入后术中脱位、植入过程中悬韧带缺损加重（图 6.13）。Jacob 等报道了术中 9.52% 的病例出现悬韧带长度延长，有 1 例为了清除游离于玻璃体的核碎片而转为玻璃体切除术[17]。Praveen 等的研究表明，因为撕囊边缘的撕裂，两眼无法植入 CTR[20]。

CTR 植入术不改变屈光结果，因此不需要改变人工晶状体的计算[12]。

Cionni 环

标准 CTR 无法在术中提供支持并在严重的悬韧带松弛（超过 4 个钟点位）情况下使囊袋居中。在囊袋中缝合标准 CTR 可作为替代方案（图 6.14），但会增加囊膜撕裂的风险[1, 5]。

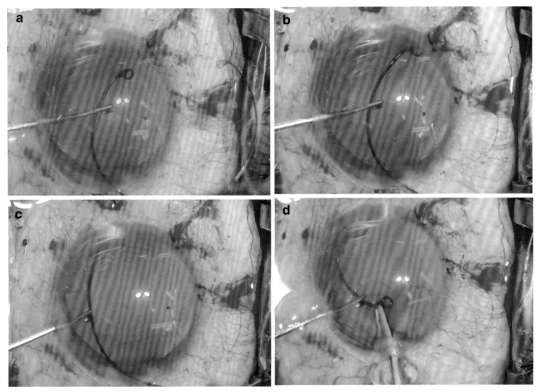

● **图 6.12**　囊袋张力环植入的操作。(**a** 和 **b**)囊袋必须充分扩张并有内聚性 OVD。CTR 必须按照悬韧带缺损的方向并呈锐角，在切线方向上植入，以避免来自赤道上的导孔的径向压力。我们强烈建议在 CTR 的引导孔处进行缝合。(**c** 和 **d**)可以通过侧穿口引入 Lester 钩，以避免 CTR 与撕囊边缘接触，并在转动环时降低其张力

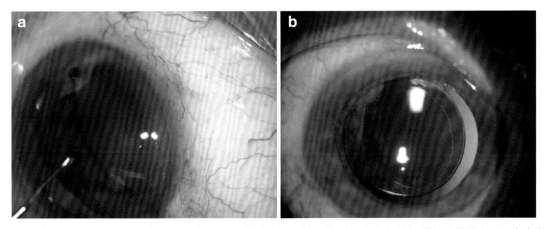

● **图 6.13**　(**a**)在囊袋张力环植入过程中，可能发生悬韧带裂隙的延伸，特别是在全部悬韧带松弛的情况下，如假性囊膜剥脱。在假剥脱综合征的情况下，在植入期间，医生需注意到悬韧带缺损面积的增加。将环的导孔转到与悬韧带缺损区域相邻的位置，在形成霍夫曼袋后，使用已穿过导孔的普理灵线将环缝合至巩膜壁，同时不破坏囊袋的完整性。(**b**)术后照片

　　1998 年，Cionni 设计了改良的 CTR，允许外科医生将 CTR 缝合到巩膜上。改良的 CTR（Morcher GmbH，Stuttgart，Germany）有一个（型号 1-L 或 1-R）或两个固定孔附着在环的中心部分，从 CTR 体向前突出 0.25 mm，位于前囊的前面，在缝合时可以保持囊袋的完整性[1, 5, 8, 21-22]（图 6.15a-c）。

　　固定孔中预先放置连有 9/10 聚丙烯缝线的双直针。考虑到 10/0 聚丙烯缝线随着时间的推移有降解

的风险，只有 5 ～ 10 年的使用年限[23]，因此不推荐使用。另一种选择是聚四氟乙烯 CV-8 缝合线，但是它是超说明书使用且针头笨重，还可使用 9/0 聚丙烯。在前囊下方植入改良后的囊袋张力环。旋转改良后的 CTR，直到小孔位于悬韧带缺损最大的区域。在裂口附近制作巩膜瓣、Hoffman 袋[24]或巩膜沟，并使用类似于 Ahmed 和 Crandall 所描述的技术[25]，缝合线位于角膜缘后 1.5 mm 处。缝合端系紧，调整

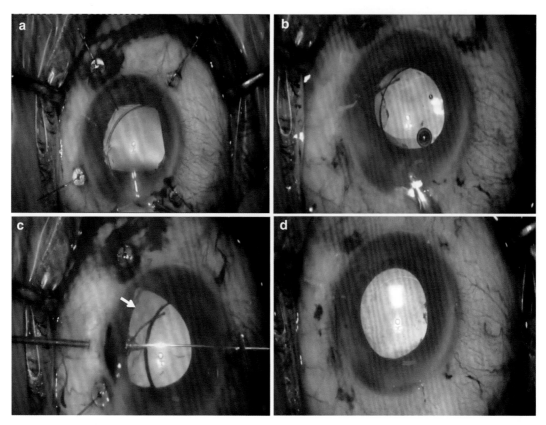

● **图 6.14** 常规 CTR 经 Hoffman 袋用聚丙烯缝线进行巩膜固定。对接针会刺穿囊袋，因此，这种操作有引起囊膜撕裂的风险。（a）1 例高度近视及假性囊膜剥脱的病例，用虹膜拉钩固定囊缘及虹膜行超声乳化术。使用鱼尾技术植入 CTR，以减少对悬韧带的进一步损伤。（b）尽管采取了所有这些措施，但在将 OVD 从前房吸除后，下方悬韧带裂开角较明显（箭头表示囊袋赤道处CTR）。（c）使用 Crandall[25] 所描述的技术，将 CTR 和下方的 PMMA 袢缝合于巩膜上。（d）手术结束时的术中视图显示人工晶状体居中（注意撕囊边缘中心位置良好）

张力，使人工晶状体保持居中位置（图 6.16）（视频6.6）。另一种使用 6/0 聚丙烯进行 MCTR 无缝合巩膜固定的技术最近已被描述[26]。

带有一个或两个孔的 Cionni 环已被证明在治疗严重的外伤性半脱位白内障[15]中是有效的。据报道，该装置具有良好的长期维持囊袋居中和巩膜支撑效果[22, 27-29]。

改良 CTR 最常见的并发症是后发性白内障。其他并发症包括晚期人工晶状体脱位、眼压升高、色素播散、轻度虹膜炎和 CME[29]。

Malyugin 改良了 Cionni 环，通过将固定元件移动到环的最尖端，可以使用推注器（Morcher GmbH）将其输送到囊袋中。这使得该设备完全可伸缩到推注器中，随后允许以非常可控的方式将其植入眼内[30]（图 6.15d）。

巩膜固定装置

将常规的 CTR 放入囊内直接缝合巩膜的可能性已经被描述过，但它有引起后囊撕裂的风险。目前，

除了已经提到的改良囊袋张力环外，对囊袋进行巩膜固定术有不同的选择，包括包括囊袋张力带（CTS）、Assia 锚定器、T 形段和黏附囊内片段。

Ahmed 囊袋张力带

Ahmed 于 2002 年设计了一种特殊装置，结合了改良 CTR 和囊袋牵开器的概念。这是一个 120°弧度的 PMMA 片段，有一个修饰过的元件（带有小孔的附件），可以在需要时缝合到巩膜上，也可以在超声乳化时用虹膜拉钩钩住。与钩的不同之处在于，其中一节段可扩张囊袋 120°弧度，同时提供囊袋的前后稳定（图 6.17）[11-12]。

然而，该片段必须联合一个 CTR 使用，因为囊袋扩张 120°不足以防止后囊被超乳头吸出。

与 CTR 植入相比，Miyake-Apple 对 CTS 植入的视频分析显示，在晶状体吸除之前，植入 CTS 对悬韧带的应力最小（A）。

CTS 有几个优点（视频 6.2、视频 6.3、视频 6.7、视频 6.8、视频 6.9 和视频 6.10）。与改良 CTR 或

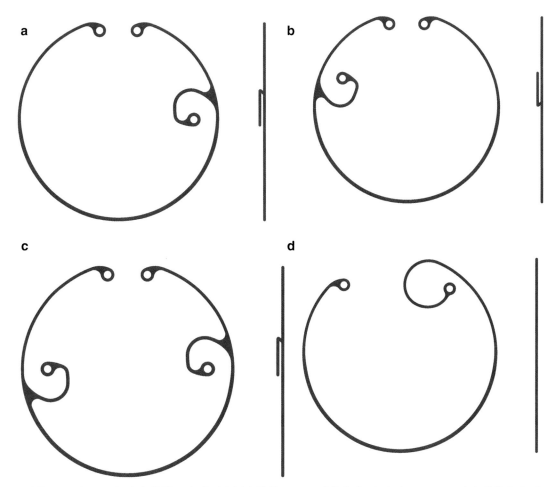

● 图 6.15　（a～c）改良的带一个或两个固定孔的 Cionni 囊袋张力环；（d）Malyugin 改良囊袋张力环

Malyugin 环不同的是，它植入后可以不缝合，如果需要巩膜固定，可以稍后再缝合。它可以在手术过程中仅用于垂直支撑，而不是钩子，并且可以在手术结束时轻松移除，或者可以在手术结束时缝合。在手术开始时用虹膜拉钩固定，以提供垂直支撑，而不是在囊袋缺损区域放置几个虹膜拉钩。只需一个拉钩就可以固定它，囊袋张力环的 120° 弧还有附加作用；在手术初期植入常规 CTR 具有挑战性，还会增加悬韧带裂缝的风险时，则可以在手术初期放置该 CTS。由于不需要转动技术，在囊袋和外周皮质之间的空间进

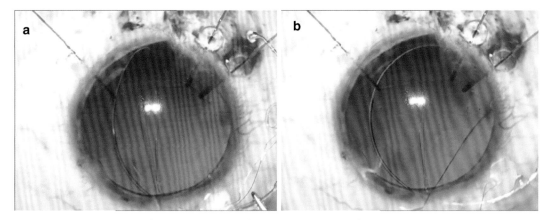

● 图 6.16　Cionni 环植入。（a）放置两条聚丙烯缝线，一条通过先导孔，另一条通过固定孔。固定孔上的缝线必须穿过巩膜靠近悬韧带裂隙的区域，然后将环植入前房。双针插入套管针使用类似于 Crandall 描述的技术[25]。（b）将环朝向裂隙区域植入，并拨动固定孔使其位于悬韧带缺损区域的前面。（c～e）放置后注意固定孔保持在囊袋撕裂缘上方。（f）结束照片，人工晶状体居中良好

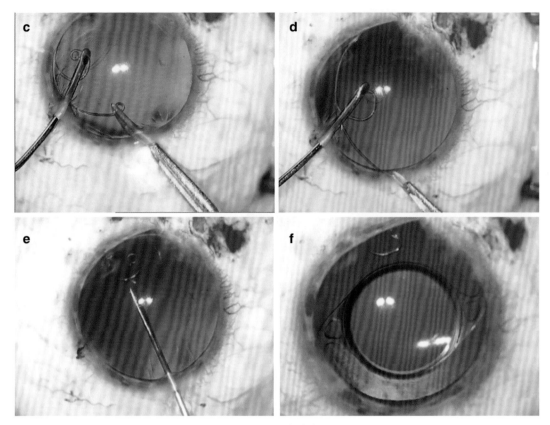

• 图 6.16（续）

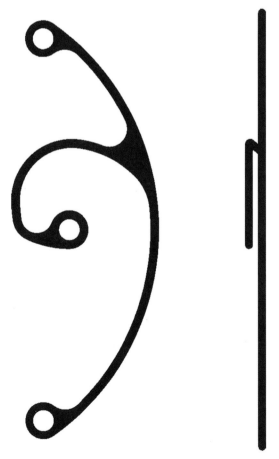

• 图 6.17　Ahmed 囊袋张力带（CTS）

行分离后，CTS 的植入更容易，风险也更小。用于术中支持时，可在悬韧带松弛区域通过其上的小孔放置一倒置的虹膜拉钩（通过侧穿口），作为支架以支撑囊袋[11-12]。在手术早期使用 CTS 时，在相关象限前囊下注入 OVD，在皮质和囊袋赤道部之间创造空间。然后将 CTS 滑入囊袋赤道部，缝合部分仍保留在撕囊口前。使用软性虹膜拉钩稳定 OTS，并将拉钩穿过 Ahmed CTS 的缝合孔（图 6.18）[11-12]。CTS 的脱位和前囊撕裂风险低于柔性虹膜或囊袋拉钩。

可以以类似的方式使用多个 CTS，针对悬韧带严重松弛的病例定制手术（图 6.7g）（视频 6.2a），并且为了解决周边支持问题，作者喜欢将 CTR 与已定位的 CTS 一起植入。CTS 为植入人工虹膜提供了足够的支持（视频 6.10）。

多项研究已经证明改良 CTR 或 CTS 联合 CTR 治疗成人和儿童半脱位白内障的安全性和有效性[31-33]。

其他器械

其他强化囊袋、垂直支撑的替代方法包括 Assia 锚定器、Yaguchi 钩和黏附囊内张力环。

Assia 锚（囊袋锚）是一种扁平的眼内 PMMA 植入物，由位于前囊前的中心杆和位于前囊后的两个侧

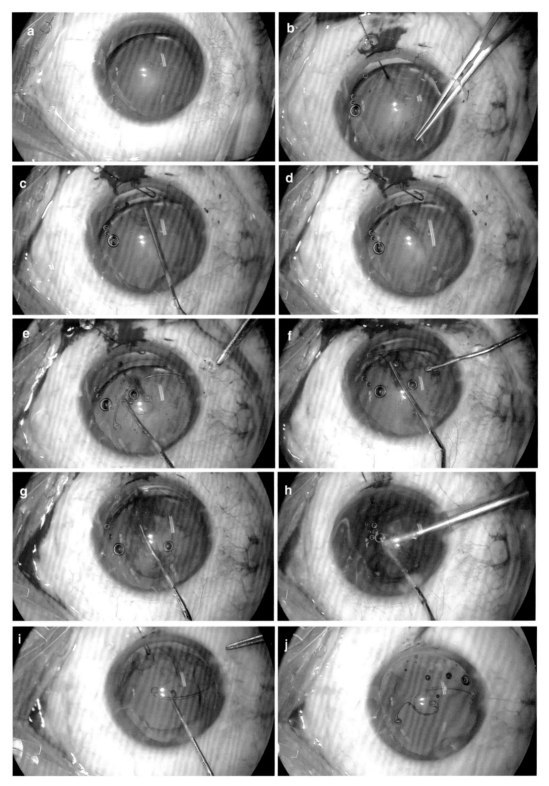

• **图 6.18** 外伤性晶状体半脱位病例植入 Ahmed CTA。（**a**）180°悬韧带断裂。（**b**）在虹膜拉钩辅助下进行撕囊术。（**c**，**d**）黏弹剂分离囊袋与晶状体皮质。（**e**，**f**）囊袋张力段植入术；中心孔必须保持在囊袋前面。与 Malyugin 或 Cionni 环不同，在植入设备时不需要转动技术。（**g**）倒置虹膜拉钩通过小孔放置，充当支架。（**h**）超声乳化。（**i**）植入囊袋张力环。（**j**）CTS 从囊袋赤道部取下，垂直放置在前房中间。（**k**）用缝线穿过缝合孔，（**l**）在它周围创建一个套环[25]。（**m**）最后外观

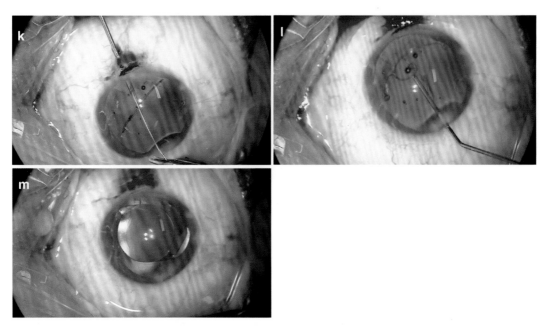

• 图 6.18（续）

臂组成。可缝合于巩膜[34]（图 6.19）。

T 形末端 Yaguchi 钩是一种由 5-0 聚丙烯制成的柔性 T 形装置，附着在缝合巩膜的弯曲针上。接触部分于 1.25 mm 处弯曲，末端分叉为 T 形结构，形成 3.75 mm 的底板[35]。

黏附囊内张力环（Epsilon Eye）是一种由聚偏氟乙烯制成的一体式装置，由三部分组成：两侧臂用于扩大穹窿，Malyukin 式滚动结构用于接合撕囊边缘，以及可通过巩膜切开固定装置的锚定裆，从而将囊袋通过纤维蛋白胶经巩膜固定，无须缝合[36]。

CTS 或这些装置中的任何一种只提供囊袋的点支持，它们既不扩张囊袋赤道部，也不提供周边支撑力，因此，它们应与常规或改良的 CTR 结合使用。

为了进行巩膜固定，我们使用类似于 Ahmed 和 Crandall[25] 所描述的手术技术。一旦两条缝线都被拉出眼外，人工晶状体被植入，随着囊袋加压，应调节缝线张力使人工晶状体居中。缝线和线结可以放在巩膜瓣下，霍夫曼袋里[24]；或者缝入巩膜沟等，可根据外科医生的喜好选择，因为目前没有证据表明哪种是更优越的。一种使用 5/0 普理灵缝线进行巩膜固定的无缝线技术已被报道[37]。我们采用一种改进的方法，将 6/0 普理灵缝线插入 30 G 超薄壁针（C，D）（图 6.7 和图 6.20）（视频 6.2）。

我们的手术策略

半脱位晶状体的手术面临两大挑战。首先，晶状体的垂直稳定性因缺乏悬韧带支撑而降低；其次，后囊的扩张因缺乏悬韧带纤维而改变。

在手术开始时，主要的问题是晶状体的垂直支撑，即将晶状体保持在适当的水平面上，这最好通过使用虹膜拉钩或 Mackool 钩或 CTS 植入来实现。在转动 CTR 时，它们可以稳定晶状体，减少由于早期放置 CTR（特别是晶状体较硬时）引起的悬韧带缺损增加的风险。在水分离和超声乳化过程中，囊袋是满的，直到超声乳化的最后阶段，大部分晶状体内容物被移除时才会塌陷。此外，核碎片本身可以使后囊远离超乳头[38]。

一旦白内障被吸除，根据水分离的过程，可以安全地植入 CTR 以扩张后囊，并避免其通过超乳头

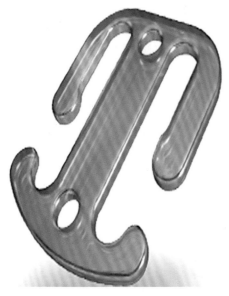

• 图 6.19　Assia 锚

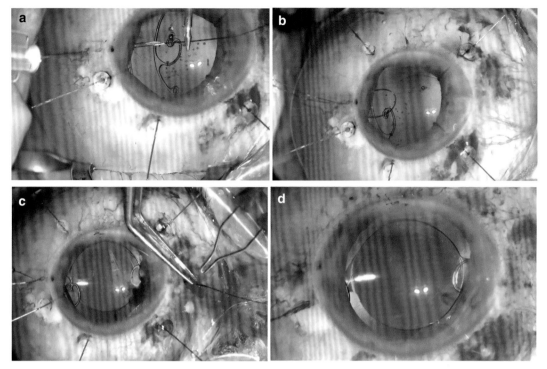

● **图 6.20**　半脱位白内障手术——术前和术后细节见图 6.7——植入一个 CTR 和两个 CTS，使用 6/0 普理灵缝线固定在巩膜上而不打结。我们对之前发表的技术进行了个性化修改，以便将 6/0 普理灵缝线插入 30 G 针头，而不是将 5/0 普理灵缝线插入 26 G 针头。（**a**）植入 CTR 后，将 CTS 插入前房，将 6/0 普理灵缝线的一端穿过小孔，插入距离角膜缘 2 mm 的 30 G 超薄壁针筒中。（**b**）将普理灵的一端拉出眼外后，对另一端重复同样的操作，以在小孔周围形成一个环。（**c**）CTS 植入术与人工晶状体植入术方式相同，但与人工晶状体相距 180°。应用适当的张力以获得良好的 IOL 居中位置，使用烧灼器切割普理灵缝线的顶部并形成一凸缘。凸的顶部埋在巩膜里。（**d**）最终外观

被吸出。在那时，所有或几乎所有的皮质都必须被移除，在任何情况下，在没有核的情况下植入 CTR 比超声乳化前植入对悬韧带的压力更小，因为如果囊袋内充满了晶状体内容物，在转动环可出现较多阻力。

CTR 就位后，外科医生必须决定是否将囊袋固定在巩膜上。决定取决于悬韧带缺损的范围（通常超过 4 个钟点位的悬韧带缺损需要巩膜固定，以使囊袋位置居中）以及病情的进行性或稳定性。根据外科医生的喜好，可以使用改良的 CTR、CTS、Assia 锚等方法进行巩膜固定。

我们倾向于在手术开始时使用 CTS，因为它的植入不会造成任何关于增加悬韧带缺损区域的风险，而且它不仅提供垂直支撑，还可以在 120°区域内对囊袋进行一定的扩张。如果晶状体皮质发生滞留，可将其拔出，进行皮质抽吸，稍后再进行植入。一旦大部分皮质被吸出，可植入 CTR，因为 CTS 不能完全扩张囊袋。最后，如有必要，可将 CTR 固定在巩膜上。如果需要，还可以合并植入 CTS，这取决于悬韧带缺损的范围（见下文）。与改良的 CTR 不同，CTS 和 CTR 的联合使用可根据需要分别解决垂直支撑或

囊袋扩张的问题（视频 6.2、视频 6.3、视频 6.7、视频 6.8、视频 6.9 和视频 6.10）。

手术方案

手术策略将取决于悬韧带缺损的范围和缺损的原因，这些关系到它是否进展。外伤性病例通常在悬韧带缺损区域外有健康的悬韧带，而先天性病例，如马方综合征或成人发病的病例，如假性囊膜剥脱、视网膜色素炎等，随着时间推移，悬韧带会进一步受损。

我们在出现带状缺损的情况下使用以下算法[1, 5-6, 8]：

悬韧带松弛范围	处理方法
轻度（＜4 个钟点位的悬韧带缺损）	一个 CTR
中度（4～8 个钟点位的悬韧带缺损）	一个 CTR 手术时使用拉钩或 CTS 巩膜一点固定
重度（＞8 个钟点位的悬韧带缺损）	拉钩或 CTS、CTR，巩膜两点固定

然而，手术策略必须根据悬韧带松弛的范围（稳定性或进展性）和晶状体核的密度进行调整。

对于轻度马方综合征病例，手术医生需要选择巩膜固定术，因为病情一定会进展。在进展性病例中，植入 CTR 并不能阻止悬韧带病变的进展；然而，它促进了囊袋人工晶状体复合体的固定。

如果晶状体较软且晃动，手术医生可通过睫状体平坦部入路行晶状体切除术，然后进行二期植入（图6.21）（视频 6.11）。严重悬韧带缺损伴有较硬的晶状体核的患者可能需要白内障囊内摘除，有时发生于假性囊膜剥脱患者，患者有明显的晶状体震颤和非常硬的晶状体核（图 6.22）。

即使经过详细的术前检查，在这些情况下，手术中也可能发生不可预知的意外，因此手术医生必须准备好必要的器械，随时准备使用不同的手术方式治疗不同程度的悬韧带缺损（B）。

手术技术

麻醉

这些病例应在球周麻醉下进行，手术中可能需要额外的操作，在表面麻醉下难以进行，手术时间通常较长[9]。

切口

在手术医生感到舒适的前提下，必须在悬韧带缺损区域的对面（图 6.23）（视频 6.3）或相隔 90°制作主切口[5-6, 9]。无论改良 CTR 或 Ahmed 段的巩膜固定是否事先计划好，Hoffman 袋或结膜周切和巩膜瓣须在角膜切口前完成。此外，如果前房存在玻璃体，也应在角膜制作切口前从平坦部插入套管针。

玻璃体切除术

玻璃体可进入前房，特别是在外伤病例中。前部玻璃体切除术必须在撕囊前进行（图 6.24）（视频 6.3）[6, 9]。该手术可以从平坦部入路或角膜缘入路，但需要使用不同的切口进行玻璃体切除和灌注。手术医生可行曲安奈德辅助玻璃体切除术，直至前房内的玻璃体被完全清除。将分散型 OVD 填充在悬韧带缺

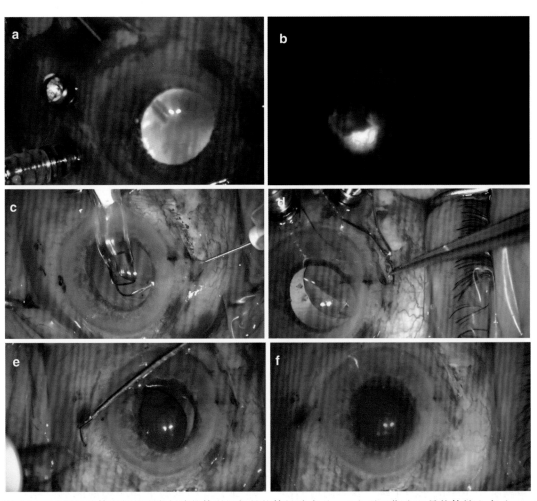

● 图 6.21　重度晶状体震颤的患者行睫状体平坦部晶状体切除术（a，b）及二期人工晶状体植入术（c～f）

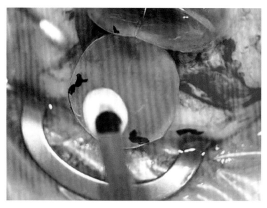

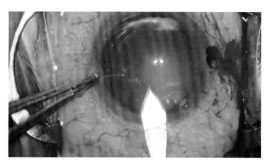

● 图 6.23　主切口必须在悬韧带缺损的对面区域进行

● 图 6.22　假性囊膜剥脱合并严重晶状体震颤和致密性白内障的囊内摘除术。白内障摘除术后植入瞳孔后虹膜夹持型人工晶体

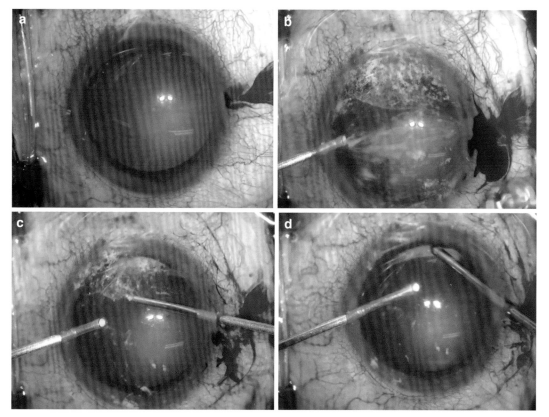

● 图 6.24　（a）外伤性半脱位白内障；（b）如果前房发现玻璃体疝入，在撕囊前必须行曲安奈德辅助前部玻璃体切除术（c，d）

损处，填塞后房的玻璃体。

此外，植入张力环有助于控制玻璃体从悬韧带断裂处疝入前房。因为 CTR 可扩张囊袋，CTR 的张力联合 CTS 或虹膜拉钩可使囊袋向虹膜方向提升，从而将前房和玻璃体腔封闭开来。在前房和玻璃体腔建立这种封闭有助于防止玻璃体进一步脱出，并防止超乳过程中房水迷流[15]。

撕囊

撕囊是超声乳化手术的关键步骤，在半脱位白内

障患者中，撕囊操作面临一些困难。首先，正常悬韧带产生的反作用力在悬韧带缺损区域是缺乏的，会导致撕囊过程中晶状体发生径向皱褶和晃动；其次，晶状体是偏心的，晶状体的赤道暴露，而晶状体的相反区域隐藏在虹膜后面，使居中撕囊难以实现。

台盼蓝的使用是可取的，不仅因为它可以增强撕囊过程中的视觉效果，而且还可以在手术的其余部分中识别破囊边缘。染料必须在注射 OVD 后和 OVD 下使用，以避免染料不受控制地扩散，它可能进入悬韧带缺损和玻璃体腔的区域，掩盖红色反

射。在最终的软壳（soft-shell）技术中，使用分散性 OVD 覆盖角膜内皮细胞，然后将平衡盐溶液注入 OVD 以下的晶体表面，创建一个低黏度的工作空间，其中加入台盼蓝染料[39-40]（图 6.25）（视频 6.3 和视频 6.10）。

在撕囊过程中，我们发现在悬韧带松弛的象限上有很大的皱褶，因为悬韧带不能抵消私囊镊产生的拉力（视频 6.2）。

在轻度晶状体脱位的病例中，可以进行无困难的居中撕囊。必须在远离悬韧带松弛的区域穿刺前囊，一旦前囊瓣形成，抓住囊瓣并沿缺损方向牵拉，而

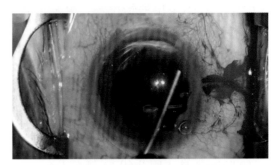

● 图 6.25　囊膜染色必须在最终软壳技术下使用

不是反向牵拉，以避免悬韧带缺损加重[5-6]（图 6.26）（视频 6.2）。

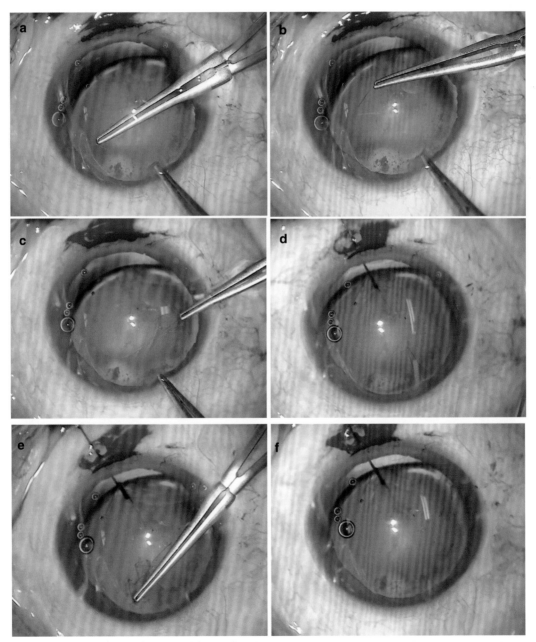

● 图 6.26　（a～c）必须在远离悬韧带松弛的区域穿刺前囊，一旦前囊瓣形成，抓住瓣膜并沿悬韧带缺损方向牵拉；（d～f）正常悬韧带产生的反作用力在悬韧带缺损区域是缺乏的。在撕囊过程中使用拉钩进行反牵引时，拉钩应放置在距离撕囊前缘至少 2～3 个钟点的位置，以避免牵引力导致前缘向囊袋赤道部延伸

在中度晶状体脱位的情况下，撕囊较难居中。一旦制作了囊膜瓣并进行了部分撕囊，就可以放置虹膜拉钩，它可与晶状体囊边缘接合并进行牵拉，从而使晶状体居中，可以暴露更多的前囊表面，从而使晶状体撕囊口更好地居中。当在撕囊过程中使用拉钩作为反牵引力时，拉钩应放置在距离撕囊前缘至少 2 ～ 3 个钟点位，以避免牵拉导致囊膜前缘向外周赤道部延伸（图 6.26）（视频 6.2、视频 6.8和视频 6.10）。Lester 钩可作为一种替代方法来固定半脱位的晶状体[6]。

在一些悬韧带非常松弛的病例中，由于缺乏悬韧带的张力，针无法穿刺前囊。在这些情况下，必须使用双侧方法来开始撕囊操作。同轴镊用于抓住前囊的皱褶处，而针在皱褶处附近刺穿前囊，以便能够开始撕囊。在某些情况下，必须使用两个显微镊完成撕囊，以根据需要提供反牵拉力[41]（图 6.27）（视频 6.12）。

撕囊直径应在 5 ～ 6 mm，注意从撕囊边缘距离赤道部至少 2 mm，这是将 CTR 或 CTS 放入囊袋所需的最小距离。

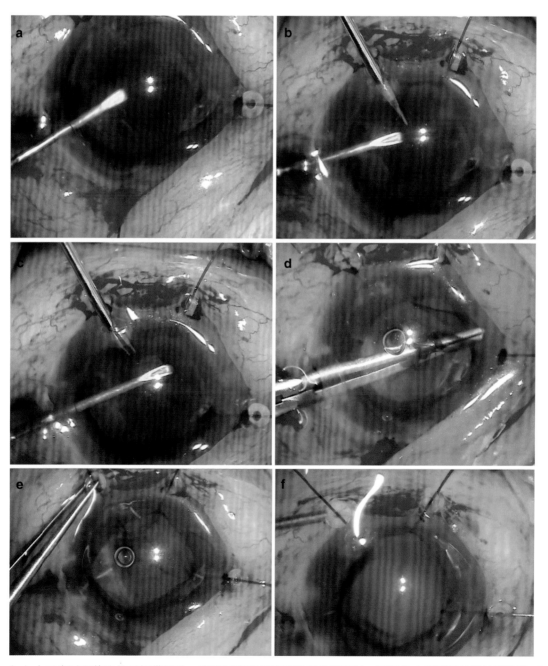

● 图 6.27　（a）由于广泛和普遍的悬韧带松弛，当尝试穿刺前囊膜以开始撕囊时，可因为出现明显的褶皱而失败；（b）可通过一只手使用撕囊镊夹住褶皱处以形成反牵引，同时另一只手用针刺破囊膜的双手方式进行；（c，d）撕囊完成。（e，f）将扩张瞳孔的虹膜拉钩转移到撕囊口边缘，同时稳定虹膜和囊袋，以顺利进行超声乳化

水分离和水分层

必须进行适当的水化操作，以允许囊袋内核的自由旋转，从而减少悬韧带的应力。手术医生应进行多象限皮质水分离，然后行水分层。此外，强烈建议双侧旋转核，以重新将应力平均分配到悬韧带上（视频6.8）。在旋转核过程中发现的困难可以让我们了解悬韧带缺损的范围，因为病变区域越大，核旋转越困难。

超声乳化

尽管一些作者建议在前房内囊袋上方对软核进行超声乳化，以减少对悬韧带的压力，但将核从囊袋移到前房的操作会对囊袋造成一定的压力，而且前房超声乳化可能会损伤角膜内皮[1, 6]。在囊袋内对核较软的晶状体进行超声乳化，通常不会对悬韧带产生明显的牵引力。对于其余病例，直接劈核和停止拦截劈核是对悬韧带产生较小应力的核碎裂技术（图6.28）（视频6.2和视频6.3）[9]。在参数方面，强烈推荐使用慢动超声乳化。该技术将设备参数、超声能量、吸入速率、吸入速率、瓶高或瓶压等参数均保持在最小值，以减少前房湍流，从而减少对悬韧带的应力[42]。

在超声乳化手术中，核碎块本身可以作为支撑，以避免后囊由于缺乏悬韧带的支撑导致张力不足而向前移动[38]。

皮质抽吸

在皮质抽吸过程中，对悬韧带的牵引力最大。

在此操作中，由于大部分皮质将从囊袋中剥离，因此需要通过预先水分层来促进这一步。另一个建议是使用灌注/抽吸（I/A）头进行切向抽吸，沿悬韧带缺损的方向剥离，而不是远离缺损区域（图6.29）

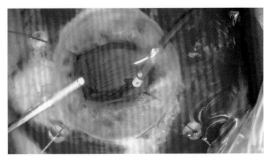

● 图6.29　使用I/A头向悬韧带缺损区域沿着切线方向吸除皮质，可使对悬韧带的牵引力最小化

（视频6.13）。在这些情况下，双手使用I/A头是非常可取的，因为它们可以根据切口的位置进入任何切线位置。此外，人工晶状体植入术后，在转动人工晶状体时，残余的顽固性皮质残留可以被拉起，然后被抽吸。我们也可以将灌注引向远离悬韧带缺损的位置，以降低BSS穿透玻璃体腔导致房水迷流综合征的风险[1, 5-6, 9]。

在不同的病例中，进行皮质抽吸的难度差异很大，这取决于悬韧带缺损的范围以及囊内是否存在CTR。

如果在皮质抽吸前需要植入CTR，则部分皮质将残留在CTR后面。如果I/A头抽吸并在皮质的上方或下方牵引，将导致皮质在CTR周围旋转，无法移除残留皮质。相反，牵引应以切线方向施加在CTR上方或下方。

如果没有植入CTR，在皮质方式进行牵引时，即使是在切线方向，由于缺乏悬韧带支撑，后囊没有张力，可能导致晶状体赤道暴露或者后囊向I/A头靠近。考虑到后囊破裂的风险，建议及时植入CTR。我们必须平衡在没有CTR的情况下继续I/A操作的风险，以及一旦植入后移除隐藏在其后面残留皮质的困难。通常情况下，第二种情况更好。一种有效的方法是在植入CTR前尝试对皮质进行剥离。因此，在Cionni环植入的病例中发现较高比例的后发性白内障也就不足为奇了[29]。

多次分散注射OVD也可使后囊膜保持松弛；然而，我们更倾向于推荐CTR植入。在超声乳化术和皮质抽吸术中，为了保持前房的压力，在超乳头或灌注从眼睛中移除之前，用OVD填充前房至关重要；否则，我们将面临玻璃体疝的风险（视频6.2和视频6.8）。

"虽然完全吸除皮质是一个崇高而适当的目标，但不应冒囊袋或悬韧带损伤的风险过度清除小块的皮质"[6]。

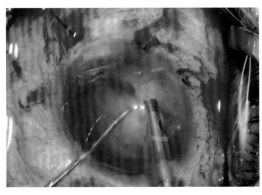

● 图6.28　Phaco-chop是一种对悬韧带产生较小应力的核碎裂技术，强烈推荐使用慢动超声乳化

人工晶状体植入术

如果经 CTR 完成 I/A 抽吸后囊袋稳定，则在囊袋内植入人工晶状体。

如果植入了 Cionni 环或 Ahmed 段，在晶状体植入前固定并调整装置缝线的张力非常重要，因为可使晶状体位置居中更容易实现。

选择人工晶状体的类型前，应考虑晶状体半脱位是否是进行性。如果是外伤引起的晶状体半脱位，手术后囊袋得到了较好的居中，任何类型的晶状体都可以植入，包括散光和多焦点或 EDoF 晶状体。但是使用这三种类型的人工晶状体前，我们必须非常确定病例满足植入这些晶状体的其他条件。

只有在非常特定和理想的情况下，才会考虑使用散光矫正型人工晶状体和多焦人工晶状体[6]。

我们建议选择具有高度生物相容性的材料和设计。考虑到这一目的，具有 C 形襻和缓慢展开的单片疏水性丙烯酸人工晶状体是最佳选择。三片式的疏水性丙烯酸人工晶状体也是一个不错的选择，几年前，由于 PMMA 襻可以植入悬韧带缺损的子午线方向从而反向牵引，所以这种设计是首选。近年来，由于 CTR 引起的离心张力足以使囊袋保持扩张，在进行 CTR 和巩膜固定的情况下，单片人工晶状体就足够了。

飞秒激光的作用

某些半脱位白内障病例可使用飞秒激光辅助撕囊[43-44]。飞秒激光能够形成圆形撕囊口并使晶状体液化，可能会降低进一步悬韧带损伤的风险，但这种理论上的好处尚未得到证实。然而，在非常偏心的晶状体中不可能进行激光撕囊术，而且晶状体过度倾斜可导致完整撕囊非常困难[43-44]。

要 点 小 结

- 基于悬韧带缺损的范围、病因（将决定它是否进展）以及白内障的密度确定治疗半脱位白内障的方法和策略。术前必须进行详尽的检查。
- 囊袋的稳定需要两种方式：前后垂直轴向和离心扩张。囊袋拉钩提供垂直支持，而传统 CTR 的主要目的是应力再分配和囊袋的扩张。
- CTR 的植入应尽可能晚且安全。
- 对于超过 4 个钟点位悬韧带缺损的患者，需要进行巩膜固定术；如果晶状体半脱位进行性发展，则在少于 4 个钟点位的病例中，也建议进行巩膜固定术。为巩膜固定设计了几种器械，其中一些器械还提供 360° 或 120° 的囊袋扩张（例如 Cionni 环和 CTS 段）。
- 传统 CTR 与 CTS 的组合允许根据手术步骤发挥每个器械的不同功能，根据我们的经验这是最好的方法。

（参考文献参见书末二维码）

第7章

伴有悬韧带病变的人工晶状体植入术

David F. Chang

丁雪菲　译　刘雨诗　宋旭东　审校

五大挑战

- 避免囊袋假弹性引起的前囊膜撕裂。
- 水分离及超声乳化过程避免悬韧带的离断。
- 清除皮质过程避免吸引或撕裂后囊。
- 防止术后后囊破裂皱缩。
- 保持人工晶状体长期居中及稳定。

悬韧带的异常是白内障手术医生面临的一大挑战，其存在不仅增加了白内障手术每个步骤的难度，还给人工晶状体植入状态下囊袋的长期稳定性带来潜在风险[1-10]。常见引起眼内悬韧带病变的危险因素有假性囊膜剥脱、外伤史、高龄、极硬核白内障及内眼手术史，如玻璃体切除手术史；不常见的危险因素有马方综合征、早产儿视网膜病、色素性视网膜炎及肌强直性营养不良。假性剥脱相关悬韧带病变呈进行性发展，因此，此类患者白内障手术应在择期手术窗内早期进行。

悬韧带病变的术前表现

外伤性房角后退、瞳孔散大、虹膜根部离断及玻璃体疝的出现常与外伤性悬韧带病变相关。尤其警惕有外伤性前房积血病史的患者发生悬韧带损伤。部分患者术前未发现晶状体震颤以及悬韧带离断，往往在手术开始时才发现悬韧带病变。虹膜晶状体间隙增宽（虹膜与晶状体前表面的空间）、核偏心、局灶性虹膜震颤以及侧视时可见周边赤道部晶状体等细微的表现也提示悬韧带病变[11]。

假性剥脱患者的悬韧带病变是进行性发展的，其白色沉积物可见于悬韧带，也可见于虹膜后表面及瞳孔边缘。因此，小瞳孔常常伴随着更严重的悬韧带松弛。同样，极硬核也多伴有悬韧带松弛。然而，对于正常眼轴的假性剥脱综合征患者来说，浅前房则提示其悬韧带严重松弛，预后不良[4, 9]。当评估患者囊膜破裂风险较高时，应选择球后或球周麻醉阻滞。

撕囊

撕囊操作不仅可以测试囊袋张力，还可以预先评估囊袋松弛与否及其松弛程度[12]。正常状态下，悬韧带的放射状拉力可以维持前囊膜的张力，也可以在起瓣时提供外周固定力。当悬韧带弥漫性松弛时，前囊膜不再紧绷，增加了截囊器起瓣的难度，操作时手感与截囊器针头粗钝类似（图 7.1）。如果针尖拖拽而非刺穿囊袋时，前囊膜可以观察到环形光反射。由于缺乏正常的向心性张力，当使用截囊器或撕囊镊牵拉囊膜瓣时可见前囊膜褶皱（图 7.2）。当悬韧带极度松弛时，整个晶状体可能会随着截囊器或撕囊镊的牵拉而移动。

囊袋弹性越好，撕囊则越难控制，这是因为弹性

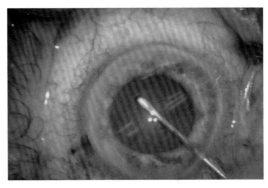

● **图 7.1**　1 个假性剥脱及小瞳孔病例。前囊膜松弛，截囊针无法刺穿前囊，仅表现为针刺点凹陷

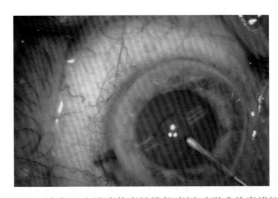

● **图 7.2**　前囊松弛导致截囊针推拉囊瓣时形成前囊膜褶皱

好的前囊膜在撕囊过程中更容易沿径向裂开。此类弹性较好的囊膜见于自然状态下偏薄的儿童前囊膜及成人后囊。当缺乏充足的圆周牵引力时，前囊膜松弛并表现为"假弹性状态"[12]。此时，虽然前囊膜是正常成人的厚度，但表现出薄且富有弹性的状态。术者牵拉囊瓣时，松弛而坚韧的前囊膜会随着囊瓣的方向移动，这增加了撕囊操作难度及囊袋径向撕裂的可能性。为了避免因悬韧带松弛及囊膜假弹性导致的囊袋放射状裂开，我们除了需要增加撕囊过程中"换手"的次数来控制方向外，还需要掌握小撕囊口破裂补救操作[13]。

虽然大直径的撕囊口有利于晶状体核与皮质的移除，但是在假弹性囊袋眼中此操作难以完成。在悬韧带薄弱眼内，撕囊口越向外偏移，前囊膜越易发生径向撕裂。相比之下，直径较小的撕囊口在操作过程中更容易控制，并且当发生周边径向撕裂时也更易补救。由于连续环形囊术是使用囊袋拉钩或囊袋张力环（capsular tension ring，CTR）的前提，因此，实现完整连续的环形撕囊是十分重要的。如果发现撕囊口直径过小，可以在植入 CTR 及人工晶状体后进行二次扩大。囊袋周边部的最佳可视化对手术非常重要，小瞳孔眼应使用牵拉器或扩张环进行机械放大。

水分离术

完成撕囊操作后，术者仍需注意断裂的悬韧带对超声乳化和皮质抽吸操作的不良影响。如果未能使囊袋稳定支撑，则很难转动晶状体核。当已经充分水分离仍难以转动晶状体核时，应考虑悬韧带松弛[12]。对于假性剥脱患者，若尝试过度用力旋转棕色核可能会造成悬韧带受到切向力而离断。

虽然术者可以尝试使用两种器械双手旋转晶状体核，但对于悬韧带缺陷眼最安全的策略是置入囊袋拉钩（图 7.3、图 7.4 和图 7.5）。囊袋拉钩可将囊袋固定于眼球壁上，为囊袋提供张力，并限制转核和劈核过程中进一步的悬韧带受力。

囊袋张力环

聚丙烯酸甲酯 CTR 可以从多方面弥补薄弱的悬韧带[14-26]。环形撕囊后，使用镊子或推注器将张力环植入囊袋[27-28]（图 7.9）。如果存在局部悬韧带断裂或松弛，张力环可以将机械力（例如晶状体核刻槽或植入人工晶状体时的受力）重新分配到悬韧带支撑较强的区域。然而，如果存在弥散性全周悬韧带病变，

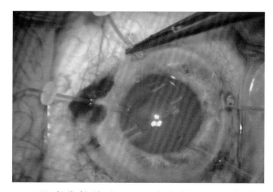

● **图 7.3**　双股囊袋拉钩（Chang 改良版，显微外科技术，Redmond，华盛顿）通过四个穿刺口置入眼内支撑囊袋

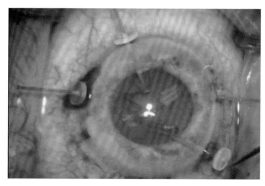

● **图 7.4**　囊袋拉钩勾住撕囊口边缘，不会产生过度的张力。圆形的尖端不会穿透囊膜穹窿，也不允许 CTR 通过末端

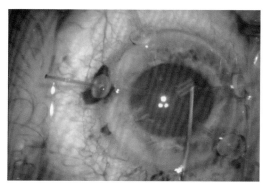

● **图 7.5**　置入囊袋拉钩后转动晶状体核

则张力环的植入不能起到上述作用。

张力环植入的第二个优点是其施加的离心内压使松弛的囊袋绷紧。这可以减少多余的囊膜褶皱、后囊的前涌以及囊膜向抽吸头内的塌陷。当没有 CTR 时，三片式折叠人工晶状体中较硬的聚丙烯酸甲酯部分可以在皮质抽吸过程中起到类似的作用。此外，人工晶状体光学区可以阻止切口下方后囊涌向注吸头。

CTR 的最后一个作用是机械性地阻止术后的进行性囊袋收缩。一般情况下，悬韧带的离心力可平衡囊袋缩小的牵引力以避免撕囊口收缩。但是，严重的悬韧带功能障碍者可导致囊袋包裹。囊袋的过度或不

对称的挛缩会造成人工晶状体偏位，进一步加重残余正常悬韧带的损害。这可能是造成假性剥脱综合征患者晚期囊袋自发性脱落的因素之一[10, 29]。

CTR 存在两个潜在的缺点。术者需要将 CTR 显著压缩后才可置入囊袋。经压缩或推注器植入的 CTR 可能会进一步减弱或离断残余的悬韧带。当前囊或后囊撕裂时，不应再植入 CTR 以避免其向外的张力造成囊袋裂口的进一步扩大。在 CTR 植入过程中，使用推注器较人工方法所产生的脱环力更弱[27]（图 7.10）。植入的 CTR 可能会造成晶状体皮质与穹窿部囊袋紧密黏连，阻碍皮质抽吸。若在超声乳化过程中使用囊膜拉钩固定囊袋，则可以在皮质吸除后再植入 CTR。Henderson 改良的 CTR 具有扇形轮廓，便于在放置后去除皮质，可以考虑在皮质抽吸前植入 CTR[30]。

囊袋拉钩

除了扩大小瞳孔，灵巧的虹膜拉钩还可以用于支撑存在严重悬韧带病变的晶状体囊袋[31-34]。Merriam 首次提出使用自保持虹膜拉钩通过穿刺口钩住并固定撕囊口[31]。然而，由于虹膜拉钩的钩端非常短且灵活，因此在超声乳化过程中会从前囊的撕囊口边缘滑落，难以为囊袋的赤道部提供支撑。

理查德·麦库尔（Richard Mackool）设计了"囊袋支撑系统"（Impex，FCI 眼科公司，Marshfeld Hills，MA），该系统利用足够支撑囊袋周边部穹窿的加长钩端替代了仅可固定撕囊口边缘的短钩端[35]。在此作用下，拉钩模拟人工悬韧带的作用在超声乳化及皮质吸除过程中稳定整个囊袋。与囊袋张力环穿插入皮质层的特性不同，囊袋拉钩在前-后方向为囊袋提供支撑。显微外科技术（MST；Redmond，WA）的一次性尼龙囊膜拉钩是麦库尔"囊袋支撑系统"的新替代品。它们采用双股设计，在尖端形成环，避免穿透赤道部的囊袋。

囊袋拉钩可以在手术过程中任一步骤经角膜缘穿刺口放置入眼内，甚至包括撕囊的中途（图 7.3）。根据悬韧带松弛的范围及位置，术者可以使用 1～4 个牵引器。通过将囊袋锚定于角膜缘上，改进前后支撑和旋转稳定性有助于水分离和核旋转。自保持囊袋拉钩十分坚固，足以使悬韧带断裂引起的半脱位囊袋居中并稳定。它们还可以保护周边部前囊和赤道部囊袋不被超声乳化或注吸头意外吸出和裂开。

作为预防严重悬韧带病变引起的囊膜并发症，单用囊膜拉钩比单用 CTR 效果更佳[12]。CTR 可以将

机械力重新分配到最强和完整的悬韧带上。因此，悬韧带缺陷越大，CTR 对囊袋的稳定效果就越差。如果在首次插入囊袋拉钩后，囊袋的赤道部无支撑域仍趋于向超声乳化手柄尖端塌陷，可以植入 CTR，从而扩张囊袋赤道部以恢复正常的解剖结构。

虽然囊袋拉钩的钩端较钝，但它在术中仍有可能撕裂撕囊口的边缘。可以在支撑囊袋的同时不引起撕囊口的过度牵拉和撕裂是至关重要的（图 7.4）。因为囊袋拉钩植入眼内时眼球处于柔软的状态，所以初始拉力可能过大。当持续灌注的超声乳化针头进入眼内后，晶状体核及囊袋会瞬间后移，进一步增大囊袋拉钩的拉力。因此，在超声乳化针头进入眼内后，术者必须立即评估囊袋拉钩的拉力对于撕囊口是否过大。若过大，术者应适当放松囊袋拉钩以避免超声乳化过程中前囊撕囊口边缘的被撕裂。

晶状体核乳化

脆弱的悬韧带在劈核和乳化过程中很容易受到进一步的损坏。另外，稳定性差的囊袋发生囊膜破裂的风险更大。因此，手术医生需要避免在刻槽、劈核或转动核的过程中造成晶状体核的过度移动。乳化劈核法通过劈核器向心性对抗超声乳化针头的操作替代刻槽及劈核，可以显著降低悬韧带及囊袋在手术过程中的受力[12]。由于器械的发力都朝向核中心，所以水平方向的劈核可以显著避免晶状体核的倾斜或移位（图 7.6）。将晶状体核一分为二后，术者应当尝试将半核从囊袋内分别移出，在囊袋上方的空间进一步粉碎及乳化。

在核碎片乳化和皮质清理过程中，术者应预料到悬韧带张力不足将导致后囊松弛度高于正常水平。当剩余的核碎块、核壳及皮质被吸除后，松弛的囊袋会涌向各类吸引针头。因为起初大核块会掩盖此现象，

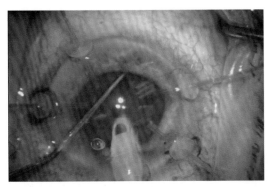

● 图 7.6　水平乳化劈核法给予囊袋最小压力的同时将晶状体核一分为二

所以术者在不断清除核块的同时应提升对此的警惕。对于悬韧带病变的松弛后囊，常规病例中用于避免术中出现浪涌的预设置负压参数可能仍存在危险。因此，可以调节负压值低于正常水平来防止囊袋的涌动（图 7.7）。最后，反复注入弥散型黏弹剂可以延展并拉紧松弛的后囊，在清除最终碎片和晶状体核时避免后囊膜向吸引器械涌动[12]。另一种保护后囊的办法是将劈核钩置于超声乳化针头下方。以上的安全措施在剩余少量或没有核壳时显得尤为重要。

皮质的清除

保持后囊紧张是安全抽吸并剥离皮质的前提。由于外周悬韧带张力不足，吸引核壳及皮质时，松弛的后囊膜常常与其粘连。操作时无意中吸入更柔软的前囊膜则可能进一步造成悬韧带的损害。堆积的囊膜形成褶皱，易被抽吸器械吸引或被囊膜抛光器钩伤。有效的水分离至关重要，因为晶状体与囊袋分离越充分，囊袋褶皱越不易被吸入。切向而非径向剥离皮质有利于将牵引力分散给更多的悬韧带（图 7.8）。

对于松弛囊袋内皮质的清除来说，不断地向囊

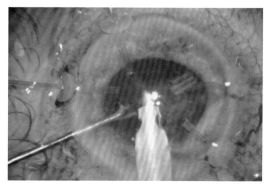

● 图 7.7　囊膜拉钩限制周边穹窿部囊袋吸入超声乳化针头。对于悬韧带离心拉力不足导致囊袋显著松弛时，负压设置应降低

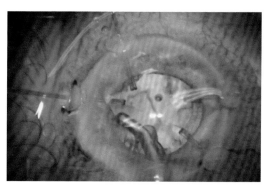

● 图 7.8　不同于 CTR，囊袋拉钩不进入晶状体皮质。对于局部或弥漫性悬韧带功能不足引起异常支撑的囊袋，仍可以进行皮质的切向剥离操作

袋内填入弥散型黏弹剂是一个很好的策略。这种方法可以同时伸展前后囊，并防止后囊向抽吸口涌动。在这种情况下，无论是否有灌注，皮质的抽吸均可进行（干法技术）。因为弥散型黏弹剂更难被吸走，所以它比内聚型黏弹剂更可取。

双手 IA 在悬韧带脆弱的眼中更具优势。如果撕囊口直径较小且后囊松弛，则去除切口下方皮质特别具有挑战性，而双手技术可以在两个吸引口之间交替作业，有助于吸引切口下方皮质。双注吸操作系统意味着可以保持吸引口朝向角膜而不是囊袋的赤道部。在没有套管的限制的情况下，术者更容易将注吸针头伸向对侧象限赤道部，无须负压形成，皮质便可以安全地将注吸口堵塞。最后，悬韧带病变时，灌注与抽吸分离的功能有助于防止灌注液体错误地流向悬韧带缺陷区。

如果情况允许，CTR 应当在清除晶状体皮质后植入[12, 27]。使用黏弹剂充分扩张囊袋以避免在植入过程中褶皱的后囊被 CTR 起始尖端勾住或刺破。布莱恩·利特尔（Brian Little）提出，在没有张力环推注器时，使用鱼尾方法可以减少对悬韧带的压力[28]。如前所述，使用推注器的优点是可以在不过度拉伸撕囊口的同时将 CTR 植入囊袋[27]。可重复使用的手动金属推注器或预装的一次性塑料推注器（Morcher）均可将张力环植入（图 7.9）。推注器头端应尽量靠近囊袋周边部，以防止张力环植入时囊袋的横向位移（图 7.10）。如果使用了囊袋拉钩，应将其留在原位，一方面稳定囊袋，另一方面对抗 CTR 植入时的横向离心力[36]。随后，在人工晶状体植入前可以移除拉钩（图 7.11）。

人工晶状体的选择与植入

为了预防撕囊口收缩、降低囊膜收缩对悬韧带造成进行性向心力以及避免囊膜不对称纤维化造成的

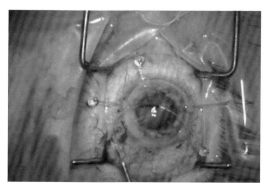

● 图 7.9　CTR 装入推注器并在晶状体皮质清除后植入

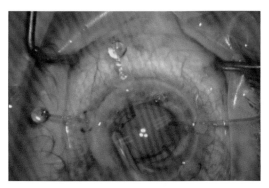

● **图 7.10**　CTR 及推注器头进入囊袋周边部以减少张力环展开造成的囊袋横向位移。囊袋拉钩对抗 CTR 植入时的离心力，进一步稳定囊袋

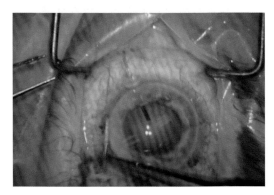

● **图 7.11**　在人工晶状体植入前取出囊袋拉钩

人工晶状体偏位[9-10, 37]，对于任何伴有显著悬韧带病变的患者，均应选择人工晶状体植入联合 CTR 植入术。由于假性剥脱患者可出现悬韧带进行性功能不全，此类患者即使仅表现出轻微悬韧带病变，也应当植入 CTR。虽然仅植入 CTR 可能无法预防晚期人工晶状体囊袋复合体脱位，但如果将来发生囊袋半脱位时，手术医生可选择将张力环缝合固定在巩膜上[38-43]。对于悬韧带松弛或严重悬韧带病变的病例，术者可以将各类囊内装置缝合固定于巩膜，以增强囊袋的长期支撑作用。其中包括 Cionni 和 Malyugin 改良版 CTR（Morcher）、Ahmed 囊袋张力器（Morcher GmbH, Stuttgart Germany）、Assia 锚等[44-48]。巩膜缝合固定术的要求更高，需要在手术室内完成。

　　在睫状沟中放置一枚三片式折叠人工晶状体是一种未充分利用的替代方案[37]（图 7.12，图 7.13，图 7.14，图 7.15 和图 7.16）。人工晶状体襻紧靠睫状沟，并提供独立于悬韧带复合体的两点额外固定。这可以稳定囊袋并提供抵抗侧向扫视时眼球运动产生的 IOL 惯性位移的力。否则，这些力将仅由异常的悬韧带提供。如果由于严重的悬韧带松弛而选择将 IOL 植入睫状沟，那么 CTR 也应植入，以防止术后撕囊口收

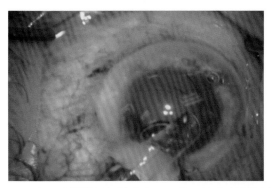

● **图 7.12**　由于弥漫性悬韧带病变，一枚三片式疏水性丙烯酸 IOL（Sensar AR40，J & J Surgical）植入睫状沟

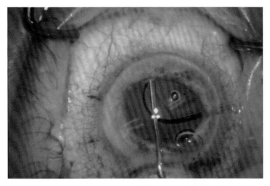

● **图 7.13**　将晶状体襻拨入睫状沟

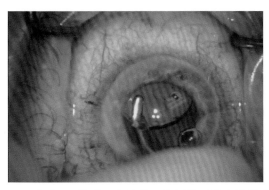

● **图 7.14**　光学面–撕囊口夹持前，使用注吸针头清除光学面后方的黏弹剂

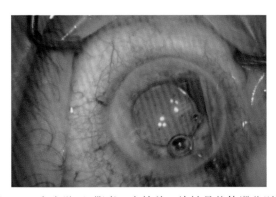

● **图 7.15**　在光学面–撕囊口夹持前，旋转晶状体襻分别位于鼻侧及颞侧睫状沟

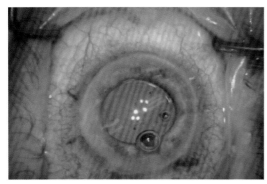

● **图 7.16**　晶状体襻位于睫状沟，光学面夹持于撕囊口

缩引发的进行性悬韧带裂开。虽然人工晶状体的两个襻均在睫状沟中，但是光学面-撕囊口夹持也可以防止囊袋皱缩、人工晶状体偏位（若撕囊口居中）以及晚期由于悬韧带病变引起的人工晶状体襻扭转。此外，IOL 度数的选择可以沿用囊袋内植入的计算方法。然而，光学面-撕囊口夹持常将黏弹剂堵塞于光学面后方，引起囊袋膨胀，造成光学面沿轴向前移，发生近视改变。此时，需要行 Nd：YAG 激光切开后囊，以便排空膨胀的囊袋。为了避免上述情况的发生，术者在将晶状体襻植入睫状沟后，使用注吸针头从光学面侧方尽量吸除囊袋内的黏弹剂（图 7.14）。最好可以旋转 IOL，将晶状体襻水平置于睫状沟内，随后将光学面夹持于撕囊口（图 7.15）。这样操作使得晶状体襻不受侧向扫视偏心力的影响，起到稳定囊袋的作用。因为一片式折叠 IOL 的襻太短以至于不能提供额外的两点固定，所以不建议其行睫状沟固定。

要 点 小 结

● 使用囊袋拉钩支撑囊袋。
● 水平方向的乳化劈核法可以降低悬韧带拉力；尝试将半核上移至囊袋外。
● 使用弥散型黏弹剂扩展囊袋，避免浪涌。
● 清除皮质后再植入张力环。
● 如果存在弥漫性悬韧带病变，可以将三片式 IOL 植入睫状沟。

（参考文献参见书末二维码）

第 8 章

眼表疾病与严重干眼患者的白内障手术

Christoph Holtmann and Gerd Geerling

丁雪菲　译　刘雨诗　宋旭东　审校

五大要点

- 干眼症（dry eye disease，DED）与白内障常同时发生。严重的眼表疾病（severe ocular surfacedisease，OSD）可与炎症状态有关，比如移植物抗宿主病（graft-versus-host disease，GVHD）和黏膜类天疱疮（mucous membrane pemphigoid，MMP）。此类疾病需要使用类固醇激素治疗，然而激素会促进白内障的产生。

- 对于严重 DED 患者，行白内障手术前需要平衡白内障引起的视力丧失带来的功能损害与术前（如生物测量的挑战）、术中及术后出现并发症的风险。

- 解决术中可能出现的状况，例如，眼内能见度降低，伴有并发症风险，避免其他眼表损伤的措施，例如机械操作、光及药物相关的毒性。

- 建议术后频点无防腐剂且起润滑作用的眼药，避免使用具有上皮毒性的非甾体抗炎药，加强随访以早诊断并治疗并发症。

- 通过积极的管理和精细的围术期治疗，严重 DED 伴发的白内障也可以获得良好的视力改善。

第一部分

DED 的定义及流行病学

　　DED 是眼科常见疾病，影响患者的生活质量。该病表现为泪膜不稳定、泪液渗透压增加和眼表炎症[1]。泪膜眼表协会（the Tear Film & Ocular Surface Society，TFOS）将 DED 定义为"眼表的多因素疾病，以泪膜不平衡为特点，并伴随由泪膜不稳定和高渗透压、眼表炎症和损伤及神经感觉异常的眼部引起的症状"[2]。DED 在一些人群中的患病率高达 75%，其危险因素包括年龄、女性、干燥综合征、配戴隐形眼镜、睑板腺功能障碍（meibomian gland dysfunction，MGD）、种族及其他遗传因素[3]。同样，白内障产

生的视力下降主要与年龄相关。在美国，仅白内障就占用 60% 视力相关的医保费用[4]。随着社会老龄化发展，年龄相关性白内障与 DED 的影响日益增加。考虑到人口统计学的重复，同时患有 DED 和白内障便不足为奇[5]。

眼表疾病 / 严重干眼的原因

　　严重的 DED 通常由全身性疾病引起。原发性干燥综合征或继发性疾病，如类风湿关节炎、系统性红斑狼疮、肉芽肿伴多血管炎、结节病及 GvHD，均可导致眼表问题[2]。非干燥综合征性泪液缺陷可由沙眼、眼瘢痕黏膜类天疱疮、神经营养性角膜病变或长期配戴角膜接触镜引起。

DED 患者白内障的病因

　　随着以上慢性疾病的进展，患者常全身或局部使用类固醇药物进行治疗。随着人口寿命延长，这些患者更有可能患上慢性炎症，并遇到晚期治疗相关的副作用，如临床上明显的白内障[6]。De Melo Franco 等发现，在慢性 GvHD 患者中，最常见后囊下白内障，说明此类白内障在使用全身类固醇药物的患者中发病率高[6]。其他造成严重 DED 患者发生白内障的因素可能是眼内慢性炎症或眼部手术史，如穿透性角膜移植术。

白内障手术对 DED 的影响

　　许多接受过白内障手术的患者主诉术后出现干眼和刺激症状[7-8]。这些手术相关的症状有多种原因：泪膜破裂时间（tear breakup time，TBUT）减少，结膜鳞状上皮化生、显微镜灯照引起的光毒性损伤、频繁冲洗引起的上皮损伤、角膜敏感性降低以及泪液炎症细胞因子升高[7, 9-10]。眼表损伤多由手术中暴露和干燥，以及术中和术后使用含防腐剂眼药水引起角膜上皮毒性所造成[11-13]。在白内障手术后，由于炎症、细菌定植和（或）术后使用含防腐剂的药物，造成结

膜杯状细胞密度降低，睑板腺功能受损[5,14]。角膜切口及角膜缘松弛切口可导致角膜神经局部损伤，引起角膜感觉减弱[15]。超声乳化操作本身可以影响或中断眼表的神经源性反应并减少泪液分泌量[8]。眼科医生应该注意到白内障手术对眼表产生的许多有害的影响[3,16]。

DED 对白内障手术的影响

术前

严重 DED 患者决定进行白内障手术前必须平衡白内障引起的功能障碍及 OSD 相关的视力丧失与术中或术后并发症的风险[17]。由于瞬目间期延长（例如瞬目反射减少），导致上皮不规则甚至角膜瘢痕，从而产生高阶光学像差和对比敏感度丧失，导致明显的视力损害，造成重度 DED 患者的视觉功能异常[18-19]。因此，术前确定视力下降是由严重的 DED 还是白内障造成是至关重要的。DED 患者的视力通常会恢复，然而白内障导致的视力丧失只缓慢进展，不会恢复。在了解患者病史时，应当强调这个问题。如干燥综合征患者使用人工泪液后，表面不对称指数、平均散光和最佳视力均可改善[20]。其他提高视力的措施还包括使用硬性透气性角膜接触镜[21]。特别是角膜缘或巩膜接触镜，可以在镜下进行泪液交换，除了通过减少泪液蒸发缓解严重 DED 相关的症状外，还可以提高患者的视力[21-23]。

如果术前眼表情况不稳定，那么有必要进行强化的局部及全身治疗。由于炎症在 OSD 的发病机制中起着关键作用，所以除润滑类滴眼液外，抗炎类眼药在中度至重度 DED 的治疗中也十分重要[15]。类固醇药物最有益的作用是起效迅速，因此在需要快速起效时首选此类药物[12]。有证据表明，增加环孢霉素滴眼剂是有益的，可能对已存在 DED 并长期使用类固醇滴眼液，但偶有强烈灼烧感的患者是一种有用的辅助手段[3,24]。自体血清可作为生物泪液的替代物稳定眼部泪膜和眼表状态[25-28]。另一种选择是暂时或永久阻塞一个或两个泪小点来将眼泪保留于眼表[29]。目前对于睑板腺功能障碍，可以进行常规热敷、清洁睑缘、治疗蠕形螨以及使用全身四环素和局部阿奇霉素的方法[3,29]。在这种情况下，使用食物/营养补充剂仍有争议：尽管一些研究报道称干眼症症状和眼表状况有所改善（例如，在补充了维生素 D 之后[30]），但是科学上的证据还不足以推荐补充 ω-3 和 ω-6 脂肪酸来治疗严重的 DED[31-33]。

为了防止术后 TBUT 的下降，睑板腺功能障碍患者在白内障手术前需进行矢量热脉冲治疗[34]。严重 DED 的手术治疗包括对存在持续上皮缺损眼的羊膜移植，如果病情需要，可采用口腔黏膜移植进行穹窿重建[3]。严重疾病如眼瘢痕类天疱疮，在进行白内障手术前病情控制至少 1 年[15,17]。

晶状体度数计算

即使是在健康的角膜上滴入眼药水如荧光素钠后，泪液表面的规则性和角膜折射率也会发生显著变化[35]。因为严重 DED 患者的生物测量精度变异较大，所以这组患者的术前准备更加困难。在伴有高渗泪膜的 DED 患者中，平均 K 读数和角膜前散光的变异性更大，因此人工晶状体（intraocular lens，IOL）度数的计算存在明显误差[36]。高渗组与正常组渗透压浓度分别为 327.8＋/－10.5（mOsml/I.）与 301.1＋/－4.9（mOsml/I.）。正常组 IOL 度数计算误差均小于 0.5 屈光度，而高渗组中，10% 的病例 IOL 度数计算误差大于 0.5 屈光度，误差最高达 5.5 屈光度。为了改善生物测量 IOL 度数计算，可以通过术前每小时频点无防腐剂的局部润眼药物以及夜间涂满眼膏来改善角膜着色，以获得准确的术前影像[37-38]。特别是在怀疑或有明显的 DED 的情况下，建议重复 IOL 度数计算，以确保生物测量的稳定性。同样，对于严重的 DED 患者也可以留置自保留冷冻羊膜（PROKERA；Bio-Tissue，Miami，FL，USA），并在羊膜移除后的 24 小时内进行光学生物测量[37,39]。

IOL 的选择

角膜泪膜是主要的屈光平面，因此在选择 IOL 植入时其完整性十分重要。人工晶状体（intraocular lens，IOL）功能（单焦、多焦、EDOF）的选择取决于泪膜和眼表改变的严重程度以及患者的意愿。可折叠的预装式单焦非球面人工晶状体是标准的选择。然而，对于复杂的病例（如后囊破裂、前玻璃体切除术和不稳定的前撕囊口边缘）需要进一步调整。由于 DED 患者的散光度数易于波动，所以不建议选择散光矫正型 IOL 或多焦点 IOL[40]。虽然没有明确避免选择散光型或多焦点 IOL 的情况，但对于重度 DED 患者（如，根据牛津分级，持续性角膜点染 2～3＋染色），医生应谨慎地面对患者的期望。因此，不植入具有功能性 IOL 似乎是明智的[41]。在极少数情况下，尽管存在严重的 DED 疾病负担，患者个人仍存在要求，外科医生应明确强调此类晶状体植入的局限性并建议不要使用此类晶状体植入物。

即使应用于无慢性严重 OSD 患者，多焦点 IOL 植入后仍可出现视力障碍和对比敏感度丢失，而景深延长型 IOL 则较少出现以上问题[42-43]。有关于该问题的数据有限；然而，眼部共患病，如严重的 DED 将限制多焦点或 EDOF IOL 植入术后所达到的目标屈光。视远及视近均模糊而造成患者的不满，甚至因残留屈光不正（57%）和术后 DED 加重引起投诉[41]。在一项包含 399 例 DED 患者的队列研究中，仅有 3.36% 的患者植入非球面多焦 IOL，2（0.48%）例植入非球面散光矫正型 IOL，2（0.48%）例植入非球面散光矫正型多焦 IOL[44]。

手术时机

手术时机的选择也必须谨慎。因预期的术中并发症而推迟白内障手术可能会使病情更加复杂。随晶状体密度增加需要的超声能量也增加，从而损害角膜内皮的风险增大。此外，OSD 病情可能恶化，进一步降低术中眼内操作能见度，从而增加发生并发症的风险或难以进行超声乳化操作[45-46]。在眼部黏膜类天疱疮（mucous membrane pemphigoid，MMP）患者中，DED 病程为慢性且可进展，因此我们倾向于在晶状体调节不足时进行早期干预[17]。然而，白内障手术也有加重任何潜在疾病的风险的可能，如 MMP。因此，综合考虑白内障分级和 DED 严重程度后进行谨慎的手术计划是至关重要的。因为寒冷和干燥的环境条件可能会加重 DED 病情，所以 Kato 等不建议严重的 DED 患者（如干燥综合征或 GvHD）在冬季进行白内障手术[47]。

术中

麻醉

对于 DED 的患者，为保证手术时眼内的能见度不下降，术前避免使用麻药及散瞳药。应当首选前房内散瞳药及麻药。研究发现，对 DED 患者使用此类药物，可以降低在术后第 8 天及第 30 天的 DED 相关表现，从而达到更好的术后效果[11, 48]。虽然对于轻症患者，仍可以选用表面麻醉，但对于更严重的病例，应注意通过球旁或球后阻滞来阻断感觉和运动，从而最小化手术风险。对于眼内能见度差且既往有眼内手术史的复杂病例，通常首选全身麻醉。这可以避免局部应用麻醉药产生的毒性，并尽可能地保持上皮细胞的健康。

术前准备

建议在角膜、结膜囊和眼周表面至少使用 3 分钟 5% ~ 10% 的聚维酮碘，以确保术前消毒[49]。狭窄的结膜囊会增加放置开睑器的难度，有时甚至无法放置。为了解决这个问题，我们使用 4.0 缝合线穿过眼睑全层以起到眼睑外翻的作用（图 8.1）[17]。如果存在角膜血管翳或浅表瘢痕使眼内可见性降低时，可能需要进行角膜上皮刮除术，但应平衡诱发持续性上皮缺损的风险和角膜溃疡的风险。

切口

作切口时，尽可能减小对结膜的干扰是至关重要的，特别是伴有潜在的结膜炎症有恶化风险的患者，如 MMP。情况允许时，最好选择角膜或角膜缘切口。由于行巩膜切口时需要后退球结膜，因此对于需要大切口的病例，如人工切除晶状体或特殊的大直径（即不可折叠）植入物，尽量不选择巩膜切口。对于切口位于颞侧和上方的选择，我们倾向于将透明的角膜切口放在上眼睑下方，因为此处受眼睑保护，对术后角膜敏感性的影响较低，即降低术后神经营养性角膜病变的风险[50]。然而，由于缺乏前弹力层和浅表间质中的若干空泡，上皮下神经纤维丛减少，神经纤维再生受到抑制，因此再生的角膜神经的形态和密度不能完全恢复[51]。至少术后 10 年内，主神经密度和神经分支密度仍明显低于正常角膜[52]。

辅助措施

术中，在角膜表面使用甲基纤维素可以最大限度减少角膜上皮细胞的损伤。泪膜参数和眼表健康受益于此辅助措施，尤其在干眼、男性和手术时间延长的情况下[53]。晶状体前囊的台盼蓝染色可以帮助更好地观察前囊，尤其是对于存在角膜混浊或非常致密的白内障病例（图 8.2）[44, 54]。

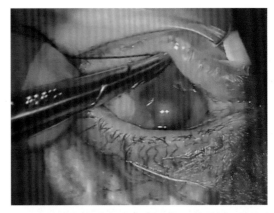

● **图 8.1**　对于结膜囊严重狭窄的患者，使用 4.0 丝线穿过眼睑全层替代开睑器，以达到外翻眼睑的目的

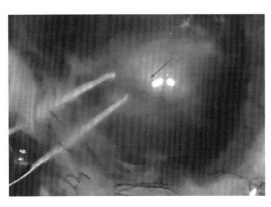

● **图 8.2**　使用台盼蓝对晶状体前囊染色有助于撕囊时更好地显示前囊边缘（蓝色箭头），尤其在伴有角膜混浊或非常致密内障的情况下

因为手术显微镜灯光照射与术后干眼有关，所以应尽量减少手术中的照射时间[55]。手术显微镜的光毒性作用产生活性氧可能导致角膜和结膜上皮细胞脱落和结膜上皮鳞状上皮化生，导致结膜杯状细胞密度降低[56]。在动物模型（兔子）中发现泪液产生减少、黏蛋白表达降低，以及白细胞介素 1- 表达增加，提示了眼表和泪膜受到的光毒性作用[57]。为了进一步改善严重角膜混浊的可见度，已经描述了不同类型的照明：经角膜斜照，前房内照明，后部反光照明，前房内动态聚光照射[58]。内照明既可用于中度至重度角膜病变，也可用于超声乳化、后囊抛光和 IOL 可视化[44, 59]。作为手术医生应基本熟悉并准备好在需要时尝试各种入路。

晶状体的摘除

由于 DED 的病情随超声能量升高及手术显微灯光照射时长增加而加重，因此在超声乳化过程中，需要术者尽可能降低超声能量释放总和[60]。使用更多的超声能量不仅会导致角膜内皮损伤，随后还会导致大泡性角膜病变、角膜基质细胞和角膜上皮的损伤，及神经丛的损伤，并导致干眼的症状。Sahu 等进行了一项包含 100 例患者的队列研究，未设置对照组，提出术中使用更多的超声能量与 Schirmer 实验结果降低有关（术前 17.46 mm 降低至术后 2 个月 12.30 mm）（$P < 0.001$），与 BUT 缩短有关（16.11 秒缩短至 11.48 秒）（$P < 0.001$）[60]。一般来说，超声乳化摘除白内障需要在眼内屈光介质清晰且瞳孔散大的情况下进行。小切口白内障手术（manual smallincision cataract surgery，MSICS）和白内障囊外摘除术（extracapsular cataract extraction，ECCE）是治疗严重角膜混浊或硬核白内障的备用技术。对于严重的 DED，白内障手术可能需要联合其他措施（如

绷带镜、泪点栓塞），以预防早期和晚期并发症，如点状角膜上皮病变、（持续性）上皮缺损、结膜化、新生血管、混浊、角化、睑缘粘连形成，及眼睑并发症（如倒睫）[22, 61]。理想状态下，手术应由经验丰富的外科医生进行，他们不仅擅长各种不同的白内障手术（眼内照明白内障乳化、MSICS 或 ECCE），而且能够处理眼表有关问题（如 AMT、睑板修补术）。如果发生术中并发症（如核脱落），需要就近的玻璃体视网膜外科医生处理。

飞秒激光辅助白内障手术（femtosecond laser-assisted cataract surgery，FLACS）在严重干眼症中的作用目前尚不清楚。虽然在负压吸引镜中的真空（提供吸引力以便稳定眼球）可能损害结膜杯状细胞，但总体客观干眼参数（如 OSDI、角膜染色、泪膜破裂时间和泪河高度）在 FLACS 后 3 个月保持不变[62-63]。然而，Yu 等发现，对于既往患有 DED 的患者来说，接受 FLACS 术式的患者术后眼表染色较接受传统术式患者严重[64]。FLACS 中使用的负压吸引镜会加重白内障摘除术后的 DED[65]。此外，DED 中的角膜混浊可能会影响光学相干断层扫描（optical coherence tomography，OCT）分析，并干扰激光束，导致不完全的囊膜切开、不可预测的角膜切口以及核碎裂的发生[66-67]。由于在大型的随机对照试验中，与传统超声乳化白内障手术相比，FLACS 没有任何益处却产生额外的成本，因此不提倡此项新技术在可视化不良的严重 DED 中应用[68]。

人工晶状体的植入

IOL 的放置取决于病例的严重程度。多数手术医生倾向于将 IOL 植入囊袋内。然而，由于其他既往眼内干预或术中并发症的发生率较高（例如，由于手术能见度有限），则可能会调整手术计划，此时需要特殊的 IOL 固定。因此，在这种情况下，在开始白内障手术之前，必须确保眼球的状态可以进行虹膜固定或巩膜缝合的人工晶状体的操作。

术后

白内障手术后可能发生的威胁视力的并发症，如持续的上皮缺损 / 侵蚀导致角膜溃疡和穿孔的风险在 DED 患者中要高得多[69]。在接受白内障手术的 GvHD 患者中，术后角膜溶解的发生率可高达该种疾病的 1/3[70-71]。对于既往存在的炎症（例如，眼部 MMP）中，术前最大限度地抑制炎症是很重要的，因为术后炎症通常增加[15]，从而延长术后药物的使用时

间。局部非甾体抗炎药与角膜并发症（如角膜溃疡或穿孔）的高发生率有关，因此在严重 DED 患者应谨慎选择此类药物[69]。然而，迄今为止文献仅报道了 6 例白内障手术后无菌角膜溶解合并穿孔，此 6 例均伴有其他危险因素，如类风湿关节炎、干燥综合征、DED[69]。据报道，囊样黄斑水肿（cystoid macular edema，CME）是接受白内障手术[6]的 GvHD 患者中最常见的术后并发症，此时经常使用局部非甾体抗炎药进行治疗。但是对于严重的 DED[11, 15]，即使出现 CME[47]，仍应减少甚至避免使用局部非甾体抗炎药。

常规术后管理

术后常规治疗应包括术前 DED 治疗方案[11]，另外加用不含防腐剂的抗生素及类固醇滴眼液[13]。所有患者均应注意，即使在白内障手术成功后，视力也可能因 DED 而波动。为获得最佳的术后视力和减少眩光，其他有必要的措施是配戴含滤光片的眼镜或透气性巩膜镜[21]。

并发症

总体来说，严重的 DED 患者发生白内障手术并发症的风险会增加。多变量分析表明眼部合并症如 DED 是白内障手术后不良预后的一个重要危险因素[72]。眼表疾病、全身免疫抑制以及个人卫生不良是术后急性眼内炎发展的主要的危险因素[49]，这可能是由于眼表微生物负荷的增加[73]。除术前充分治疗 DED 外，还建议增加术后随访的频率，以及时诊断和治疗可能出现的并发症，如感染性眼内炎[15, 74]。

虽然在文献中没有报道 DED 患者中继发性白内障发生率增加，但其仍然是术后常见的问题，因为 ND：YAG 囊切开术受累于能见度降低而更具挑战性。可以在植入 IOL 前或后使用 25 G 玻切刀通过平坦部穿刺口切开后囊。

尽管角膜溃疡伴穿孔是一种罕见的并发症，但这种情况仍有可能在白内障手术成功 1 年后出现。该并发症可能需要羊膜移植和紧急角膜移植，例如眼睑缝合术或其他措施[6]。由于并发症可能于白内障手术后几个月发生，因此 DED 患者需要更长的[11]随访时间。

总结

白内障手术在处理 DED 患者时仍面临很大挑战。由于在白内障手术窗的年龄组中非常常见合并 DED，因此应当由学者制订 DED 的基本评估项目并考虑对所有患者进行相关评估[3, 11]。然而，通过特别注意术中调整、积极的术前和术后管理和强化治疗，即使

是在 DED 的患者组中，也可以确保视力改善和相关生活质量提高[11]。

第二部分

推荐

术前

1. 正确记录患者病史。
2. 通过用 OSDI、Schirmer 试验、睑板腺检查、角膜敏感性、角膜裂隙灯下 + / - 结膜染色、探查和冲洗泪道、检查眼睑异常来确诊 DED。
3. 根据 DED 病情的严重程度对其治疗。

   药物治疗：不含防腐剂的润滑滴眼液、抗炎滴眼液（局部类固醇和环孢霉素）、自体血清、绷带镜、泪点栓塞、热蒸汽仪、保持睑缘卫生、蠕形螨的治疗、局部阿奇霉素和全身四环素抗生素。

   手术：矫正眼睑错位，睑板修补，AMT，口腔黏膜重建结膜囊。
4. 术前调整疾病状态至稳定。
5. 教育患者治疗依从性的重要性，术后频繁随访，避免 DED 导致的视力预后不良和术后 DED 可能导致的视力恶化。
6. 在 IOL 计算前，加强使用润滑滴眼液。
7. 选择可折叠的预装式单焦非球面 IOL；准备好在术中改变 IOL 的选择。

术中

1. 如果有需要，可选择球旁或球后阻滞或全身麻醉。
2. 在角膜、结膜囊和眼周表面应用至少 3 分钟 5% ～ 10% 的聚维酮碘。
3. 在手术过程中减少显微镜的光照射，并考虑使用内照明。
4. 不使用负压吸引镜及飞秒激光。
5. 较大的角膜切口应定位于上睑下方。
6. 在角膜表面使用甲基纤维素，以减少上皮损伤。
7. 使用台盼蓝染料来更好地观察前囊。
8. 超声乳化过程中尽可能降低超声能量释放总和。
9. 必要时可转换为 MSICS 或 ECCE 术式。

术后

1. 避免将局部非甾体抗炎药作为单一药物。

2.继续使用术前不含防腐剂的 DED 药物治疗。

3.减少随访间隔，早期诊断并发症。

4.使用滤光镜片或透气性巩膜镜，以提高最佳矫正视力。

第三部分

病例及录像

一名 61 岁男性患者拟行左眼白内障手术来眼科就诊。其既往史包括套细胞淋巴瘤骨髓移植后的 GVHD。他的全身治疗包括免疫抑制剂甲基泼尼松龙和环孢素的长期使用。该患者患有严重的眼表疾病，包括复发性上皮缺损，行反复 AMT、睑球松解术和同种异体角膜缘干细胞移植治疗。为了防止免疫反应，该患者服用了全身类固醇和麦考酚酸吗乙酯。术前，其最佳矫正视力为右眼 0.2（小数记录法），左眼 0.02（小数记录法），并伴有左侧皮质核性白内障。术前眼表频点地塞米松滴眼液、0.1% 环孢素和自体血清滴眼液，并用软绷带镜进行保护。下泪点用硅胶塞堵塞，上泪点用烧灼法堵塞。

术中，由于结膜囊长期狭窄和睑球粘连，导致开睑器无法放置。因此使用眼睑外翻缝合线（6-0 丝线）暴露有限的睑裂（见视频 8.1，0:03 秒）。主角膜切口位于 2 点位置（0:48 秒）。使用台盼蓝染色改善不透明的角膜后方的晶状体前囊的可见度（0:54 秒）。在高倍镜下，使用截囊器和镊子进行撕囊（1:01 秒）。下一步进行水分离（1:32 秒），随后采用水平劈核技术进行超声乳化处理，累积释放能量为 9% 秒（1:36 秒），并双手操作灌注和吸入皮质（2:54 秒）。为了保护角膜表面，反复使用甲基纤维素（3:28 秒）。由于怀疑后囊破裂，在前房注射曲安奈德（3:33 秒），增加前段玻璃体切除术时的可视化效果（3:45 秒），将一枚三片式的 IOL 植入睫状沟（3:52 秒）（4:14 秒）。最后，使用双手注吸清除前房内所有黏弹剂，用 10-0 尼龙间断缝合角膜切口（4:40 秒），手术结束时拆除眼睑外翻缝合线（4:57 秒）。术后，虽然视力仅增加到 0.05，但患者反映视野明显改善。术后局部治疗包括地塞米松 2 次 / 天，0.1% 环孢霉素 1 次 / 天，奥福沙星 3 次 / 天，自体血清 8 次 / 天；全身治疗包括麦考酚酸吗乙酯 500 mg 2 次 / 天。

本病例说明面对严重的 DED 时，白内障手术所存在的挑战：①严重的 DED 患者眼内可见性的受限；②克服这些问题和处理眼内并发症的有效方法。

要 点 小 结

● 在白内障手术前，根据干眼症（DED）的严重程度来诊断和治疗，并注意 DED 对生物测量的影响。

● 教育患者治疗依从性的重要性，术后频繁随访，以应对 DED 及可能的术后 DED 加重导致的视力预后受限。

● 减少手术中显微镜灯照射，考虑内照明。

● 将更大的角膜切口置在上眼睑下，并在角膜表面使用甲基纤维素，以减少上皮损伤。

● 避免局部非甾体抗炎药作为单一药物，继续术前不含防腐剂的 DED 药物治疗。

（参考文献参见书末二维码）

第 9 章

Stevens–Johnson 综合征和类天疱疮疾病中的白内障手术

Volkan Tahmaz, Philipp Steven, Claus Cursiefen
王震宇 译 冯星 宋旭东 审校

要点

本章节将从以下方面讨论眼表瘢痕性疾病如何对白内障手术造成影响:

- 哪些疾病会引起眼表及附属器瘢痕
- 在何种程度上,准备白内障手术时可能需要药物和(或)手术治疗的介入
- 术前及围术期护理需要如何调整
- 哪些术中策略可用于提高手术安全性并优化治疗效果
- 应如何安排术后护理,以尽量减少术后并发症的风险

眼部瘢痕性疾病是一组主要由复杂的免疫物质介导的疾病,可引起严重的眼表改变,包括(复发性)结膜炎、角膜上皮缺损、溃疡、角膜瘢痕、睑球粘连、睑缘粘连和角膜角质化[1-2]。除了视力下降之外,眼表的这些改变还可能使白内障手术的手术条件变得十分困难,需要术者进行适当的技术和策略调整。此外,由于该类疾病造成严重的(不规则)散光和干眼症,因此正确计算待植入的人工晶状体度数变得十分困难。

为了寻找最适合这些情况的治疗方法,术者必须首先了解不同瘢痕性眼病的相似性及差异性,特别是不同疾病的差异性及其各自的特点。第一组可概括为具有自身免疫或药物诱导病因的水疱性皮肤病,后者包括 Stevens-Johnson 综合征(Stevens-Johnson syndrome,SJS)和毒性表皮坏死松解(toxic epidermal necrolysis,TEN)。二者被认为是同一种类的疾病,表现类似导致严重表皮松解的药物不良反应,仅因受影响的体表面积不同而有所区别。二者最初都表现为皮疹、红斑和糜烂,通常出现在患者躯干、面部、手掌和脚底。90% 以上的病例可累及

口腔、眼部和生殖器黏膜[3]。第二个阶段的疾病特征是大块的表皮脱落。根据脱落程度的不同,严重情况可能是致命的。疾病的晚期可表现为皮肤色素减退或过度色素沉着、指甲营养不良或 Sjögren 样综合征。与 SJS 和 TEN 有关的药物包括别嘌呤醇、卡马西平、磺胺甲噁唑、拉莫三嗪和奥西康类 NSAID。虽然具体的潜在发病机制尚未完全明确,但是组织病理学检查结果显示,受影响皮肤发生细胞角质化和凋亡,随后发生坏死[4]。从眼科医生的角度来看,SJS 和 TEN 可被视为急性疾病,可能会对眼表造成严重损伤和瘢痕(图 9.1),但在活跃期后停止,预计之后不会出现进一步的进展。然而,疾病在急性期可能会对眼表和附属器造成严重损害,导致一系列并发症,需要手术干预。图 9.2 展示了一例严重的 SJS,患眼出现结膜瘢痕和睫毛擦伤。尽管接受了多次眼睑手术矫正和羊膜移植,患者仍会发生复发性角膜糜烂,继而出现严重的角膜损伤,并伴有广泛的血管形成。在这样一个角膜血管化和眼表完整性受损的高风险环境中,角膜移植术在功能和解剖学上几乎没有成功的机会。最终,术者不得不为患眼植入人工角膜

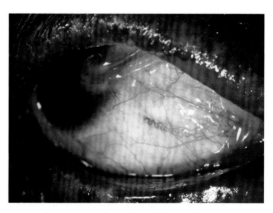

● 图 9.1 一名 51 岁女性患者的右眼,因 Stevens-Johnson 综合征导致严重睑球粘连。在这张照片拍摄的 6 年前,患者表现为对阿奇霉素或磺胺类抗生素的疑似(过敏)反应

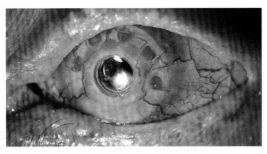

● 图 9.2　一名 64 岁男性患者的左眼，在患有严重的 Stevens-Johnson 综合征和眼表及眼睑上的连续瘢痕后，使用了波士顿人工角膜

（Boston KPro）。

　　另一方面，眼部瘢痕性类天疱疮（ocular cicatricial pemphigoid，OCP，图 9.3）是自身免疫物质介导疾病的最显著代表。它被视为全身性自身免疫性疾病，良性黏膜类天疱疮（mucous membrane pemphigoid，MMP）的一个分支主要表现为影响眼部的黏膜。其潜在机制的特征是 IgG、IgA 和 C3 在上皮基底膜中沉积，并伴有持续炎症和上皮下水疱；然而，研究者已鉴定出大量的抗原，并且发现其与大疱性类天疱疮和其他类天疱疮疾病相关[2, 5]。与 SJS 和 TEN 相比，OCP 需要被视为一种慢性进行性疾病（图 9.4），在机械创伤（如手术）后，其活动性可能达到峰值。

　　除了水疱性皮肤病外，眼表的瘢痕化也可能是酒渣鼻或长期使用滴眼液（"假性类天疱疮"）[6]、热烧伤或化学烧伤的长期并发症[7]或慢性眼部移植物抗宿主病的表现（graft-versus-host disease，GvHD，图 9.5）[8-9]。在面对白内障手术前检查出眼表存在瘢痕的患者时，医生需要牢记上述诊断，并且需要在对患眼进行手术前明确瘢痕形成的确切病因。询问患者病史是缩小病因范围的第一步。例如，大多数患者能

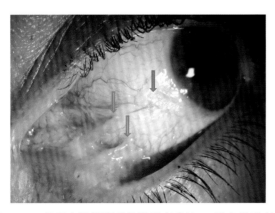

● 图 9.3　一名患有眼部瘢痕性类天疱疮的 33 岁女性患者的左眼。除了结膜瘢痕（绿色箭头），还可以看到结膜的显著角化（蓝色箭头）。这些眼表的病理变化是 OCP 和 SJS 的典型特征，表明眼表发生的严重病变，通常包括干燥性角结膜炎

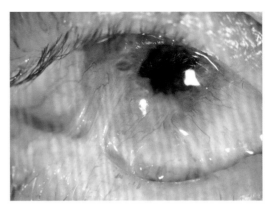

● 图 9.4　一名 87 岁，患有眼部瘢痕性类天疱疮的男性患者的右眼。如果现有的睑球粘连部分避开了视轴，术者可以在不影响瘢痕组织的情况下进行白内障手术，以防通过机械操作引发瘢痕的"反弹效应"

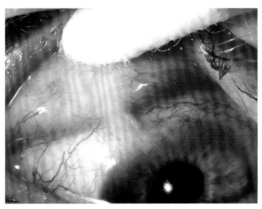

● 图 9.5　49 岁男性患者的右眼，造血干细胞移植后慢性移植物抗宿主病导致结膜瘢痕形成

够回忆起他们是否经历过剧烈的药物不良反应或接受过异体干细胞移植，这些都可能分别使我们给出 SJS/TEN 或 GvHD 的诊断。酒渣鼻通常可以通过眼表疾病专业的眼科医生或皮肤科医生的临床检查被诊断出来。然而，仅仅根据临床特征通常无法确切诊断出 OCP，至少在给予全身免疫抑制治疗之前，必须通过血清学和直接免疫荧光显微镜检查以及后续眼部的检查来确定[5]。为了监测眼部病程变化，强烈建议每隔 3 ～ 6 个月使用穹窿尺或标准裂隙灯照片定期测量上、下眼睑的三个位置（鼻侧、颞侧和中间部分）的穹窿深度。因为尤其是上穹窿厚度的减少，除非疾病已经广泛进展，否则无法检测到变化。

　　准确的病因分类不仅对疾病的一般治疗至关重要，对患眼的预处理也十分必要（在患者必须做白内障手术时）。尽管患眼条件十分苛刻，但在白内障手术前后进行充分的药物治疗与手术操作相比同样重要。通常，这也包括在手术前进行单独的处理，通过使用准分子 PTK（图 9.6）或板层角膜移植术创造白

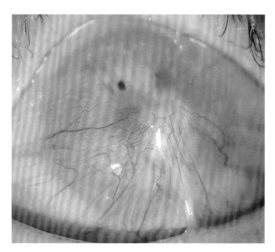

一旦上述患者确定需要进行白内障手术，首要原则是要求术者从解剖条件、眼表炎症和泪膜稳定性等方面对拟行白内障摘除术的患眼眼表条件进行严格的调整准备。如果术者需要使用光学方法计算人工晶状体，上述各方面的调整也是十分重要的[10]。这可能需要术者事先进行眼睑手术来矫正睑缘错位或睫毛擦伤，必要时，还需要事先治疗睑缘粘连或斜视。如果患眼存在角膜瘢痕，那么在进行任何眼内手术之前，都应该通过手术或激光进行治疗。如果广泛的瘢痕妨碍角膜切口的制作并降低白内障手术的安全性，那么术者也必须事先完成结膜的相关手术（图9.7）。对于患有潜在系统性自身免疫性疾病（尤其是OCP）的患者，在计划进行眼部手术之前必须建立稳定的系统性的免疫抑制治疗体系。在我们的临床工作中，这些患者的自身免疫疾病必须至少稳定6个月，并且通过测量穹窿深度并记录（例如使用穹窿尺；见图9.8），然后才能进行手术。当然，紧急情况除外。在大多数严重角膜变薄和存在严重穿孔风险的病例中，术者可能需要通过（最好是板层）角膜移植术进行修复，同时还需牢记角膜相关手术在瘢痕化疾病患者中的风险更高[11]。如果有必要进行穿透性角膜移植术，那么进行三段手术可能是最明智的方法，从而避免患者承

● **图9.6** 图9.3中患者的左眼。如果结膜瘢痕遮挡破坏视轴区域，那么在计划进行白内障手术之前，必须通过手术重建角膜表面。通常，最明智的方法是单独进行板层角膜切除术或联合板层角膜移植术（深前板层角膜成形术，deep anterior lamellar keratoplasty，DALK）

内障手术条件或减少角膜混浊。

　　至于眼部瘢痕性疾病患者的白内障手术，由于该疾病十分罕见，因此几乎没有公开的文献证据可以参考。然而，对于所有上述疾病，最合理的手术方法可以拆分为三个基本原则，并且针对上述每个单独的疾病本书可提出一些额外的建议。

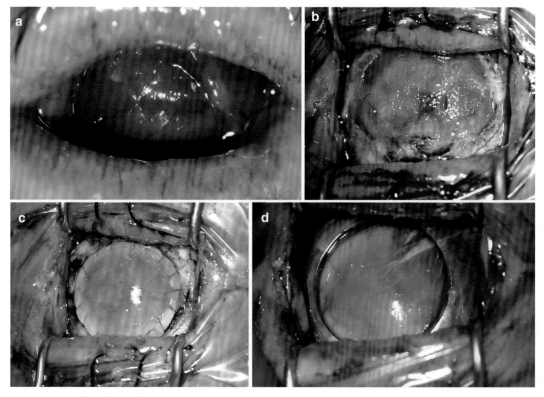

● **图9.7** （**a**）患有眼部瘢痕性类天疱疮（ocular cicatricial pemphigoid，OCP）的89岁女性患者。如果角膜透明度不足，第一步是通过去除角膜瘢痕重建角膜表面（**b**），进行板层角膜移植术（**c**），并在眼睛上放置一个羊膜覆盖物，以防止瘢痕进一步形成（**d**）。术者现在可以将白内障手术作为一个单独的手术完成了

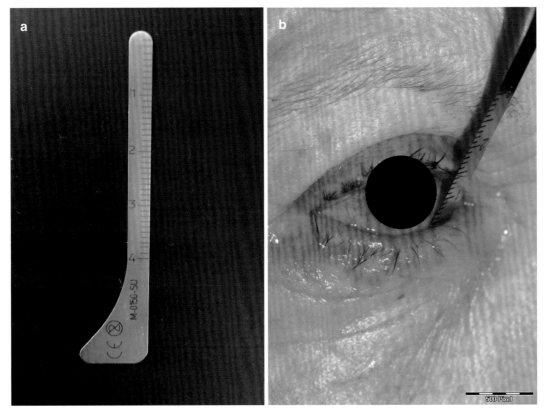

● **图 9.8**　（**a**）用于精确测量瘢痕疾病中穹窿变化的穹窿尺（"Messschabolone nach Professor Steven,"Si-Us Instruments GmbH, 德国柏林）；（**b**）使用穹窿尺

受两次单独的手术。在假定患有侵袭性眼表疾病、连续性角膜及结膜上皮病变和眼表屏障功能障碍的患者中，术前用自体血清滴眼液治疗可能有益于减少眼表炎症和改善伤口愈合。这种方法已被证明对 GvHD 等眼表疾病有益[12]，但是治疗水疱性皮肤病的证据有限[13]。此外，建议术前使用无防腐剂的人工泪液积极地滋润眼表，并使用局部类固醇和（或）环孢素滴眼液进行强化抗炎治疗。

　　瘢痕性眼病白内障手术的第二条原则适用于术中：由于手术后眼表炎症可能会复发，因此必须尽可能减少对角膜造成的机械损伤，同时尽可能保护结膜的完整性。这些原则可以通过以下方式实现：优先选择制作透明角膜切口，而不是角巩膜缘切口，利用微创技术并优化机器设置，以减少劈核和吸除碎片的持续时间。通常，由于睑球粘连，术者无法使用正常的开睑器开睑，因此必须通过手术操作的方法拉开眼睑，例如使用 5-0 缝合丝线。一般来说，手术时间应尽可能短，以防止眼表进一步干燥，因为我们的经验表明，手术时间越长，角膜并发症的发生率越高。这主要可以通过指派经验丰富的眼科医生来完成。为降低术后感染的风险，可考虑缝合所有穿刺口，尤其是

在存在残余睑球粘连引起的表面牵引的情况下。此外，如果发生角膜上皮缺损，术者可在抗生素覆盖的前提下临时放置软性绷带镜，以加速角膜上皮的愈合[14]。当术者考虑同时进行眼睑和眼表准备与白内障手术时，选择全身麻醉可能优于表面麻醉。对于所有术野能见度明显降低的患眼，应使用台盼蓝或同等染料以提高手术的安全性。不管上述所有穿刺口能否被缝合，在这些情况下，应始终用牵引力将透明角膜切口缝合到眼表，以降低术后发生眼内炎的风险。

　　第三条原则适用于术后管理，即瘢痕性眼病患者应根据术前疾病的活动情况，以高于正常眼的用药频率使用糖皮质激素滴眼液。根据眼表炎症的活动程度，甚至可以考虑术前局部应用类固醇，尤其是在眼部 GvHD 的病例中。进行为期 4 周的局部用类固醇临时预处理已被证明可以显著降低正常眼由干燥应激（如白内障手术）引起的干眼症的风险[15]。如有必要，应加强全身免疫抑制治疗，并对患者进行更加密切的监测，以便及早发现和治疗炎症高峰和结膜瘢痕。所有这些患眼都必须尽可能长时间地使用无防腐剂滴眼液进行积极的滋润治疗。严重睑缘炎患者可使用全身抗生素，如四环素（如有必要，在术前使用）。

除这些基本原则外，还有一些适用于瘢痕性眼病谱中的单独病例的具体建议。在 SJS 或 TEN 后期的患者中，疾病活动性通常已经在白内障手术时停止，并且潜在的疾病状态可能不会被重新激活（这些病例出现术后恶化通常是由眼表疾病失代偿引起的，而不是由最初引起疾病的实际免疫过程的复发引起的）。另一方面，OCP 需要被视为慢性进展性疾病，实际上该病可以由机械创伤（如手术）引发。在这些病例中，我们强烈建议在穹窿测量值停止恶化至少 6 个月的情况下，再考虑进行手术。如果有进展，皮肤科医生或风湿病学专家应调整全身免疫抑制治疗方案，必要时应升级治疗方案。GvHD 也表现出了慢性进展特征。在 GvHD 的病例中，术者应通过角膜荧光素染色监测疾病活动，当染色检查结果改善或稳定时，才应计划手术。

术后，患有眼表疾病的患者需要更积极、更频繁的护理，以应对更高的并发症风险，如迟发性上皮缺损、眼内或眼表感染、伤口渗漏或炎症活动高峰。术者需要尽早诊断并综合治疗这些并发症。尤其是，眼内炎的潜在破坏性并发症更可能在眼表疾病患者中发生，因此需要进行预防[16]。

作为瘢痕性疾病患者的一般考量因素，对白内障手术的必要性评估应比普通眼更为严格，因为上述复杂因素可使患者承担更高的术后视力受限甚至下降的风险。只有当白内障影响了患者的视觉生活质量，并且预计手术会带来重大益处时，才应考虑手术。患者应充分了解计划的手术过程以及与个别病例相关的风险，并事先给予知情同意。然而，尽管这些病例具有高风险和手术挑战性，如果患者能够获得视觉功能和生活质量的提升，术者则不应拒绝实施白内障手术。

要 点 小 结

● 眼表的瘢痕化极大地影响了白内障手术的时间、计划、实施和后期护理。

● 为了预测手术是否会引发瘢痕化疾病的复发，在手术前准确识别病因是至关重要的。

● 在有广泛瘢痕的病例中，术者可能需要首先进行眼睑、结膜和（或）角膜的重建手术，以便在二期安全地实施白内障手术。

● 白内障手术前必须充分抑制眼表瘢痕引起的慢性炎症。

● 术后必须进行足够频繁的随访，以便尽早发现和治疗并发症（这些并发症在正常白内障手术后更常见）。

支持：本研究获 DFG FOR 2240（www.for2240.de）；EU COST ANIRIDIA（www.aniridia-net.eu）；EU Arrest Blindness（www.arrest-blindness.eu）支持。

（参考文献参见书末二维码）

第 10 章

圆锥角膜中的白内障手术

Jorge L. Alió, Francesco D'Oria

王震宇 译 冯星 宋旭东 审校

要 点

- 如何评估圆锥角膜患者白内障引起的视力损害?
- 对于角膜陡峭和不规则的患眼,哪种 IOL 度数计算公式更好?
- 如何通过正确的术前规划避免术中问题?
- 应该将哪种类型的 IOL 植入圆锥角膜的患眼?

引言

圆锥角膜(keratoconus,KCN)是一种扩张性角膜疾病。由于角膜逐渐变薄,角膜几何形状和生物力学随之改变,导致视力下降。据报道,KCN 每年发病率约为 1∶7500 或每 100 000 人新增 13.3 例[1]。

据描述,与非 KCN 患者相比,KCN 患者更容易发生白内障,并且年龄比一般白内障人群更年轻,这可能与特应性和使用某些药物有关[2];核性白内障是最常见的表型[2-3]。因此,随着这些患者年龄的增长,白内障更可能成为他们视力低下的病因,行白内障手术治疗可能是十分必要的。

本章将讨论眼科医生在治疗需要行白内障手术的 KCN 患者时可能遇到的术前、术中和术后的问题。

术前评估:如何评估术后视力以及白内障与患者视力的相关性?

尽管白内障手术在晶状体计算、晶状体设计以及超声乳化手术操作和技术等方面取得了许多进展,但临床医生的主要问题之一是确定白内障对 KCN 患者视力的真正影响如何。医生很难评估角膜扩张和白内障两方面的进展对视力的影响程度,因而很难为患者提供最佳的术前信息,也很难预估术后视力的恢复情况。

2011 年,Alio 等[4]基于近 800 个 KCN 病例的特征开发了一种新的分类系统,评估了视觉、屈光、角膜地形图、像差和生物力学等参数。通过整合不同的数据,形成了四组分别代表不同程度视觉受限的病例,如下:第 1 组,矫正远视力(corrected distance visual acuity,CDVA)优于 0.05 logMAR;第 2 组,CDVA 在 0.05 到 0.19 之间;第 3 组,CDVA 在 0.19 到 0.40 之间;第 4 组,CDVA 等于 0.40 或更差。

他们已经证明,KCN 患者的视力下降可以通过生物力学和角膜地形图的改变来解释,因为 CDVA 与角膜曲率、角膜黏滞性和角膜阻力系数以及像差测量值的变化显著相关,并且这些参数在组间存在显著差异。因此,从角膜地形图、生物力学和角膜像差参数等数据出发,可以确定视力受损的程度,从而预估术后视力恢复的情况。表 10.1 展示了 KCN 患者样本的数据,其中视觉受限的程度可从角膜地形图、生物力学和像差参数中得出,同时与实际的 CDVA 相对应、相联系。

然而,为了在进行白内障手术之前确认病情的稳定程度,强烈建议术者在做出任何手术决定之前,都定期评估 KCN(通过测量 K 值、散光、角膜厚度、角膜黏滞性或视力的变化)和白内障的进展情况。

手术技术的规划与预防术中并发症

从技术角度上讲,根据疾病的发展程度,KCN 患者的白内障手术是十分困难的:早期 KCN 病例可以像正常手术一样进行,而晚期患者需要接受特别的预防措施。虽然现在切口的制作,特别是在新型微切口白内障手术(micro-incisional cataract surgery,MICS)中制作的切口,基本不对健康角膜产生影响,但是随着手术引发的散光和角膜形状的变化,切口的制作在扩张和变薄的角膜中可能会产生难以预测的影响。术者应在术前根据周边角膜厚度和散光轴的位置选择主切口的位置。对于常见的颞下角膜圆锥的情况,主切口应设置于上方或颞上方。反之亦然,在那些罕见的上方角膜圆锥的病例中,主切口应设置于颞侧[5]。切口也应尽可能靠近角膜缘,以避免角膜变薄[6]。对于角膜非常薄、难以承受手术创伤的晚期 KCN 患

表 10.1	不同程度圆锥角膜患者样本的临床结果（根据视觉受限程度确定）							
性别 / 年龄	Sim-Km	内源性散光（度）	均方根彗形像（μm）	Q_{8mm}	角膜厚度	CDVA（预估）	分级	CDVA（实际）
男 /32	49.82	4.3	4.37	−1.07	458	0.4～0.6	III	0.5
女 /16	47.24	2.94	3.49	−0.53	478	0.6～0.9	II	0.8
男 /17	44.82	0.96	2.07	−0.31	497	＞ 0.9	I	0.98
男 /19	61.79	6.1	5.6	−1.87	410	＜ 0.2	IV plus	0.15
女 /25	49.5	3.58	3.7	−1/05	469	0.4～0.6	III	0.5
女 /21	44.65	1.07	1.74	−0.17	493	＞ 0.9	I	1
女 /31	48.34	3.03	2.85	−0.71	482	0.6～0.9	II	0.86
男 /53	45.7	1.54	2.06	−0.34	507	＞ 0.9	I	1
女 /26	52.53	3.71	4.35	−0.85	463	0.4～0.6	III	0.54
男 /52	56.08	4.72	4.58	−1.4	441	0.2～0.4	IV	0.38

缩写：CDVA，矫正远视力；Sim-Km，3.0 mm 区域内的平均角膜屈光度；Q_{8mm}，8.0 mm 直径角膜区域的平均非球面度；RMS，均方根

者，为了降低术后切口渗漏的风险，并减少角膜形状的改变，建议制作结构良好的两步角巩膜切口[5]。

此外，由于这些角膜的生物力学行为不同，透明角膜切口在手术后更容易渗漏：一种解决办法是缝合透明角膜切口，以确保切口贴合良好[7]。另一个问题是术中能见度低，原因是在更严重的病例中患者多存在高度散光或基质瘢痕。随之产生的眼内图像失真和观察视野范围小是撕囊、超声乳化和 I/A 手术中的主要问题。为了提高能见度，考虑到与裂隙灯检查使用的光源相比，手术显微镜使用的漫反射光源使眼科医生的术野范围更小，术者可以考虑将眼用黏弹剂涂布在角膜表面：然而，在晚期的病例中，黏弹剂在角膜上的分布可能不均匀。为此，为了最大限度地提高术中能见度，Oie 等[8]建议使用硬性透气（rigid gas-permeable，RGP）隐形眼镜。对于病情严重且透明度极差的角膜，建议进行 DALK 白内障联合手术。在这种情况下，术者必须详细制订手术计划，决定是否在进行白内障手术的同时进行角膜移植手术：分两次进行 DALK 和白内障手术的方法可能更有助于避免角膜内皮损伤[9-10]。在红光反射较差的情况下，建议术者使用囊膜染色剂，以增强连续环形撕囊中囊膜的能见度。

我们报道了一例 51 岁圆锥角膜患者的病例，该患者植入了角膜基质环（intrastromal corneal ring segment，ICRS）以减少角膜散光，随后植入了有晶状体的后房型 IOL（phakic posterior chamber IOL，pc-IOL）以矫正残余屈光不正。在植入 pc-IOL 一年后，她患上了前囊下型白内障，需要进行双眼晶状体摘除术（图 10.1）。尽管根据 RETICS 分类，预估患者的 CDVA 在 0.6 和 0.9 之间，但是，白内障手术前她的 CDVA 仅为 0.42。我们进行了双眼晶状体摘除术，取出了 pc-IOL，然后进行了 MICS 和单焦点散光矫正型 IOL 植入术（手术见视频 10.1）。我们使用 Barrett Toric 公式计算 IOL 度数。在手术过程中，我们非常小心地将散光矫正型 IOL 植入正确的轴位，并通过缝合角膜伤口来避免术后切口渗漏的风险（考虑到扩张角膜的不稳定性）：2 周后，我们最终拆除缝线。白内障手术后，她的最终 CDVA 为 0.7，与角膜地形图和像差条件分析的结果一致。

准确计算 IOL 度数

由于 KCN 具有独特的光学结构，在临床实践中计算 IOL 度数就变得十分特别。由于角膜的光学特性、前房深度不均匀以及眼轴长度检测精度较低，不同 KCN 患者的测量结果差异较大。这些限制因技术和数据学的不断发展而逐渐减少，这些技术和数据有助于提高 IOL 选择的准确性。

Hashemi 等[11]基于五种不同的测量技术（Pentacam、Eyesys、Orbscan、IOLMaster、Javal 手动角膜测量仪），在 78 只不同等级的 KCN 患眼中，使用五种不同设备检验了角膜测量的可重复性。研究发现，在 K 值范围在 55.0 D 以内的患者中，所有设备的角膜测量读数具有良好的可重复性，其中 Pentacam 测量数据的可重复性最高，而 Orbscan 的可重复性最低。在第 3 组（K ＞ 55 D）中，所有五个设备测量数值的可重复性都很低。同一作者发现，轻

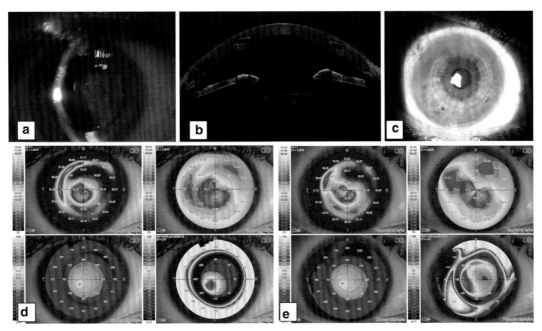

●**图 10.1**　一名 51 岁女性圆锥角膜患者。（**a**）术前裂隙灯图像显示有晶状体的后房型 IOL 植入术后发生的前囊下型白内障；（**b**）前段 OCT 图像显示角膜基质环的位置和晶状体的前部混浊；（**c**）患眼的术后外观；（**d**）角膜地形图显示中央旁角膜圆锥，角膜厚度降低，后表面抬高；（**e**）术后早期角膜地形图显示沿颞上方径线的散光增加，该变化与主切口处角膜缝合相关

度至中度 KCN 患者的 SRK/T 公式和重度 KCN 患者 SRK/T 及 SRK Ⅱ 公式的平均绝对误差最低[11]。

为了解 IOL 度数如何随着角膜曲率和眼轴长度的变化而变化，聚散度公式使用了多达六个生物测量参数，并引入了一系列修正参数[12]。最近，Savini 等[13]比较了五种不同的公式，结果表明 SRK/T 是最准确的公式，预测误差在 ±0.5 D 内的患者占比较大，在 Ⅰ 级 KCN 患者中可达到 61.90%。作者的研究结果显示，在疾病程度更严重的患眼中测量误差值更大，这表明针对术前 K 值高于 48 D 的患眼，在做任何屈光计算时都需要更加谨慎[13]。这一发现与我们的研究小组在之前的一项研究中观察到的一致，该研究表明，使用 SRK/T 公式的准确率更高[14]，这可能是因为 SRK/T 公式倾向于高估角膜陡峭的患眼所应得出的 IOL 度数[15]。这种过高的预估对患有圆锥角膜的患眼十分有效，因为它抵消了大多数公式中出现的远视屈光平均化的趋势。此外，KCN 患者的平均眼轴长度（axial length，AL）相对较长，34.1% 的患眼眼轴长度大于 26.0 mm。这可能是 SRK/T 效果较好的另一个原因，因为该公式已被证明是针对长眼轴患眼的公式中最准确的公式之一[16]。Alio 等[14]研究表明，在 10 名接受 MICS 手术并植入散光 IOL 的 KCN 患者中，与术前角膜曲率数值相比，眼轴长度与最终等效球镜的相关性更强。

Reitblat 等[17]分析了在拥有陡峭角膜（K > 46 D）

的一组患眼中应用不同的常用 IOL 度数计算公式的效果。他们发现，在平均 K 值大于 46.00 D 的患眼中，使用 SRK/T 和 Hill-RBF 公式计算 IOL 度数可产生近视预测误差，使用 Haigis 和 Olsen-C 公式可产生远视误差。与所有其他公式相比，SRK/T 显示出更高的系统误差。随后作者描述了一个新的用于 SRK/T 公式的 K 值回归矫正公式（优化 K 值 = −1.91 + 1.05× 测量 K 值），以便使用 SRK/T 公式计算具有极端角膜测量值（K > 46 D）的患眼的 IOL 度数，减少屈光度误差。

如今，Barrett Universal Ⅱ 被公认为正在使用的最准确的 IOL 计算公式之一，在眼科医生中日益普及。该公式基于理论模型眼，并保留了 AL 和角膜曲率测量与 ACD 的正相关性。重要的是，在广泛的 ALs 和 ACD 范围内，Barrett Universal Ⅱ 都能够保持其精度[15]。

研究者正将新的方法应用于 IOL 的计算，有望提高其准确性。与基于聚散度的公式相反，Olsen 公式使用通过眼中的折射介质（包括特定 IOL 的特定光学部）的光的精确和近轴光线追踪来推导得出该 IOL 的术后位置[18]。在 Olsen 公式中，晶状体常数不再与 AL 和角膜屈光力相关，而是与晶状体的特性和前房的深度有关。2020 年，在对 10 930 只眼的研究中，研究者发现与 Olsen 公式和 Hill-RBF（2.0 版）计算器相比，Barrett Universal Ⅱ 的总体平均绝对误差更大，并且与使用调整后 AL 的 Holladay 2 公式相当。然而，当根据不同类型的 AL 进行分析时，Barrett 在长眼轴眼（AL > 26.0 mm）中的误差小于 Olsen 和 Hill-RBF 2.0，并且与 Olsen 在中眼轴眼（22.0 ～ 26.0 mm）中的误差相当[19]。

基于以下所述的三个主要原因，我们应该能够预想到晚期 KCN（Ⅱ期或Ⅲ期）患者的术后屈光效果较差，远视漂移较高[13]。第一，用标准角膜曲率指数（$n = 13\,375$）计算角膜屈光力可能会导致错误的结果。这个虚构的指数可以基于前角膜曲率的数值计算获得正确的全角膜的屈光力，但前提是前角膜曲率和后角膜曲率之间的比在正常范围内：在 KCN 患眼中，使用标准角膜曲率指数进行计算可使角膜屈光力结果偏高[20-21]。第二，角膜曲率计和角膜地形图检查提供的角膜曲率测量可能并不准确，因为 KCN 患者的角膜曲率并不对称。事实上，每一个角膜曲率计都假定角膜曲率在给定的子午线上是相对恒定的，但大多数 KCN 患眼并非如此[13]。第三，圆锥角膜会改变角膜曲率、前房深度和 IOL 位置之间的关系，从而降低任何公式对有效晶状体位置预测的准确性。

IOL 的选择

手术中的一个非常重要的时刻是选择要植入的 IOL。无论在为任何 KCN 患眼设计白内障手术时，眼科医生都必须决定应用散光矫正型 IOL 是否比应用单焦点 IOL 更合适。

Hashemi 等[22]报道了在 17 例同时患有 KCN 和白内障的患者的 23 只患眼中植入 AcrySof 散光矫正型 IOL 的结果。他们发现，散光矫正型 IOL 改善了所有类型 KCN 患眼的视力和屈光状态，包括轻度、中度甚至重度的 KCN；然而，在重度 KCN 的病例中，患眼术后屈光状态的可预测性相对较差。同样，Nanavaty 等[23]也表明，在同时患有 KCN 和白内障的患者中使用散光矫正型 IOL 是有效的，可为轻度和中度 KCN 患者带来较好且稳定的视力。Alio 等[14]回顾性评估了 10 名接受 MICS 的患者的 17 只 KCN 患眼，并报道 UDVA、CDVA 和柱镜方面有显著改善，但球镜方面没有改善。

重度 KCN 的可预测性较低，术后效果较差，可能是因为这些角膜的散光更不规则，这可能会对最终的视觉结果产生影响。另一种原因可能是 IOL 术后旋转增加。Zhu 等[24]报道，散光矫正型 IOL 术后旋转与近视眼眼轴长度和囊袋大小呈正相关。我们建议在 KCN 眼植入散光矫正型 IOL 时放置囊袋张力环；

使光学捕获成为一种可能。另一个相关的考虑因素是 IOL 的非球面性。由于许多 KCN 眼的角膜陡峭，术前角膜前表面的 Q 值为负值，因此植入 Q 值为零甚至为正值的 IOL 可能会使患者有更好的视觉效果[25]。

如果 KCN 恶化和（或）患者需接受角膜移植，那么使用混合植入技术（如 IOL 度数分摊法）可作为一种替代选择：眼科医生可以在最开始植入非散光矫正型的单焦点人工晶状体，以纠正大部分屈光不正，然后使用后续操作纠正残余屈光不正，如二期植入睫状沟支撑的人工晶状体（背驮式人工晶状体）[26]。对于患有 KCN 的患眼，背驮式人工晶状体可能会发生显著旋转，在这些情况下，可以使用睫状沟缝合操作来提高稳定性[27]。此外，多组分 IOL（multicomponent IOL，MCIOL）技术可以将 IOL 的基本屈光力和散光矫正功能融合，如新型的高精度 IOL（InfiniteVision Optics，Strasbourg，France）：这种紧密复合型的 IOL 由用作类似船坞的疏水性基底晶体和通过双边桥接开口连接到基底透镜的可更换的亲水性前部晶体组成[28]。此外，在存在潜在恶化的 KCN、预期会发生角膜内皮失代偿或需要进行角膜移植的病例中，建议在囊袋中植入一个如囊袋张力环的"空间支架"，以便后续更换 IOL。

其他有趣的商用 IOL 也即将上市。考虑到 KCN 患者术后可能偏离目标屈光度，这些 IOL 可能是很好的选择 / 替代品。小孔径 IOL（IC-8，AcuFocus，Inc.）是利用针孔效应改善严重角膜不规则（例如，由高度圆锥角膜导致的）患者视力的替代品之一[29]。部分特定的 KCN 病例可通过植入新型眼内针孔装置（XtraFocus，Morcher）进行治疗，该装置可安全地植入睫状沟或囊袋中[30-31]。最后，研究者已研制出光调节 IOL（RxSight Inc.，Aliso Viejo，California，USA），这是一种可折叠的后房型三片式硅胶晶体，可改善白内障手术后的视觉效果。这种 IOL 能够以 0.25 D 为增量，将球镜度数在 -2.00 D 到 +2.00 D 的范围内进行调节，并可将柱镜度数在 -0.75 D 至 -2.00 D 的区间进行调节[32]。

KCN 是植入多焦点人工晶状体的一个重要禁忌证，即便是早期的 KCN 患者也禁止植入。因为如果植入了具有高级多焦点光学系统的 IOL，患者的高阶像差（尤其是彗差）和视觉效果就都可能会很差。

术后并发症：术后残余散光的处理

患者应该知晓，KCN 可能导致 IOL 测量结果不准确，同时也应该了解由于术后屈光不正和术后残余散光，患者可能需要接受后续的药物或手术治疗。

角膜的不规则散光可在手术后持续存在，有时甚至会恶化：许多患者可能需要 RGP 或巩膜接触镜来矫正残余散光，从而获得最佳的视力和屈光效果。建议术者在手术后对接触镜进行更加深入的评估和验配，因为角膜表面可能已经发生了变化[6, 8]。

ICRS 是一种通过角膜基质层结构的弧形缩短效应压平中央角膜，从而提高角膜的光学质量和视力的屈光技术产品[33]。ICRS 已广泛应用于角膜扩张症的治疗，如 KCN、透明边缘角膜变性和激光原位角膜磨镶术后角膜扩张等[34-35]，并且可能在矫正伴有 KCN 的白内障患者的术后散光中发挥有效作用。另一方面，术者可以先进行 ICRS 植入，然后再进行 IOL 植入：根据 Alfonso 等[36]的报道，这是一种安全有效的手术，患有 KCN 合并白内障的患者治疗后可达到良好的视觉效果和屈光效果。植入 ICRS 的 KCN 患者的 IOL 计算可能会比较困难，因为其屈光结果更为多变。我们报道了一个有趣的疑难病例，一名 61 岁的高度近视患者患有 Ⅳ 级 KCN（根据视力受损程度评估[4]），为了减少角膜散光植入了 ICRS（图 10.2），该患者同时还合并了白内障。他的 CDVA 限制在 0.3（-22，-3.50 @175°）。在使用 ASSORT 软件评估残余散光后，我们使用 SRK/T 公式计算晶状体度数并设计手术，最终植入了 Rainer RayOne-10D 的 IOL，以达到目标屈光度。患者术后的 CDVA 为 0.36（+5，-4@165°），在使用硬性透气接触镜后，患者的 BCVA 进一步提高至 0.8。

最后，KCN 眼白内障手术后的屈光不正可以通过屈光性角膜切除术（photorefractive keratectomy，PRK）来解决[37]；然而，为了安全地实施 PRK，应仅选择稳定的 KCN 病例（在过去 2 年中没有恶化，并且疾病的最高等级为 Ⅰ / Ⅱ）[38]。建议根据彗差定制 PRK，以减少角膜高阶像差，从而改善术后 CDVA[39]；替代方案是使用虹膜固定的 PIOL 或睫状沟固定的 PIOL。当在角膜屈光手术及眼内手术中做选择时，术者应该考虑到患眼可能会通过大切口重新开放。

总结

为了获得最佳的视觉效果，KCN 合并白内障的患者需要在白内障手术前接受广泛的术前评估。眼科医生必须了解这些患眼的特征及其相关的特殊难点，以便他们能够选择拥有足够屈光度数的最佳 IOL，能够处理任何术中并发症，并且能够毫无困难地矫正任何残余的术后屈光不正。总之，患者的术前评估代表了一个基础：术者有必要参考角膜地形图和角膜像差条件，计算患眼视力的理论极限，从而评估白内障

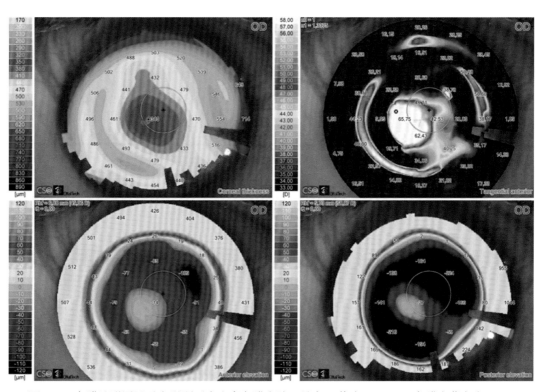

● 图 10.2　角膜地形图显示右眼颞下中央旁角膜变陡，最大 K 值为 67.98 D，角膜变薄点为 370 μm

在对患者造成的视力损害中所占有的比例。术者应使用具有更高精度的公式计算 IOL 度数。术中，角膜切口应尽可能靠近角膜缘和最陡的子午线，如果情况合适，应植入散光矫正型 IOL 以矫正高度散光。鉴于角膜扩张病例术后伤口发生渗漏的风险较高，晚期 KCN 合并白内障的病例可能需要缝合角膜伤口。

要 点 小 结

- 在计划手术之前，需要评估圆锥角膜可能发生的进展。
- 扩张性角膜的生物力学和角膜地形变化可以用以估计圆锥角膜引起的视力损害的组成部分，以及其中白内障的占比。
- 建议使用 SRK/T 公式计算 IOL 屈光力，同时可以根据非常陡峭的角膜的角膜曲率计读数进行校正。

- 建议在角膜陡峭轴上制作角膜切口，切口应尽可能靠近角膜缘，最后缝合切口以避免术后角膜渗漏。
- 由于存在角膜高阶像差，不建议使用多焦点 IOL。
- 如果可行的话，建议使用散光矫正型 IOL 矫正角膜散光。

经济支持：本研究由"OFTARED"健康合作研究网络、NodoDioptrio Ocular 和 Biobanco Iberia（编号：RD16/0008/0012.）赞助；卡洛斯三世健康研究所资助；欧洲地区发展基金（ERDF）"创造欧洲之途"项目共同资助。

（参考文献参见书末二维码）

第 11 章

角膜移植术后及高度散光病例中的白内障

Mitchell Weikert，Anirudh Mukhopadhyay

王震宇 译 冯星 宋旭东 审校

角膜移植术后和高度散光眼白内障手术的五大问题

- 白内障手术应该与角膜移植同时进行，还是在角膜移植之后进行呢？
- 角膜移植患者的生物测量和 IOL 计算会涉及哪些具体问题？
- 对于需要或已经接受角膜移植的患眼，术者必须对白内障手术方式做出何种修改？
- 有哪些技术可用于治疗角膜移植患者的散光？
- 角膜移植术后散光矫正的最佳选择是什么？

引言

在角膜移植的病例中，白内障的形成通常与需要进行角膜移植的眼部疾病有关。有时，导致角膜混浊或失代偿的潜在病理机制也会导致晶状体混浊，如严重和（或）长期的感染性角膜炎或慢性葡萄膜炎。在其他情况下，角膜移植术后发生白内障，可能与使用的前房内气体或其他医源性创伤有关。因此，角膜移植手术患眼的白内障手术，无论是分开进行的还是同时进行，都面临着各种挑战，散光的治疗就是其中之一。尽管所有角膜移植技术都需要考虑一些因素，但许多因素是针对不同角膜移植手术类型的。因此，本文将讨论这些患者的术前、术中和术后相关因素，并将围绕角膜移植的主要类型进行归纳：如常规穿透性角膜移植、前部板层角膜移植和角膜内皮移植。

传统穿透性角膜移植术（penetrating keratoplasty，PKP）与白内障手术

角膜移植术式的选择与角膜病理及其对视觉的影响直接相关。尽管穿透性角膜移植术（penetrating keratoplasty，PKP）是几十年来的主流术式，但改进的前部板层和后部板层角膜移植技术的出现导致其应用数量大幅减少[1]。尽管 PKP 仍很常见，但目前 PKP 通常用于涉及全层厚度、角膜基质和内皮损

伤的角膜病变，或无法成功实施板层角膜移植技术的情况，例如有角膜水肿病史的晚期圆锥角膜。当患者出现白内障并且选择需要进行 PKP 时，眼科医生下一步就需要考虑是同期完成还是分次完成两个手术。

同期进行 PKP 及白内障手术

全层角膜移植联合白内障摘除和人工晶状体（intraocular lens，IOL）植入通常被称为"三联手术"。三联手术成功率很高，并具有单次手术的各种益处，如减少麻醉次数、单次暴露于感染风险、更快的视力康复、更低的手术成本等。然而，这些益处也同时伴随着其他重大的手术挑战。

由于术野能见度有限，在切除患者病变角膜后，白内障通常会在"开天窗"的状态中摘除。这种开放的前房与未开放的玻璃体腔形成不对等的压力梯度。这种晶状体后方过强的压力会增加撕囊口破裂、后囊破裂甚至爆发性出血的风险[2]。即使术者成功撕囊并在囊外娩出晶状体核，凸起的后囊也会使皮质吸除和 IOL 植入更加困难。本文建议术者在台盼蓝染色的辅助下撕囊，并植入三片式 IOL。Yokokur 等描述了使用吊顶光源进行晶状体后方照明，以便于在角膜开窗前在封闭的前房中完成撕囊的操作[3]。后方照明组的成功撕囊率为 86%，而无后方照明组为 30%。另有研究证明，三联手术前进行核心位置玻璃体切除术可提高 IOL 植入的成功率，减少玻璃体前移的风险，并可缩短手术时间[4-5]。

同时进行 PKP 和白内障手术的一个主要挑战是 IOL 度数的选择。PKP 后角膜的屈光力极不可预测，这可能会导致术后高度的屈光预测误差（refractive prediction errors，RPE）[6-7]。由于供体角膜的屈光力和角膜缝合的真实效果尚不清楚，眼科医生只能估计角膜屈光力并应用在 IOL 计算中。可选择的参考数据包括使用另一只眼睛的平均角膜屈光力或根据先前经验选择固定的参考数值。任何一种预估方法都会产

生明显的误差。此外，由于供体角膜缝合在患眼上，因此术后形成高度散光的风险很大，且散光可能是不规则的。这种不可预测性也会导致缝线移除后形成高度的屈光参差。Shimomura 等发现，在三联手术后，RPE 在 ±2 屈光度（diopter，D）以内的患眼不到 50%，而在 PKP 后进行白内障手术这一比例可达到 91%[4]。由于这些原因，只要有可能，我们更愿意在 PKP 后，当角膜植片已充分愈合，所有缝合线都已移除后再二期进行白内障手术。

PKP 术后二期进行白内障手术

虽然 PKP 术后二期进行白内障手术具有视力恢复较慢、手术暴露量增加、成本较高以及角膜内皮可能损伤等缺点，但在我们看来，其手术安全性的提高和屈光结果的改善等优点远远超过了这些缺点。由于 PKP 缝合线会对角膜屈光力和散光水平产生重大影响，因此建议在所有角膜缝合线移除后再进行白内障手术[6-7]。如果无法达成，则应充分告知患者预后无法预测。

由于角膜移植状态的存在，白内障手术技术通常需要进行较小的调整，但有些要点值得注意。在制作手术切口时应注意避免移植物宿主连接（graft-host junction，GHJ）。这通常会导致"较短"的切口更容易发生泄漏，并且提高虹膜脱出的风险。此外，与 GHJ 相关的生物力学力也可能降低切口自密的能力。因此，如果切口的完整性出现任何问题，建议术中缝合切口。当患眼移植物直径较大时，术者可考虑使用巩膜隧道切口。角膜移植同时也可能产生一些光学畸变，通常发生在 GHJ 附近的中周部。即使在足够的红光反射的情况下，术者也可以使用台盼蓝染色囊膜来抵消这种视觉上的轻微影响。分散性眼用黏弹剂（ocular viscosurgical device，OVD）优于其他黏弹剂，因为它在白内障手术期间可以更好地保护角膜内皮。Den 等发现，白内障摘除术后 1 年患者角膜内皮细胞平均损失 31%，术后前 6 个月持续下降[8]。最后，这些患眼通常会合并其他眼部疾病，如虹膜后粘连、青光眼、悬韧带断裂和成熟期白内障，并且更可能需要术者在术中使用其他工具和仪器，如台盼蓝、囊袋支撑装置和瞳孔扩张装置。

散光的处理

如前所述，移植后角膜（更常见的是 PKP 或 ALK 后）通常需要处理高度散光（可能是不规则散光）。这是由几个因素造成的，包括伤口愈合、血管化、缝合技术、移植物大小和供体组织特征[6, 9-12]。虽然有多种治疗散光的方法，但非常重要的是在手术前准确设定患者的期望值，以便他们了解到自己极有可能需要额外的措施来达到最佳的术后视力。

选择性缝线拆除是调节散光的一种技术[13-14]。一旦角膜充分愈合，术者就可以在角膜地形图或断层扫描的指导下沿角膜陡峭轴拆除缝线。如果角膜散光变得规则，并且总散光值降低到患者可以接受且可用眼镜矫正的程度，那么便可以停止拆线了。然而，术者应告知患者，缝线可能会随着时间而吸收，散光可能会随着后续的拆线过程而有所改变。角膜移植后患者经常需要接受框架镜矫正较高水平的散光，尤其是双眼接受角膜移植的患者。由于 GHJ 不可避免的缺陷，眼镜还对患眼具有额外的保护作用，尤其是在 PKP 或 DALK 之后。

角膜移植术后，接触镜是矫正包括散光及屈光不正在内的主要手段。如果散光规则且相对度数较低，散光矫正型软性接触镜可能足以使患者获得功能性视力。然而，如果角膜散光度数高和（或）不规则，则可能需要硬性透气性（rigid gas-permeable，RGP）镜片。不幸的是，由于 RGP 接触镜常造成不适感或置入／取出困难，所以通常难以配戴，患者耐受性较差[15]。近年来，巩膜接触镜技术取得了显著进步[16]。与 RGP 镜片相比，巩膜镜片有几个优点：由于跨越在角膜上方，所以它们通常更加舒适；通过保持持久的润滑性，因而有助于保持眼表的健康；巩膜接触镜可以安装在高度不规则的角膜上，显著提高视力和视觉质量（图 11.1）。

不规则散光和接触镜不耐受在这类患者中很常见，通常会对他们视觉功能的实际改善产生限制。小孔径光学法是治疗不规则散光的一种相对较新的方法。通过阻挡非视轴光线，针孔孔径减少了角膜像差的影响并增加了景深。XtraFocus 针孔眼内植入物（Morcher，GmbH）是一种不透明的黑色圆形装置，其中心孔径为 1.3 mm，设计为背驮式，可放置在睫状沟[17]。该装置有一个 6 mm 的光学部，总长度为 14 mm，可透过红外光。虽然该装置会阻碍间接检眼镜检查，但仍可以进行基于红外光的检查，如光学相干断层扫描或激光扫描检眼镜检查。尽管该装置目前在美国尚不可用，但已有研究证明它能显著改善 PKP 后不规则散光患者的主观和客观远视力及

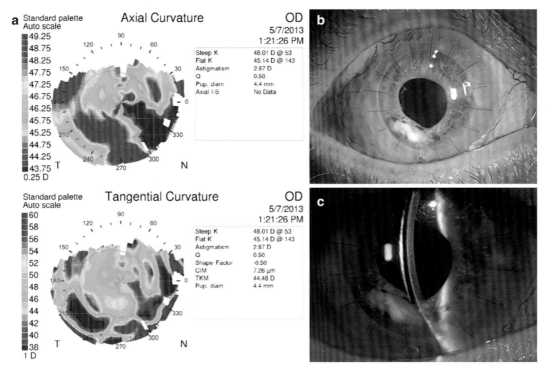

● 图 11.1　用巩膜镜治疗 PKP 术后的散光和不规则角膜表面。基于 Placido 的地形图（a- 左）显示不规则斜性散光。裂隙灯图像显示巩膜晶状体（b- 右上）及其在角膜表面上形成的穹窿（c- 右下）

近视力，且无相关并发症，如葡萄膜炎-青光眼-前房积血综合征。

弧形角膜切开术（arcuate keratotomy，AK）或角膜松解切口（corneal relaxing incisions，CRI）也可用于白内障手术期间或术后，以减少角膜散光（图 11.2）。术者可以使用校准的金刚石刀片或飞秒激光沿角膜陡峭轴手动制作切口[18-23]。切口可以单个制作或成对制作，深度通常达到角膜基质的 90%。切口可沿着切口径线方向使角膜变平，并在垂直切口方向使角膜变陡，该现象也称为耦合。该现象受多种因素影响，包括切口的长度和深度。目前已发布的列线图

可用于接受过 DSAEK 或 DMEK 的患眼。然而，与 DALK 或 PKP 之后的 GHJ 相关的不确定性力矢量产生了不符合这些列线图的难以预测的结果。因此，我们建议采用保守的方法，从大约 45° 的方向开始制作成对的小切口。如果没有削减足够程度的散光度数，那么可以在两到三个间隔内将切口扩大 10°～20°，直至达到所需效果或切口长度达到 90°。虽然一般来说是安全的，但部分 CRI 可能会出现裂口，对于接受角膜移植术治疗扩张性角膜变性（如圆锥角膜）的患者，应避免制作 CRI。

激光屈光手术是在患者接受角膜移植和白内障

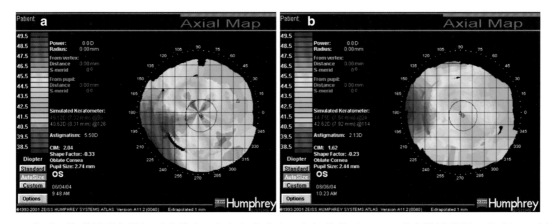

● 图 11.2　PKP 术后，接受弧形角膜切开术前（a- 左）和术后（b- 右）的基于 Placido 的角膜地形图。成对切口（长度为 60°，深 600 μm）设置在 GHJ 的正前方。注意：散光从 5.50 D 降至 2.13 D

手术后治疗患眼散光的另一种选择，并且具有治疗任何相关屈光不正的额外收益。激光原位角膜磨镶术（laser in situ keratomileusis，LASIK）、激光辅助上皮下角膜切除术（laser-assisted subepithelial keratectomy，LASEK）和屈光性角膜切削术（photorefractive keratectomy，PRK）均已应用于此[24-28]。PRK 和 LASEK 更常用，因为它们不需要制作角膜瓣。本文建议使用丝裂霉素 C 来降低角膜上皮下雾状混浊形成的风险，该方法已经通过常规应用、波前引导和角膜地形引导治疗取得了成功。LASIK 也可用于治疗屈光不正，可分一步或两步进行。同时进行角膜瓣制作和准分子激光消融（一步法）可降低并发症的风险，如角膜上皮向内生长，但会降低术后的屈光预测性。相反，在激光消融之后制作角膜瓣（两步法）会形成更好的屈光效果，因为在制作角膜瓣后，患者的屈光不正可以稳定下来。然而，两步法确实存在较高的角膜瓣相关并发症的风险。如果患者考虑接受矫正性激光手术，则应在治疗前通过验光证明矫正术对视力有可观的改善。

在某些情况下，角膜移植手术后可以通过植入散光矫正型 IOL 来控制角膜散光（图 11.3）。如果 PKP 或 ALK 术后角膜地形图 / 断层扫描显示的角膜散光是规则的，患者愿意接受散光矫正（尽管存在白内障），角膜内皮细胞计数至少为 1500 ~ 2000/mm²，则可以考虑植入散光矫正型 IOL。如果患者角膜散光不规则或将来可能需要反复接受角膜移植，则首选非散光矫正型 IOL。如果患者在白内障手术后仍需接受角膜接触镜矫正，那么如果患者植入散光矫正型 IOL，则更难适配，因为还需要配戴散光矫正型 RGP 或巩膜接触镜。如果患者的角膜散光超过目前散光矫正型 IOL 可矫正的最大水平（IOL 平面 6.0 D，角膜平面约 4.0 D），则可使用角膜松解切口进行补充矫正。

前部板层角膜移植术（ALK）与白内障手术

前部板层角膜移植术（anterior lamellar keratoplasty，ALK）是指将部分前部角膜基质移除并替换的角膜移植技术。ALK 的主要优点是保存宿主的角膜内皮，并消除最常见的角膜移植排斥反应：角膜内皮的排斥反应。ALK 有几种类型：通过刀片手动剥离、飞秒激光辅助、沿着胶原板层进行人工剥离（"抓握和撕裂"），以及 Anwar 和 Teichmann 的大气泡技术[29-30]。应用这种手术的患者人群的白内障手术面临的挑战与 PKP 患者非常相似。

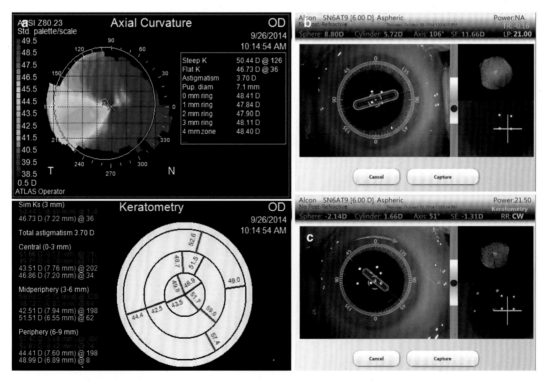

• **图 11.3** PKP 后白内障手术中的散光矫正型 IOL 植入。基于 Placido 的角膜地形图（**a**- 左）显示了一些不规则散光。与中心 3 毫米区域相比，Sim-K 的测量出散光数据偏低（5.55 D vs.3.70 D）。复散光矫正型 IOL 植入前（**b**- 右上）和植入后（**c**- 右下）的术中像差显示散光减少。患者术后裸眼视力为 20/25

同期进行 ALK 及白内障手术

ALK 是在角膜病变导致一定程度的角膜混浊和不规则、影响白内障手术视野的患眼中进行的。作者已经描述过在通过使用大气泡技术去除前部角膜后，在植入供体角膜植片之前进行白内障手术的操作[31-33]。虽然实现大气泡十分具有挑战性，但 Zaki 和同事发现，如果在保留 Dua 层的情况下获得 1 型气泡，白内障手术则可以安全进行。他们发现如果在剥离板层角膜后只剩下后弹力层，那么在白内障摘除过程中该层破裂的风险则过高。即使成功地同期完成 ALK 和白内障手术，眼科医生和患者仍面临术后角膜屈光力和散光程度不确定，从而导致高度屈光预测误差的风险显著增加。由于这些与 PKP 相似的原因，我们倾向于让接受 ALK 的患者接受二期白内障手术。

ALK 术后二期进行白内障手术

既往接受过 ALK 的患者进行的白内障手术与 PKP 后的白内障手术基本相同。与术野、IOL 选择和对额外工具的需求相关的技术挑战是相同的（如前所述）。二者可能存在的不同点之一是角膜内皮细胞丢失的风险。Acar 等发现，与 DALK 术后再进行白内障手术的患者相比，PKP 术后再进行白内障手术的患者术后 1 年角膜内皮细胞损失更多（11% vs. 44%）[34]。值得注意的是，DALK 术眼的角膜内皮细胞丢失率与无角膜移植术史的眼相同。Den 等也发现，在白内障摘除后 1 年，DALK 术后患者与 PKP 术后患者相比，角膜内皮细胞丢失率更低（11% vs. 31%）。他们发现，DALK 组的角膜内皮细胞损失在术后 1 个月时稳定，而 PKP 组在白内障摘除后的前 6 个月连续出现角膜内皮细胞损失。

有 ALK 术史的患者在白内障手术期间或术后可接受的散光治疗方法与 PKP 相同，包括框架镜、接触镜、选择性缝线移除、弧形角膜切开术、激光手术矫正和散光矫正型 IOL。请参考前面的讨论。

角膜内皮移植术（EK）与白内障手术

最常见的现代角膜内皮移植术（endothelial keratoplasty，EK）包括后弹力层撕除自动角膜刀取材内皮移植术（descemet stripping automated endothelial keratoplasty，DSAEK）和后弹力层角膜内皮移植术（descemet membrane endothelial keratoplasty，DMEK）。

这些技术仅适用于角膜内皮及后弹力层病变的患者，如 Fuchs 角膜内皮营养不良或大疱性角膜病。与 PKP 相比，它们具有多种优势，包括排斥反应风险小、切口更小、缝合更少、视力恢复更快。另外，由于这两种角膜内皮移植手术对角膜表面的改变都很小，因此手术引起的散光水平显著降低。与 PKP 和 ALK 一样，研究者已发现 EK 有增加白内障进展的风险[35-37]。EK 术后需要白内障手术的风险随着年龄的增长而增加，50 岁以上患者的白内障手术率为 55%，年轻患者为 7%。因此，白内障常见于需要或已经接受过 DSAEK 或 DMEK 的患者，并提出了值得解决的特征性问题。

同期进行 EK 及白内障手术

在所有可用的角膜移植技术中，DSAEK 和 DMEK 最适合与白内障手术同期进行。与 PKP 和 DALK 相比，标准白内障手术可以在 EK 之前即刻实施，此时前房封闭，房水流速正常。在 Fuchs 角膜营养不良或轻度角膜失代偿的情况下，眼科医生的术野几乎没有受到任何影响。一些手术操作的改变将有助于后续 EK 的实施。

角膜穿刺口和主切口应做得更短，以避免切口与供体角膜接触。这使得眼科医生可以更容易地将针头插入，以进行气体填充和气液交换。建议在白内障手术中使用黏性 OVD，因为它可以在供体植片植入前被轻易地吸除。残留的 OVD 可能被滞留在植片和宿主角膜植床之间的分界面中，增加了植片脱位的风险。在 EK 术中，患者前房通常会变浅，在 DMEK 的病例中更是有目的地将前房变浅，因此建议在白内障术中缩小撕囊范围，以降低 IOL 脱出囊的风险。OVD 吸除后，应使用缩瞳剂收缩瞳孔，以尽量减少植片与 IOL 接触，从而降低损害供体角膜内皮的风险。建议采用下方周边虹膜切除术（peripheral iridotomy，PI），以尽量减少气泡阻滞瞳孔导致的术后眼压升高的风险。如果患者术前未接受激光 PI，那么术者则应通过玻切头、针或刀片，使用最擅长的方法在缩瞳后进行 PI。术中 PI 确实会增加出血和前房积血的风险，但这似乎不会对手术结果产生不利影响[38]。然而，在条件允许的情况下，仍建议在手术前停用抗凝剂。

DSAEK 和 DMEK 术后均可观察到角膜屈光力的远视漂移。DSAEK 植片中心比周边更薄，相当于"凹透镜"[39-40]。DMEK 植片非常薄（约 15 μm），厚度均匀，但患者仍会出现远视漂移。而与 DSAEK 相比，这种变化幅度相对较小。假设术前角膜中央水肿程度更高，那么当水肿消退时，角膜中央会相对周边变得更薄，导致远视漂移（图 11.4）。由于这些远视漂移，建议 DSAEK 白内障手术的目标屈光度设置为 −0.75 至 −1.25 D，而 DMEK 白内障手术的目标屈光度建议设置为 −0.5 至 −1.0 D[41-44]。最后，在这些病例中，应避免使用亲水性丙烯酸 IOL，因为它们在暴露于前房内气体（包括空气、SF₆ 或 C₃F₈）后容易发生混浊 / 钙化[45-47]。

EK 术后二期进行白内障手术

在严重角膜内皮功能障碍的病例中，角膜水肿可能对白内障手术需要的充分清晰的视野造成妨碍。在这些情况下，术者可以先实施 EK，然后等患眼愈合后再实施白内障手术。除了改善手术视野外，EK 术后术者更容易获得准确的角膜测量数据。虽然 DSAEK 术后二期实施的白内障手术仍然需要设置近视目标屈光度，但 DMEK 眼不需要设置这样的目标。由于 DMEK 植片厚度均匀，因此一旦术后水肿消退，角膜曲率的测量数值将准确反映角膜的屈光力。

散光的处理

与其他形式的角膜移植术一样，DMEK 或 DSAEK 眼的散光治疗也可选择相同的方案。然而，DMEK 或 DSAEK 术后使用散光矫正型 IOL 需要额外的考量。虽然 DMEK 角膜在术后早期可能会出现散光值的变化，但一旦植片贴附良好且水肿消失，

角膜屈光力就可以准确测量出来，不规则散光导致的风险也会非常低。即使是接受多次 DMEK，对术后长期的散光水平的影响也很小。因此，在这一人群中，散光矫正型 IOL 是一个合理的选择。如果考虑同时进行 DMEK 和白内障手术，最好将散光矫正型 IOL 的使用限制在常规散光超过 1.75 D 的患者身上，因为在散光较轻的病例中，屈光预测性较差[48-49]。

虽然 DSAEK 术后发生角膜不规则散光的风险通常较低，但植片较厚、不规则的钻孔和植片位置偏心可能导致这种情况的发生。DSAEK 术后角膜总散光的准确测量也更具挑战性，因为板层角膜移植改变了角膜后表面曲率。由于术中像差测量包括角膜后表面的影响在内的总散光值，因此在该患者群体中选择散光矫正型 IOL 可能会带来一些好处。最后，如果患者重复接受 DSAEK，那么散光测量值可能会发生显著变化。出于这些原因，DSAEK 手术应谨慎与散光矫正型 IOL 联合使用。

总结

白内障手术联合角膜移植术或在角膜移植术后进行都可以非常成功。手术方法将根据角膜移植的类型不同而不同，同期或二期进行手术也有所不同。由于每种方法都有一定的优点和缺点，眼科医生和患者都可以在仔细评估和详细制订手术计划中受益。角膜移植术通常与术后散光有关，有多种治疗方法可供选择。角膜移植术前术后的全面详实的咨询对于提高患者的理解水平和满意度至关重要。

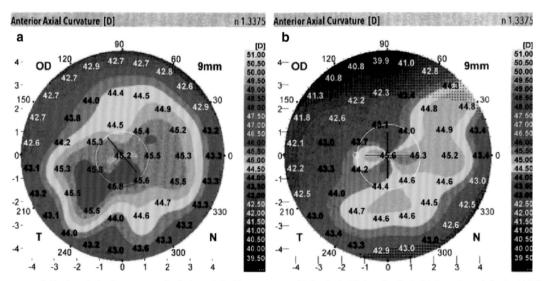

● 图 11.4　DMEK 术前（a- 左）和 DMEK 术后（b- 右）基于 Placido 的角膜地形图。角膜地形图显示，随着陡峭轴位置的改变，散光规则性也有所改善

要 点 小 结

- 白内障手术应尽可能在穿透性角膜移植术后进行，因为这样安排可以使手术安全性提高，IOL 度数计算的准确性也提高。
- 在同期或前期先进行角膜移植的病例中，白内障手术可通过辅助器械进行辅助，例如使用台盼蓝囊染色剂染色、用于保护角膜内皮的分散型 OVD、瞳孔扩张器和切口缝合。
- 对于角膜移植和高度散光的患者来说，巩膜接触镜的耐受性通常很好，这些患者使用软性或硬性透气性接触镜治疗并不成功。

- 角膜内皮移植术更适合同期进行白内障手术，但考虑到角膜移植的远视效应，需要对目标屈光度进行调整。
- 角膜移植患者应谨慎使用散光矫正型 IOL，只有在角膜植片健康且角膜内皮细胞计数正常、散光规则且术前屈光矫正结果可接受的情况下，才可以考虑使用。

（参考文献参见书末二维码）

第 12 章

Fuchs 角膜内皮营养不良的白内障手术

Theo los Tourtas, Julia M. Weller, and Friedrich E. Kruse

万雨 译 冯星 宋旭东 审校

要 点

- 在计划白内障手术时，始终要仔细关注内皮，以避免手术后的不良结果
- 对 FECD 患者采用单纯白内障手术或联合角膜内皮移植的手术策略
- 白内障手术联合角膜内皮移植术中人工晶状体计算存在的挑战
- 飞秒激光辅助白内障手术在 FECD 患者手术中的作用
- 对 FECD 患者进行白内障手术时，会出现什么并发症以及如何处理这些并发症

引言

　　在白内障手术患者筛查时，角膜内皮的临床评估非常重要。裂隙灯检查应联合角膜内皮显微镜检查，以排除角膜内皮病变。角膜滴状赘疣是白内障手术患者中最常见的病理表现。不伴角膜水肿的角膜滴状赘疣的临床意义常常被低估。有角膜滴状赘疣的 Fuchs 角膜内皮营养不良（Fuchs endothelial corneal dystrophy，FECD）在发展至角膜水肿之前的早期阶段就已出现视觉质量的损害。最早的症状是眩光、对比敏感度下降和色觉受损，主要是在光照条件不好时症状明显。几项研究证实，角膜滴状赘疣会导致白内障患者的对比敏感度进一步降低，以及散射光进一步增加[1-3]。白内障患者常规下不进行这些参数测量。因此，在白内障手术前告知患者有角膜滴状赘疣的存在至关重要，这可能会导致手术后的不良结果。

FECD 眼的白内障手术：何时进行以及如何进行

　　即使对经验丰富的角膜手术医生来说，决定何时只进行白内障手术、何时行白内障手术与角膜移植联合手术，或对 FECD 患者进行分阶段手术（先行白内障手术或先行角膜移植术）也可能是一个挑战。

　　在各种类型的角膜移植术中，板层角膜手术适用于 FECD 患者，因为角膜内皮移植术（endothelial keratoplasty，EK）允许对病理性角膜进行特定层次的矫正。角膜手术医生可以选择两种 EK 手术形式：在 DSAEK 中，一层薄薄的角膜后基质层与后弹力层和内皮层一起移植，而在 DMEK 中，只有后弹力层和内皮层被替换。DMEK 通常优于 DSAEK，因为前者的视觉效果更好。

　　对于中等程度的白内障伴角膜水肿并有角膜滴状赘疣的病例，须进行白内障手术联合 EK 手术。否则，单独行白内障手术可能引起大疱性角膜病变和角膜内皮失代偿。

　　可能会遇到的以下三种情况：

　　1. 中等程度白内障伴轻度角膜滴状赘疣

　　众所周知，超声乳化术会影响角膜内皮，即使术前角膜滴状赘疣相对轻微，术后也可能发生角膜失代偿。这可以通过 FECD 的病理生理学来解释，在 FECD 中，不仅产生了（临床可见的）角膜滴状赘疣，还有内皮细胞数量减少、代谢改变、生存能力降低。对于此类患者，术前必须对角膜内皮细胞进行生物显微镜检查，以量化角膜内皮细胞密度，因为轻度角膜滴状赘疣患者的数值也可以差异很大（图 12.1）。术后角膜失代偿的预测没有临界值。术前，手术医生必须根据白内障核混浊的程度（以及预计超声乳化所需要的时间）和现有内皮细胞的数量和形态来评估角膜失代偿的风险。须告知患者，如果白内障手术后发生角膜失代偿，可能需要进行 EK 手术。如果在生物显微镜下角膜滴状赘疣融合而无可见的内皮细胞，通常建议 EK 联合白内障手术。

　　基于中央角膜厚度的决策可能会产生误导，因为较厚的角膜不一定意味着角膜水肿，而正常厚度的角膜也可能出现亚临床水肿[4-5]。Pentacam Scheimpflug 断层扫描是检测 FECD 患者亚临床水肿的有效工具，这些患者将受益于 EK 手术。通过使用 Pentacam 评

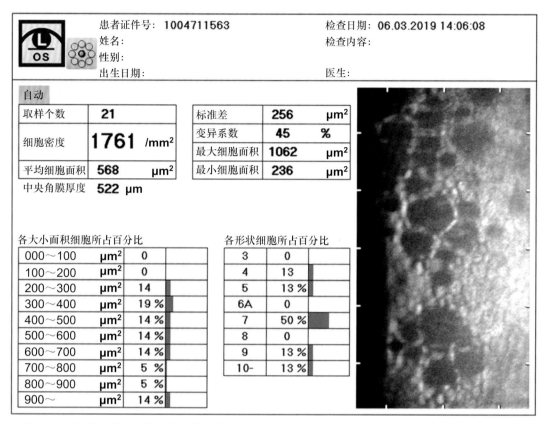

● 图 12.1　轻度角膜滴状赘疣患者的角膜内皮镜照片。对该患者而言，只行白内障手术是可行的选择

估三个结构参数，可预测 FECD 眼白内障手术后需要进行角膜内皮移植的风险[5]。据我们所知，这是指导联合手术决策的唯一循证方法。单独使用角膜厚度这一个指标并不能有效评估何时只进行白内障手术或联合手术。因此，目前没有公认的一个角膜厚度的临界值（例如 650 μm），认为超过该值应进行联合手术。相反，在没有临床可见的角膜水肿的情况下，手术医生应考虑上述结构参数、角膜滴状赘疣的程度以及滴状物特有的相关症状（如眩光和对比敏感度降低）。根据经验，我们建议在角膜滴状赘疣密集且融合的情况下进行联合手术（图 12.2 和图 12.3）。

如果角膜滴状赘疣局限在角膜中央 4～5 mm 区域，无内皮移植的后弹力层剥离术（DSO）可能是未来很有前景的选择[6]，该手术也可联合白内障手术。目前正在临床随机试验中研究 Rho 激酶抑制剂对内皮损伤的修复作用。

2. 轻度白内障伴中等程度角膜滴状赘疣

对于有明显角膜滴状赘疣的有晶状体眼，行 EK 手术的同时或不同时进行白内障手术。患者的年龄和眼睛的剩余调节能力是决策的重要因素。

对于 60 岁以上的患者，即使白内障只是轻微的，

DMEK 手术通常也与白内障手术联合进行，以避免在 EK 手术后不久进行第二次手术（白内障手术）[7]。对于 50 岁以下的年轻患者，仅进行 EK 手术通常是首选。如果仅选择 DMEK 手术，则必须告知患者角膜移植术后类固醇激素治疗对白内障的诱发效果，可能导致 DMEK 术后数月或数年进行第二次手术（白内障手术）。在最近一项调查有晶状体眼 DMEK 术后白内障发生率的研究中，只有 13%（35/261）在 DMEK 术后 10 年的随访中发生了白内障[8]。DMEK 与超声乳化术的平均间隔时间为 18±13 个月。在超声乳化术后的前 6 个月，内皮细胞密度的平均损失达 11%，这是可以接受的，但高于 DMEK 术后不进行后续其他手术情况下的内皮细胞自然减少的数量。与联合手术相比，仅行 DMEK 手术而后续再行白内障手术的主要优势在于人工晶状体计算的精确度更高。

此外，在决定进行联合或分期手术时，应考虑前房的形态。如果前房深度小于 2 mm，例如高度远视眼，或者玻璃体压力可能很高，即使晶状体是透明的，为了便于移植操作和展开植片，也优选 DMEK 联合白内障手术。

3. 患有大疱性角膜病变或局灶性中央角膜水肿的

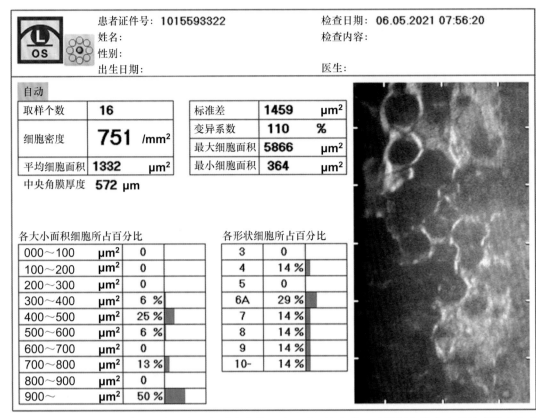

患者证件号：1015593322		检查日期：06.05.2021 07:56:20
姓名：		检查内容：
性别：		
出生日期：		医生：

自动

取样个数	16		标准差	1459	μm²
细胞密度	**751**	/mm²	变异系数	110	%
			最大细胞面积	5866	μm²
平均细胞面积	1332	μm²	最小细胞面积	364	μm²
中央角膜厚度	**572** μm				

各大小面积细胞所占百分比

000～100	μm²	0
100～200	μm²	0
200～300	μm²	0
300～400	μm²	6 %
400～500	μm²	25 %
500～600	μm²	6 %
600～700	μm²	0
700～800	μm²	13 %
800～900	μm²	0
900～	μm²	50 %

各形状细胞所占百分比

3	0
4	14 %
5	0
6A	29 %
7	14 %
8	14 %
9	14 %
10-	14 %

● 图 12.2 密集且融合的角膜滴状赘疣患者的角膜内皮镜照片。对于该患者，建议行角膜内皮移植术联合白内障手术

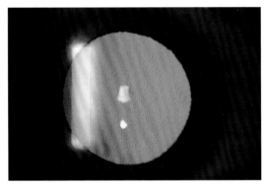

● 图 12.3 一例密集且融合的角膜滴状赘疣患者的后照裂隙灯照片

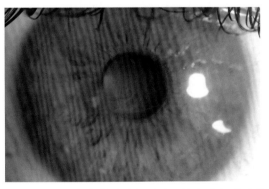

● 图 12.4 FECD 患者的裂隙灯照片，该患者有明显的中央旁局灶性角膜水肿。在这种情况下，人工晶状体的计算是困难的，这使得分阶段手术（先行角膜内皮移植术，再行白内障手术）更合理

FECD 患者

患有广泛角膜水肿和白内障的眼睛可能会从分期手术中受益。在这些情况下，由于角膜混浊，即使在去除角膜上皮后，也无法进行安全的白内障手术。为了减少白内障手术的失败，应首先进行 EK 手术。一般来说，EK 术后 3 个月，角膜达到稳定状态、可以进行准确的人工晶状体计算，白内障手术就可以安全地进行了。

一些 FECD 患者的眼睛可能出现中央或中央旁局灶性水肿，而不是弥漫性角膜失代偿（图 12.4）。这些眼睛的人工晶状体计算困难，导致屈光结果不可预测。尽管 EK 和白内障联合手术可能在临床上适用，

但在这些情况下，分阶段手术（先行 EK 手术，再行白内障手术）也是合理的。然而，由于在移植状态下行超声乳化术可能会损害角膜内皮，因此必须权衡其与人工晶状体精确计算之间的优劣。

白内障摘除手术联合角膜内皮移植术和人工晶状体植入：技术要点和人工晶状体计算

当 EK 手术与白内障手术联合进行时，在植入 EK 植片之前进行超声乳化和人工晶状体植入。使用相同的主切口植入人工晶状体和植片。应特别注意在

白内障手术中应使用高黏性黏弹剂，以便在植入植片之前将黏弹剂完全去除。手术前应避免过度使用散瞳剂，以便在 EK 前尽可能缩小瞳孔。人工晶状体植入后，前房内注入乙酰胆碱用于缩瞳。

尽管 EK 术后亲水性人工晶状体钙化的发生率很低，许多手术医生仍更倾向于使用疏水性人工晶状体来防止术后与眼内空气或气体相关的人工晶状体钙化[9]。对于联合手术中使用的人工状晶体设计，没有标准建议。我们建议使用平板状襻，以确保晶状体虹膜隔的最大稳定性，并可在前房存在空气时防止 IOL 移位。

在进行 EK 联合白内障手术时，最大的挑战是人工晶状体计算，以避免手术后的屈光不正。尽管 EK 是一种无缝合手术，但一些研究表明，联合手术对术后屈光度的影响不是中性的，而是会导致远视漂移。此外，屈光度漂移似乎是不可预测的。角膜后弹力层剥除内皮移植术（descemet stripping endothelial keratoplasty，DSEK）的效果高于角膜 DMEK，但仍有很大的波动范围。

据报道，DSEK 的远视漂移范围从 + 0.31 D（±2.03 D）到 + 1.26 D（±0.53 D），DMEK 的远视漂移范围从 − 1.14 D（±1.7 D）至 + 0.90 D（±1.5 D）[10]。角膜后曲率的变化似乎是对屈光漂移产生了影响。在同一患者对侧眼的比较中，当以第一只眼睛的屈光结果作为参考时，发现可对第二只眼睛具有良好的可预测性[11]。第二只眼睛的屈光漂移似乎是跟随第一只眼睛的屈光漂移进行的。参考角膜后曲率值，我们倾向于将目标屈光度设定为 − 0.75 至 − 1.5 D。然而，在联合手术的情况下，需要适当告知患者人工晶状体计算的可预测性较差。

角膜滴状赘疣/FECD 白内障手术的技术要点

1. 常规超声乳化术

当对有角膜滴状赘疣的眼睛进行白内障手术时，建议在手术过程中使用高度分散性的黏弹剂，以尽可能保护患病的角膜内皮。

2. 飞秒激光辅助白内障手术

飞秒激光辅助白内障手术（femtosecond laser-assisted cataract surgery，FLACS）在 FECD 患者中的作用仍存在争议。有一种假说是，与常规白内障手术相比，飞秒激光的使用减少了角膜内皮暴露于超声的持续时间，因此减少了超声能量的总量。这对于内皮细胞更温和。在一项对 207 只 FECD 眼的回顾性研究中，FLACS 与常规超声乳化术相比，并未显著降低角膜失

代偿率[12]。而与此相反，另一项针对 140 只 FECD 眼的回顾性研究报道，与常规超声乳化术相比，FLACS 术后内皮细胞损失减少[13]。在一项对 31 只 FECD 眼进行内皮细胞密度评估和中央角膜厚度测量的小型前瞻性研究中，与常规超声乳化术相比，FLACS 组的结果稍有优势[14]。针对 FLACS 在 FECD 中的作用展开更大的前瞻性随机研究是有必要的，这有助于确定 FLACS 在患有 FECD 的眼睛中的积极作用。

角膜滴状赘疣/FECD 白内障手术并发症的处理

后囊破裂

白内障手术中的囊袋相关并发症可以通过不同的囊外人工晶状体固定方案得到很好的控制。然而，患有 FECD 的眼睛在进行白内障手术时需要特别考虑，因其将来可能需要进行角膜内皮移植术。

尽管人工晶状体睫状沟固定通常是发生囊袋相关并发症后的首选，但它会影响 DMEK 手术的可行性：前房中的空气或气泡（这是植片黏附所必需的）会导致人工晶状体的后退，并可能导致人工晶状体脱位到玻璃体腔中。对于囊袋受损而行人工晶状体睫状沟固定的病例，建议植入虹膜固定或巩膜缝合的后房型人工晶状体。

应对人工晶状体的位置进行准确记录，因为这对角膜手术医生非常重要，尤其是在复杂白内障手术后出现大疱性角膜病变的情况下。人工晶状体的定位困难应与角膜手术医生明确沟通，以便制订适当的手术计划。玻璃体脱出进入前房会使 EK 手术明显复杂化。在这种情况下，必须彻底切除前部玻璃体。然而，应避免广泛的玻璃体切除术，因为在玻璃体切除后的眼睛中进行 EK 手术更加困难。

对于无晶状体眼，需要进行二期后房型人工晶状体植入；否则，紧密卷状的 DMEK 移植物可能会通过瞳孔落入玻璃体腔，这被称为无晶状体眼的 DSAEK 移植物[15]。与 DSAEK 相比，DMEK 中无晶状体眼通过瞳孔丢失移植物的可能性更大，因为 DMEK 移植物更薄，并形成直径小于收缩状态下瞳孔的紧密卷状。此外，在 DMEK 术后早期，空气或气泡与无晶状体眼的后段之间没有障碍，倾向于移动到虹膜后面。这种情况可能导致房角闭合，但最重要的是因失去空气或气泡的支撑导致移植物错位。一些手术医生曾在无晶状体眼中尝试过 DMEK，但结果令人

沮丧：67% 的患者发生了植片脱位，88% 的患者发生移植失败[16]。由于植片薄且脆弱，在 DMEK 中不可能如 DSAEK 中所述在无晶状体眼中临时缝合固定植片[17]。对于有前房人工晶状体的眼睛，我们建议采用两步手术：移除前房人工晶状体，并在后房植入人工晶状体（虹膜固定或巩膜缝合固定）[18]。一些外科医生已经成功地在保留前房人工晶状体的眼睛中进行了 DMEK[19-20]。然而，应考虑前房人工晶状体对植片内皮的损害作用。与二期植入后房型人工晶状体相比，保留前房型人工晶状体的眼植片存活率较低[21]。

黄斑囊样水肿

DMEK 术后 2% ～ 13% 的眼睛出现黄斑囊样水肿（cystoid macular edema，CME）[22-26]。在白内障超声乳化术后的前 6 个月，DMEK 手术同时联合进行白内障手术或将 DMEK 手术作为分期手术的一步均不会增加 CME 的发生率[24]。

Inoda 等甚至发现，与单独行 DMEK 相比，分期手术（白内障手术后 1 个月行 DMEK）的眼睛 CME 风险降低，这可能是因为在白内障手术和 DMEK 手术之间，眼睛使用了类固醇和非类固醇抗炎眼药水治疗[25]。在对行过 DMEK 的眼睛进行白内障手术期间，应避免虹膜损伤，因为它是 CME 发生的危险因素[25]。强化的局部类固醇方案（DMEK 及超乳术后第一周内每小时一次）已显示可显著降低术后 CME 的发生率[26]。

人工晶状体钙化

人工晶状体钙化是人工晶状体眼 DMEK 术后罕见的长期并发症。推测人工晶状体钙化的机制是空气 / 气泡与人工晶状体表面接触。IOL 混浊的发生与空气注射次数有关[9]。这种并发症首先在亲水性丙烯酸酯 IOL 中有报道，但也可能发生在疏水性材料中[9]。

人工晶状体钙化的处理取决于视力损害。尽管钙化可能会降低眼底的可见度，但患者视力可能仅轻度受损，反之亦然。治疗人工晶状体钙化的唯一方法是人工晶状体置换。是否进行人工晶状体置换必须与二次手术造成的内皮植片损伤的风险进行权衡。高分辨率光学相干断层扫描可作为预测人工晶状体混浊引起的散射光和视觉干扰的工具[27]。

> **要 点 小 结**
> - 角膜滴状赘疣对视觉质量有重要影响。
> - 充分告知患者角膜滴状赘疣的存在及其对术后过程会造成何种影响。
> - 当出现角膜水肿或角膜失代偿的可能性很高时，建议行白内障手术联合角膜内皮移植术。
> - 当角膜非常混浊时，考虑先进行角膜内皮移植术，以便之后可以安全地进行白内障手术，并使人工晶状体的计算结果更准确。
> - 在人工晶状体计算中，应考虑白内障手术联合角膜内皮移植术后的远视漂移。
> - 如果白内障手术期间发生后囊破裂，尝试重建稳定的晶状体虹膜隔，以便将来可成功进行角膜内皮移植术。

（参考文献参见书末二维码）

第 13 章

后极性白内障

Robert H. Osher

万雨　译　孙腾洋　宋旭东　审校

- 避免注入过多黏弹剂导致前房压力过高。
- 水分层优于水分离。
- 放慢超乳手术动作以减小扰动。
- 逃生路径的概念有助于无创性松动核壳。
- 在撤出超乳和 I&A 头之前，使用黏弹剂维持前房。
- 人工晶状体植入时应避免对囊袋施加压力。

当笔者刚作为住院医生进入眼科时，对后极性白内障的标准治疗是保守观察。患者会被告知，这种白内障会伴随他们一生，要等到它成熟后再进行手术干预。这种方法似乎有悖常理，因为其带来的眩光往往会严重影响生活。1980 年，笔者加入了父亲的诊所，积累了十几名后极性白内障患者，为他们进行了白内障超声乳化术并植入了后房型人工晶状体。笔者与一位非常亲密的朋友——休斯顿的 Douglas Koch 博士，在这方面有着相同的观点，并且在 1990 年合作，将我们的患者合并，发表了第一个手术系列[1]。虽然我们的后囊缺损（先天性或医源性）的频率很高，在 26% 左右，但患者视力的改善，尤其是眩光的减少，真的十分让人欣喜。

随着手术治疗原则的不断发展，后囊破裂的发生率已显著降低。本章节将简要回顾这些手术原则，以帮助我们能够在现代小切口白内障手术中为后极性白内障患者取得理想的视觉效果。

患者讨论

有必要花时间解释一下，正常晶状体后极部的"囊膜"或"壳层"厚度通常为 3 μm 或 4 μm。笔者想解释一下，由于在出生前发育不良，这种类型的白内障的囊膜更薄，更脆弱，甚至可能是不完整的。需要强调的是，这种类型的白内障摘除手术更具挑战性，并且常常可能引起并发症，导致需要改变植入的人工晶状体的类型和位置。这一点应该讨论并记录在病历中。

术前检查和生物显微镜

一些手术医生建议进行前节 OCT 检查，以确定是否存在后囊缺损[2-6]。虽然笔者没有常规安排这项检查，但笔者会非常谨慎地确认患者实际上是否有后极性白内障，而不是后囊下白内障（主要通过观察向前延伸到后皮质的圆形混浊的位置和厚度）。此外，笔者会仔细观察后囊膜的连续性，这里可能存在先天性的缺损。最后，笔者会在前玻璃体中仔细寻找微小的混浊或"油滴"，这种现象提示后囊可能存在缺损。

手术方法：用黏弹剂填充前房

利用黏弹剂填充前房以进行安全的撕囊是必要的，但注意不要注入过多黏弹剂，以免造成眼压升高。前房的压力过高会促使晶状体内容物通过菲薄或有缺损的后囊进入玻璃体。

撕囊

手术医生应尽可能仔细地掌控撕囊的居中性和大小，这对于人工晶状体光学部夹持是重要的。

水分离或水分层

传统的水分离是禁忌的，因为液体波可能会沿着晶状体周围向后蔓延并"冲开"后囊。出于同样的原因，不建议使用黏弹剂进行分离。印度的 Abhay Vasavada 博士主张通过将针头放置在更靠近晶状体中心的位置，使水流将晶状体核与壳分离，从而形成水分层[7]。在中央部注入更多水流可以将胎儿核与成人核分开。通过超声乳化技术刻槽，手术医生也可以使用"由内到外"的水分离技术，在该技术中，液体流动也将分离出不同的核层[8]。关键的概念是保持晶状体内部的分层，而不是让水流在薄弱或缺损的后囊上产生压力。Vasavada 博士还介绍了一种飞秒分层技术，即将外层核壳包绕的晶状体核分成柱形的三部分[9-10]。

超声乳化

许多手术医生表达了他们更倾向使用超声乳化技术来取出晶状体核[11-14]。大多数人都认为，应该在更靠中心的位置进行核的吸除，最好采用原位吸除，而非使晶状体旋转或偏心。为了防止湍流和前房不稳定，宜选用较低参数进行慢速超声乳化[15]。

逃生路径

笔者热衷于一个新概念，笔者称为逃生路径。由于未进行水分离，一旦胎儿核与成人核被乳化，就不可避免地会有一个核壳被"卡住"。有一个新颖又有效的活动核壳的方法（视频 13.1）。手术医生利用超乳头尖端将切口对面的核壳吸入。它通常是软的，因为这些手术患者通常很年轻，因此通常可以通过超乳针头进行抽吸。然后，切口对面的邻近皮质也被吸出，这提供了逃生路径。而后，就可以安全地使用直针头或弯曲的反向针头在囊下进行水分离，以松动核壳，尤其是切口下的核壳。因为水流可以轻易地通过逃生路径流出，所以剩余的核壳可以安全地移动，然后乳化，在这个过程中不会对后囊施加压力。

皮质吸除

手术医生可以选择使用同轴灌注抽吸、双手注吸或干吸法来吸除皮质。笔者倾向于使用硅胶注吸头进行微同轴 I/A。最好从最困难的切口下皮质开始抽吸，因为此时囊袋在碗状皮质的支撑下保持打开。根据以往报道，难以去除的皮质可以使用黏弹剂进行仔细而温和的剥除[16]。

中央斑块处理

皮质被移除后，后囊通常会有轴性的混浊区。在正常情况下，可以通过抛光、负压或分解成块的方法将后囊膜上的混浊斑块去除。但考虑到中央区后囊的脆弱性，在术后进行 Nd：YAG 激光治疗可能是最安全的；或者，可以点踏脚踏开关以通过管道再膨胀产生真空，来执行最小抽吸技术。然而，如果后囊撕裂，手术医生应准备好进行后囊撕囊，切除异常的中央斑块，然后进行传统的光学部夹持、光学部反向夹持，或将脱入 Berger 间隙的人工晶状体于后囊撕囊口夹持[17]。

维持前房

在撤出超乳或 I&A 针头之前，应通过侧切口注入黏弹剂，以维持前房。否则，在取出器械时前房会变浅，玻璃体前界膜可能破裂，导致玻璃体向前脱出。

人工晶状体植入

通常手术医生在白内障摘除后，会深呼吸并放松警惕。然而，此类手术中手术医生务必时刻保持警惕。对囊袋的任何触碰所带来的压力都可能导致完整或不完整的后囊发生严重撕裂。避免非必要触碰的一种策略是使用具有支撑性能的黏弹剂，如 Healon 5，其可以使一片式人工晶状体在被植入到囊袋中时保持祥于光学部前呈折叠状态。到达位置后，可以用器械或 I&A 针头轻轻展开晶状体祥。即使中央区后囊是缺损的，只要周边正常的囊袋结构有足够的支撑力，仍可以将一片式人工晶状体植入囊袋内。虽然困难，但将后囊撕裂转化为后囊环形撕除是有利的。如果囊袋支撑存在问题，手术医生可以将人工晶状体的光学部向前拨出，实现光学部反向夹持，或者将三片式人工晶状体植入睫状沟，将人工晶状体的光学部向后拨动至撕囊口后面，从而实现传统的光学部夹持。其他可选择的手术方案还有虹膜缝线固定、巩膜缝线固定或巩膜层间固定。

最终操作

建议先进行切口水密，再依次将人工晶状体后面及前面的黏弹剂吸出。同样，在撤出 I&A 针头之前，应通过穿刺口注入平衡盐溶液来维持前房。若手术医生希望缩瞳，可以使用乙酰胆碱。如果玻璃体前界膜是开放的，而手术医生希望将玻璃体还纳于后部，则可以先注入气泡，而后将其分成小份，置换为平衡盐溶液或乙酰胆碱。最后切口再次水密，并确认其水密性。

总结

由于中央后囊膜非常薄且脆弱，后极性白内障手术仍然是一个挑战。多种操作技术，如制作逃生路径，将为手术医生获得成功结果创造最佳机会。

（参考文献参见书末二维码）

第 14 章

角膜水肿、角膜白斑和角膜移植术后的白内障手术

Ahmed A. Abdelghany，Jorge Alió del Barrio，Ahmed M. Khalafallah，and Jorge L. Alió

万雨　译　孙腾洋　宋旭东　审校

引言

当老年患者面临白内障手术时，角膜病理性改变是一种相对常见的情况[1]。在这种情况下，我们应该考虑到视力下降不仅是由于白内障本身导致的，也有来自角膜异常的影响。应预计白内障摘除后可有视力的提高，这样患者也可对手术存有期望[2]。

角膜病变患者的白内障手术可能难度很高，一方面是因为手术期间在手术显微镜下难以保证术野的清晰度，另一方面主要是因为术前人工晶状体（intraocular lens，IOL）屈光力的计算和屈光结果的预测十分困难。对这些患者而言，充分和仔细的术前评估至关重要，正确利用和理解角膜地形图和像差测量等诊断工具至关重要[3]。

现代白内障手术技术、人工晶状体技术和先进的人工晶状体度数计算方法使大多数白内障患者即使在角膜异常的情况下也能获得足够的视力和屈光状态[3]。在本章中，我们将讨论在伴有某些类型的角膜病变（如角膜透明度不足、内皮细胞计数低、角膜移植术后）情况下进行的白内障手术，以及此类病例的处理措施，以期获得最佳的术后效果。

角膜混浊患者的白内障手术

角膜混浊可能是由于先前角膜组织受到创伤、感染或炎症所致的角膜营养不良或角膜瘢痕造成的[4]。角膜瘢痕可能会妨碍术中对眼内结构进行观察，并影响术后视觉效果，其程度取决于角膜瘢痕的位置、密度及其造成的不规则散光[5]。周边角膜混浊可能不会影响白内障手术操作期间的术中观察，但可能会通过造成散光而影响屈光状态，这应在术前通过角膜地形图加以明确[5]。当遇到之前外伤造成的角膜瘢痕时，手术医生应在手术前对眼睛进行仔细检查，以寻找潜在的囊膜或悬韧带损伤[3]。

与前面讨论的方法类似，当角膜部分混浊的患者伴有白内障时，首先要做的是评估白内障手术可以提高的视力范围，从而确定角膜混浊是否需要通过激光角膜切削术（PTK）、人工角膜切除术或角膜移植术进行预先处理。角膜前段光学相干断层扫描（anterior segment optical coherence tomography，AS-OCT）是至关重要的辅助工具，因其可以精确测量混浊区的深度和位置，因此有助于选择最佳的手术方法来治疗角膜混浊。

角膜混浊可能会对视功能造成影响，不仅是因为角膜本身不透明，还因为其引入了不规则散光，因此，角膜地形图成为术前评估角膜扩张的重要工具。严重畸变的角膜可能更适合同时进行角膜移植手术和白内障手术，而不是单独进行白内障手术[3]。不过，有必要同时进行角膜移植（穿透性或板层）和超声乳化术，这不仅是为了提高术后视觉效果，还有助于在术中更清晰地对眼内结构进行观察，从而更方便地进行白内障手术[4, 6-7]。

然而另一方面，同时进行角膜移植和白内障手术也可面临许多严重的问题，如术前预期植片存活率低、没有可用的角膜组织等，术中驱逐性脉络膜出血，以及术后视力恢复延迟、角膜混浊血管化增加排异风险等。

为了解决这些问题，可以使用内镜灯辅助超声乳化以提高可见度，例如使用玻璃体视网膜手术中的吊灯作为反向照明辅助、前房内照明系统辅助超声乳化、前房内动态聚光灯辅助超声乳化，及内镜辅助白内障手术或经角膜斜射照明（其不能提供像内照射那样高质量的图像）。由此，减少了角膜反射和散射，以便更好地可视化[8-14]。

作为使用前房内照明器辅助白内障超声乳化术的一个例子，Yuksel E. 使用了一个 23 G 屏蔽式宽视场照明器（Shielded Widefield Endoillumination;

Bausch&Lomb，Inc.），通过作一个 0.6 mm 角膜缘穿刺口将其插入前房内。这与后向照明法相比更具优势，因为它不需要额外的玻璃体切割工具，也不会增加视网膜脱离的风险。此外，由于吊灯照明系统没有遮光罩，光可以同时向前和向后传播，因此，在这种情况下，前向传播的光会因角膜的散射而影响术者视线。与其他眼内照明器相比，该屏蔽式照明器在使用过程中没有增加后弹力层撕裂的风险，这在该研究中没有发生[15]。

我们的手术建议：

- 术前使用裂隙灯检查、角膜地形图和前段光学相干断层扫描（AS-OCT）仔细评估角膜混浊的部位和密度。

- 如果角膜混浊是浅表性的，可以在进行白内障手术前使用治疗性激光角膜切除术进行治疗。

- 非中心致密的角膜混浊被认为是造成散光的主要因素，尤其是在中心旁的位置，如果是这样，术前咨询时考虑使用散光矫正型人工晶状体可能对白内障手术期间的视觉效果无影响或影响很小，可通过避开角膜混浊下的区域、透过透明区域观察以开始撕囊，然后在不透明区域下用恒定惯性的力量完成。

- 对于中等密度的中央角膜混浊，应考虑使用屏蔽式宽视场照明器和其他之前提到的内照明技术。此外，其他方法也可能有帮助，例如使用 2% 羟丙基甲基纤维素（hydroxypropyl methylcellulose，HPMC）覆盖角膜、增强红色反射或囊膜染色，并移动视线通过角膜透明的部分进行观察。

- 如果角膜混浊致密且在中央，深度达到或超过后基质层，应考虑行穿透性角膜移植（penetrating keratoplasty，PKP）或深板层角膜移植（deep anterior lamellar keratoplasty，DALK），作为致密严重的白内障手术中的第三步，或是不严重白内障的角膜混浊的初期治疗。

低角膜内皮细胞计数和 Fuchs 内皮营养不良的白内障手术

最常见的内皮营养不良类型是 Fuchs 角膜内皮营养不良（Fuchs endothelial corneal dystrophy，FECD），但低内皮细胞密度（endothelial cell density，ECD）

也可能存在于既往有角膜和（或）眼内炎症病史或创伤病史的患者[16]，及老年人，有糖尿病[17]、肾损害[18]和肺部疾病[19]的患者。术前低内皮细胞计数是白内障手术后发生人工晶状体大泡性角膜病变（pseudophakic bullous keratopathy，PBK）的最常见原因之一。正常角膜常规白内障手术后，PBK 的发病率从约 1% 增加到 2%，内皮细胞计数低于 $1000/mm^2$ 的角膜白内障手术后 PBK 的发生率增加到 11% ～ 24%[16]。

在存在白内障的情况下，决定 FECD 患者在白内障手术后是否能有视力改善仍然是一个挑战。首先，视物模糊、眩光和对比敏感度降低可能由角膜退化引起，也可能仅仅是白内障的症状。其次，如果剩余内皮细胞的数量低于可提供足够生物泵所需的临界阈值（$1500/mm^2$），超声乳化手术可能会引发 FECD 的角膜恶化。中央角膜厚度（central corneal thickness，CCT）或角膜后向散射与疾病严重程度相关，已被提出有助于评估 FECD 白内障手术后角膜失代偿的风险[20-21]。

最新的美国眼科学会推荐诊疗模式是将裂隙灯生物显微镜下的微囊样水肿或基质层增厚、低中央内皮细胞密度和中央角膜厚度大于 640 μm 定为白内障手术后失代偿的危险因素[22]。然而，这些数据的预测价值并不完全令人满意[23-24]。在这种情况下，基于容易获得的术前 Scheimpflug 数据的新型评分系统已被证明在估计 FECD 患者白内障手术后角膜失代偿风险方面具有良好的准确性[25]。Arnalich 等在术前使用多种数据对病例进行了评估，包括术前戴镜最佳矫正视力（best spectacle-corrected visual acuity，BSCVA）、用于 Fuchs 营养不良分级的改良 Krachmer 量表、Scheimpflug 照相［测量角膜厚度（顶点、瞳孔区和最薄区）、相对测厚、中央角膜光反向散射：数据是在四个以顶点为中心的环形区域上产生的（直径分别为 0 ～ 2 mm、2 ～ 6 mm、6 ～ 10 mm 和 10 ～ 12 mm）、来自前部（AL 反向散射，前部 120 mm）、中央（CL 反向散射，从前部测量点到后表面前 60 μm）和后层（PL 反向散射，后 60 μm），以及前房深度］、角膜内皮镜、超声中央角膜测厚，及晶状体混浊分级系统Ⅲ（lens Opacities Classification System Ⅲ，LOCS Ⅲ）进行白内障分级。Pentacam 对中央角膜厚度的估计值大约比超声测量高 10 μm，因此这些系统的结果是不可互替的。相对测厚在所有测厚相关参数中的准确性最好。比正常范围值高 7.8% 以上的厚度增加表现出了比任何中央角膜厚度更好的灵敏度（85%）（95% 特异性）。使用 Pentacam 测量在 0 ～ 2 mm 区域的 AL 反向散射具有良好的灵敏度（89%）和高特异性（95%）。使用体内共聚焦显微镜（in vivo confocal microscopy，IVCM）评估角膜反向散射具有较低的灵敏度（95% 特异性）[26]。此外，Pentacam 模块很容易评估整个角膜，散射比镜面反射提供更好的图像亮度。内皮细胞密度测量值很重要，但没有进一步为风险评估提供更多参考价值。

因此，有一个通过使用中心角膜厚度相对于正常角膜厚度的增加量（相对厚度）和 0 ～ 2 mm 区域的中心角膜反向散射的计算公式被提出，该公式灵敏度为 96%、特异性为 95%[25]。该公式的正分值表示特定患者在白内障手术后将会发展至角膜 DMEK。这样的评分系统确保患者能够充分了解其预估风险以及治疗选择，并允许手术医生优化围术期护理和进行二次手术的准备工作。

当计划对角膜内皮细胞计数低的眼睛进行白内障手术时，应评估导致术后 PBK 的其他风险因素，如浅前房、致密型白内障和既往眼内手术史[4]。在手术过程中，建议小心地进行超声乳化，同时使用分散型黏弹剂多次注入以及选择节省超声能量的技术（如超声乳化劈核或飞秒激光辅助白内障手术），以保护病理状态下的角膜内皮[27]。

预测白内障术后 PBK 风险非常高的患者，往往角膜滴状赘疣相关的严重症状已经出现，或者已经存在一定程度的角膜水肿，手术医生可以在进行白内障手术之后短期内行 EK，或者同时进行联合手术（EK 和白内障超声乳化联合人工晶状体植入）[28]。据报道，这种联合手术后可出现预期外的远视漂移，偶尔会导致与目标屈光度严重偏离。在角膜 DSEK 联合手术中，DSEK 移植物中心和边缘之间的厚度差异会导致角膜后表面曲率变化，导致 +0.75/+1.5 D 范围的远视漂移，在选择人工晶状体度数时应考虑到这一点[29]。当进行角膜后弹力层内皮移植术联合手术时，这种远视漂移可能是不可预期的，因为 DMEK 移植物的厚度是均匀的，没有像 DSEK 中出现的那种负透镜效应。尽管如此，仍会发生一些远视漂移（尽管程度较小，在 +0.5/+1 D 范围内），这被认为是先前基质水肿导致的近视漂移逆转的结果[30]。内皮疾病中的基质水肿导致角膜后表面变平（考虑到后角膜产生负屈光力），这增加了术前角膜的净屈光力。术后，角膜恢复到正常的状态，导致角膜表面曲率增加，从而产生更多的负屈光力和预期外的远视漂移。

然而，几位作者已证明术前角膜后表面曲率变平与预期外远视漂移之间的相关性很弱[31-32]。为了避免这种预期外的远视漂移，建议手术医生在 DMEK 联合手术中预留更多的近视度数：-0.5 至 -1.0 D。然而，手术时角膜疾病严重程度的巨大变化可能使得这些调整并不适合所有眼睛。最近的一项研究报道称，Hoffer Q、SRK/T、Holladay Ⅰ 和 Barrett Universal Ⅱ 公式在 DMEK 联合手术后导致远视误差，而 Haigis 公式是唯一导致轻度近视误差的公式[33]。与之前的作者观点一致，这项研究还发现，角膜表面曲率平坦与远视漂移相关性弱，这表明其指导手术的预测价值很低。

对于中央角膜厚度小于 630 μm 且内皮细胞计数超过 1500/mm² 的患者，在没有 DMEK 的情况下进行飞秒激光辅助白内障手术，其效果优于常规超声乳化白内障手术[34]。术后 12 个月，中央角膜厚度仍比术前厚度厚。在最近的研究中，与超声乳化术相比，飞秒手术的病例术后中央角膜厚度更薄，内皮细胞损失更少[35]。飞秒激光辅助白内障手术在这些患者中的作用尚不明确[36]。飞秒激光辅助白内障手术的好处包括：由于总超声时间更短及更完美的居中撕囊，内皮细胞损失较低，这有助于需要时多焦点人工晶状体的植入。飞秒激光辅助白内障手术的主要缺点是高成本和术中瞳孔缩小，后者可通过术前局部使用 NSAID（非甾体抗炎药）减少这种情况的发生[37]。

这类患者的白内障手术应在白内障发展到非常致密之前进行，因为致密型白内障会增加后囊膜破裂的风险，进而增加未来角膜移植的风险，即使在正常角膜中该风险也仍存在[38]。低内皮细胞计数对视力的不良影响在术后至少持续 3 个月，但在前 3 周最为明显[39]。

术前、术中和术后建议

- 应告知患者在白内障较软时而非致密时进行白内障手术的重要性、术后恢复延迟以及角膜失代偿的可能性［存在基质增厚、内皮细胞计数低（小于 1000/mm²）和微囊性水肿］。
- 由于前面提到的预期远视漂移，建议在术后预留目标屈光度范围介于 -1 D 至 -1.5 D 之间。
- 手术术式的选择取决于白内障密度、角膜状况以及手术医生对每种术式的经验。建议对这类患者行飞秒激光辅助白内障手术。

- 黏弹剂的软壳技术是必要的，黏弹剂应多次反复注入并在手术结束时完全吸除，以防止术后眼压急剧升高。
- 建议使用平衡盐溶液（balanced salt solution，BSS）或其他含有谷胱甘肽、葡萄糖和碳酸氢钠的溶液，采用低流量参数，远离角膜内皮可减少内皮细胞损失。
- 建议使用新的超声乳化探针，纵向超声乳化应与横向超声乳化（横向或扭转）相结合。
- 如果发生后囊撕裂，则必须谨慎进行前玻璃体切除术，并避免使用前房人工晶状体。
- 缝合会比过度的角膜基质水密更好。
- 建议术后使用类固醇激素眼药水和高渗盐水频点，并定期随访。

角膜移植术后的白内障手术

白内障是角膜移植术后视力受损的常见原因之一。这可能出现在角膜移植术之前或之后。导致术后白内障的因素有多种，如类固醇激素诱发的白内障、角膜植片排斥反应或先前存在的白内障加速[40]。

角膜移植有三种主要类型[41]：穿透性角膜移植（penetrating keratoplasty，PK）、深板层角膜移植（DALK）和角膜内皮移植（DSEK 或 DMEK）。

PK 术后或 DALK 术后

主要有三个问题：

1. 术前散光。
2. 现有角膜内皮的情况。
3. 移植物–宿主交界处角膜瘢痕的稳定性。

移植物–宿主交界处角膜瘢痕的稳定性

术前散光

PK/DALK 术后散光的潜在因素是多种多样的，可能是术前因素（供体或宿主组织）、术中因素（如缝合技术）或与角膜伤口愈合相关的术后因素[42]。为了解决移植后散光的问题，可以进行不同的手术，例如进行散光角膜切除术（astigmatic keratotomies，AK）（手动或飞秒激光辅助）[43-44]或植入散光矫正型人工晶状体[45]。角膜基质环植入也是治疗 PK/DALK 术后高度散光的一种替代方法[46]。不建议在白内障手术时进行角膜手术，因其屈光结果具有高度

变异性，因此必须至少提前 3 个月进行此类手术，以获得稳定的角膜测量数据。散光矫正型人工晶状体是白内障手术时矫正残余角膜散光的替代方法[45]。然而，应谨慎使用，因为角膜移植的最终失败（由于内皮细胞失功导致透明性丧失，或由于复发扩张导致形态破坏），并且再次行 PK/DALK 移植将完全改变角膜的屈光状态，此时，先前植入的散光矫正型 IOL 则会由于度数不匹配而对患者术后的视力恢复造成干扰[47]。因此，只有当预估再次行角膜移植的概率很小时，才应考虑在囊袋内植入散光矫正型人工晶状体（如具有良好内皮细胞密度、PK 后排斥反应风险较低的老年患者，DALK 术后时间较长且复发扩张风险较低的患者等）。高度散光（超过 5 D）或高度不规则散光患者在考虑植入任何散光矫正型人工晶状体之前，应通过角膜手术（如上所述）提前进行处理。这种情况下不需要选择植入多焦点 IOL[48]。

如今，大量 PK 和 DALK 移植失败的手术病例通过角膜内皮移植术得以挽救[49]。因此，建议使用疏水性人工晶状体材料，因为角膜内皮移植术注入气体后可增加亲水性人工晶状体发生钙化和混浊的风险。

角膜内皮的状况

根据 Kim 等报道，角膜移植状态下白内障手术相关内皮细胞损失通常明显高于正常裸眼，术后 1 年内皮细胞损失率增加至 44.9%，2 年时增加至 58%[50]。

通过减少超声能量的使用，并在手术过程中通过反复注入分散型黏弹剂来保护内皮，可以将内皮损伤降至最低[51-53]。对于非常坚硬的白内障患者，可以考虑采用囊外白内障摘除术，这比超声乳化术造成更少的内皮损伤[54]。

在 DALK 术后发生白内障的眼睛中，超声乳化术后未发现相关的角膜内皮细胞密度损失[52, 55]。

移植物–宿主交界处角膜瘢痕的稳定性

由于角膜无血管和长期局部使用皮质类固醇，移植物–宿主连接处的伤口愈合明显延迟，因此角膜伤口的抗张强度永远无法与正常角膜组织相比[56]，白内障手术期间存在移植物–宿主交界处裂开的风险。通常建议在缝合线拆除后进行超声乳化，并且在此之前任何潜在的高度或不规则散光都已通过角膜手术处理，因此可以获得稳定的角膜曲率，从而可以精确计算 IOL 度数。然而，应在手术前通过裂隙灯检查确认移植物–宿主交界处的稳定性，尤其是老年患者或

长期局部使用高剂量类固醇激素的患者。如果可能，应在局部类固醇激素停用或逐渐减少至最低维持剂量 1 ~ 3 个月后进行超声乳化手术。

角膜内皮移植术后的白内障手术

对既往角膜内皮移植术后的病例进行白内障手术有一些优点，但也有一些潜在的严重并发症。优点是由于角膜曲率值稳定且确定，易于对人工晶状体度数进行计算，术后屈光状态有可预测性，无远视漂移的风险[57-58]。潜在并发症包括植片移位、内皮损伤和植片失功[59]。因此，如果在晶状体有一定程度硬化的情况下同时有内皮功能障碍，最好在角膜内皮移植手术之前或同时进行白内障手术，以避免此类风险。

然而，对于没有白内障的年轻患者，特别是调节功能还保留的情况下，即使知道 EK 手术本身和术后使用局部类固醇可能会导致早期白内障的出现，EK 手术也应该进行，而不额外进行晶状体手术。

当需要在健康 EK 植片存在的情况下进行白内障手术时，应通过减少超声能量的使用以及在手术过程中反复注入分散型黏弹剂来保护内皮，从而使内皮损伤最小化。据报道，由于 DMEK 的后弹力层与受体的后基质层黏附牢固，DMEK 中白内障手术相关的植片脱位风险较低[60]；而对于 DSEK 植片，必须注意避免切口内唇处的移植物错位[61]。

表 14.1 显示了两项角膜移植手术后白内障手术研究的一些结果：

表 14.1　角膜移植术后白内障手术的结果

	PKP[62]		DALK[62]		DMEK[63]	
	术前	术后（12 个月）	术前	术后（12 个月）	术前	术后（12 个月）
角膜内皮细胞密度（细胞 /mm²±SD）	1833±835	1257±634	1694±835	1505±796	1535±195	1158±520
CDVA	0.1±3.9	0.5±1.9	0.1±3.4	0.5±1.7		
平均屈光度	−5.5±2.0	−2.0±1.0	−4.7±5.7	−1.6±2.1	预测正视度 ±0.5 屈光度	

PKP，穿透性角膜移植；SD，标准差；DALK，深板层角膜移植；CDVA，矫正远视力；DMEK，角膜后弹力层内皮移植

要点小结

- 在本章中，我们讨论了不同角膜异常情况下的白内障手术。由于这些病例并不罕见，并且被认为是白内障手术医生的挑战性病例，我们旨在描述一些最棘手的角膜问题及其适当的处理方法。
- 对于有明显中央角膜混浊的患者，仍需同时进行部分或全层角膜移植联合白内障手术，以获得良好的视觉效果，但存在明显缺点。为了克服这些缺点，可以通过使用内镜灯（如吊灯等）来辅助超声乳化术并提高可视化。
- 对于角膜内皮细胞计数低的眼睛，应考虑手动小切口白内障手术或囊外白内障摘除术；分散型黏弹剂的飞秒激光辅助白内障手术也是推荐

的选择。中央角膜厚度的最佳界限为 630 μm，超过该点需要联合手术［角膜移植术（DMEK）＋白内障摘除术＋人工晶状体植入术］。
- 对于既往进行了穿透性角膜移植的眼睛，建议植入散光矫正型人工晶状体，不应选用多焦点 IOL。
- 在 DALK（深板层角膜移植术）后发生白内障的眼睛中，超声乳化术后未发现内皮细胞密度的显著下降，但在穿透性角膜移植术和 DMEK（角膜后弹力层内皮移植）后，内皮细胞密度下降与手术有相关性。

（参考文献参见书末二维码）

第 15 章

既往角膜屈光手术病例的白内障手术

Kate Xie，Li Wang，and Douglas D. Koch
刘雨诗 译 孙腾洋 宋旭东 审校

要 点

1. 本章提供了 PRK 术后、LASIK 术后和 RK 术后人工晶状体度数的计算方法。
2. 本章提供了散光矫正型人工晶状体、多焦点人工晶状体及景深延长型人工晶状体选择的关键因素。
3. 本章回顾了未来可能用于人工晶状体术后调整的技术，并进行讨论。
4. 本章还提供了手术关键点和术中注意事项。
5. 本章着重讨论了术后注意事项和患者期望值的管理。

概述

既往接受过角膜屈光手术的患者，如屈光性角膜切削术（photorefractive keratectomy，PRK）、准分子激光原位角膜磨镶术（laser in situ keratomileusis，LASIK）或放射状角膜切开术（radial keratotomy，RK），对白内障专科医生提出了独特的挑战。患者对于术后脱镜的要求较高，并期望早期获得较好的术后效果。对于这部分患者，医生的主要任务集中在手术室之外——即术前评估、手术设计和术后预期管理。

术前评估

术前需要进行全面的眼科检查，尤其应关注眼表状态的评估。术前应记录泪液破裂时间、丽丝胺绿或荧光素角膜染色情况，及是否存在角膜混浊或瘢痕。如果患者主诉出现全天内的视力波动，这可能反映出角膜的生物力学不稳定性和先前手术角膜切口的水肿。

术前应进行角膜地形图或断层扫描，以确定角膜变陡或变平的区域，并评估既往屈光手术的消融中心。屈光手术术后继发角膜扩张的患者可能会出现屈光的进行性变化和视觉质量的下降，这容易与白内障进展时的症状出现混淆。硬性角膜接触镜或巩膜镜评估有助于区分角膜和晶状体对患者视力下降的影响。

如果患者术后有配戴隐形眼镜的需求，则应避免植入散光矫正型人工晶体。本章后文将对植入散光矫正型人工晶状体的角膜地形标准进行讨论。

放射状角膜切开术后患者容易出现不规则散光。此时应对患者的眼表状况进行全面的评估，并确定角膜瘢痕的原因。白内障手术前进行角膜表层切除或联合准分子激光治疗性角膜切削术，在某些情况下可能有益于减少角膜瘢痕和改善不规则散光。

角膜屈光术后眼的人工晶状体计算

人工晶状体的选择是角膜屈光术后白内障手术最具挑战性的方面。对于曾接受过 LASIK、PRK 或 RK 手术的患者，人工晶状体度数计算的挑战主要来源于两个因素：①难以确定角膜屈光度数；②难以预测有效晶状体位置[1]。

角膜屈光手术改变了角膜前表面和后表面之间的关系，并导致中央角膜曲率产生巨大变化。因此，角膜折射率的标准化值（1.3375）不再准确，当前的角膜地形图或光学断层扫描也难以获得中央角膜屈光力的准确测量值[1]。由于当前许多对于有效晶状体位置（effective lens position，ELP）的预测方法依赖于角膜屈光力值，利用屈光手术后的角膜屈光力值进行计算会导致对于的 ELP 估计不准确。近视 LASIK 或 PRK 术后眼的中央角膜变平，导致对 ELP 预测过浅和 IOL 度数计算的不足，并因而产生白内障术后远视。远视屈光术后的情况则正好相反，可能会产生白内障术后近视。

为提高角膜屈光手术后眼的 IOL 度数计算的准确性，已经出现了许多计算方法。仅利用患者历史数据的计算方法，如临床病史法[2]、Feiz-Mannis 人工晶状体度数调整法[3]和角膜旁路途径[4]在理论上是最准确的，但是这些方法对于患者历史数据中的误差十分敏感[5]。同时，患者的历史数据往往存在缺失的情况。

其他计算方法使用显然验光变化值（change in

manifest refraction，ΔMR）与当前角膜屈光力值的组合，或仅应用当前角膜屈光力的数值。表 15.1、表 15.2 和表 15.3 对这些方法进行了总结。

表 15.1　结合历史数据和当前角膜屈光力值的方法[6-9]

	方法学
调整后的 EyeSys EffRP 公式	基于 EyeSys 地形图（EyeSys Vision，Houston，TX）的 ΔMR 的角膜曲率修正
调整后的 Atlas 环值公式	基于 Atlas 9000 地形图（Carl Zeiss Meditec AG）的 ΔMR 的角膜曲率修正
调整后的 Atlas 域值公式	基于 Atlas 9000 地形图（Carl Zeiss Meditec AG）的 ΔMR 的角膜曲率修正
调整后的 ACCP 公式	基于 TMS 地形图（角膜地形建模系统［TMS］；Tomey Corp.，Phoenix，AZ）的 ΔMR 的角膜曲率修正
Masket 公式	使用当前角膜屈光力值计算 IOL 屈光力，然后将其调整为 ΔMR 的 32.6%[9]
修正后的 Masket 公式	Masket 公式的 Hill 修正
Barrett true K 公式	方法学未公布

表 15.2　仅使用角膜前表面测量值的公式

公式	方法学
Wang-Koch-Maloney 公式	角膜前表面屈光力采集自 4 毫米直径范围[6]
Shammas 公式	调整 LASIK/PRK 术后角膜曲率计测量值，用于估计屈光术后角膜屈光力[10-11]
Haigis-L 公式	运用回归模型，基于历史方法的修正角膜半径的 Haigis 公式[12]
Potvin-Hill Pentacam 公式	根据 Pentacam TNP 顶点区、眼轴长和 ACD 估计角膜屈光力[13]。IOL 度数采用 Shammas-PL 公式中的值[10]
Barrett true K 无历史公式	无须历史数据的 Barrett true K 公式的修改版本。详细方法学未公布

表 15.3　使用角膜前表面和角膜后表面测量值的公式

	方法学
基于 OCT 的公式	根据在 RTVue（Optovue，Inc.，Fremont，CA）上测得的角膜前、后表面屈光力和中央角膜厚度，计算出净角膜屈光力[14]。IOL 度数计算基于聚散度公式
基于全角膜曲率的公式	在 IOLMaster 700（Carl Zeiss Meditec AG，Jena，Germany）上，通过远心角膜曲率计和扫频 OCT 技术综合确定前表面和后表面角膜曲率[15]

这些公式已经在 ASCRS 屈光术后 IOL 度数在线计算器（www.ascrs.org）中进行了合并。Barrett True K 公式还可从以下网址获得：apascrs.org。

在近期对 LASIK 术后、PRK 术后和 RK 术后的白内障手术效果的文献回顾中，我们发现在近视 LASIK/PRK 中，大多数研究的最佳结果在目标屈光度 ±0.5 D 内具有不超过 75% 的准确性[1]。远视后 LASIK/PRK 的准确性往往略低，范围从 38.1% 到 71.9% 不等，没有研究在目标屈光度 ±0.5 D 内达到 80% 的准确性。RK 术后研究则报道了最低的总体准确性，范围从 29% 到 87.5% 不等[1]。

我们的建议是使用尽可能多的方法计算人工晶状体度数，并根据多种方法的共同结果选择人工晶状体度数。我们更加重视新的 IOL 度数计算公式，例如 Barrett True K 无病史公式和基于 OCT 的人工晶状体计算公式。总的来说，我们的目标是使近视或远视 LASIK/PRK 术后患者的等效球镜为 −0.25 D，RK 术后的患者等效球镜为 −0.50 D。当在两种 IOL 度数之间进行选择时，我们推荐使患者的主导眼更接近平光。

在患者第一只眼进行白内障手术后，检查该眼的术后 IOL 屈光计算结果对于第二眼手术十分重要。在进行第二眼的手术计划时，我们将更重视对于第一只眼计算最准确的公式。

术中波前像差测量

Optiwave 屈光分析仪（optiwave refractive analysis，ORA）（Alcon Lab，Fort Worth，TX）是一种术中波前像差仪，旨在根据白内障摘除后术中获得的无晶状体屈光状态来计算 IOL 屈光度[16]。值得注意的是，它还利用了术前测量的眼轴长度、角膜曲率和角膜直径。该方法使用专有算法计算 ELP 的预计值。Ianchulev 等[16]的研究表明，在 246 只近视 LASIK/PRK 术后眼中，ORA 在 67% 的眼中达到 ±0.5 D 的精度。Fram 等[17]发现，ORA 可以使 74% ～ 75% 的眼术后屈光预测误差在 ±0.5 D 之内。Curado 等的研究证明，在 34 名 RK 术后患者的 52 只眼睛中，48% 的眼使用 ORA 达到了 ±0.5 D 内的准确性[18]。

术中波前像差的测量值可能是可变的，并且可能受到眼内压、黏弹剂的量、眼表状态、伤口水密情况和开睑器产生的压力的影响。这些因素都应由白内障手术医生尽可能地评估和标准化。

人工晶状体选择

非球面人工晶状体

非球面人工晶状体被设计用于补偿在正常眼球中固有的正角膜球面像差（spherical aberration，SA）。在 6.0 mm 瞳孔情况下，正常未手术角膜的估计平均角膜 SA 为 +0.28 μm[19]。

近视 LASIK、PRK 和 RK 术后，由于中央角膜变平，角膜 SA 增加。为了对此进行补偿，可以选择具有负非球面度的 IOL。市售人工晶状体中负 SA 最大的是 TECNIS 系列，SA 为 −0.27 μm（Johnson and Johnson Vision，Jacksonville，FL）。虽然这不足以矫正所有的正性眼 SA，但在这些眼睛中植入负性非球面多焦点人工晶状体可以改善对比敏感度和中距视力[20-21]。在远视 LASIK/PRK 眼中，中央角膜变陡导致角膜 SA 的负向改变[22]。我们之前的研究表明，这种情况中许多负向改变的 SA 将导致眼球 SA 平均值接近零[23]。

因此，建议在既往近视 LASIK/PRK 或 RK 术后患者中选择 SA 为负的人工晶状体，在既往远视的 LASIK/PRK 术后患者中选择 SA 为零的人工晶状体。

散光矫正型人工晶状体

由于存在不等量的不规则散光，在 LASIK/PRK/RK 术后的患者中矫正角膜散光具有挑战性。在最近的一项针对 LASIK/PRK 术后散光矫正型人工晶状体植入研究[24]中，推荐植入散光矫正型人工晶状体的理想条件是：①角膜中心 3 mm 区域内存在常规蝶形角膜散光；②两种生物测量仪测得的角膜散光绝对值大小差异 ≤ 0.75 D；③两种生物测量仪测得的角膜散光轴向差异 ≤ 15°。在符合这些标准

的近视 LASIK/PRK 和远视 LASIK/PRK 组中，分别有 80% 和 84% 的眼睛术后散光可达到 ≤ 0.50 D。同样，在 72 只既往 RK 术后的眼中，69% 符合这些标准的眼睛术后散光可达到 ≤ 0.50 D（未发表的数据）。

多焦点及景深延长型人工晶状体

研究显示，植入多焦点人工晶状体和景深延长型（extended depth-of-focus，EDOF）人工晶状体对角膜屈光术后患者具有良好的效果[20, 25-34]。然而，他们的术前角膜地形纳入标准并不明确。在我们的实践中，我们认为 EDOF 人工晶状体主要用于 LASIK/PRK 术后的眼睛，并要求其在角膜轴向地形图的 3 mm 中心区域内沿子午线的角膜屈光力变化 < 1 D。

图 15.1 显示了一名 70 岁男性的 Galilei 地形图，其双眼均接受过远视 LASIK 手术。术前显然验光状态为右眼 +1.5 DS +0.75 DC×135°、左眼 +1.5 DS +0.25 DC×65°。这名患者双眼均植入 ZXR00 EDOF 人工晶状体，目标为全距离矫正。术后，双眼裸眼远视力为 20/20，近视力为 J1+，患者主诉夜间轻微星芒感。

我们通常不建议 RK 术后眼使用 EDOF 或多焦点人工晶状体，因为这些眼较容易出现屈光不正和异常光现象。Martin-Escuer 等[35]对 17 只植入多焦点人工晶状体的 RK 术后眼的研究表明，只有 29% 的眼睛术后达到目标屈光度 ±0.50 D，53% 的患者矫正远视力不佳，这表明 RK 术后多焦点人工晶状体植入不能产生良好的视觉效果。

小孔径人工晶状体

小孔径光学系统提供了减少高阶像差影响的另一种方法，并通过针孔效应来实现更大的焦深。Shajari

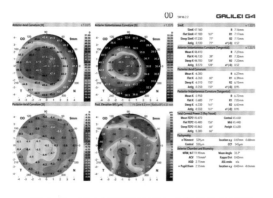
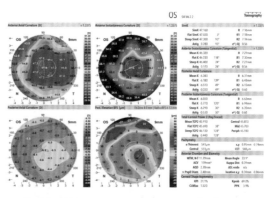

• 图 15.1　植入景深延长型人工晶状体的远视 LASIK 术后患者的双 Scheimpflug Placido 角膜地形图

等[36] 报道了 17 例因穿透性角膜移植术、圆锥角膜或放射状角膜切开术而出现严重不规则角膜散光的患者，他们均接受了 IC-8 小孔径人工晶状体植入术。所有患者的裸眼远、中和近视力都有改善。Barnett 等[37] 报道了一例在双侧 RK 术后患者的非主导右眼中植入 IC-8 小孔径人工晶状体和二期背驮式人工晶状体的病例；而其主导眼植入单焦点人工晶状体用于视远。术后，双眼裸眼远视力均为 0.10 logMAR，患者无须配戴近视、中视或远视眼镜。

未来的方向：术后人工晶状体调整

可调光人工晶状体（the light-adjustable lens，LAL；RxSight，Inc.，Pasadena，CA）中的晶状体大分子单体物质可被紫外线调控激活，这种原理导致人工晶状体的形状发生改变，从而校正残余的术后误差[38-40]。在达到目标屈光度时，可对晶状体进行锁定处理。在 21 名有近视 LASIK 或 PRK 术后的白内障患者的 34 只眼中，Brierley 等[38] 报道了 74% 的眼术后目标屈光度在 ±0.25 D 以内，97% 的眼在 ±0.50 D 以内，100% 的眼在 ±1.00 D 以内。

Perfect 人工晶状体（Perfect Lens，LLC，Irvine）利用飞秒激光来改变标准 IOL 内一定的同心区域的折射率[41]。这使得 IOL 的球镜、非球面度、柱镜和多焦点度均可以得到改变。这项技术目前仍在开发中。Sahler 等[41] 使用 EC-1Y 人工晶状体（Aaren Scientific，Inc.，Ontario，CA）进行了一项体外研究。他们成功地在不影响晶状体光学质量的情况下将人工晶状体的屈光力改变精度达到 ±0.1 D 以内，并且能够将晶状体屈光力幅度改变达到 2.0 D。同样，Nguyen 等[42] 对 CT Lucia 601PY 一片式蓝光过滤疏水性丙烯酸酯人工晶状体进行了体外试验，并且能够对屈光力幅度 2.0 D 的改变达到 ±0.1 D 的精度。

手术注意事项

视频 1 对放射状角膜切开术后患者的手术要点进行了讨论。当进行主切口或侧切口时，应避开以前的放射状角膜切开术切口，因为 RK 切口可能会随着切口水肿或操作而裂开，特别是当白内障手术中角膜切口与放射状切口相交时。白内障手术医生应熟悉巩膜隧道技术，以避免手术切口与先前 RK 手术切口出现相交。手术结束时，切口水密应小心进行，因为此时也可导致 RK 手术切口裂开。在这些情况下，手术医生可以适当选择缝合切口。

类似的原理也适用于 LASIK 术后的患者。在这类患者中，操作和水化可以引起与 LASIK 角膜瓣水肿相关的屈光漂移。制作手术切口时应注意避开 LASIK 角膜瓣，否则可能会导致角膜上皮植入。

如果使用术中像差仪，在前面的步骤中最小化切口处的操作和最少化水密则更为重要，因为这些因素均影响像差仪的读数。此外，眼内压、眼表状态和开睑器产生的压力也会影响像差的测量值。

术后注意事项

白内障术后，屈光手术后的患者更容易出现眼表不适和屈光不正。这些患者可能由于角膜水肿而表现出角膜变平，导致比预期更取向远视的术后早期屈光结果。在 RK 患者中，这种现象可能需要 3 个月才能恢复。然而，在 LASIK 术后患者中会出现早期但短暂的术后角膜扁平化和术后散光变化。在考虑任何进一步的干预措施之前，应重复进行角膜地形图和显然验光检查，直到屈光稳定，同时治疗眼表疾病。残余屈光不正的治疗手段包括进一步的 LASIK/PRK 手术、IOL 置换或植入背驮式 IOL。

讨论

屈光手术后的患者通常对白内障手术具有很高的心理预期。尽管人工晶状体计算和现有技术有所进步，但与无屈光手术史的患者相比，LASIK、PRK 或 RK 术后的人工晶状体度数计算仍不完全准确。条件符合时，可选择散光矫正型、多焦点或景深延长型人工晶状体；然而术后屈光准确性的问题仍然存在。在高像差的角膜中可以考虑使用小孔径 IOL 来改善视觉质量和焦深。在术前访视时应与患者进行坦诚而彻底的讨论，以使患者形成适当的预期。未来对于屈光术后白内障患者视觉质量的改善仍有待进一步研究，研究方向包括术后人工晶状体调整、晶状体计算公式改进、角膜前表面和后表面的更精确测量，及 ELP 的更准确预测。

要 点 小 结
- 使用尽可能多的方法计算人工晶状体度数，并根据多种计算公式的共同结果选择人工晶状体度数，重点考虑的计算公式包括 Barrett True K、Avanti OCT、Haigis L 和 Masket 公式。

- 在既往近视屈光术后的患者中选择具有负球面像差的人工晶状体，在既往远视屈光的术后患者中选择具有零球面像差的人工晶状体。
- 推荐植入散光矫正型人工晶状体的理想条件是：①角膜中心 3 mm 区域内存在常规蝶形角膜散光；②两种生物测量仪测得的角膜散光绝对值大小差异≤ 0.75 D；③两种生物测量仪测得的角膜散光轴向差异≤ 15°。
- EDOF 人工晶状体主要用于 LASIK/PRK 术后的眼睛，并要求其在角膜轴向地形图的 3 mm 中心区域内沿子午线的角膜屈光力变化< 1 D。三焦点人工晶状体的作用尚未确定，但一些早期数据提示其具有应用前景。
- 在近视 LASIK/PRK 术后眼中，IOL 屈光度测算的准确性最多为 80%，而在远视术后和 RK 术后眼中则更低。应相应地管理患者的心理预期。

（参考文献参见书末二维码）

第 16 章

有晶状体眼人工晶状体的并发症

Veronica Vargas，Jorge Alió del Barrio，and Jorge L. Alió

刘雨诗 译 孙腾洋 宋旭东 审校

要 点

- 有晶体眼人工晶状体是矫正高度屈光不正的最佳选择。
- 初期的有晶体眼人工晶状体出现了威胁视力的并发症，如角膜失代偿。
- 由于人工晶状体设计的改进，并发症的出现已经大大减少；然而仍然时有发生。
- 术中并发症通常与有晶体眼人工晶状体植入的学习曲线有关。
- 部分并发症中，需要取出有晶体眼人工晶状体。

引言

房角支撑型（angle-supported，AS）和虹膜夹持型（iris-fixated，IF）有晶体眼人工晶状体（phakic intraocular lenses，pIOL）于 20 世纪 50 年代问世。两种型号都出现了威胁视力的并发症，如角膜失代偿和葡萄膜炎[1]。因此，在 20 世纪 80 年代，Baikoff 和 Momose 对房角支撑型 pIOL 的设计进行了改进，并开发了不同型号的 AS pIOL。虽然其具有良好的视觉效果[2]，但由于导致慢性的角膜内皮细胞密度（endothelial cell density，ECD）减少，大多数房角支撑型 pIOL 已被淘汰。虹膜夹持型人工晶状体在市面上有两种不同的型号：Verisyse 或 Artisan（非折叠型人工晶状体），以及 VeriFlex 或 Artiflex（可折叠型人工晶状体）（Ophtec，Netherlands）。

后房型（posterior chamber，PC）pIOL 于 20 世纪 90 年代问世[1]。第一个后房型 pIOL 型号出现了瞳孔阻滞性青光眼、色素播散、前囊下白内障和脱位坠入玻璃体腔等并发症。一些后房型 pIOL，如 PRL 晶状体（Zeiss-Meditec，Jena，Germany）由于这些并发症而被淘汰。然而，市面上仍存在两种后房型 pIOL 型号，并在 pIOL 市场中位于主导地位：可植入式 Collamer 晶状体 V4c 和 V5（implantable collamer lens，ICL，Staar Surgical Co，Monrovia，California）和可植入式有晶体眼接触镜（implantable phakic contact lens，IPCL，Care Group Sight solutions，India）。

有晶体眼人工晶状体具有如下优点：可矫正高度屈光不正；可通过避免角膜像差提高视觉质量；对于术后角膜扩张或眼表疾病风险较小；并且具有可逆性，随时可以通过手术方式取出。然而，包括 ECD 丢失和白内障在内的并发症，仍然是屈光外科医生关注的问题。

本章将讨论有晶体眼人工晶状体术中和术后的最常见并发症。

术中并发症

虹膜夹持型有晶体眼人工晶状体

虹膜夹持型有晶体眼人工晶状体术中并发症很少，通常与 pIOL 植入学习曲线有关。Budo 等[3]的研究表明，最常见的术中并发症是人工晶状体接触角膜（2.7%），其次是伤口出血（1.9%）。虹膜脱垂和前房塌陷等并发症与较大切口（Artisan 非折叠型人工晶状体的平均切口为 5.5 mm）和较高的玻璃体腔压力有关，其中前房塌陷主要与患者焦虑和大量球后/球周麻醉剂有关。Artiflex（可折叠型人工晶状体）极少出现这两种并发症，因为其所需的切口较小（3.2 mm），使术中操作的封闭性较好[4-6]。如果在植入或虹膜切除过程中对于虹膜拉力过大，则可能会发生手术性虹膜损伤，导致虹膜根部出血。一般来说，这种并发症可以通过轻柔的手术技巧和术前进行 Nd：YAG 虹膜切除术来避免。如果在手术过程中发生出血，可以通过在出血部位注射黏弹剂来控制出血。在学习过程中，为了使晶状体居中或对准（特别是在使用散光矫正型 IOL 时），可能需要进行数次调整操作，并可能导致显著的虹膜损伤甚至全层虹膜缺陷，这种损伤主要出现于缺乏色素的浅色虹膜中。对于初次学习使用这种技术的外科医生来说，为了减少医源性虹膜损伤的风险，建议从棕色厚虹膜开始进行手术。

后房型有晶体眼人工晶状体

后房型 pIOL 的术中并发症主要包括晶状体的手术创伤、人工晶状体植入倒置、人工晶状体损坏、虹膜创伤和瞳孔阻滞[7]。

在制作主切口的过程中，穿刺刀意外接触晶状体前囊，就会导致晶状体的手术损伤。尽管手术操作相对简单，但是为避免对晶状体造成影响，还是应该注意小心操作。

IOL 植入倒置的最常见原因是人工晶状体装载操作错误。这种并发症在第一代 ICL 中更为常见，原因是其晶状体襻上未设置标记。目前的 ICL 型号（V4c，V5）在晶状体襻上有一个标志，晶状体更容易正确植入。然而，如果倒置植入确实发生，外科医生不应试图在前房内翻转人工晶状体，因为这种操作存在较高的损伤晶状体或角膜内皮风险。推荐的解决方案是将切口扩大到 3.5 ~ 4.0 mm，在黏弹剂的保护下取出有晶体眼人工晶状体，并重新正确装载[7]。

由于 ICL 平角襻及其光学部最薄部分的厚度很薄（小于 100 μm），ICL 极其脆弱，应小心处理以避免其破损和撕裂[7]。

术中瞳孔阻滞常发生在以前的 ICL 型号中，特别是术前未行虹膜切开术或周切口房水通过不畅时。更新后的 ICL 型号在晶状体光学部有一个中央孔（Aquaport）允许房水流动，所以不再需要行虹膜切开术[7]。

据报道，术前虹膜切除术可能会引起睫状体分离和脉络膜脱离[8]，这些并发症极为罕见。

术后并发症

视觉质量：眩光与光晕现象

由于前房型（anterior chamber，AC）pIOL 位于瞳孔前方，患者可能出现边缘效应和光晕现象。这些并发症通常与晶状体偏位（图 16.1）或瞳孔直径较大有关[3]。在对 263 只眼的研究中，Alió 等发现，植入 ZB5M、ZB5MF 前房型 pIOL（Chiron，Domilens，Lyon，France）和 ZSAL-4 人工晶状体（Morcher，Stuttgart，Germany）的患者在术后 7 年均出现光晕和眩光现象[9]。Budo 等[3] 在一项为期 3 年的随访研究中发现，植入 Artisan pIOL 后，6% 的患者出现眩光，8% 出现光晕现象。

在暗视瞳孔直径较大的患者中，后房型 pIOL 也可导致眩光和光晕。在新型 ICL 中，中央孔（Aquaport）的存在不会对对比敏感度产生不利影响，但其可能会导致术后出现闪光感[10]。Perez-Vives 等[11] 的研究表明，有中央孔的 ICL 与无中央孔的 ICL 相比，波前像差无显著差异。Lim 等[12] 报道了植入 ICL V4 型号人工晶状体的患者术后 6 个月的夜视障碍发生率：34% 的患者出现了光晕，这与 ICL 光学直径、ICL 光学直径与中等瞳孔大小的差异，及角膜白到白直径显著相关。26% 的患者出现眩光，这与 ICL 的环曲面性显著相关。然而，这些患者的症状并不严重。Kojima 等[13] 比较了一只眼植入 V4c 型号而另一只眼植入 V5 型号的患者的夜间视觉障碍情况：根据不同的度数，V4c 型号的光学直径为 4.9 ~ 5.8 mm，而 V5 型号的光学直径更大（5 ~ 6.1 mm）。术后 3 个月，89% 的患者报道其夜间视力有所改变，尽管症状并不严重。他们的研究表明，接受 V5 型号 ICL 的眼在晚上看得更清楚，并且光晕更少。

手术前应评估患者暗视与明视瞳孔大小，并告知瞳孔较大的患者在植入人工晶状体后，（尤其在夜间）可能会出现异常视觉现象。这些异常光现象仅占 pIOL 取出原因的不到 2%[14]。

瞳孔椭圆化

这种并发症对于前房型 pIOL 来说更为常见，尤其是房角支撑型 pIOL。虹膜根部血管的触觉压缩可能导致虹膜缺血性病变和炎症，导致瞳孔椭圆化（图 16.2）[9]。一项法国的多中心研究报道称，在植入 ZMB5M 房角支撑型 pIOL 后，瞳孔椭圆化的发生率为 22.6%[15]，而我们的研究中其发生率为 5.9%（晶状体型号为 ZB5M、ZB5MF 和 ZSAL-4）[9]。瞳孔椭圆化还与光晕、眩光、前粘连和虹膜萎缩有关（图 16.3）[9, 15]。

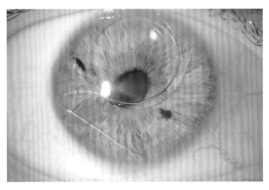

● **图 16.1**　偏位的前房型房角支撑型有晶体眼人工晶状体

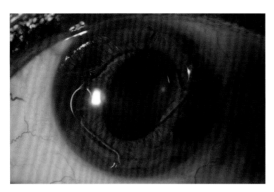

● 图 16.2 植入有房角支撑型人工晶状体患者的瞳孔椭圆化

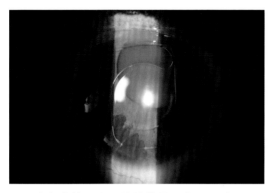

● 图 16.3 房角支撑型人工晶状体植入术后 20 年，出现明显的瞳孔椭圆化和严重的医源性虹膜损伤

当虹膜夹持型人工晶状体的襻出现不对称固定时，也可能出现瞳孔椭圆化[16]。目前没有关于后房型人工晶状体出现瞳孔椭圆形化的病例报道[17]。

色素播散

植入虹膜夹持型 pIOLs 后有一定概率会出现色素播散，而色素播散在植入 ICL 的眼中较为少见。色素播散一般继发于手术创伤[16]，患者一般无症状，无须特殊治疗，并将随着时间的推移而消失。Stulting 等[18] 的研究表明，在植入 Verisyse（Artisan）pIOL 后的最初几天，虹膜色素沉积的发生率为 6.8%（45/550 只眼），但在最后一次随访时（pIOL 植入后 3 年），色素沉积现象已全部消失。在一项为期 10 年的随访研究中，Menezo 等[19] 报道了植入 Artisan pIOL 的患者中色素沉积发生率为 6.57%（9/137 只眼）。在一项为期 2 年的随访研究中，Dick 等报道植入 Artiflex pIOL 后色素沉积发生率为 4.8%[20]（图 16.4）。

色素播散综合征常继发于虹膜和人工晶状体之间的慢性摩擦。虹膜色素被释放到房水中，其可在小梁网中积聚并增加眼内压（intraocular pressure，IOP）；因此，需要对这部分患者进行密切观察随访。在某些特殊的情况下，眼压已无法通过药物控制，则有必要

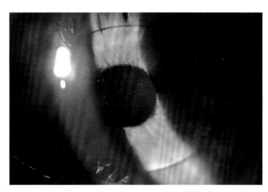

● 图 16.4 术后 6 个月 ArtiflexpIOL 晶状体前表面的色素沉积

取出人工晶状体[21]。

炎症反应

炎症反应可能表现为人工晶状体表面的巨细胞沉积，尤其是在植入虹膜夹持型人工晶状体后。巨细胞沉积常继发于 Artiflex pIOL 的可折叠聚硅氧烷材料。患者可能会出现视力下降，局部使用类固醇可改善视力[22]。

没有植入后房型 pIOL 后出现长期炎症反应的报道[23]。

眼压升高

急性术后眼压升高

如果术中 OVD 清除不彻底，术后早期可能会出现眼压升高[24]。因此，我们建议在植入任何人工晶状体 1 小时后测量眼压。需要考虑到的是，ICL 中的中央孔（Aquaport）并不能防止这种并发症的发生，因为 OVD 也可能阻塞 Aquaport，增加瞳孔阻滞和眼压升高的风险。如果不进行处理，术后早期的急性眼压升高可能导致不可逆的瞳孔散大（Urrets-Zavalia 综合征）和（或）前囊下晶状体混浊（glaukomflecken）[25-26]。

拱高过大（＞ 750 μm）会增加植入不带 Aquaport 的人工晶状体发生瞳孔阻滞的风险[24]。如果对 ICL 大小预估过大，通常会出现过度的 ICL 拱高；因此，适当的 ICL 尺寸对于避免这种并发症至关重要。植入不含 Aquaport 的 ICL（V4 型号或远视 ICL）的患者以及植入虹膜夹持型 pIOL 的患者必须在手术前进行穿透性的周边虹膜切除术或术中虹膜切除术，以避免术后瞳孔阻滞的发生（图 16.6a，b）。瞳孔阻滞的另一个罕见但潜在可能的原因是毒性眼前节综合征（toxic anterior segment syndrome，TASS）的纤维蛋白束。事实上，我们的研究最近报道了一例植入 ICL V4c 复曲面 pIOL 后的 TASS 患者[27]。TASS 相关的纤维蛋

白束堵塞了中央孔，进而导致瞳孔阻滞（图 16.7）。

慢性眼压升高

房角支撑型人工晶状体的粘连形成可导致慢性眼压升高[16]。Alió 等在一项为期 7 年的随访研究中指出，植入 AS 人工晶状体的患者中有 7% 出现眼压升高，所有患者均通过局部药物治疗成功控制眼压[9]。

在一项为期一年的随访研究中[28]，无论是近视还是远视，虹膜夹持型人工晶状体并没有增加眼压。然而，在另一项评估了 1037 只眼的长期随访研究中（平均随访时间为 69.3±52.8 个月），有 5 只眼因高眼压而不得不进行人工晶状体取出[29]。

Almaki 等[30]分析了 ICL V4 植入后眼压升高的原因。在植入 ICL 的 534 只眼中，有 58 只眼（10.8%）出现眼压升高。术后早期（术后 1 天）最常见的原因是黏弹剂残留（39.7%），其次是在术后 2～4 周出现的类固醇反应（37.9%）。高眼压的其他原因是高 ICL 拱高和瞳孔阻滞（10.3%），以及粘连性房角关闭（6.9%）。没有患者需要青光眼手术来控制眼压。

角膜内皮细胞丢失

实际上，所有 pIOL 都会导致 ECD 加速下降（图 16.5）[16, 31-32]。一项为期三年的随访研究比较了不同型号的 pIOL 对角膜 ECD 的影响，结果显示 VeriFlex（Artiflex）pIOL 导致 ECD 损失率为 25%，Verisyse（Artisan）为 15.7%，ICL 则为 13.4%[31]。ECD 减少的原因（尤其是对于虹膜夹持型 pIOL）包括：植入期间 pIOL 和角膜内皮之间的直接接触、中央和外周 pIOL 边缘与内皮之间的距离过近、前房深度（anterior chamber depth，ACD）过浅、房水流动性改变，及亚临床炎症反应[16, 22]。

前房深度（ACD）较浅以及中央和外周 pIOL 边缘与内皮之间的距离过近被认为是 IF pIOL 患者 ECD 损失的主要风险因素：Shajari 等[33]发现，植入 IF pIOL

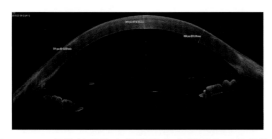

● 图 16.5　一名几年前植入前房房角支撑型人工晶状体的患者出现早期角膜水肿以及既往 LASIK 角膜瓣界面内的继发性积液

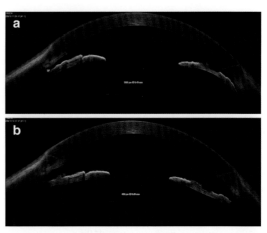

● 图 16.6　由于虹膜周边切除口不通畅，植入远视 ICL 后出现瞳孔阻滞（a）。用 YAG 激光重新切开虹膜后，虹膜膨隆和 ICL 超拱高的现象消失（b）

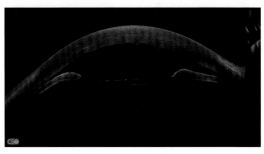

● 图 16.7　植入近视复曲面 ICL 的患者出现严重的角膜水肿和瞳孔阻滞，并伴有虹膜膨隆。该病例在植入后 48 小时出现了毒性眼前节综合征（toxic anterior segment syndrome，TASS），继发性前房纤维蛋白堵塞了人工晶状体的中央孔，导致急性和严重的眼压升高及角膜水肿

的患者中，与 ACD ＞ 3.4 mm 的患者相比，ACD ＜ 3.0 mm 的患者术后 4 年 ECD 的损失较大；Eldanasoury 等[34]在一项长期随访研究中也发现，86% 的 ACD ＜ 3.2 mm 且植入了 IF pIOL 的眼出现显著的 ECD 损失（ECD ＜ 1500 个细胞 /mm[2]），而 ACD ＞ 3.5 mm 的眼则没有出现 ECD 损失。然而，对 IF pIOL 植入后慢性 ECD 损失的研究结果仍存在一些差异：一项 10 年随访研究[35]认为只要严格遵守 pIOL 植入的纳入标准，植入 IF pIOL 后就不会出现显著的 ECD 损失；Budo 等[3]认为，在 IF pIOL（Artisan）植入后的第一年，平均 ECD 损失为 7.1%，在接下来的 2 年中，平均生理损失量降至每年 0.7%。然而，另外的几项研究表明，植入 IF pIOL 会加快 ECD 损失的速度[36-38]：一项研究发现，植入 IF pIOL（Artisan）后慢性内皮细胞丢失数量呈线性，近视和散光矫正型 IF pIOLs 平均每年的 ECD 丢失量分别为 48 个细胞 /mm² 和 61 个细胞 /mm²。一项为期 5 年的随访研究也指出，少量植入 IF pIOLs 的眼中出现显著内皮细胞损失[38]。

Jonker 等[22]发现，近视 Artiflex 和复曲面 Artiflex pIOL 中患者的 ECD 平均每年分别下降 64 个细胞 /mm² 和 62 个细胞 /mm²。5 年后，分别有 4.4% 和 4.3% 的眼 ECD 下降超过 25%。3.1% 的植入近视 Artiflex pIOL 的眼由于 ECD 损失而需要进行人工晶状体取出，而植入复曲面 Artiflex pIOL 的眼中则不存在这种情况。此项研究没有发现 ECD 丢失与 ACD 深度或 pIOL 与角膜内皮的距离之间存在关联。然而，Jonker 等认为，硅酮光学材料可能会引起亚临床炎症，进而导致 ECD 的丧失。

一项为期 10 年的随访研究表明，Artiflex 晶状体植入后，ECD 下降了 12%[39]。

对于后房型 pIOL，由于在 pIOL 和角膜内皮之间距离更大，因而可能对内皮细胞造成较少的损伤。一项为期 1 年的随访研究对 351 只植入了 ICL（含 Aquaport 型）的眼进行了观察，Kamiya 等[40]发现 ECD 平均下降了 0.1%±9.7%。Shimizu 等[41]认为，在植入带 Aquaport 的 ICL 术后五年，ECD 损失率为 0.5%±5.4%，而植入传统 ICL（无 Aquaport）时其损失率为 1.2%±7.2%。Lisa 等[42]的研究表明，在 147 只植入 ICL V4c 晶状体的眼中，术后 1 年 ECD 下降了 1.7%。

Igarashi 等[43]的研究发现，植入 ICL V4 晶状体 8 年后，ECD 损失为 6.2%±8.6%。

研究发现，植入可植入式有晶体眼接触镜（implantable phakic contact lens，IPCL）后，ECD 损失在 3 年和 1 年随访期后无统计学意义[44-45]。

尽管对于 ECD 丢失所导致的 pIOL 取出术没有明确的指南，但一些学者建议，当 ECD 下降到 1500 个细胞 /mm² 以下时，pIOL 应当被取出[32]。此外，为了保持角膜内皮的健康，pIOL 中心和角膜内皮之间的距离应大于 1.5 mm，周边则应大于 1.3 mm[16]。

基于这一点，在人工晶状体植入后，建议每年进行角膜内皮镜和眼前节相干光断层扫描的随访。

白内障

白内障的出现是 pIOL 取出的最常见原因[14]。通常这些植入 pIOL 的患者患有高度近视，这是后囊下型和核性白内障的危险因素[46]。因此，这些患者的白内障大多继发于高度近视和衰老。

虹膜夹持型有晶体眼人工晶状体

Jonker 等[29]在一项为期 14 年的随访研究中发现，IF pIOL 的取出率为 12%；59% 的原因是白内障的形成。根据他们的观点，白内障的发生与人工晶状体无关，因为人工晶状体植入与白内障的出现之间间隔的时间很长（平均时间为 181.4 个月）。

Artiflex 人工晶状体植入后发生白内障的情况极为罕见；在一项为期 10 年的随访研究中，没有患者出现白内障[39]。此外，在 Chen 等[47]的荟萃分析中，Artiflex 晶状体没有术后发生白内障的报道，而 Artisan pIOL 植入术后白内障的发病率则为 1.11%。

大多数植入虹膜夹持型 pIOL 后发生的白内障为核性白内障，且人工晶状体与白内障的发生之间没有直接的联系[29, 48]。

后房型有晶体眼人工晶状体

由于后房型 pIOL 更接近透明晶状体，其与 IF pIOL 相比更容易发生白内障。最常见的白内障类型是前囊下型白内障（anterior subcapsular，ASC）（图 16.8 和图 16.9）。它的发展继发于房水循环不足，以及术前 Nd：YAG 激光周边虹膜切除术导致的晶状体损伤和炎症[49-51]。早期白内障的形成通常继发于手术创伤，而晚期形成的白内障则与人工晶状体与晶状体之间的接触[47]以及衰老有关。

Sanders 和 Vukich[52]的研究表明，植入 V3 型 ICL 的眼的 ASC 发生率为 12.6%，而植入 V4 型 ICL

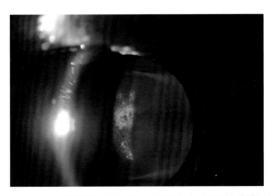

● 图 16.8　PRL 后房型 pIOL 植入术后患者出现的前囊下型白内障。它的发展是继发于调节过程中 pIOL 对晶状体的间歇性损伤、手术过程中的医源性损伤和拱高不足

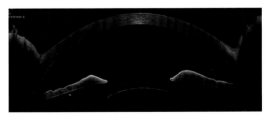

● 图 16.9　植入旧型号 ICL 的患者出现的前囊下型白内障，该型号没有 Aquaport 并且没有残余拱高，因而在 ICL 和晶状体的前囊之间存在长期接触

的眼则为2.9%。V3型中出现的白内障是由于拱高不足，从而导致ICL接触晶状体。美国食品药品监督管理局的研究称，植入ICL V4术后3年ASC的发生率为2.7%[53]。

由于ICL设计的改进（V4c、V5型），白内障的发生率近年来有所下降[24, 51, 54-55]。当前ICL型号中的中央孔允许房水正常流过晶状体前囊[54]，进而降低了白内障的发生率。Alfonso等[51]评估了三种不同型号ICL（V4、V4b和V4c）植入术后的白内障患病率。21只眼（0.61%）在植入V4型pIOL后3～4年发生白内障，植入V4b或V4c型pIOL则无一例出现白内障。

IPCL植入术后ASC的发生率在各项研究报道中非常相似。Vasadava等研究中的发病率为3.33%，Sachdev等研究中的发病率为2.9%[44-45]。

视网膜脱离

接受pIOL植入术的近视患者通常具有较长的眼轴长度（axial lengths，AL），因此这些患者具有较高的视网膜脱离（retinal detachment，RD）风险。高度近视是孔源性视网膜脱离的一个危险因素，这是由于视网膜格子样变性、过早的玻璃体液化和玻璃体后脱离的发生率增加[56]。AL > 26 mm或出现格子样变性的患者分别存在8倍和10倍于正常人的RD风险[57]。pIOL植入后视网膜脱离的发生率分别为4.8%～2.07%，但尚未发现pIOL植入与RD发展之间的相关性[58-60]。在某些情况下，视网膜脱离可以在不进行pIOL取出的条件下被有效治疗[58-60]。

眼内炎

pIOL植入术后继发眼内炎的发生十分罕见。据报道，ICL植入术后继发眼内炎的发生率为1/6000[61]，低于白内障手术后的眼内炎发生率[62]。凝固酶阴性的表皮葡萄球菌、曲霉菌和根瘤菌（以前称为土壤杆菌）是pIOL植入术后眼内炎的主要病原体。经过适当治疗后，视力可达20/50～20/20[63-65]。与白内障手术类似，我们建议在手术结束时使用前房抗生素，以降低眼内炎的风险。

要 点 小 结

- 术中并发症十分罕见，并通常与学习曲线过程有关。

- 视觉障碍（光晕和眩光）通常是轻微的，一般与患者瞳孔较大和晶状体光学直径较小有关。

- 白内障的发展仍然是pIOL取出的主要原因，尽管大多数pIOL取出与高度近视和年龄相关，而不太可能与pIOL本身的存在相关。

- 自从对pIOL进行改进并设置中央孔以来，后房型pIOL植入术后继发前囊下型白内障的风险已经显著降低。

- 慢性ECD丢失仍然是前房内虹膜夹持型pIOL的主要不足；如果严格遵守植入标准（ACD超过3 mm，理想情况下超过3.5 mm），其角膜内皮损伤的风险可能与后房型pIOL相似。

- 角膜内皮细胞丢失是pIOL患者最常见的威胁视力的并发症。因此，建议每年进行一次内皮细胞密度计数。

- 为了避免与残留黏弹剂或瞳孔阻滞相关的急剧眼压升高，手术后即刻和最初24小时内的眼压监测至关重要。这种并发症可能使虹膜和（或）晶状体发生不可逆的变化。

（参考文献参见书末二维码）

第 17 章

有晶状体眼人工晶状体双摘除术后的安全性和视觉效果

Veronica Vargas and Jorge L. Alió

刘雨诗 译　王晓贞　宋旭东　审校

要　点

本章将讨论以下内容：

- 有晶体眼人工晶状体摘除的频率
- 双摘除手术技术
- 屈光效果
- 术中和术后并发症

引言

21 世纪初，Joseph Colin 定义了"双摘除手术"这个术语；它是指在白内障摘除时的同时摘除有晶体眼人工晶状体（phakic intraocular lenses，pIOL）[1]。

所有的 pIOL 都会在某个时刻被摘除；因此，了解双摘除术的长期效果和手术技巧是非常重要的。在这一章中，我们将讨论主要原因、手术技巧、屈光效果和并发症。

历史概览

房角支撑型有晶体眼人工晶状体

20 世纪 50 年代，Baron 和 Strampelli 在虹膜角膜角植入了第一批 pIOL[2-3]。Baron 的 pIOL 设计为晶状体漂浮于前房（anterior chamber，AC）中，结果导致大量患者的角膜失代偿。因此，Strampelli 设计了一种新型 pIOL，其在房角形成三个固定点。由于晶状体襻不可弯曲，经常会导致一些并发症，如伴有前粘连的反复炎症反应、虹膜萎缩、瞳孔变形和高眼压（intraocular pressure，IOP）[3]。威胁视力的并发症如角膜失代偿和葡萄膜炎-青光眼-前房积血综合征使这些 pIOL 名誉不佳，其中超过 60% 的 pIOL 不得不被摘除[3]。20 世纪 80 年代，Baikoff 和 Momose 决定对 AC pIOL 进行改良。从那时起，出现

了几种房角支撑型（angle-supported，AS）pIOL，即 Baikoff ZB 人工晶状体（Domilens，Lyon，France）（图 17.1）、NuVita MA20 人工晶状体（Bausch & Lomb，Salt Lake City，UT，USA）、ZSAL-4/Plus 人工晶状体（Morcher，Stuttgart，Germany）、Kelman Duet 人工晶状体（Tekia，Irvine，CA，USA）以及 AcrySof Cache 人工晶状体（Alcon，Fort Worth，TX，USA）。虽然这些人工晶状体具有良好的视觉效果[4]，但由于慢性内皮细胞密度（endothelial cell density，ECD）损失，大多数已被淘汰。

虹膜夹持型有晶体眼人工晶状体

1953 年，第一个虹膜夹持型（iris-fixated，IF）pIOL 被固定在虹膜括约肌上。这些晶状体会导致葡萄膜炎和青光眼等并发症，所以 Worst 设计了一种虹膜爪形 pIOL，其固定在中周部虹膜基质中，这部分虹膜通常是固定不动的[3]。直到 1986 年，Fechner

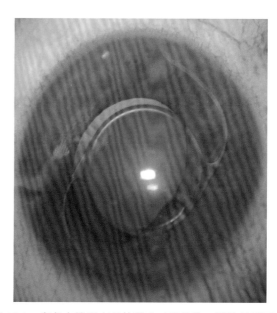

● 图 17.1　房角支撑型有晶体眼人工晶状体，图片显示了由于后粘连引起的瞳孔变形

才在一只近视的眼中植入了虹膜爪形 pIOL[5]，即 Fechner-Worst 人工晶状体，而这种晶状体后来由于进行性角膜内皮细胞丢失而停止使用。虹膜夹持型 pIOL 多年来一直在改进，目前有两种 IF pIOLs 可用：Artisan 人工晶状体和 Artiflex 人工晶状体（Ophtec，Netherlands）（图 17.2）。

后房型有晶体眼人工晶状体

后房型 pIOL 是在前房型 pIOL 之后几年开发的。直到 20 世纪 90 年代，第一枚后房型（posterior chamber，PC）pIOL 才被植入[3]。早期型号中出现了如瞳孔阻滞性青光眼、色素播散、前囊下型白内障和脱位坠入玻璃体腔等并发症，甚至一些 PC pIOL 因这些并发症而被淘汰，如 PRL 人工晶状体〔（phakic refractive lens，PRL）Zeiss-Meditec，Jena，Germany〕。

目前市面上存在两种型号 PC pIOL：可植入式 Collamer 晶状体〔（implantable collamer lens，ICL）Staar Surgical Co，Monrovia，California〕（图 17.3），以及可植入式有晶体眼接触镜〔（implantable phakic contact lens，IPCL）Care Group Sight solutions，India〕。

有晶体眼人工晶状体摘除术：时机和原因

Alió 等[6]报道了 240 只眼的 pIOL 摘除的主要原因。患者接受摘除的平均年龄为 46.30±11.84 岁（范围 25 ～ 80 岁）。人工晶状体植入与摘除的平均间隔为 381.14±293.55 周。摘除的主要原因如下：白内障形成（55%）、内皮细胞损失（10.83%）、角膜失代偿（9.17%）、pIOL 脱位 / 偏心（6.67%）、pIOL 大小或屈光力不足（5%），及瞳孔椭圆化（4.17%）。

双摘除手术技术

辅助检查

术前眼部生物测量按照常规进行。如果患者的眼轴长度（axial length，AL）大于 28 mm，则建议使用 Barrett Universal Ⅱ 公式[7]。

术前需要进行角膜地形图检查，以评估和矫正角膜散光。

所有患者在双摘除术前都必须进行 ECD 计数。

手术过程

后房型 pIOL 的病例可以在局部麻醉下进行。前房型 pIOL 病例推荐采用球周麻醉，因为虹膜操作可能会引起患者疼痛。手术技术因所取出的 pIOL 种类不同而不同。

对于前房型 pIOL 双摘除术，应在人工晶状体取出后进行散瞳；而对于后房型 pIOL 来讲，应在人工晶状体取出前进行散瞳。

房角支撑型 pIOL 及 Artisan pIOL 的取出需要 6 mm 巩膜反眉状切口；为了随后进行的常规白内障超声乳化，必须在取出人工晶状体后对切口进行缝合。

Artiflex 和所有后房型 pIOL 均可通过 3 mm 透明角膜切口取出。在取出人工晶状体后，该切口可被直接用作白内障超声乳化术的主切口。

房角支撑型有晶体眼人工晶状体的双摘除手术技术

首先制作长度为 6 mm 的上方角巩膜缘切口。通过侧切口，前房内注入弥散型黏弹剂以保护角膜内皮。行前房穿刺，并用调位钩小心地取出人工晶状体

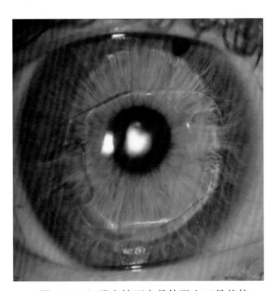

● 图 17.2　虹膜夹持型有晶体眼人工晶状体

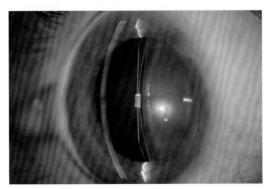

● 图 17.3　后房型有晶体眼人工晶状体

襻（视频 17.1）。用 10-0 尼龙线缝合巩膜切口后，进行常规白内障超声乳化术。

Artisan 有晶体眼人工晶状体的双摘除手术技术

首先制作长度为 6 mm 的上方角巩膜缘切口。通过侧切口，前房内注入弥散型黏弹剂保护角膜内皮。用镊子夹住 pIOL 的光学部，并使用由 MST（Redmond，Washington State，USA）公司开发的 MST Economic Touch Ⅱ 的显微夹持镊从虹膜上取下晶状体襻。取出 pIOL 时，应将其旋转至垂直方向。用 10-0 尼龙线缝合巩膜切口后，进行常规白内障超声乳化术。

Artiflex 有晶体眼人工晶状体的双摘除手术技术

ArtiflexpIOL 的人工晶状体双摘除术需要制作一个 3 mm 透明角膜切口。人工晶状体取出过程与 Artisan pIOL 相同，唯一不同之处是 ArtiflexpIOL 通过 3 mm 角膜切口取出。该切口可用作白内障超声乳化术的主切口（视频 17.2）。另一种方法是使用 Osher-Snyder 切割器，沿人工晶状体一个附着端到相对附着端的长轴对人工晶状体的光学部进行切割，并将襻切成两半。通过将 pIOL 分为两半，其可以通过 2.75 mm 的角膜切口被取出。

后房型有晶体眼人工晶状体的双摘除手术技术

在 PC pIOL 双摘除术中，充分的散瞳十分必要。首先将 pIOL 的四个平角襻拉取至前房，而后可以通过 3 mm 透明角膜切口将其取出，该切口后续可用作白内障超声乳化术的主切口（视频 17.3）。

临床效果

我们对 188 只眼的双摘除术后效果进行了分析，并对双摘除术的原因、pIOL 植入到取出的时间间隔、手术疗效以及术后 1 年的视力和屈光结果进行了分析。其中 58 只眼行房角支撑型 pIOL 双摘除术，43 只眼行虹膜夹持型 pIOL 双摘除术，87 只眼行后房型 pIOL 双摘除术。

表 17.1 显示了双摘除术后的视力和屈光结果。

被取出的 pIOL 型号

房角支撑型：Kelman Duet 人工晶状体（Tekia，Inc.，Irvine，CA），Baikoff ZB 人工晶状体（Domilens，Lyon，France），ZSAL-4 人工晶状体（Morcher，Stuttgart，Germany），以及 Phakic 6 人工晶状体（Ophthalmic Innovations International，Ontario，CA）。

虹膜夹持型：Artisan 人工晶状体（Ophtec BV，Groningen，Netherlands）。

后房型：Visian ICL 晶状体 V3 及 V4 型（STAAR Surgical Co.，Monrovia，CA），PRL 人工晶状体（Zeiss Meditec，Jena，Germany），及 IPCL 人工晶状体（Care Group Sight solutions，India）。

双摘除术的原因

双摘除术的主要原因如图 17.4 所示。

白内障

白内障是双摘除术最常见的原因。白内障的形成可能继发于调节或手术过程中的间歇性创伤、拱高不足或术前 Nd：YAG 激光虹膜周边切除术引起的晶状

表 17.1	双摘除术后的视力和屈光结果								
	房角支撑型 pIOL			虹膜夹持型 pIOL			后房型 pIOL		
	术前	术后	P 值	术前	术后	P 值	术前	术后	P 值
UDVA	0.91±0.66	0.53±0.60	.00	0.85±0.49	0.45±0.28	.00	0.88±0.63	0.31±0.28	.00
CDVA	0.48±0.48	0.32±0.56	.00	0.45±0.42	0.23±0.22	.00	0.43±0.44	0.15±0.19	.00
球镜	−1.6±2.7	0.68±1.1	.00	−1.5±3.0	−0.2±1.7	.00	−0.6±2.6	0.6±1.1	.00
柱镜	−1.0±0.78	−1.1±1.0	.39	−1.2±1.1	−1.5±1.0	.17	−0.9±1.0	−0.9±0.8	.71
SE	−2.1±2.6	0.11±1.1	.00	−2.5±3.0	−0.78±1.7	.00	−1.1±2.5	0.2±1.2	.00
ECD	1803±856	1733±841	.57	1474±633	1142±537	.00	2212±743	2169±579	.67
频率	0.8			0.7			0.8		
时间（月）	165.8±186.7			146.6±64			85.2±61.5		

UDVA，裸眼远视力；CDVA，矫正远视力；SE，等效球镜；ECD，内皮细胞密度。时间表示人工晶状体植入到取出的时间间隔（月）

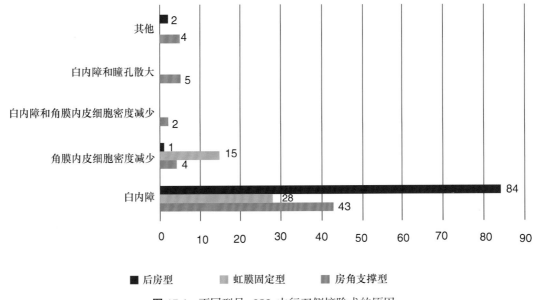

图例：■ 后房型　▨ 虹膜固定型　▨ 房角支撑型

● **图 17.4**　不同型号 pIOL 中行双侧摘除术的原因

体损伤[8-9]。高度近视也是白内障的一个诱发因素，高度近视与后囊下型和核性白内障的形成有关[10]（图 17.5）。

角膜内皮细胞丢失

角膜内皮细胞丢失是双摘除术的一个重要原因，尤其是在植入了 IF pIOL 的眼中。术中出血和手术中过度的虹膜操作会对内皮细胞产生影响[11]。同时，对于植入 pIOL 后的 ECD 丢失存在一些争议：一些研究认为 pIOL 植入后的 ECD 丢失加速[12-14]，而其他研究则没有发现显著的 ECD 丢失[15]。为了保护植入前房型 pIOL 患者的角膜内皮，晶状体光学部边缘与内皮之间的距离应大于 1.5 mm[16-17]。如果 pIOL 距离角膜内皮仅 1.0 mm，则应将人工晶状体取出[18]。

瞳孔椭圆化

瞳孔椭圆化通常发生于植入了房角支撑型 pIOL

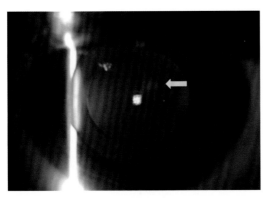

● **图 17.5**　ICL V4c 型 pIOL 患者的后囊下型白内障

的眼中，其一般继发于虹膜根部血管接触压迫所导致的虹膜缺血和炎症。由于 pIOL、虹膜与前房之间的粘连，在这些眼中进行双摘除术往往十分困难[6, 19]。

并发症

术中并发症主要包括后囊破裂以及虹膜夹持型 pIOL 摘除时发生的虹膜根部出血。

前房型 pIOL 的术后并发症主要包括：严重的高眼压（2 只眼）、严重的角膜内皮细胞损失（1 只眼）和前房积血（2 眼）。两只眼发生视网膜脱离，一只发生在虹膜夹持型 pIOL 双摘除术后，另一只在后房型 pIOL 双摘除术后。

前房积血

由于存在虹膜操作过多和房角粘连，前房积血常发生于房角支撑型和虹膜夹持型 pIOL 中。在某些情况下，前房冲洗可能是必要的。

后囊破裂

后囊破裂（posterior capsule rupture，PCR）是白内障手术常见的术中并发症[20]。囊袋相关并发症的危险因素主要包括：瞳孔大小 < 3 mm 及假性囊膜剥脱；高度轴性近视患者的悬韧带由于被过度拉伸而变得较为脆弱，并可能诱发 PCR[20-21]。如果处理得当，人工晶状体可以放置于睫状沟并仍具有良好的视觉效果。

高眼压症

高眼压（intraocular pressure，IOP）可能继发于

人工晶状体慢性摩擦所引起的小梁网色素播散。术后早期出现的高眼压可能由黏弹剂残留引起。在我们的研究中[22]，有两只眼需要行晶状体双摘除联合小梁切除术控制眼压，另外两只眼术后高眼压通过甘露醇静脉输注得到控制[22]。

严重角膜内皮丢失

白内障超声乳化和人工晶状体植入术常会降低 ECD 数量[11-13, 23]。当 ECD 小于 1500/mm^2 时，应早期进行双摘除手术[24]。

视网膜脱离

高度近视白内障术后视网膜脱离的发生率为 2.2%。眼轴增长和后极部眼球壁拉伸易导致这种视力威胁并发症[9]。在我们的研究中[22, 25]，一只眼在双摘除术后即刻出现视网膜脱离，另一只眼则在手术后 11 个月出现。两只眼均在行经平坦部玻璃体切除术后恢复了良好的视力。

结论

所有的 pIOL 最终都会被摘除；因此，了解双摘除术的临床结果、手术技术和并发症十分重要。

白内障形成是双摘除术的主要原因，其次是 ECD 丢失。

由于存在粘连，在房角支撑型 pIOL 眼中行双摘除术更具有挑战性。尽管大多数患者术后的视力和屈光结果良好[26]，但仍存在出现威胁视力的并发症的可能，如视网膜脱离和角膜内皮丢失，因此有必要对所有患者进行密切随访。

要 点 小 结

● 白内障形成是双摘除的主要原因。

● 角膜内皮细胞丢失也是双摘除术的一个重要原因，尤其是在前房型 pIOL 中。所有植入有晶体眼人工晶状体的患者都需要进行常规 ECD 计数。如果 ECD 小于 1500/mm^2，应进行早期双摘除术。

● 视网膜脱离是双摘除术后威胁视力的并发症之一，这种并发症与患者的高度近视有关。

● 双摘除术提供了良好的视觉和屈光效果。

经济支持与赞助　本研究部分由 "OFTARED" 健康合作研究网络资助，项目为 Nodo Dioptrio Ocular，Biobanco Iberia（参考编号：RD16/0008/0012），由 Instituto de Salud Carlos III 发起；同时由欧洲区域发展基金（European Regional Development Fund，ERDF）共同资助，项目为 "欧洲之路"。

（参考文献参见书末二维码）

第18章

人工晶状体取出及置换

Ali Nowrouzi, Jorge Alió del Barrio, Olena Al–Shymali, and Jorge L. Alió

孙腾洋 译 王晓贞 宋旭东 审校

要 点

在本章中，您可以找到以下信息：

● 导致人工晶状体取出的主要原因。

● 导致人工晶状体囊袋内脱位 / 偏心的主要原因和矫正这种脱位 / 偏心的手术方法，以及这些方法之间的比较。

● 人工晶体屈光力计算不正确的主要原因，如何减少该误差以及克服该问题的方法。

● 由于神经适应失败导致多焦点人工晶状体（multifocal intraocular lenses，MF-IOL）取出，再植入其他多焦点晶体。

● 人工晶状体取出技术。

引言

白内障摘除人工晶状体（intraocular lens，IOL）植入手术是当今世界上最常见的手术之一。由于该手术的良好预后和高度可预测性，白内障手术量逐年增多。这进一步促使了屈光性晶状体摘除手术的出现（摘除晶状体并用人工晶体替代，以纠正屈光不正），尤其是在高度屈光不正和老视患者中[1]。此外，人类预期寿命的增长也导致了使用人工晶状体人数的快速增长。目前，人工晶状体的取出并不常见，可能与严重的手术并发症相关。取出的原因多种多样，可能与包括眼内并发症在内的多种因素有关[2-3]。人工晶状体取出有可能发生在正常的白内障手术后，但在其他情况下，它可能意味着 IOL 选择不当、术中并发症或者与 IOL 材料或设计质量相关的问题，尤其是在植入多焦点 IOL 的病例中。此外，它也可能与其他眼内并发症有关，这些并发症可能会受人工晶状体存在的影响，从而可能导致后续的其他问题，甚至可能最终需要取出人工晶状体。不同研究中的人工晶状体取出率从 0.032% ～ 0.28% 不等，在一些研究中为 0.77%[4-6]。

人工晶状体取出的主要原因

20 年前，约 70% 取出的人工晶状体为前房型人工晶状体，取出的主要原因是人工晶状体性大疱性角膜病变（pseudophakic bullous keratopathy，PBK）、葡萄膜炎 – 青光眼 – 前房积血综合征和黄斑囊样水肿[7-10]。近年来，需行人工晶状体取出的疾病发生了很大变化。在一项研究中，比较了十年间在同一临床环境中行人工晶状体取出的原因，研究发现其主要原因从 PBK 转变为不正确的晶状体度数和人工晶状体偏心 / 脱位[4]。

几年前发表的一项回顾性多中心研究[11]，旨在分析在西班牙——一个做现代白内障手术的发达国家——行人工晶状体取出术的人口统计学资料以及原因。

取出的主要原因有人工晶状体的脱位 / 偏心 145 例（56.3%），以及晶状体度数不正确 33 例（12.8%）。其他原因还包括人工晶状体混浊、神经适应失败、眼内炎和人工晶状体性大疱性角膜病变。

关于人工晶体偏心 / 脱位，作者将其分为囊袋内和囊袋外两类，这与此前其他作者所做的分类一样[14]。只有当人工晶状体偏离视轴导致症状，且无法重新调至正位时，才考虑进行取出手术。有必要强调，IOL 偏心在许多情况下会考虑进行人工晶状体调位。而人工晶状体的脱位，尤其是脱位至玻璃体腔时，使得在没有玻璃体切除术的情况下无法进行重新复位。

Buenaga 等[15]发现，在一系列 257 只眼中，60% 的病例（145 只眼）为术后晚期囊袋内人工晶状体偏心。其中 40% 的病例是由于发生了进行性悬韧带断裂，20% 的病例发生了囊膜收缩综合征。其余病例人工晶状体（40%）从囊袋内脱出，与手术并发症有关。晶状体度数不正确是第二常见的原因，占全部病例的 12.8%。尽管一些学者如 Mamalis 等报道过更高的因晶状体度数不正确导致的人工晶状体取出率[12-13]，但在 Buenaga 等的研究中，即便是在现代白内障手术的背景下，人工晶状体取出率仍然相对较高[16]。这项研究的大多数参与者都曾在屈光中心接受过治疗；因此，假设可能有相当数量的白内障手术患者曾进行过角膜屈光手术，这是一个特殊的群体，存在较大的人工晶状体计算错误风险[17-19]。

囊袋内人工晶状体脱位 / 偏心

晚期人工晶状体囊袋内脱位是白内障手术后罕见但严重的并发症。一项观察性研究表明，白内障摘除术后 5 年、10 年、15 年、20 年和 25 年时，人工晶状体脱位的累积风险分别为 0.1%、0.1%、0.2%、0.7% 和 1.7%[20]。然而，近年来由于人类寿命延长、新的晶状体摘除技术的出现以及超声乳化手术质量和安全性的提高，人工晶状体植入术后患者数量增长非常迅速。因此，晚期人工晶状体囊袋内脱位在未来可能会成为更加常见的问题。

在正常的白内障手术数年后，由于进行性的悬韧带断裂，可能会发生囊袋的脱位。这种情况的危险因素包括假性剥脱（pseudoexfoliation，PEX）、结缔组织疾病、葡萄膜炎、视网膜色素变性、高度近视和接受玻璃体视网膜手术的患者[21-23]。假性剥脱可能是晚期脱位最常见的易感因素，如多篇文献所示[5, 14, 23-25]。

假性剥脱可能通过两种机制产生悬韧带功能不全。首先，剥脱物质的积聚会机械性地削弱悬韧带，并在其起始处和插入晶状体囊膜处削弱悬韧带与上皮基底膜的锚定[26]。此外，PEX 患者还表现出弹性蛋白解离的增加，从而削弱悬韧带。其次，已证实 PEX 会促使前囊收缩综合征的发生，如果不加以处理通常会导致悬韧带功能损伤[27-28]。

Buenaga 等基于 IBERIA Biobank 发表的一项研究[29]发现，高度近视是最常见的危险因素，其次为 PEX[29]。由于眼球几个解剖层次的变薄和退化，高度近视眼表现出一些典型改变，例如漆纹裂、脉络膜视网膜萎缩或后巩膜葡萄肿[32]。他们假设，与正常眼轴长度的眼相比，由于悬韧带纤维的过度伸长，悬韧带纤维必须承受更大的应力，因此这些高度近视眼除了上述变化外，可能也更容易发生悬韧带断裂。这一理论得到了一项使用高分辨率磁共振成像的研究结果的支持，该研究表明近视眼在所有三个维度上（即赤道轴、前后轴和垂直轴）直径都更大[33-34]。这项研究发现，从白内障手术到发生晚期人工晶状体脱位的平均时间间隔为 7.5±5.2 年。其他一些报告也显示，两次手术之间的平均时间间隔约为 8 年[5, 22-25]。

有各种不同的手术技术可用于复位脱位的 IOL。在 Buenaga 等的系列研究中，所有患者都进行了人工晶状体取出术，这是该研究的纳入标准之一。这些患者在取出人工晶状体后同期植入新的人工晶状体。大多数病例（36.1%）植入了巩膜固定人工晶状体。

总之，PEX 是晚期囊袋内人工晶状体脱位最常报告的危险因素。然而其他一些危险因素如高度近视也十分重要。此外，据报道，相较于 PEX 患者，高度近视患者的人工晶状体脱位发生于更低的年龄，也因此会影响到视力需求更高的患者群体[29]。

在许多情况下，脱位的人工晶状体可以通过不同的手术技术重新固定，晶状体取出并不是唯一的解决方法。

尽管脱位人工晶状体的再固定比植入新的人工晶状体更困难，特别是缝合位置和手术方式的选择受到高度限制，但如果人工晶状体成功地缝合到巩膜或虹膜上，这两种方式具有相同的良好稳定性。近期一项回顾性研究分析了同一手术医生的 118 只眼的术后效果，研究发现使用 10-0 聚丙烯缝线进行巩膜固定提供了良好的后房型人工晶状体的长期固定，24 年或更长时间内缝线断裂的病例不到 0.5%。

影响缝合人工晶状体稳定性的因素包括固定技术、缝合类型和线结稳定性。经验丰富的缝合固定技术和打结技术可能有助于降低 IOL 再脱位的发生率，10-0 聚丙烯缝线以及在一个线结中进行两次缝合的打结技术似乎是保持线结稳定性的理想选择[30]。

其他作者研究证实，人工晶状体缝合和（或）囊袋固定的另一种选择是 Gore-Tex 缝合[31]。

一些作者描述了其他固定脱位的晶状体囊袋复合体的方法。例如使用带 9-0 聚丙烯缝线的长针，在相隔 180° 的两点处将人工晶状体和囊袋复合体缝合到虹膜上，这是一种没有严重并发症的安全的手术方法[35]。

Shangfei 等[36]在一项涉及 1082 只眼的 meta 分析中比较了人工晶状体取出并重新复位的手术方式。平均随访时间为 13.7 个月。该 meta 分析发现，人工晶状体复位和人工晶状体置换是治疗人工晶状体脱位的安全有效的方法。对 10 项研究的 meta 分析（Pooled 分析）表明，两种术式对术后最佳矫正视力的影响相似（MD −0.00；95% 可信区间：−0.08 ～ 0.08；P = 0.99）。以术后屈光状态的等效球镜度来看，人工晶状体置换效果优于人工晶状体重新复位，但 IOL 复位的前部玻璃体切除术发生率和黄斑囊样水肿发生率均较低。

晶状体屈光力错误

由于手术技术的进步、人工晶状体技术的进展以及术前检查和计算方式的改进，白内障手术的术后效果已大大改善。患者对术后视力和术后摘镜的期望也随之越来越高。对白内障术后效果的研究表明，50% ～ 70% 和 79% ～ 94% 的患者的术后屈光状态达到了与预期目标屈光度差距 0.5 D 和 1.0 D 以内[37-40]。

散光 IOL 和角膜缘松解切口以及散光性角膜切开术现在为矫正散光提供了良好的机会。一项对植入散光人工晶状体患者的研究发现，88% 的患者术后散光小于 1.0 D[41]。

如果术后发生屈光不正，有多种选择可以为患者提供满意的结果。这在某些人群中尤其重要，例如有角膜屈光手术史的患者，这些患者通常术后屈光不正的发生率较高，特别是接受高端人工晶状体植入的患者，他们对屈光不正也更为敏感。白内障术后屈光不正可能正在逐渐减少，但它仍是一种相对常见的现象，这与患者满意度息息相关。因此，白内障手术医生应采取一切措施来预防术后屈光不正的发生，并应当对术后屈光不正进行有效诊断和治疗。

白内障术后的屈光不正通常表现为视远模糊，而患者的预期是术后在不戴眼镜的状态下远视力良好。而如果目标是清晰的近视力，则裸眼远视力为 20/20 的患者依然可能会感到不开心。患者出现症状时与目标屈光度的偏差量很大程度上取决于个体差异。文献中最常用的测量屈光误差的终点是最终屈光度与预期目标屈光度差值在 0.5 D 和 1.0 D 范围内的患者的百分比[42]。

IOL 屈光度是以 0.5 D 为增量变化的，因此这些间隔就是能够达到的最高的实际精度水平。在使用高端人工晶状体的病例中，患者预期远、近距离都不戴眼镜，如果术后无法达到脱镜将导致对白内障手术效果的不满。因此，即使可以用框架眼镜或隐形眼镜来矫正屈光不正，但患者通常对这一结果并不满意，因为手术的主要目标是摘镜。如果屈光误差存在于单眼或双眼不对称，则屈光误差可能产生另一个问题——屈光参差。这通常会产生明显症状，需要进行额外的手术干预。

自高端人工晶状体问世以来，屈光可预测性的重要性变得越来越重要。双焦点、三焦点、焦深延长（extended depth of focus，EDOF）和假调节晶状体要求术后屈光度预测的精确性，以最大限度地提高视力。这些类型的人工晶状体与某些视觉现象（如眩光、光晕和夜视力问题）的发生率增加有关，而屈光误差将导致这些症状显著恶化。这些患者的对比敏感度和主观视力也将受到影响[43]。

尽管白内障手术取得了新的进展，残余屈光不正导致的视觉效果不佳仍是患者对术后效果不满意的主要原因。这可能由许多不同原因导致，例如生物测量分析的不准确[44-46]。

有屈光手术史的患者在白内障手术后发生屈光不正的可能性更高。这种情况通常被称为"屈光误差"。对于 PRK 手术后的患者，除非进行角膜地形图检查，否则无法确定他们是否曾经进行过手术，即使进行全面的病史记录，患者仍有可能不会自愿提供这些信息。如果在计算人工晶状体屈光力时不考虑屈光手术史，则最常见的结果就是远视偏移。

对所有拟行手术的患者均应该询问是否有使用接触镜的情况，如果有，则必须注明接触镜的具体类型和最后使用日期。患者必须在术前检查前停戴软性接触镜 1 周、停戴硬性透气（rigid gas-permeable，RGP）接触镜至少 1 个月。应在停戴 RGP 1 个月后进行角膜地形图测量，并在 2 ～ 4 周后复测。

圆锥角膜眼的前房深度更深、眼轴长度更长，这可能会导致估计的人工晶状体位置出现误差，从而引起远视偏移。一项综述发现，在轻度圆锥角膜患者中，SRK II 公式效果最佳，而在重度圆锥角膜患者中，没有任何公式表现突出。一些学者主张，在严重圆锥角膜患者中可以使用标准角膜测量值 43.25 D，目标屈光度选择 −2.0 D。

与眼无关的误差来源也可能导致屈光误差。包括患者配合不佳、数据输入错误以及误将错误的人工晶状体植入错误的眼。目前最大规模的有关人工晶状体错误植入的研究是一项对威尔士 2003 年至 2010 年间所有报告病例的回顾性研究。在 164 例报告的事件中，以下病因最常见[47-48]：

1. 生物测量不准确
2. 人工晶状体选择错误
3. 转录错误
4. 手写文字的错误解读

有研究分析了 17 000 多只眼白内障术后的屈光

数据，结果表明，只有 55% 的眼术后实现了正视即 ±0.50 D[49]。在一项对 3241 例患者 3241 只眼的研究中发现，基于扫频 OCT 在光学生物测量方面的最新进展，并利用诸如 Barrett II 的第四代公式用于 IOL 计算，以及结合基于人工智能的新公式，超过 75% 的患者能够达到计划屈光度 ±0.50 D 的目标。这项研究还报告了五种常用公式（Haigis、Hoffer Q、Holladay 1、Holladaay 2 和 SRK/T），以及两种从未在整个眼轴长度范围内进行过大规模测试的公式（Barrett Universal II 和 T2），后两者曾在最初的出版物中取得令人满意的结果。

在整个眼轴长度范围内，Barrett Universal II 都是最准确的公式，具有显著优势，其平均绝对误差较低，并且术后预测误差在 ±0.25 D、±0.50 D 和 ±1.00 D 范围内的百分比高于其他六种公式。

确定白内障手术后屈光不正的病因至关重要。这从稳定的精确验光开始。术后达到稳定屈光状态的时间从 1 天至 3 个月不等。使用一片式丙烯酸酯晶体的患者通常会在术后第 1 周进行验光，而使用高端人工晶状体的患者则需要更多的时间达到最终稳定的屈光状态，甚至在术后 1 个月才能达到屈光稳定。RK 术后的患者可能需要 3 个月达到屈光稳定[51]。

自动验光不足以评估术后屈光状态，主觉验光是十分必要的。充分散瞳检查对于评估角膜不规则、晶状体位置不正或膨胀以及视网膜病变至关重要。手术、滴眼液或外伤导致的角膜失代偿或不规则可能会导致术后发生术前不存在的病变。应当仔细复核术前测量值和用于手术的公式。黄斑 OCT 可能显示临床上不明显的黄斑水肿或其他先前未发现的病变。如果这些测量都不能确定误差来源，则可以假设所使用的预估晶状体位置和人工晶状体计算公式存在误差。

如果决定对术后屈光不正进行处理，一种选择是进行角膜屈光手术。这是一种高度准确的矫正残余屈光不正的方法，92% 的病例术后达到与预期屈光度相差 0.5 D 以内。此外，这种方法对于植入 MF-IOL 的患者非常有效，一项大型综述显示，在 MF-IOL 植入后接受准分子激光原位角膜磨镶术（laser-assisted in situ keratomileusis，LASIK）或 PRK 的患者中，90% 在预期屈光目标 ±0.5 D 范围以内，99.5% 在 ±1.0 D 以内。这些患者均接受了准分子激光传统切削，99.2% 的患者在最后就诊时达到 20/40 或更好的视力，这证实了该方案的安全性[51]。

建议在白内障术后 3 个月之后进行 LASIK 手术，以确保屈光和切口的稳定性。PRK 手术则在确认屈光状态稳定后即可进行[52]。

LASIK 术前必须进行全面的病史询问和查体，以确保患者不存在 Fuchs 角膜营养不良、上皮基底膜营养不良（epithelial basement membrane dystrophy，EBMD）、严重干眼症或疱疹性眼病病史等禁忌证。PRK 则可适用于许多因角膜病变而不能进行 LASIK 手术的情况。

如果度数误差的来源及其背后的原因可以确定为晶状体导致，那么人工晶状体置换术可能是一种有效的选择。人工晶状体应该是已知的，第二次手术应该使用相同的人工晶状体平台。在术后早期（4 个月内）进行置换在操作上最为容易。晶状体置换更常用于大于 1 D 的屈光不正，因为角膜屈光手术等其他方法在矫正较小程度的屈光误差时更为精确。建议使用会聚公式进行 IOL 交换计算，可通过以下链接找到：https：//www.doctor-hill.com/physicians/down-load.html。

Jin 等[53] 比较了 LASIK 和基于晶体的矫正方法（包括背驮式人工晶状体植入和人工晶状体置换）矫正白内障手术后残余屈光不正的有效性和安全性。他们发现，LASIK 组和基于晶状体组在最终等效球镜度（spherical equivalent，SE）和安全性方面的结果相当。Fernández Buenaga 等[54] 将 LASIK、背驮式人工晶状体和人工晶状体置换分组进行了回顾性比较，在屈光预测性和安全性方面对这三种不同方法进行了比较。所有矫正方法均能改善近视性和远视性的屈光不正。在各组间的比较分析中，等效球镜度和柱镜均存在显著差异。与人工晶状体置换组相比，LASIK 组在等效球镜度和柱镜方面的改善效果更好，差异有统计学意义。LASIK 组和背驮式人工晶状体组在柱镜中也存在显著差异，LASIK 组效果更好。各组间在球镜度数上没有显著差异。尽管如此，柱镜的改善效果使得 LASIK 手术的矫正效果比人工晶状体置换术或背驮式人工晶状体植入术更精确。在 LASIK 组术后柱镜屈光度下降，背负式人工晶状体组术后柱镜度数屈光度保持不变，而人工晶状体置换组柱镜屈光度增加。

LASIK 组的疗效指数优于人工晶状体置换组和背驮式人工晶状体组。人工晶状体置换组和背驮式人工晶状体植入组相比，这一指标无统计学上的显著差异。在可预测性分析中，作者发现 LASIK 组结果最好，背驮式人工晶状体组次之，IOL 置换组的可预测性最差——值得注意的是，LASIK 组最终等效球镜度与目标屈光度差距 ±0.50 D 范围内的眼占比为 92.9%。

关于安全性指数，各组之间没有发现统计学上的显著差异。然而，最佳矫正视力（best spectacle-corrected visual acuity，BSCVA）降低一行或多行的眼所占的比例在各组间有显著差异。这一比例在人工晶状体置换组以及背驮式人工晶状体组比 LASIK 组（7.14%）高 4 ～ 5 倍。事实上，接受 LASIK 治疗的患者中，没有 1 只眼发生超过两行的视力损失，相比之下，人工晶状体置换组和背驮式人工晶状体组分别有 1 只眼和 3 只眼。

这项研究的结果表明，LASIK 是矫正白内障手术后残余屈光不正最准确的方法。基于晶状体的手术（人工晶状体置换术或背驮式人工晶状体）也是有效的方法，可以在极端的屈光不正和角膜异常的情况下，或者在没有准分子激光平台可用的情况下进行选择。为了证实以上这些发现，有必要进行比较三种方案的随机对照前瞻性研究。

人工晶状体旋转或重新定位可能是散光矫正型人工晶状体植入术后残留柱镜误差的最佳选择。当人工晶状体在手术过程中放置在不正确的位置时，以及当人工晶状体最初放置正确但在术后发生旋转时，需要进行人工晶状体的旋转调位。IOL 旋转（角度矫正）应在术后早期进行，因为术后几个月内即发生愈合和纤维化[51]。为达到适当的人工晶状体复位，应当采用术后的散光轴向，而不应采用初始手术时使用的值。

散光人工晶状体置换或旋转轴向的具体人工晶状体计算可在下列网站找到：https：//www.astigmatismfix.com/。

如果不能通过人工晶状体旋转来减少散光，则可能需要进行另外一种选择，例如角膜屈光手术。

add-on 人工晶状体可能是远视偏移患者的最佳选择，尤其是当植入的人工晶状体度数未知的情况下。当手术风险较高时，例如后囊膜撕裂或韧带病变时，它也是 IOL 置换的替代方案。为使手术成功，初次手术的人工晶状体光学部必须完全位于囊袋内，前房应足够深且房角开放，以便为后续的人工晶状体植入提供足够的空间。首选硅胶材料的人工晶状体，特别是如果初次植入的人工晶状体是丙烯酸酯材料时。方边设计和丙烯酸酯材料的 IOL 不应用做 add-on IOL。该术式可能增加发生机械性并发症的风险，如葡萄膜炎-青光眼-前房积血（uveitis-glaucoma-hyphema，UGH）综合征、虹膜擦伤和葡萄膜炎[55-56]。

以下规则用于计算 add-on IOL 的屈光度：

- 远视误差：1.5× 显然验光的等效球镜度（D）
- 近视误差：1.3× 显然验光的等效球镜度（D）

然而，目前的会聚公式（https：//www.doctor-hill.com/physicians/download.html）提供更精确的 IOL 屈光力计算，推荐使用。在屈光度误差大于 7 D 的情况下，通常需要使用这些公式，因为随着屈光误差的增大，上述一般规则会变得越来越不准确[54]。

人工晶状体混浊

20 世纪 90 年代中后期，由于易于通过较小的角膜切口植入，可折叠人工晶状体在全球范围内开始流行。然而，由于越来越多的术后混浊报道，一些可折叠亲水性丙烯酸酯人工晶状体名声扫地[57-60]。

由于在注意到晶状体混浊问题之前，这些人工晶状体已经被大量应用，在过去十年中，晶状体混浊成为人工晶状体取出的常见指征[11-13]。不同的原因可导致术中人工晶状体混浊或术后早期人工晶状体混浊/变色。关于晚期人工晶状体混浊，不同材料的人工晶体都有报道，但如前所述，大多数人工晶体混浊都与亲水性丙烯酸酯设计有关。主要与此有关的四个人工晶体型号分别是 HydroView（Bausch&Lomb）[60-61]、MemoryLens（Ciba Vision）[62]、SC60B-OUV（MDR，Inc.）[62] 以及 AquaSense（OphthalmicInnovations International，Inc.）[63-64]。后来人们发现，这四种人工晶状体混浊的原因与制造过程有关，而非与晶状体材料本身有关。尽管这些人工晶状体在十多年前就被引入市场，但由于晶状体的混浊在术后晚期发生，因此，正如近期文献报道所示，由它们所导致的人工晶状体置换手术仍在进行[65-66]。

人工晶状体混浊通常会导致视力下降，也会导致视觉质量下降，光散射水平高，对比敏感度降低[67]。因此，应根据检查结果，结合视力或视觉质量的下降程度，决定是否取出人工晶状体。

大多数发表的论文显示，初始白内障手术和置换手术之间的间隔很长。在 Buenaga 等发表的一篇论文[68]中，这一时间为 89.1±33.6 个月，比其他系列报道的时间更长[69-71]。在大多数报告中显示，术后平均裸眼视力（uncorrected visual acuity，UCVA）和 BSCVA 均得到显著改善[72-74]。然而，也有一些学者并未观察到 IOL 置换手术后视力改善[72]。Kermani

等的研究中，最终 BSCVA 好于此前大多数研究中的结果，68.2% 的眼最终 BSCVA 达到 0.7 或以上。这一差异可能是由于他们的病例中存在较少的眼部并发症，并且大多数取出的人工晶状体是 HydroView（63.6%），如其他作者所述，这种晶状体比其他水凝胶晶状体更容易移除[75]。这项研究发现，大多数情况下人工晶状体置换是安全的，但它也可能有并发症发生。由于玻璃体脱出至前房，近 1/3 的患者必须进行前部玻璃体切除术，大多数患者必须将新的人工晶状体植入睫状沟（63.6%）；更重要的是要强调还有一种潜在的严重并发症视网膜脱离，尽管在这些病例中未见报道。

人工晶状体混浊仍然是一个重要议题。现在可能仍有患者由于这个原因需要进行治疗。事实上，近期的研究报告表明，亲水性人工晶状体钙化可能与某些眼部状况相关，如 DMEK 手术中的空气 / 气体填充[65]。最近一项关于具有疏水表面的亲水性人工晶状体的研究中也描述了这种情况，研究发现与糖尿病、高血压或青光眼等某些疾病相关[66]。

治疗人工晶状体混浊的唯一选择是 IOL 置换。尽管这种手术并发症的发生率较高[75]，但 Kermani 等的系列研究发现，这种手术能够恢复并显著提高视力，且该研究中没有患者出现超过一行的视力损失。

市场上每年都有许多新设计的 IOL 问世。然而，大多数新人工晶状体的研究只关注屈光和光学质量性能，而对长期生物相容性通常不做检查。人工晶状体通常会在眼内保留几十年，因此，为避免此类并发症，在大规模使用之前必须对每一种新的人工晶状体模型进行长时间的测试。

多焦点人工晶状体的取出

据报道，当患者没有达到预期视觉目标，发生视觉质量和视锐度不佳，或有新的视觉畸变时，患者会对多焦点人工晶状体植入的结果产生不满。2006 年，Cochrane 对多焦点人工晶状体的回顾研究发现，多焦点人工晶状体出现光学干扰的可能性是单焦点人工晶状体的 3.5 倍。多焦点 IOL 可将景深增加 2 ～ 3 倍，对比敏感度可降低 50%[76]。

多焦点人工晶状体植入术后进行人工晶状体取出是最糟糕的情况，因为这意味着不但没能达到最初手术的目的，还可能会出现新的并发症。所幸的是，有视觉症状的患者中只有极少数需要进行手术。几项研究表明，不满意的患者的多焦点人工晶状体更换率分别为 0.85%[77]、4%[78] 和 7%[79]。如果不满情绪持续存在，则应辨别这种不满情绪的主要原因。多焦点人工晶状体植入术后患者不满意的主要原因是残余屈光不正、后囊膜混浊（posterior capsule opacification，PCO）、干眼症、IOL 偏心、瞳孔大小不足和波前像差异常[80-81]。

残余屈光不正是导致多焦点人工晶状体植入术后患者不满意的最常见原因之一，因为多焦点人工晶状体对残余屈光误差更敏感。这可能是由于生物测量分析不准确、人工晶状体度数选择不当、计算公式的限制或人工晶状体位置偏差所导致的。白内障手术后原位角膜磨镶术或激光角膜表面切削术被证明是有效、可预测且安全的。如果无法进行准分子激光手术，可选择 IOL 置换或背驮式人工晶状体植入[80, 82]。

PCO 非常常见，通常发生于多焦点人工晶状体植入术后晚期，患者通常会出现视力模糊和（或）光学干扰症状。与其他因素如其他人工晶状体材料、锐利的光学部后边缘设计、囊袋内植入和小撕囊直径相比，水凝胶人工晶状体、圆形边缘设计人工晶状体、睫状沟植入的人工晶状体和大撕囊直径的患者 PCO 发生率更高[83]。较好的治疗方案是 Nd∶YAG 激光囊膜切开术，其速度快，并发症发生率低。但是，在进行 Nd∶YAG 激光治疗之前，医生应当确保所有其他可能导致患者不满意的原因已经得到妥善处理或无需处理，因为后囊切开之后若再行人工晶状体置换术则手术风险将更高[81-82]。

干眼症是一种泪膜和眼表的多因素疾病，可以导致眼部不适、视物模糊和光学干扰。干眼症通常发生在老年人群，白内障手术可能导致或加重干眼症，主要原因是手术切口降低了角膜敏感性，白内障术后的药物治疗也可能在其中发挥作用。指南中指出干眼症的治疗从眼睑清洁和使用人工滴眼液开始。对于更严重的病例，其他治疗方案包括使用环孢素、泪点塞植入（尤其是在水液缺乏且无炎症反应相关的患者中）和富含血小板血浆（platelet-rich plasma，PRP）滴眼[81-82, 84]。

瞳孔大小不足会影响多焦点人工晶状体植入后的视力，因为瞳孔大小决定了所能使用的多焦点人工晶状体的区域。术后瞳孔非常小并且抱怨近视力差的患者可使用环戊酸通滴眼液或 360° 氩离子激光虹膜成形术（0.5 s、500 mW 和 500 μm）进行治疗。另一方面，术后瞳孔非常大并抱怨光学干扰现象增加的患者可使用 0.2% 酒石酸溴莫尼定滴眼液治疗[80, 82]。

IOL 偏心可能会影响视功能，这取决于偏心程度、IOL 设计和瞳孔大小。一项研究比较了两种衍射型和两种折射型多焦点 IOL 在具有 3 mm 瞳孔的模型眼中不同偏心程度的性能表现，研究发现，对于光学部为全衍射结构设计的 ZM 900 晶体，远距和近距调制传递函数（modulation transfer functions，MTF）在人工晶状体偏心 0.75 mm 均受到了影响。MTF 是对比度敏感度的客观度量，表示眼光学系统产生的对比度损失。因此，MTF 是正弦信号空间频率的函数，它是像方对比度与物方对比度之间的比值，反映了一个透镜系统的性能[85-86]。对于采用单焦点外周折射区的衍射型人工晶状体 ReSTOR（+4），近 MTF 随着人工晶状体偏心度的增加而降低，而远 MTF 则增大。对于折射型 IOL（ReZoom 和 SFX-MV1），远 MTF 分别从偏心度达到 0.75 和 1 mm 时开始降低，但即使在 1 mm 的偏心度时，它们的近 MTF 也没有发生变化[87]。在大多数情况下，氩激光虹膜成形术可使患者免于人工晶状体取出[80-81]。如果确需进行多焦点人工晶状体取出手术，则应在初次手术后的 6 个月内进行，否则瘢痕组织会使手术操作变得更为困难，并带来更高的并发症风险。多焦点人工晶状体取出手术中需要考虑的另一个重要因素是囊袋张力环，它的存在将使得手术操作更为容易[15]。

Woodward 等在一项回顾性综述中，比较了 32 名患者中对多焦点人工晶状体植入术后视觉效果不满意的 43 只眼，研究表明视力模糊是多焦点人工晶状体患者不满意的主要原因。在大多数病例中，视物模糊的病因归因于屈光不正和 PCO。尽管总体来说微创的干预措施即可解决，但 7% 的眼仍需更换人工晶状体来解决不适症状[79]。

神经适应失败可能影响多焦点人工晶状体植入后的视觉功能。最新研究证明，皮层区域负责对此类视觉症状的长期适应，这表明这些眩光幻影的持续存在的原因是神经适应失败[88-91]。在这种情况下，最终唯一的解决办法只有取出 MF-IOL。

既往文献报告了将 MF-IOL 置换为单焦点 IOL 的结果。Al-Shymali 等提出了另一种可能被患者接受的方法[92]。他们的研究基于以下假说，即不同患者对于折射和衍射型人工晶状体可能存在不同的神经适应过程，该研究中由于神经适应失败而接受多焦点人工晶状体取出的患者同时植入了采用不同光学技术的多焦晶状体。神经适应失败包括所有主观视觉症状，如光学干扰现象、视物模糊、视力不足和单眼复视，这些症状没有任何明确的"解剖学"原因。在这项回顾性病例系列研究中，22 例（38 眼）因术后效果不满意而进行 MF-IOL 置换的患者，分为 3 组：第 1 组，双眼神经适应失败；第 2 组，单眼神经适应失败病例；第 3 组为因近视力不足而不满意的患者。患者接受 MF-IOL 取出并植入了屈光力不同或光学设计不同的另一 MF-IOL。研究使用的问卷包括视觉质量（Quality of Vision，QoV）、视觉功能指数（Rasch 修订版，VF-8R）和满意度问卷。从人工晶状体植入到取出的平均时间间隔为 9.1 个月。第 1 组患者中，三个量表中的 QoV 得分显著提高。视觉功能得到改善，VF-14 评分从 60.41 ± 24.81 提高至 90.16 ± 10.91（$P < 0.001$）。VF-8R 评分也有所改善。第 1 组患者置换术后的裸眼远视力从 20/35 提高到 20/26（$P < 0.001$），矫正远视力从 20/28 提高到 20/22（$P < 0.0001$）。安全性和有效性指数分别达到 1.46 和 1.16。第 2 组和第 3 组的患者在视力预后、视觉质量和视觉功能方面均有改善。至于患者满意度，86.4% 的患者指出他们愿意再次接受 MF-IOL 再植入手术。问卷评估证实手术效果良好，患者的远视力和近视力均有提高，视觉治疗和生活质量均有提高。这证明该手术方案是可行的，能够纠正患者的不满，并且保持多焦点人工晶状体的优势，譬如术后脱镜。

在下列视频中，演示了将多焦点 IOL 置换为应用不同光学设计方案的另一多焦点 IOL 的手术技术：

- 视频 1　Oculentis MF15 置换为 PanOptix
- 视频 2　Oculentis M3 置换为 Restore
- 视频 3　Oculentis M3 置换为 Miniwell
- 视频 4　AT Lisa Tri 置换为 Miniwell
- 视频 5　Oculenti MF15 置换为 Oculentis MF30
- 视频 6　AT Lisa Tri-Ziss 置换为 Oculentis MF30

人工晶状体取出技术

文献[93-100]报道了各种人工晶状体取出技术。近年来，人们关注的焦点是如何通过小切口（2.2～2.65 mm）取出人工晶状体，以避免术源性散光，从而提高置换手术效果的可预测性。

人工晶状体取出技术可分为以下四种：

1. 整个晶状体直接取出。由于需要扩大切口，一般不使用这种方式。目前该术式仅用于硬性聚甲基丙烯酸甲酯人工晶状体的取出。然而有一篇文献介绍了一种手术技术，即通过 2.75 mm

的切口取出一片式疏水性片丙烯酸酯晶体，只需使用有齿镊将人工晶状体取出而无需对其进行切割或折叠[93]。

2. 人工晶状体切割。人工晶状体切割是在眼内将人工晶状体进行剪切，使之能够通过小的角膜切口取出。这可以通过多种方式实现：将晶状体一分为二[94]、部分一分为二[95-96]或三等分[97]。

3. 人工晶状体襻切割。可以在手术前使用 YAG 激光[98]或在手术时使用剪刀[99]切割人工晶状体襻，从而有助于移除人工晶状体的光学部。当囊袋纤维化程度很高，以至于无法在不冒风险的情况下游离人工晶状体襻，最好的做法是将襻留在原处。

4. 人工晶状体折叠。将人工晶状体在前房中折叠，然后通过最小限度的扩大切口取出[100]。然而，这项技术涉及大量前房内的操作，可能会对透明角膜切口造成更大的损伤，并使内皮细胞计数减少 25%。

手术技术

所有的折叠式囊袋内人工晶状体取出技术都从相同的步骤开始。做角膜切口（图 18.1a），然后使用 OVD 将 IOL 从囊袋中游离出来（图 18.1b）。然后，根据每个病例的特点选择最合适的技术。尽管存在各种各样的取出技术，我们将列出最常用的一种：光学部切开技术［JorgeAlió 医师，YouTube 频道，https：//www.youtube.com/channel/UC9P3owJYdjwaypuvA lcDhg］。

使用 Sinskey 钩和 Lester 钩（美国 Katena），将人工晶状体从囊袋中游离（图 18.1c），并重叠放置于前囊缘上（图 18.1d，e）。随后，沿 IOL 中心径向切开光学部（图 18.1f，g），然后使用两个钳子交替夹持 IOL（图 18.1h，i），通过主切口将其从前房中取出（图 18.1j）。

- 襻切割技术 / "截肢"：如果由于囊袋纤维化导致襻和囊袋之间黏连紧密，则可将人工晶状体襻剪断并留在囊袋中。否则，试图移除它们可能会导致悬韧带断裂。随后移除晶状体光学部。

Eguchi 技术及其变体：制作两个光学部的径向切口，两个切口间隔 35°～90°。可以得到一个三角形的或 1/4 的晶状体光学部，通过一个小的角膜切口将

其从前房取出，随后取出 IOL 的其余部分。

折叠技术：从囊袋中取出人工晶状体后，将其在前房中进行折叠，并通过角膜切口取出。

直接取出整个人工晶状体：该技术主要应用于非折叠人工晶状体；然而在某些情况下，它也可能是最适合选择的技术。将人工晶状体从囊袋移到前房后，扩大的角膜或巩膜切口，并将人工晶状体整个从眼内取出。

我们最偏爱的是上述的切割技术［JorgeAlió 医师，YouTube 频道，https：//www.YouTube.com/Channel/UC9P3owJYdjwaypuvA lcDhg］。在我们看来，它具有最小的并发症风险，并且比其他方法操作更容易且更快。折叠技术具有潜在的内皮损伤风险。移除整个人工晶状体则需要更大的角膜切口，增加术后散光的风险，或者需要做巩膜切口，这将延长手术时间。

预后

人工晶状体取出手术总是具有挑战性的；然而，多焦点人工晶状体取出通常比其他原因导致的人工晶状体取出更为容易（尤其是当存在囊袋张力环的情况下）。首先，多焦点人工晶状体取出通常发生于白内障术后数月之内，此时尚未形成明显瘢痕机化。其次，由于眼部结构没有损伤，手术风险较小。相反，当由于其他原因（如脱位或人工晶状体混浊）而进行人工晶状体取出时，前者由于存在眼部结构损伤，后者由于存在纤维机化组织，特别是在这些情况下的人工晶状体取出通常发生在初始白内障手术很长时间之后，因此手术可能会导致更多并发症的发生。

多焦点人工晶状体取出术的主要问题是该手术是否值得。取出手术后满意度是否提高？它是否与高并发症发生率有关？迄今为止，很少有文献能够回答这些问题。

Galor 等[73]对 10 例（12 眼）不满意患者的屈光性人工晶状体取出术后的预后进行了回顾性研究。手术前的主要症状是视物模糊、眩光 / 光晕和对比敏感度降低。所有不满意患者的矫正远视力和裸眼视力（uncorrected distance visual acuity，UDVA）均为 20/30 或更好。初次白内障手术与人工晶状体置换手术之间的中位时间间隔为 13.6 个月，取出手术后的中位随访时间为 8.9 个月。手术结果如下：术后 6 个月时，4 只眼 UDVA 为 20/30 或更好，8 只眼为 20/60 或更好。同时，6 个月时的矫正视力 8 只眼为 20/20 或更好，9 只眼为 20/25 或更好。关于手术并发症，1

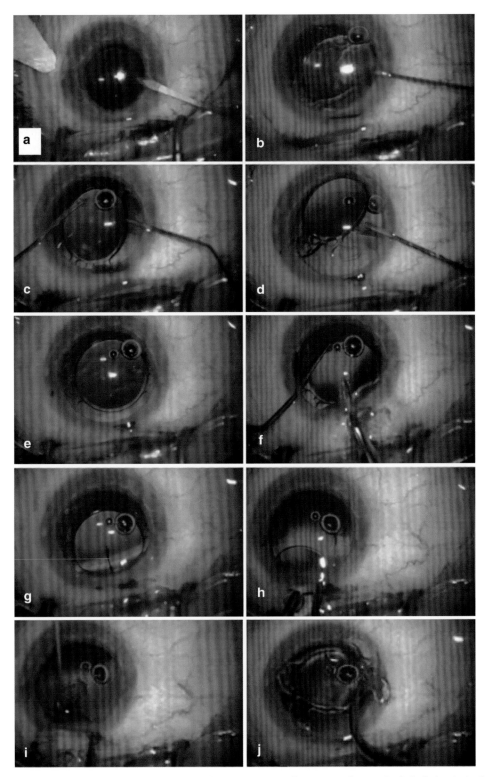

● 图 18.1　人工晶状体（IOL）光学切开取出技术：（a）角膜切口；（b）使用 OVD 将 IOL 与囊袋分离；（c）将 IOL 从囊袋内游离；（d，e）将 IOL 移动到前囊边缘；（f，g）沿径向将 IOL 光学部剪开，剪至 IOL 光学部中心；（h，i）使用两个镊子通过主切口取出 IOL；（j）人工晶状体从前房完全取出

只眼发生角膜失代偿，1 只眼发生人工晶状体脱位需要再次手术进行人工晶状体巩膜固定，1 只眼因激素反应导致眼压升高。8 名患者达到了手术目的，他们表示症状有所改善，而另外 2 名患者则没有任何变化。我们可以从本文中得出一些结论。第一，大多数患者（10 例中的 8 例）手术后症状得到改善。第二，晶状体置换术后屈光度变差：术前所有眼的 UDVA 均为 20/30 或更好，而术后仅 4 只眼达到这一水平。

第三，在 2 只眼睛中发生了严重并发症，如角膜失代偿、人工晶状体脱位需行巩膜缝合，激素反应导致术后眼压升高，以及黄斑囊样水肿。

Kamiya 等[74]的一项回顾性研究纳入了 50 只需行多焦点人工晶状体取出的眼。在取出的多焦点人工晶状体中，84% 为衍射型，16% 为折射型。单焦点人工晶状体占新植入人工晶状体的 90%。手术前最常见的主诉是蜡样视觉（waxy vision）（58%），其次是眩光和光晕（30%）、远视物模糊（24%）、眩光幻影（20%）、近视物模糊（18%）和中间视物模糊（6%）。人工晶状体取出的主要客观原因是对比敏感度降低（36%）、光学干扰现象（34%）、原因不明（包括神经适应失败）（32%）和晶状体度数不正确（20%）。患者对整体视觉质量的满意度按 1（非常不满意）～ 5（非常满意）的等级进行评分。人工晶状体置换术后，患者满意度从术前的 1.22±0.55 显著提高到 3.78±0.98。术前未矫正和矫正的 logMAR 视力平均值分别为 0.23±0.27 和 -0.01±0.16。在取出手术之前，分别有 30% 和 68% 的患者的 UDVA 和 CDVA 为 20/20 或更好。手术后的视力结果显示，分别有 42% 和 86% 的眼的 UDVA 和 CDVA 达到 20/20 或更好。IOL 置换后对比敏感度也显著改善。作者指出，CDVA 并不总是衡量患者症状的好方法。在这项研究中，尽管存在视力方面的主诉，但几乎 70% 的眼 CDVA 为 20/20 或更好。因此，尤其是在 CDVA 较好的情况下，需要对患者进行更具体的检查如对比敏感度测量。至于手术并发症，3 例患者（6%）需进行前部玻璃体切除术。38 只眼（76%）将人工晶状体植入囊袋内，11 只眼（22%）将人工晶状体植入睫状沟内，1 只眼（2%）缝合于睫状沟。

Tassion 等[101]报道了一个回顾性病例系列，由 21 名拟行 MF-IOL 置换的连续患者（consecutive patients）的 30 只眼组成，主诉包括复视、不舒适的双眼视、视物模糊、眩光、光晕（导致无法夜间驾驶）、对比敏感度丧失（主观上通过阅读时需要更多的光线来表达），以及严重畏光以至于 IOL 置换是唯一的解决方案。在取出的多焦点人工晶状体中，与折射型 MF-IOL（4.13%）和渐进性光学人工晶状体（1.4%）相比，衍射型 MF-IOL 的取出频率更高（25.83%）。这一现象也取决于外科医生首选的 MF-IOL 类型。本研究中最受欢迎的人工晶状体植入技术是 bag in the lens 技术，该技术在初次手术中，可以确定前囊撕开的大小，并且通过对准浦肯野反射使人工晶状体居

中。在二级手术干预中，使 bag in the lens 人工晶状体居中几乎是不可能的，但与囊袋内人工晶状体植入（in-the-bag）相比，该技术仍有优势。在大多数曾进行 Nd:YAG 激光囊膜切开术的眼中，由于 YAG 激光导致玻璃体前界膜破裂，因而需要进行前部玻璃体切除术。本研究中并发症很少见，但有 1 只眼发生了脉络膜出血。30 只眼中有 21 只（70%）可以植入 bag in the lens 晶状。30 只眼中有 7 只眼（23%）由于晶状体囊膜不够稳定而无法植入人工晶状体，因此植入了虹膜固定型人工晶状体或睫状沟固定人工晶状体。在 30 只眼中有 2 只（6%）残留的囊袋只能容纳传统的 lens in the bag 晶状体。在 MF-IOL 置换术前接受过 Nd:YAG 激光囊切开术的眼需进行前部玻璃体切除术（11 只眼，37%）。30 只眼中有 13 只眼术后视力提高，17 只眼视力保持稳定。

Kim 等[102]在一项对 35 只眼（29 名患者）的回顾性病例系列研究中证实，使用不同类型的人工晶状体，可以安全地进行多焦点人工晶状体置换，并达到良好的视力预后。他们在多焦点人工晶状体取出后植入了不同类型的人工晶状体，包括囊袋内（in-the-bag）人工晶状体（74%）、虹膜缝合人工晶状体（6%）、睫状沟固定人工晶状体并做光学夹持（9%）、睫状沟固定人工晶状体未做光学夹持（9%）和前房型人工晶状体（3%）。置换手术的适应证包括视物模糊（60%）、光学干扰症状（57%）、畏光（9%）、对比敏感度丧失（3%）和多种主诉（29%）。置换前 94% 的眼和置换后 100% 的眼的远矫正视力为 20/40 或更好。平均屈光预测误差从置换前的 0.22 ～ 0.81 D 显著降低到置换后的 0.09 ～ 0.53 D（$P < 0.05$）。绝对屈光预测误差中位数由置换前的 0.43 D 显著降低到了置换后的 0.23 D（$P < 0.05$）。

Kamiya 等[74]在对 37 名患者的 50 只眼进行的回顾性观察研究中证实，对于不满意的患者，人工晶状体置换手术似乎是一种可行的手术选择。在这项研究中，关于人工晶状体取出术最常见的主诉是蜡样视觉，其次是眩光和光晕、远视物模糊、眩光幻影、近视物模糊和中距离视物模糊。人工晶状体取出最常见的原因是对比敏感度降低，其次是光学干扰、不明原因（包括神经适应失败）、人工晶状体度数不正确、术前过度预期、人工晶状体脱位 / 偏心，以及屈光参差。眼轴长度为 25.13±1.83 mm。在取出的多焦点人工晶状体中，84% 为衍射型，16% 为折射型。置换的 IOL 90% 为单焦点 IOL。按 1（非常不满意）～ 5

（非常满意）的等级进行满意度评分，患者的满意度从术前的 1.22±0.55 显著提高到术后的 3.78±0.97（Wilcoxon 符号秩和检验，$P < 0.001$）。

总之，这些研究表明，在不满意的患者中进行多焦点人工晶状体取出是一种可行的选择，可以显著提高患者的满意度。进行特定的测试以准确评估患者视觉功能十分重要，特别是在视力良好却抱怨视力不佳的患者中。大多数病例的对比敏感度降低。然而，应当重视的是，人工晶状体置换术并非没有并发症。在这些研究中，24% 的患者不得不将人工晶状体植入睫状沟，6% 的患者进行了前部玻璃体切除术。

结论

人工晶状体取出术对眼前节医生来说通常是一项具有挑战性的手术，因为它可能会导致并发症。然而，了解人工晶状体取出的原因、每种原因的预后以及掌握取出技术十分重要，因为随着人工晶状体植入术后患者数量的增长，预计在未来需进行人工晶状体取出的患者数量会增加。在近期的绝大多数文献中，人工晶状体取出的主要原因是在成功的白内障手术后数年后发生的人工晶状体囊袋内脱位。有四种已知的人工晶状体取出手术方法，包括整个晶状体直接取出、人工晶状体切割、人工晶状体襻切割和人工晶状体折叠。

人工晶状体取出的主要危险因素是假性剥脱和高度近视，后者较为不常见，但会影响到年轻的患者。这些患者的人工晶状体取出手术显著改善了他们的视力（根据大多数报告中公布的数据），但并非不会发生并发症。第二个最常被报道的原因是人工晶状体度数不正确。在这些患者中，人工晶状体取出手术通常更容易进行，因为眼部结构完整，并且白内障手术和取出之间的时间间隔通常更短。然而，已经有研究表明，LASIK 是一种比人工晶状体取出术更安全、更准确的矫正残余屈光不正的方法；因此，只有当角膜不适合进行 LASIK 手术，或医生没有可用的激光平台时，才选择人工晶状体置换手术以矫正大的屈光不正。人工晶状体混浊仍然是取出的另一个重要原因，这不仅是由于旧的人工晶状体型号。在这些病例中，晶状体取出手术非常具有挑战性，并且并发症发生率很高，这是因为晶状体混浊通常发生于白内障手术多年以后，由于存在纤维机化组织，很难分离人工晶状体。

最后，多焦点人工晶状体是人工晶状体置换的一个已知原因，尽管由于人工晶状体设计的改进，目前患者对多焦点人工晶状体的耐受性很好，而且如前所述，多焦点人工晶状体取出的手术风险很低。在这些病例中，人工晶状体取出通常不是很复杂，因为它是在白内障手术后数月内进行的。尽管目前的病例报道不多，但患者满意度在取出手术后显著提高。

尽管将多焦点人工晶状体更换为单焦点人工晶状体是一种公认的处理神经适应失败的方法，但有另一种可接受的方案，是在因神经适应失败而取出多焦点人工晶状体的案例中重新植入不同光学设计的多焦点人工晶状体，这是基于不同患者对于折射和衍射型人工晶状体可能存在不同的神经适应过程这一理论。

总之，眼前节医生必须了解可能导致晶状体取出手术的不同原因，识别风险因素，向患者解释手术预后，并执行最佳的取出技术，同时考虑到取出原因和取出人工晶状体的型号。

要 点 小 结

- 白内障手术后人工晶状体取出的主要原因是脱位 / 偏心、晶状体度数不正确、人工晶状体混浊、神经适应失败、眼内炎和人工晶状体性大疱性角膜病。

- 人工晶状体取出手术主要有四种方法，包括整个晶状体直接取出、人工晶状体切割、人工晶状体襻切割和人工晶状体折叠。

- LASIK 是矫正白内障手术后残余屈光不正最准确的方法。基于晶状体的手术（人工晶状体取出或植入背驮式人工晶状体）也是有效的方法，在极度屈光不正和角膜异常或没有准分子激光平台可用的情况下，推荐作为选择。

- 人工晶状体混浊问题是一个相对陈旧的问题，但仍有患者需要人工晶状体取出和替换。最近的研究报告显示，亲水性人工晶状体即便具有疏水表面，也可能发生人工晶状体钙化。这可能与眼内气体使用史或人工晶状体生产时的错误有关，也可能与某些疾病状况有关，如糖尿病、高血压或青光眼。

（参考文献参见书末二维码）

第 19 章

合并葡萄膜炎的白内障手术

Bahram Bodaghi，Thierry Burtin，and Phuc LeHoang

孙腾洋　译　王晓贞　宋旭东　审校

要点

在本章中，我们将讨论以下内容：

- 葡萄膜炎患者进行白内障手术前应当考虑到的风险因素
- 这些患者进行白内障手术的特殊之处
- 围术期药物治疗的重要性
- 主要并发症及其处理
- 儿童葡萄膜炎患者白内障手术的挑战

　　基于近期手术技术的进步，葡萄膜炎并发白内障的现代外科治疗效果已得到显著改善[1-2]，但其一般做法仍存在争议[3]。事实上，尽管外科手术技术有了很大的进步，但围术期仍有许多医疗程序需要处理。葡萄膜炎并发白内障也是许多眼科医生都会面对的一种相对常见的情况[4]。白内障是葡萄膜炎的主要并发症，发生在 50% ～ 80% 的由各种不同病因导致的葡萄膜炎病例中[5]。在前葡萄膜炎中，并发白内障主要是由直接的炎症机制引起的，而在后葡萄膜炎中更常见的是由广泛或长期使用皮质类固醇激素这一医源性因素引起。激素诱发白内障的病例数量持续增加，特别是近年开始使用玻璃体内皮质类固醇植入物之后，该植入物已获批用于治疗非感染性的中间葡萄膜炎、后葡萄膜炎或全葡萄膜炎[6-7]。

　　白内障超声乳化等手术可能会产生一定程度的炎症反应，并且随着手术干预难度和先前存在的病变严重程度的增加而增加。在葡萄膜炎的情况下进行白内障手术更具挑战性，因为术后炎症爆发的风险更高。有两个密切相关的要点需要当心：一方面是手术操作，目前较为标准化且可重复性高；另一方面是药物应用，其复杂性更具争议，也缺乏循证数据。应当评估每一条策略，并使之合理地应用于术前、围术期和术后的不同阶段。

术前阶段

手术评估

　　对合并葡萄膜炎的白内障患者进行白内障手术之前，有必要通过仔细和全面的检查来确定是否存在其他相关原因或并发症，以确保晶状体混浊确实是引起视力损失的主要原因，例如：

- 活动性炎症（前节或后节）
- 角膜和（或）玻璃体混浊
- 黄斑受累（水肿、黄斑前膜、黄斑裂孔、萎缩、缺血以及脉络膜新生血管）
- 视神经病变或萎缩
- 继发青光眼

同时也有必要关注可能代表着术中操作困难的因素，因为如果事先有所预料，术中可以更好地进行处理。手术过程中可能会遇到的挑战包括：

- 宽大的角膜带状变性
- 瞳孔区域存在虹膜后黏连或环形纤维膜
- 白内障的严重程度以及类型

考虑到滤过手术失败的风险，青光眼、白内障联合手术仍有争议。最好在进行白内障超声乳化手术之前控制眼压。

医学评估

　　尽管白内障手术的标准化程度很高，但合并葡萄膜炎的白内障患者进行白内障手术的主要难点在于眼部炎症的药物控制，以及选择最合适的时机安排手术。有时，眼部炎症是由于晶状体蛋白引起的晶体诱导的葡萄膜炎和晶体源性葡萄膜炎[8]。在"发炎"的眼上进行手术，术后前、后节炎症发生严重复发的可能性很高，这可能威胁到术后视力的恢复。在术前尽可能地控制炎症至关重要；否则，将增加术后出现严重炎性并发症的风险，影响最终的视力预后。根据 SUN（Standardization of Uveitis Nomenclature，葡萄膜炎命名标准化）标准，根据前房炎症和前房细胞对炎症的控制程度进行评估[9]。

合并葡萄膜炎的白内障患者在进行白内障手术前通常需要炎症静止至少 3 个月（根据 SUN 评定炎症为稳定或不活跃）。此外，最近的经验表明，为了采用最佳的术后预防方案，在进行术前检查时，必须留意各种不利风险因素。

风险因素 #1：葡萄膜炎的病因

某些类型的葡萄膜炎风险高于其他类型（图 19.1 和图 19.2）（表 19.1）。因此，与活动性青少年特发性关节炎（juvenile idiopathic arthritis，JIA）相关葡萄膜炎相比，鸟枪弹样视网膜脉络膜病变的炎症复发风险更低[10]。Fuchs 葡萄膜炎不需要任何特殊的治疗方案，因此这些患者的白内障手术通常被视为非葡萄膜炎性白内障手术[1]。然而，当植入物上存在巨细胞时，仍然有可能出现早期炎症反应。一般来说，虹

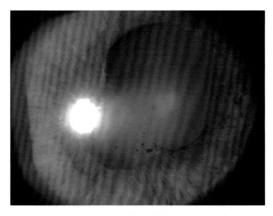

● 图 19.1 白塞病患者的致密白内障

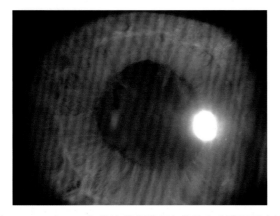

● 图 19.2 一名 JIA 相关性葡萄膜炎患儿的白内障以及广泛虹膜后黏连

表 19.1	不同病因葡萄膜炎相关的术后并发症风险
高	JIA 相关葡萄膜炎
	晚期重度 VKH
	结节病（前葡萄膜炎）
	肺结核（前葡萄膜炎）
	梅毒（前葡萄膜炎）
	特发性慢性前葡萄膜炎
中等	白塞病
	B27 相关葡萄膜炎
	青–睫综合征（Posner-Schlossman 病）
	HSV-VZV 相关葡萄膜炎
	急性视网膜坏死综合征
	多发性硬化
	交感性眼炎
	Fuchs 异色性虹膜睫状体炎
低	弓形虫性视网膜脉络膜炎
	鸟枪弹样视网膜脉络膜炎
	白点综合征

膜前黏连的严重程度是后续是否发生青光眼并发症的主要预测因素。很明显，所有具有广泛虹膜后黏连的病例，如 JIA 相关葡萄膜炎、结节病、肺结核和晚期 Vogt-Koyanagi-Harada 病，术后炎症复发的风险都很高。对这些患者应进行密切随访，以便及时采取适当的治疗策略。

风险因素 #2：前节炎症的严重程度

术前应当对前、后节炎症程度进行临床评估。裂隙灯检查是评估前房细胞数量的必要检查。血房水屏障（blood-aqueous barrier，BAB）的破坏对于识别慢性炎症病例很重要。前述的 SUN 标准将用于判定葡萄膜炎是否稳定。

白内障手术将导致 BAB 破坏，促进术后炎症复发。BAB 可能在手术前即存在缺陷，特别是在慢性或复发性前葡萄膜炎的病例中。术前存在 BAB 缺陷有可能引发更强烈的炎症反应。与慢性炎症相关的 BAB 破坏的迹象是即使在葡萄膜炎没有明显活动的情况下仍存在前房闪辉或前房细胞。对于无法改善的慢性炎症，只要炎症水平稳定至少 3 个月，就可以进行手术。激光前房闪辉光度测试仪是准确评估闪辉程度的主要工具。它是反映 BAB 状态的一种优秀、客观且可复制的测量方法，测量过程无创且快速[12]。在 BAB 没有慢性破坏的情况下，高于 30 光子 / 毫秒代表术后炎症复发的风险增加。

风险因素 #3：黄斑水肿病史

葡萄膜炎患者在进行任何手术之前，均应评估是否存在黄斑水肿或既往发生过黄斑水肿。这代表着炎症活跃，因此在黄斑水肿没有得到完全控制之前禁行白内障手术。黄斑水肿病史是葡萄膜炎严重程度的标志，因此标志着术后发生炎症严重复发的风险更大。强烈建议对这些患者进行密切随访[13]。

后节的评估可能受到虹膜后黏连和（或）白内障致密程度的限制。因此为了排除视网膜脱离，必须进行 B 超检查。

风险因素 #4：改善病情抗风湿药（disease-modifying antirheumatic drug，DMARD）的使用

无论其病因为何，需要大量背景治疗来控制炎症的葡萄膜炎都是十分严重的，提前采取应对术后炎症复发风险增加的预防方案将使这些患者获益。

风险因素 #5：首次手术眼的炎症复发情况

由于双侧葡萄膜炎患者的第二只眼可能发生同样的并发症，因此手术需要谨慎。必须在炎症静止至少 3 个月之后再进行，然而由于某些原因，这个静止期可能会缩减。由于白内障不是紧急手术（除外晶状体引起葡萄膜炎或儿童弱视的风险），因此在手术前应尽可能控制所有炎症参数。

白内障手术前，眼部炎症必须安静至少 3 个月。可通过裂隙灯检查、OCT 和激光前房闪辉光度测试仪（如果可用）评估眼部炎症。通过使用全身或局部皮质类固醇来预防术后复发。该策略应当针对不同个案进行个性化讨论（参见 II-2）。

术中阶段

手术策略

手术程序是完全标准化的。对于成年患者的常规手术，是在局部麻醉下，通过白内障超声乳化术摘除混浊晶状体并在囊袋内植入人工晶体。减小切口尺寸有助于降低 BAB 破坏程度。撕囊应相对较大，光学部直径应至少为 6 mm，以便后期观察眼底。首选疏水性丙烯酸酯材料的人工晶状体，可防止粒细胞黏附，从而减少继发性囊膜混浊，避免早期进行 Nd:YAG 激光治疗[14-16]。新一代肝素表面修饰的人工晶状体可能改善术后反应，尤其是在 Fuchs 葡萄膜炎患者中。

在年轻的葡萄膜炎患者中，植入多焦点或景深延长型（extended depth-of-focus，EDOF）人工晶状体是一个重要而具有吸引力的问题。尽管近年来在技术上取得很大进展，但植入此种类型的人工晶状体仍需谨慎。迄今，缺乏关于葡萄膜炎患者对多焦点或 EDOF 人工晶状体长期耐受的证据。一些文献报道了晶状体移位或脱位的复杂病例。对于有葡萄膜炎病史的患者来说，人工晶状体取出要困难得多，可能会导致严重威胁视力的并发症。需要考虑的另一重点是在某些情况下，可以使用散光矫正型人工晶状体。术中必须小心抛光后囊，以减少后囊膜混浊的风险，同时保持其完整性。

对葡萄膜炎患者眼内植入物的选择仍有争议，尤其对于儿童患者。这取决于：

- 患者的年龄
- 葡萄膜炎的类型
- 葡萄膜炎的严重性
- 病情发展的概况
- 眼前节并发症（黏连、青光眼）的严重程度
- 眼后节的情况（玻璃体切除术后，硅油填充眼）

与经典白内障手术的区别取决于是否存在与慢性炎症相关的临床因素：

- 存在晚期带状角膜变性：在晶状体摘除手术之前，先应用乙二胺四乙酸（EDTA）对角膜进行治疗，以获得足够的视野来确保手术安全。有些医生更喜欢在超声乳化术前几周或者必要时在超声乳化手术后进行刮除。
- 存在虹膜后黏连：使用黏弹剂简单分离黏连，如有必要可放置虹膜拉钩或 Malyugin 环[17-18]。操作手法越柔和、越无创伤，术后炎症复发的风险就越小[19]。通常不建议进行瞳孔括约肌切除，因为除了带来炎症风险外，还会导致不同程度的出血。
- 瞳孔区域存在环状机化膜：在分离虹膜后黏连或者放置虹膜拉钩之前，必须仔细识别并小心移除环状机化膜，否则可能出现虹膜括约肌撕裂以及术后瞳孔变形。

药物策略

目前有各种针对葡萄膜炎患者白内障手术的试验研究，但只有少数试验提供了预防炎症复发的术中

用药方案的新进展。近 60 年来，围术期口服皮质类固醇（手术前后）已被频繁使用，但用药剂量和持续时间仍存在争议。它们越来越多地与术毕局部注射皮质类固醇联用，或者被术毕局部注射皮质类固醇替代（表 19.2）。

有两种类型的制剂：

- 立即起效的皮质类固醇：
  - 地塞米松，可用于结膜下或球周注射
- 根据病情，术前、术中或术后可选择不同的缓释皮质类固醇：
  - Tenon 囊下或结膜下注射曲安奈德
  - 玻璃体内地塞米松植入物：傲迪适 Ozurdex® [20]

已有研究比较了这些不同的治疗方案，或是相互比较，或是单独对照围术期进行激素治疗的术后效果。2010 年，一项试验比较了一组慢性非感染性葡萄膜炎患者术后 1 个月口服可的松 1/2 mg/（kg·d）与术毕球周注射延迟性皮质类固醇的情况。结果显示，视力、术后并发症（前葡萄膜炎或黄斑水肿）的发生率或继发性青光眼的发生率没有显著差异。

局部用药而非口服被认为是代谢性疾病（如糖尿病）患者的理想选择，这些疾病可能会因皮质类固醇的全身应用而恶化[21]。

在本世纪二十年代之前，许多团队已经研究了术毕在玻璃体内注射曲安奈德（Kenacort®：0.1 ml/4 mg 曲安奈德）的效果。2007 年，Dada 等比较了慢性前葡萄膜炎和中间葡萄膜炎患者中，在白内障手术中玻璃体内注射曲安奈德（IVT）与口服皮质类固醇治疗效果。研究并未发现两者在术后炎症复发方面有显著性差异，但是该研究遗憾地发现，IVT 组中有更多的高眼压病例[22]。

Okhravi 对 17 例慢性葡萄膜炎患者在术中玻璃体内注射曲安奈德，以此代替口服皮质类固醇治疗，该研究也得到良好的结果。两组术后炎症情况相似，但曲安奈德组的高眼压率较高，但高眼压均能够通过局部治疗进行控制[23]。

因此，与口服皮质类固醇相比，玻璃体内注射曲安奈德似乎对葡萄膜炎白内障手术中视力的提高和炎症复发风险的预防有效，但遗憾的是，注射曲安奈德后术后眼压增加更多，需要局部药物治疗控制眼压。需要强调的是，曲安奈德未经批准用于玻璃体内注射。

在另一项比较皮质类固醇的研究中，Roesel 等发现玻璃体内途径与球周途径对术后炎症的作用相同，玻璃体内途径可显著降低黄斑水肿的发生率，两种情况的不良反应发生率相当[21]。

在一组青少年特发性关节炎相关（JIA）葡萄膜炎患者的研究中，对照了静脉注射甲强龙治疗方案，与术毕前房内注射曲安奈德的效果。Li 等表明，与口服或静脉注射皮质类固醇相比，前房内注射在术后炎症反弹风险方面更具优势[24]。

最近的一项研究表明，术中注射 750 μg 地塞米松玻璃体内缓释植入剂（傲迪适 Ozurdex®）并不会阻止术后前房内纤维蛋白的形成。但研究表明，通过在手术前 5 天预防性注射第二只眼，则第二眼术后没有发生炎症反应。因此，在术前而非术中注射 Ozurdex®，可能是葡萄膜炎白内障手术中预防炎症反弹的另一种有效治疗工具[20]。有必要进行随机研究来证实这一假设。

使用 Ozurdex® 并使其充分发挥作用的最佳时机似乎是晶状体摘除前的 1 个月。

另一项最新研究报道了在一位接受阿达木单抗（抗 TNF-α）治疗的 JIA 相关葡萄膜炎的 6 岁儿童中，在白内障手术前 1 个月注射 Ozurdex® 植入物的效果。该植入物单独用于预防炎症复发，10 个月后随访结果令人满意，无不良反应发生。然而，应该记住，在许多国家 Ozurdex® 并未批准用于儿童。

因此，我们目前有多种治疗工具来控制葡萄膜炎白内障手术中的炎症。困难仍然在于如何根据患者及其临床情况选择具体方案。

术后阶段

与传统白内障手术的主要区别是葡萄膜炎患者术后炎症风险增加[25]。需要担心的各种并发症包括：

表 19.2	葡萄膜炎白内障手术患者眼部炎症的围术期处理
术前	泼尼松：术前 3 d，0.5 mg/（kg·d） 或者 术前 1 个月玻璃体内注射傲迪适 /Tenon 囊下注射 TM 伐昔洛韦：术前 3～1 周每天 3 g 弓形虫病抗生素（有争议）
术中	对于非感染性葡萄膜炎 甲强龙冲击（4 mg/kg） 结膜下皮质类固醇
术后	局部皮质类固醇药物应逐渐减量，以适术后即刻的炎症反应 基于临床评估的全身皮质类固醇逐渐减量

炎症复发

根据 SUN 标准（图 19.3），与术前状态相比，细胞数量增加或闪辉增加超过 2＋，即表明眼前节部炎症激增。更严重时这可能形成虹膜-囊袋黏连，从而增加发生闭角型青光眼（虹膜膨隆）的风险。这种并发症主要发生在术后 1 个月内，但可能在术后最初几个小时内即可发现初步的迹象。据研究认为，如果术后 3 个月以上发生炎症复发，则与手术无关，而是与原发疾病的进展有关。在紧急情况下，排除眼内炎之后，可以进行前房内注射溶栓剂如 rt PA（重组组织型纤溶酶原激活剂），可以非常快速地清除炎症反应[26]。瞳孔纤维化可能由严重的术后炎症引起（图 19.4）。

高眼压与青光眼

如果发现得足够早，这是一种轻微的并发症，但如果未能及时治疗则可能会非常严重。由于继发性炎症，并且围术期接受了基于可的松的抗炎预防方案，因此眼压升高在葡萄膜炎患者中可能更为常见。术

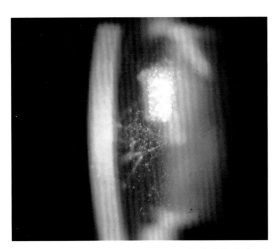

● **图 19.3**　前葡萄膜炎患者术后早期前房闪辉加重

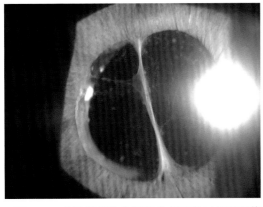

● **图 19.4**　术后炎症急性复发合并瞳孔区纤维增值

后眼压升高率在 4.6% 和 28.9% 之间[25, 27]。密切随访使临床医生能够检测到高眼压并迅速采取行动。在 Fuchs 葡萄膜炎和其他与前黏连相关的疾病患者中，青光眼更为常见。

黄斑水肿

其定义为 OCT 测定的视网膜厚度相对增加，伴或不伴囊肿存在，可能伴或不伴视力降低（临床或亚临床黄斑水肿）[28]。它是术后视功能预后的重要影响因素。

在葡萄膜炎患者白内障手术后，33% ～ 56% 的病例出现黄斑水肿[29-30]。

通过使用皮质类固醇仔细控制术前炎症，以及观察至少 3 个月炎症静止，可以降低其发生风险[13]。非甾体抗炎药的地位仍存在争议。

眼内炎

这是经典白内障手术最可怕的并发症之一。理论上，其发病率在葡萄膜炎患者的白内障手术中会更高，可能因为这些患者中有许多人正在接受免疫抑制或免疫调节治疗。因此，术中必须更加严格无菌原则，同时需要系统的术中抗生素预防。

后囊混浊

后囊混浊（posterior capsule opacification，PCO）是一种常见的并发症（图 19.5），近一半的患者在术后 2 年后出现[25]。它的发病率与随访时间相关[29]。手术和 PCO 之间的平均间隔时间约为 15 个月，但是如果葡萄膜炎没有得到完全控制，后囊混浊可能很快就会发生。一片式疏水性丙烯酸酯人工晶状体可以显著降低 PCO 的发生率。Fuchs 葡萄膜炎、Behçet 病和

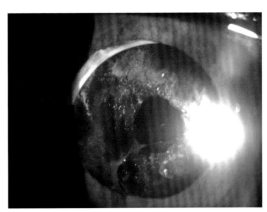

● **图 19.5**　Nd∶YAG 激光治疗特发性肉芽肿性前葡萄膜炎患者后囊膜混浊

风湿性葡萄膜炎发生 PCO 的风险似乎更高。术后半年内不应进行 Nd：YAG 激光后囊切开术，因为此时行后囊切开有复发可能，因此需要待眼部炎症安静之后再进行操作。激光后囊切开术引起葡萄膜炎复发似乎很罕见[31]。需进行鉴别诊断的是游离的晶状体皮质导致迟发性视轴阻挡（图 19.6）。激光治疗对此效率低下，必须进行手术抽吸。

晚期囊袋内人工晶状体脱位

晚期人工晶状体半脱位或脱位是一种罕见但严重的事件，发生率为 2% ～ 16%[32-33]。主要与不同类型葡萄膜炎相关的悬韧带无力（图 19.7）或囊袋收缩有关[32]。轻度病例不需要立即进行手术，但可能最终仍需要通过巩膜缝合或植入新的人工晶状体（巩膜缝合或虹膜夹型人工晶体）重新复位人工晶状体[34-36]。必须根据具体情况做出决策。在一些患者中，取出人工晶状体后不植入晶状体仍是最佳选择。

因为葡萄膜炎患者术后炎症复发的风险增加，因

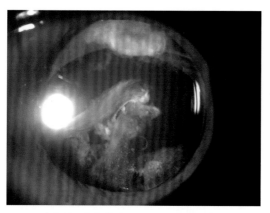

● 图 19.6   一例慢性前葡萄膜炎患者游离晶状体皮质引起的迟发性视轴遮挡

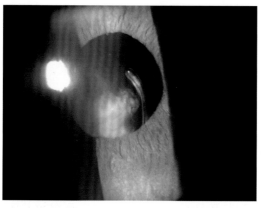

● 图 19.7   一例结核性葡萄膜炎患者晚期囊袋内人工晶状体脱位

此对他们的术后随访应更为频繁。目前为止，尚无关于术后随访频次的建议。实际上，在没有值得担忧的功能性症状且没有任何炎症并发症的情况下，在术后 1 天、8 天、1 个月、3 个月以及 6 个月进行复查似乎是合理的。目前，由于术前炎症的严格控制，以及手术技术的不断改进，葡萄膜炎白内障手术的效果往往更好。

每次复查时，应监测以下要素：

- 最好矫正视力
- 眼压
- 房水的炎症程度（如果可能，进行房水闪辉的定量检测）
- 植入人工晶状体的稳定性以及是否正位
- 玻璃体和视网膜的状态（OCT 检测黄斑水肿）

术后炎症的预防主要的基础是局部使用皮质类固醇 / 抗生素 2 ～ 4 周，同时局部使用非甾体抗炎药 4 ～ 6 周。除此之外，还可以加上逐步减量的口服皮质类固醇治疗。最重要的是，不要忘记继续基础治疗，因为除 Fuchs 葡萄膜炎外，白内障手术并不能降低术后葡萄膜炎的风险。最近的研究表明，当风险因素确定并且遵循适当的抗炎程序时，白内障手术是安全的[25, 37]。但是，对可能导致术后并发症的危险因素的重要性仍然值得特别关注。最近英国的一项研究发现，亚裔和非洲裔加勒比人、术中瞳孔直径较小、使用虹膜拉钩或 Malyugin 环，以及后囊破裂的患者，需要进行术后复发的早期评估和积极处理。

具有挑战的复杂情况

儿童葡萄膜炎

这些类型的葡萄膜炎很少伴有功能性不适主诉，因此它们往往可能更为严重[38]。风湿病，特别是幼年特发性关节炎，是最常见的病因。对高危儿童眼部损伤的早期预防，以及包括生物制剂在内治疗措施的早期应用，使得眼部并发症的发生率显著降低[39]。然而，白内障仍然是儿童风湿性葡萄膜炎的常见并发症[40]。这些葡萄膜炎主要与两种类型的疾病有关，JIA 和青少年脊柱关节病（juvenile spondyloarthropathies，JSA）。JIA 可以说是最隐匿的儿童葡萄膜炎病因，最常见于少关节型的年轻女孩。通常为慢性进展的非肉芽肿性前葡萄膜炎。

白内障和青光眼是儿童葡萄膜炎的两种主要并发症。它们可能与长期、不足量的皮质类固醇治疗有关[41]。并发症的外科治疗必须考虑以下几个因素[16, 42-43]。如有可能，最好在炎症安静至少 3 个月之后进行手术。这与全身和局部皮质类固醇治疗有关，如有必要可以加强治疗。手术技术取决于葡萄膜炎的类型以及睫状突受累导致的慢性低眼压。有以下情况时，可能需要进行经睫状体平坦部晶状体切除和玻璃体切除术：

- 葡萄膜炎与 JIA 有关。
- 年龄不到 5 岁。
- 慢性低眼压，意味着存在炎性渗出膜导致的睫状体脱离。

需要强调的是，除某些特殊情况外（单侧葡萄膜炎、社会问题导致无法适应眼镜），不建议在 JIA 相关葡萄膜炎以及儿童早期（5 岁以下）发生的葡萄膜炎的患者中一期植入人工晶状体。对于年龄较大的儿童，或者如果非 JIA 相关葡萄膜炎，可以进行常规超声乳化手术。必要时可使用虹膜拉钩或 Malyugin 环。当患儿年龄和眼部条件允许时，可以在良好的条件下植入人工晶状体[44-46]。在年幼患儿中，必须在后囊撕开以及进行前部玻璃体切除术后，将疏水性丙烯酸酯晶状体植入囊袋内。必须进行非常严格的术后监测，因为如果不及早积极治疗，则术后炎症暴发可能特别剧烈，并将导致彻底失明。因此，有必要继续抗炎治疗方案，必要时联合使用免疫抑制剂或生物制剂。激光前房闪辉光度测试仪彻底改变了对白内障摘除联合人工晶状体植入术后儿童的监测。

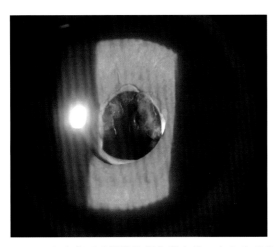

● 图 19.8　一名患有严重慢性前葡萄膜炎的 7 岁女孩手术效果良好。尽管存在广泛虹膜-囊膜黏连以及 Elschnig 珍珠，但术后 10 年时视力仍能达到 20/20

使得医生能够根据客观的指标调整治疗，从而避免任何可能的治疗过量或不足。植入物表面巨细胞的沉积也是血房水屏障破坏的证据。最后，Elschnig 珍珠很容易在手术后数月或数年出现，通常不会影响视觉质量（图 19.8）。激光前房闪辉光度测试仪是评估术后炎症反应复发和指导皮质类固醇精确减量的有效工具[47]。

白内障手术与病毒性葡萄膜炎

眼部病毒感染患者的白内障手术得益于显微外科技术的进步和抗病毒治疗的效果。单纯疱疹病毒和水痘-带状疱疹病毒仍然是导致免疫功能正常的患者眼部受累的两个主要原因，但最近 CMV 感染也逐渐增加。重要的是应当将 Fuchs 葡萄膜炎患者纳入，因为有研究表明它与风疹病毒感染相关[48]。遵循一些基本规则可以获得长期满意的术后效果。不同于疱疹病毒感染眼的角膜移植手术，关于这些患者白内障手术方式和效果的研究很少。建议预防性使用抗病毒药物，以防止术后复发[49]。

适应证

主要包括以下三种情况：

- 白内障合并疱疹病毒性角膜葡萄膜炎：病毒再激活的风险是切实存在的，尽管目前没有关于这种风险的预测标准。白内障手术很少与角膜移植术联合进行。预防性抗病毒治疗至关重要。
- 白内障合并疱疹病毒性葡萄膜炎：既往存在葡萄膜炎，可以为肉芽肿性或非肉芽肿性，通常伴有虹膜后黏连和高眼压。白内障可能与炎症或皮质类固醇治疗有关。必须在围术期进行预防性抗病毒和抗炎治疗。
- 白内障合并进展的病毒性视网膜坏死：坏死性视网膜炎可或多或少地伴有严重的眼前节炎症，但这通常发生于在对坏死相关的视网膜脱离进行手术治疗之后。

术后处理

预防性抗病毒治疗：所有这些患者都建议进行抗病毒治疗，并在手术前 1 周开始。抗病毒治疗适合于每种临床情况。对于角膜炎，可建议每天服用 2 片至 500 mg 伐昔洛韦，并在皮质类固醇治疗期间持续服用。对于中度葡萄膜炎和视网膜炎，伐昔洛韦的剂量增加至 3 g/d。所有患者均预防性使用抗生素。对于葡萄膜炎患者，皮质类固醇治疗可与抗病毒预防相结合。治疗时间应根据具体情况进行调整。在 CMV 前葡萄膜炎患者中，可以局部使用更昔洛韦或全身使用缬更昔洛韦，以预防手术过程中病毒复制。

结论

葡萄膜炎患者进行白内障手术是安全的，但必须要在眼部炎症安静后进行。为了减少炎症进一步复发的风险，围术期抗炎或抗感染治疗是必要的。对这些患者的密切随访监测是取得长期成功结果的关键因素。最终的视力预后取决于葡萄膜炎的类型及其并发症，尤其是在眼后节的并发症。尽管早期诊断和生物制剂的使用显著延缓了白内障的发生，但儿童白内障手术仍然是一个具有挑战性的问题。

要 点 小 结

- 皮质类固醇仍然是引起葡萄膜炎患者患白内障的首要危险因素。
- 在进行晶状体摘除手术之前，必须有至少 3 个月的静止期。
- 手术程序和手术器械的发展使得手术在大多数情况下安全有效。
- 疏水性人工晶状体应当是该情况下唯一推荐使用的人工晶状体材质。
- 眼内炎症的药物控制仍然是手术医生面临的最后挑战之一。
- 并发症可能在手术数年后出现，需要严格和长期的随访。

（参考文献参见书末二维码）

第 20 章

阴性和阳性光学干扰的预防和处理

Samuel Masket, Zsofia Rupnik, Nicole R. Fram, Ananya Jalsingh, Andrew Cho, and Jessie McLachlan

孙腾洋 译 王晓贞 宋旭东 审校

读者可能对以下内容感兴趣

- 光学干扰的分类
- 引起光学干扰的各种原因
- 阳性光学干扰的处理策略
- 阴性光学干扰的处理策略
- 光学干扰的预防

引言

光学干扰（阳性和阴性）代表不希望的主观光学现象，这些现象可能发生在不复杂的、看似"完美"的白内障手术后。因此，光学干扰对手术医生和患者来说都是相当令人沮丧的。它们在一定程度上与人工晶状体（intraocular les，IOL）设计和 IOL 位置有关。患者将阳性光学干扰（positive dysphotopsia，PD）描述为光条纹、光弧、闪光和星暴，这些都是由外部光源引起的；而阴性光学干扰（negative dysphotopsia，ND）通常表现为颞侧弧形或线性阴影，通常由颞侧定向光源所激发（图 20.1 ~ 图 20.3）[1]。PD 和 ND 的病因和症状不同；然而，它们可以在同一患者中共存[1]。虽然 Goldmann 动态视野检查可以绘制出"ND 暗点"，但并没有特定的客观检查来诊断 PD；临床医生主要依赖患者报告的结果[2-4]。此外，这两种状况的症状、病因和病程都存在一些非典型病例，这可能会使诊断和治疗更为困难。据 Tester 等报道，光学干扰是白内障手术后患者不满意的主要原因[5]。事实上，他们指出，49% 的患者在手术后出现某种形式的光学干扰，Bournas 等报道，19.5% 的患者在术后第一天出现光学干扰[5-6]。由于眩光幻影光学干扰有各种不同的原因，患者可能同时存在这两种类型的症状。但是，为了便于讨论和理解，可以将它们视为独立的状况。

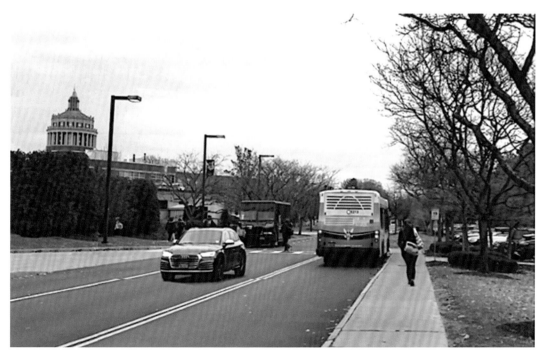

● 图 20.1 没有阳光直射的阴天街道场景的参考图像（Courtesy Drs. Geunyoung Yoon and Scott MacRae, University of Rochester）

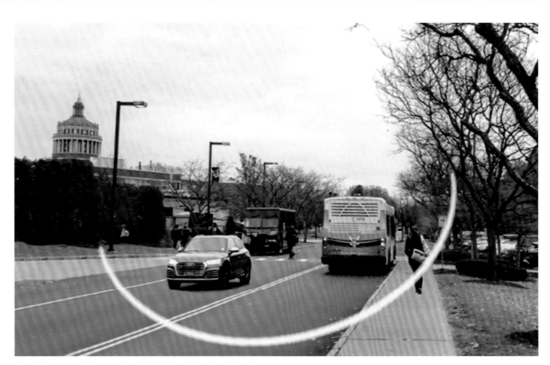

● **图 20.2**　叠加白色弧形模拟阳性光学干扰的参考图像（Courtesy Drs. Geunyoung Yoon and Scott MacRae，University of Rochester）

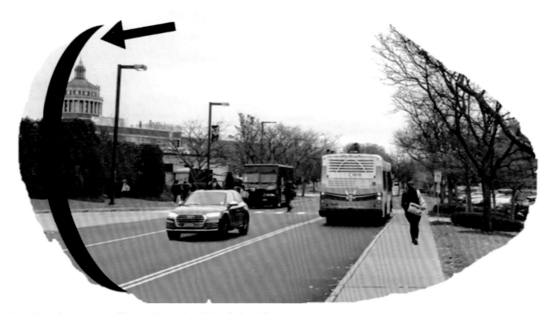

● **图 20.3**　在颞侧叠加了暗弧的模拟阴性光学干扰的参考图像（Courtesy Drs. Geunyoung Yoon and Scott MacRae，University of Rochester）

阳性光学干扰

　　患者将阳性光学干扰（PD）描述为由外部光源引起的光条纹、光弧、中心闪光和星暴（图 20.2）。PD 必须与在黑暗条件下观察到的由玻璃体视网膜牵拉引起的眼内闪光区分开来，PD 需要外部光源作为刺激才能使患者意识到。此外，PD 必须与由后囊条纹引起并由点光源产生的 Maddox 杆效应区分开来；这种情况可以通过 Nd：YAG 激光后囊切开术进行治疗（图 20.4）。

　　鉴于光学实验结果和临床发现之间的良好相关性，PD 的病因已得到充分理解。IOL 边缘设计、光学材料的折射率和整体光学设计都是导致 PD 的因素。Masket 等首次报道了椭圆形 IOL 的直角或方形

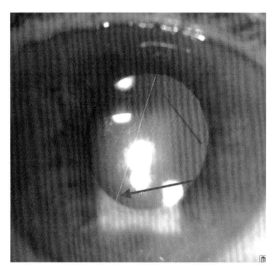

• 图 20.4　后囊中的条纹（箭头所示），点光源经过该条纹将会引发 Maddox 杆效应

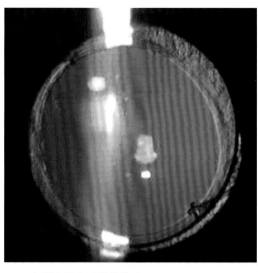

• 图 20.5　方形边缘人工晶状体（AcrySof，Alcon Labs，Ft.Worth Texas），可见人工晶状体周围有广泛的后囊膜混浊，但光学部后面的混浊最轻，表明光学部边缘阻碍了晶状体上皮细胞迁移至后囊膜上

边缘设计是非预期的光学图像的来源[7]。他们使用光线追踪和反射测量仪，证明倾斜入射（40°～70°）的光线可能照射在 IOL 的直角方边上并被反射到视网膜表面，从而引发 PD 症状[7]。在可折叠人工晶状体问世以前的时代，硬性 PMMA（聚甲基丙烯酸甲酯）几乎是唯一可用的人工晶状体光学材料，而椭圆形 PMMA 人工晶状体是通过缩短圆形光学部的平行边缘来制造的，将一条子午线的直径减小（从 6.0 mm 减小到 5.0 mm），从而可以通过较小的切口植入。Masket 等的研究发现，椭圆形 IOL 与圆形 IOL 相比，发生 PD 症状的可能性高出近 4 倍，这是由于光学部直径较短一侧的方形边缘导致[7]。支持这一发现的是 Holladay 的研究，该研究发现方形边缘的 IOL 将杂散光聚集成弧形，投射到与光源图像相反的视网膜上，而圆形边缘的 IOL 则将杂散光分散到视网膜的更大部分，从而减少 PD 症状[8]。Franchini 等还发现，方形边缘设计与光晕、光环和光弧相关，并提出将方边设计的人工晶状体的前边缘制作为圆形可能对减少 PD 有益[9]。所有研究均表明，IOL 的方形边缘可以显著延迟和（或）减少后囊膜混浊（posterior capsule opacification，PCO）的产生，因为光学部的方形后边缘可以抑制晶状体上皮细胞从囊袋赤道部迁移到后囊上（图 20.5）[10]。因此，尽管方形边缘与 PD 存在因果关系，但这种边缘设计不太可能从市场上消失。

除了晶体的方形边缘，现有证据还表明 IOL 光学材料的高折射率（index of refraction，I/R）是 PD 的另一个原因。如 Erie 等所报道的，如果当光学部设计为具有相对平坦的前表面曲率半径时尤其如此[11]。他们的研究表明，当与平坦的前表面曲率半径结合时，

高 I/R 是产生患者报告的中心闪光感的关键原因，这是从光学部平坦前表面的背面反射产生的。其他作者发现，PMMA 人工晶状体和圆边硅胶材料人工晶状体与 PD 发生率降低相关。这些研究还表明，无论人工晶状体材料如何，方形边缘设计与 PD 发病率较高相关[12-13]。I/R 也在光学材料的反射率中起主要作用，同时影响患者症状以及人工晶状体前表面的第三浦肯野像的"猫眼"现象。表 20.1 显示了美国常用 IOL 的折射率和其他特性，列出了美国使用的几种与 PD 相关的 IOL 的材料、I/R 以及设计。

鉴于对病因的全面理解，IOL 行业已通过使晶状体前缘变为圆形边缘、减少方形边缘 IOL 的厚度、不抛光 IOL 边缘以及将 IOL 屈光力更多地移动到光学部前表面而非后表面来解决 PD[14]。尽管这些逻辑上的改进有所帮助，但因光学部方形边缘引起的 PD 的发生率仍然很高。直到开发出更好的预防或延缓 PCO 的方法为止，否则 PD 这种不期望出现的主观术后现象将持续存在。

阳性光学干扰的非手术治疗

尽管研究尚不充分，但与 ND（见下文）不同，似乎对 PD 不存在有意义的神经适应，症状严重的病例需要进行治疗干预。PD 的保守治疗方法包括矫正屈光不正、治疗任何并存的眼表疾病、治疗 PCO 和药物性瞳孔缩小。后者可以用 0.5% 的盐酸毛果芸香碱或 0.15% 的溴莫尼定来完成。关于 PCO 和激光后囊切开术，临床医生必须确定后囊是否为触发 PD

表 20.1　引发正像眩光幻影的人工晶状体类型及其折射率与边缘设计

PCIOL	人工晶状体材料	制造商	折射率	边缘设计
ZCBOO	疏水性丙烯酸酯	Johnson &Johnson	1.47	磨砂，方形后缘
ZCTXXX	疏水性丙烯酸酯	Johnson &Johnson	1.47	磨砂，方形后缘
ZMBOO	疏水性丙烯酸酯	Johnson &Johnson	1.47	磨砂，方形后缘
ZKBOO	疏水性丙烯酸酯	Johnson &Johnson	1.47	磨砂，方形后缘
ZXTXXX	疏水性丙烯酸酯	Johnson &Johnson	1.47	磨砂，方形后缘
ZXROO	疏水性丙烯酸酯	Johnson &Johnson	1.47	磨砂，方形后缘
SN60WF	疏水性丙烯酸酯	Alcon	1.55	方形边缘
SN6ATX	疏水性丙烯酸酯	Alcon	1.55	方形边缘
SN6AD1	疏水性丙烯酸酯	Alcon	1.55	方形边缘
Softec HDO	亲水性丙烯酸酯	Lenstec	1.43	方形边缘，椭圆形光学部
Akreos AO60	亲水性丙烯酸酯	Bausch & Lomb	1.6	方形边缘
CZ70BD	PMMA	Alcon	1.49	圆形，薄
AQ2010V	硅胶	Staar Surgical	1.41	圆形边缘
L161AO	硅胶	Bausch & Lomb	1.41	方形边缘
ZA9002	硅胶	Johnson &Johnson	1.46	圆形前缘，方形后缘
Crystalens	硅胶	Bausch & Lomb	1.43	方形边缘
CC4204A	Collamer 共聚物	Staar Surgical	1.44	板式襻
CQ2015A	亲水性丙烯酸酯共聚物	Staar Surgical	1.45	圆形前缘，方形后缘

的原因；否则，如未来有必要尝试人工晶状体置换时，后囊切开可能会使晶状体置换变得更加复杂。根据经验，如果患者在术后早期没有症状（可能不是Maddox 杆效应），并且在 PCO 演变过程中出现症状，那么后囊切开术可能会有所帮助。另一方面，如果患者在手术后立即出现 PD 症状，而此时囊膜是透明的，那么则后囊切开术不太可能改善 PD 的症状。此外，一旦进行后囊切开，则切开的尺寸应足够大，因为小的后囊切开边缘可能引起额外的光诱导的症状，尤其在夜间。

如果保守措施失败，患者仍有明显症状，人工晶状体置换可被视为最可靠的手段（见下文）。

阴性光学干扰

阴性光学干扰（ND）发生在不复杂的白内障手术后，通常被患者描述为颞侧周边的弧形阴影或线（图 20.3）[1]。对于患者和医生来说，ND 最令人沮丧的一个方面是它发生在手术医生认为解剖上"完美"的手术之后，因为它往往并不伴随可能导致 IOL脱位等情况的复杂手术。据报道，当特别询问患者是否存在这些症状时，ND 在术后早期的发病率高达15% ～ 20%[15-16]。然而据推测，由于神经适应，术后 1 年 ND 的发病率降至约 3%[15]。奇怪的是，至今尚无解释为何女性和左眼的发病率更高。虽然没有针对 ND 的特定客观测试设备，但最近的报告显示，Goldmann 动态视野检查能够显示出此前标准 30°静态Humphrey 视野（Humphrey visual field，HVF）检查遗漏的远周边视野改变[2-4]。有趣的是，患者的症状可能超过了 Makhotkina 等报道的基于单眼 Goldmann视野检查所预料的结果[2]。最近的双眼 Goldmann 视野检查表明，当双眼睁开时，ND "暗点"明显更大，并且随着对侧眼的遮挡或对侧眼配戴周边不透明的隐形眼镜而减少，这提供了对患者症状强烈程度的理解，并揭示了 ND 的中枢神经系统（central nervous system，CNS）成分（图 20.6 和图 20.7）[4]。一般来说，临床医生主要依靠患者报告的结果来确定症状性ND 的存在和病程。此外，偶尔会出现症状和病程方面不典型的病例，这使得诊断和理解变得更加困难。事实上，Olsen 和其他学者认为，一些患者报告的短暂"闪烁"效应其实是 ND 的一种表现，但却以某种

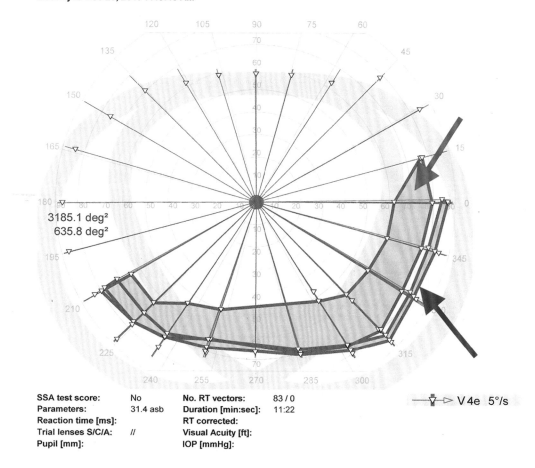

Both eyes Dec 20, 2019 7:48:48 AM

3185.1 deg²
635.8 deg²

SSA test score:	No	No. RT vectors:	83 / 0
Parameters:	31.4 asb	Duration [min:sec]:	11:22
Reaction time [ms]:		RT corrected:	
Trial lenses S/C/A:	//	Visual Acuity [ft]:	
Pupil [mm]:		IOP [mmHg]:	

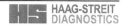 V 4e 5°/s

OCTOPUS®　　EyeSuite™ Kinetic, V3.6.1　　HS HAAG-STREIT DIAGNOSTICS
OCTOPUS 900, SN 905, V 2.3.1 / 3.6.1

● 图 20.6　右眼阴性光学干扰患者的双眼 Goldmann 动态视野。注意双眼完全睁开时存在大的颞下暗点（红色箭头）。然而，请注意，在左眼上配戴周边不透明的接触镜后，可见暗点明显减小（紫色箭头）

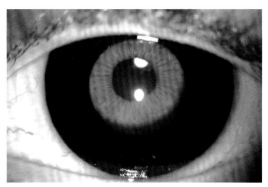

● 图 20.7　左眼配戴周边不透明的接触镜导致患者右眼的 ND 暗点显著减小，如图 20.6 所示

方式模拟了 PD（2014 年，"个人交流"）。

　　ND 似乎比 PD 更神秘。然而，对于某些情况似乎存在普遍共识：在敏感的患者中，ND 来源于颞侧的光刺激，如果颞侧光源被阻断，ND 会得到改善；ND 症状随着瞳孔扩张而减轻，随着瞳孔收缩而恶化；尽管双眼解剖结构相似，ND 可能不会双侧发生，而是在左眼中发生率更高；睫状沟植入、前房植入或巩膜缝线固定的人工晶状体未见 ND 报告；ND 仅发生在囊袋内植入人工晶体的被认为是解剖学上完美的手术后[17]。与 PD 不同，由于光学实验室发现与临床评估之间似乎存在差距，其病因似乎仍不清楚。例如，Holladay 等的初步光线追踪研究表明，方边高 I/R IOL 可能是 ND 的原因[18]。然而，在对因持续性 ND（持续超过 6 个月）需行二次手术的患者的临床分析中，13% 的病例为低 I/R 的圆边硅胶 IOL[19]。事实上，

该报告指出，美国市场上几乎所有类型的人工晶状体都与 ND 相关。此外，Burke 和 Benjamin 的一份报告表明，如果将人工晶状体放置在睫状沟而不是囊袋中，高 I/R 的方边人工晶状体将"治愈"ND[20]。这些研究表明，最终引起 ND 的常见路径是"囊袋内"的人工晶状体，以及重叠的前囊膜边缘，而与人工晶状体的材料或设计不太相关[17, 19, 20-22]。事实上，Masket 和 Fram 等的研究发现，在 43 只眼中，42 只眼以反向光学夹持方式将光学部放置在前囊口的前方，并将襻保留在囊袋中，从而改善、治愈或预防了 ND（图 20.8）[19]。因此，在临床上，如果前囊覆盖在光学部上，可能会发生 ND，但如果光学部覆盖在囊上，则不发生 ND。这种现象尚未在光学实验室环境中得到很好的研究。临床观察结果进一步证实了这一假说，即通过 Nd：YAG 激光去除鼻侧的前囊边缘，大多数病例的 ND 得到改善[23-24]。此外，在 1 例病例中，通过手术切除了人工晶状体光学部鼻侧的一部分，成功地消除

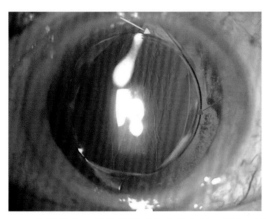

● **图 20.8**　右眼的人工晶状体的反向光学夹持，襻位于前囊下（黄色箭头），光学边缘位于前囊上方（蓝色箭头）

了 ND，并进一步提出了要发生 ND，囊膜必须与光学部重叠的概念，特别是在鼻侧[25]。这些报告还肯定地指出，鉴于晶状体囊膜切开术或人工晶状体光学部切除术并不会导致 IOL 移动，因此后房深度的改变并不是引起 ND 的可能原因[23-25]。Vamosi 等 2010 年的研究进一步表明，不同的前房深度对 ND 没有影响。在该报告中，他们发现 ND 患者和无症状对照组之间的前房深度没有差异[22]。同样，Masket 和 Fram 发现，仅减少后房深度并不能减少 ND 的症状[17]。然而，Holladay 等在光学实验室进行了非临床光线追踪分析，报告称，在人工晶状体眼中，后房深度和体积的增加促使 ND 的发生[18]。

尽管 ND 的临床结果与光学实验室的结果之间存在明显的脱节，最近的光线追踪分析描述了"经过 IOL 光学部前面的颞侧入射光线与被晶状体折射的光线之间的照明间隙"（图 20.9）[26-28]。这些理论报告被广泛接受，似乎相当可信，并可能提供对 ND 的聚焦光学机制的理解。然而，有一些临床发现不能用照明间隙理论来解释：为什么 ND 在女性和左眼中更频繁发生；为什么在许多情况下 ND 只发生在两只眼中的一只眼中；为什么在厚的低 I/R IOL 中虽然照明间隙更大，但 ND 却不会更频繁地出现？此外，最近的双眼远周边动态 Goldmann 视野检查（见上文）表明，ND 有中枢神经系统表现的可能性，证实 ND 是一个复杂的临床问题，不能仅通过局部"照明间隙"来解释[4]。

阴性光学干扰的非手术治疗

鉴于以上所有情况，我们该如何最恰当地治疗现有的 ND 患者，以及如何预防 ND？ND 是一种排除

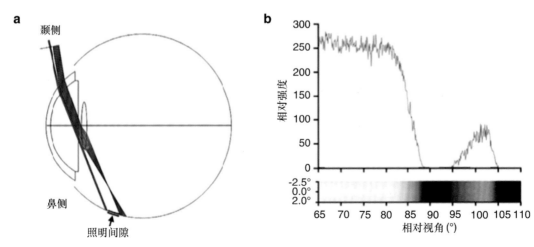

● **图 20.9**　光线追迹示意图，显示了从光学部前面入射的光线，和经光学部折射的光线之间的间隙，即所谓的"照明间隙"（a），以及由此产生的颞侧 90°处的相对光强降低（b）（From：Erie et al.[27]. Reproduced with permission）

性诊断，其中不存在可观察到的眼部病变。因此，有必要进行散瞳眼底检查和标准视野检查，以排除类似 ND 的疾病，如视网膜脱离或视神经病变。最重要的是，对术后早期发生 ND 的患者，应彻底向其解释病情（据我们所知），随着时间的推移，情况可能会有所改善，以此鼓励患者，并给予支持。此外，还有一些非手术方法可能会有所帮助：鉴于颞侧入射的斜向光似乎是 ND 的主要诱因，使用颞侧带有厚的框架眼镜对一些患者是有益的；并且根据最新调查结果，部分时间遮挡对侧眼，或者单眼或双眼配戴周边不透明的接触镜，可以减轻症状，并可能帮助患者实现神经适应，尽管后者仅仅是一个推断（图 20.7）[4]。然而，持续性 ND 的患者（症状持续 6 个月以上），不太可能从非手术治疗中获益，手术是缓解 ND 症状的最佳机会（见下文）。我们的手术经验表明，近 100% 的病例通过初次手术或二次手术中进行反向光学夹持，预防或改善了 ND[19]。

预防光学干扰设计的人工晶状体

不幸的是，在美国，没有可折叠的圆形边缘 IOL，也没有专门设计用于预防 PD 的 IOL。然而，如上所述，随着时间的推移，已经对 IOL 边缘设计和光学配置进行了修改，以降低 PD 的发生率。在我们的实践中，我们通过更换折射率较低的 IOL，从而降低了表面反射率，成功地减少了 PD。我们对 46 只需要更换 IOL 以治疗持续性 PD 的眼的手术经验表明，将疏水性丙烯酸酯人工晶状体更换为硅胶或共聚物人工晶状体，总成功率在 85%～90%（图 20.10）[29]。不幸的是，目前的 IOL 中仅 PMMA 材料晶体有圆形边缘设计，它需要大的（7.0 mm）切口进行植入。

另一方面，关于特定的 IOL 和 ND，Masket 设计了一种人工晶状体（90S IOL，Morcher，Stuttgart，Germany），通过在光学边缘上设置一个凹槽来抓持前囊口，从而模拟反向光学夹持；用这种方式，使得一部分光学部位于前囊上，而不是囊膜位于光学部上（图 20.11 和图 20.12）[30]。在欧洲有限的临床试验中，175 例 IOL 患者中没有 1 例出现 ND。目前，欧洲还有另外两种固定前囊口的 IOL 在使用，使用这些晶状体的患者中也没有 ND 的病例报道，这证实了光学部位于前囊上可以防止 ND 这一概念。一种 Femtis IOL 也被用于研究前囊固定的其他方面，包括位置稳定性和更可预测的有效晶体位置（effective lens positioning，ELP）（图 20.13）[31]。另一种是 Tassignon 设计的"Bag-in-the-Lens"IOL（图 20.14）；这是一种非襻 IOL，需要用 IOL 赤道部的凹槽抓持前囊和后囊[32]。尽管迄今数据尚未发表，但据报道，数千例使用该晶状体的患者中没有 1 例出现 ND，这进一步证明了前囊口光学部固定可排除 ND。除了消除 ND 以外，囊膜开口固定 IOL 的设计策略具有其他理论上的优势，目前正在研究中。包括散光

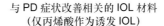

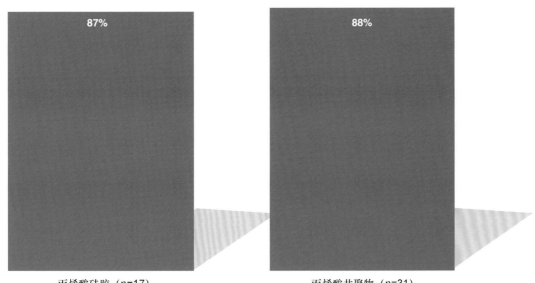

● 图 20.10　置换为硅胶材料（左）和共聚物材料（右）的 IOL，改善与丙烯酸 IOL 相关的 PD 症状的成功率（From：Masket et al.[29]．Reproduced with permission）

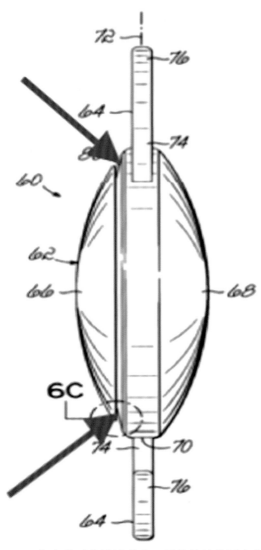

• 图 20.11　抗光学干扰设计的人工晶状体的美国专利图纸（Masket），设计特点是带有一个凹槽（箭头所示），可以抓住前囊口，模拟反向光学夹持（Masket[34]）

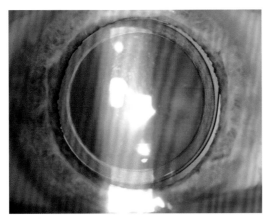

• 图 20.12　早期的 90S 人工晶状体（Morcher）的术后临床照片，显示出良好的居中性。注意容纳前囊口的周边凹槽（Courtesy Burkhard Dick MD and Tim Schultz MD）

IOL 不会发生旋转、晶体光学部的倾斜和偏心减少、衍射型 IOL 的高阶像差减少、囊膜收缩减少以及更

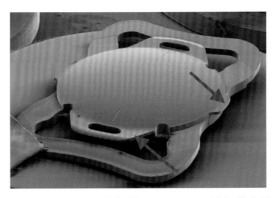

• 图 20.13　Femtis 人工晶状体（Oculentis）的扫描电子显微镜照片（scanning electron photomicrograph，SEM）。注意，光学部有四个突出部（箭头所示为两个），使光学部边缘保持在前囊口之前

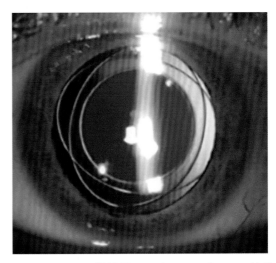

• 图 20.14　Tassignon 设计的 BIL（Morcher）IOL。这种无襻的 IOL 有相对立的椭圆形凹槽，可接受前囊和后囊切开术

可预测和更稳定的 ELP。

光学干扰的手术策略

对于持续性的光学干扰，如果非手术方法（见上文）失败，并且患者对这种情况不耐受，则需要进行手术。考虑到 ND、PD 和 DD 具有不同的因果机制，它们的手术处理也不尽相同。患者可能表现出不止一种类型的光学干扰，手术应解决所有相关问题。手术计划应基于患者症状和眼部检查结果综合考虑，没有一种单一的治疗方法适合所有病例。据我们所知，PD 似乎仅与 IOL 相关，而与其位置（无论是囊袋还是睫状沟）无关。此外，方形边缘似乎是 PD 的主要原因，但高折射率和高表面反射率也是原因之一。后者可通过更换为较低 I/R 的 IOL 来解决，而由于几乎所有折叠晶状体都为方边设计，只有大直径硬性 PMMA IOL 有圆形或刃状边缘设计。新的或更换的人工晶状体的

定位取决于前囊开口的情况、后囊的状态和悬韧带的完整性。通常，PD 与高 I/R 疏水性丙烯酸酯 IOL 有关，我们的经验表明，在这种情况下，更换为硅胶或共聚物（Collamer，Staar Surgical，Monrovia CA）材料 IOL 将在 85% ～ 90% 的病例中取得成功（图 20.9）[29]。不幸的是，已不再生产制造 3 片式共聚物 IOL。

另一方面，临床上 ND 似乎与所有囊袋内的 IOL 相关，亦即位于完整的圆形前囊口的下方的 IOL，而无论其设计如何。在这种情况下，与人工晶状体设计或材料相比，人工晶状体相对于前囊位置的改变，对于减少症状更为重要。手术策略通常要求通过反向光学夹持（前夹持）或睫状沟放置的方式，将人工晶状体的光学部移动至前囊口的前方。尽管我们更倾向于前一种选择，但有充分证据表明，add-on 或"背驮式"IOL 也能降低 ND，但会增加晶状体偏心和虹膜擦伤的风险[17, 27, 33]。

遭受多种类型光学干扰的患者必须接受手术治疗。新的人工晶状体的光学部位置将由残余的晶状体囊膜的状况决定。以下列出的手术策略是基于光学干扰症状、后囊的状态以及前囊口的大小和居中性制订的。根据移除现有的人工晶状体以及植入新的人工晶状体所需的操作技术，切口尺寸可能为 2.2 ～ 7.0 mm 不等。对于透明角膜入路，切口大小应在 2.2 ～ 3.5 mm。对于需要做巩膜隧道切口的眼，切口可以为 7 mm 或更大。适当时应缝合切口或使用伤口密封剂。

囊袋对囊袋后房型 IOL 置换 该技术包括移除原 IOL 并将新的 IOL 植入囊袋内。**该方法适用于仅有孤立的 PD 症状的患者；该策略不适用于 ND 患者**（视频 20.1）。

初次手术反向光学夹持（前夹持） 将一个 3 片式或 1 片式人工晶状体放置在囊袋中，之后，将光学部移至前囊上方，将襻留在囊袋中。要点是，光学部的鼻侧部分一定要覆盖前囊边缘。**该技术用于先前手术 ND 症状严重的患者的对侧眼**（视频 20.2）。

二次手术反向光学夹持（前夹持） 在眼用黏弹剂（ophthalmic viscosurgical device，OVD）的辅助下，将前囊边缘与先前放置的 IOL 的前表面进行钝性分离。用调位钩将光学部的鼻侧和颞侧移动至前囊上方。这要求襻定位在 6 点钟和 12 点钟附近。具有水平或倾斜襻设计的非散光 IOL，可以在做光学夹持之前将其旋转至垂直方向。**该技术适用于与囊袋内人工晶状体相关的持续性 ND 患者**（视频 20.3）。

人工晶状体置换联合反向光学夹持（前夹持）（reverse optic capture，ROC） 该技术需要将初次放置的 IOL 从囊袋内取出，更换不同的 IOL（以便解决 PD 症状）并做反向光学夹持（以便解决 ND 症状）。**该方法适用于同时有 PD 和 ND 症状的患者。**PD 症状通过改变人工晶状体的材料或设计来解决，ND 症状则通过反向光学夹持将人工晶状体放置于（鼻侧和颞侧的）前囊上方来解决（视频 20.4）。

睫状沟植入后房型人工晶状体，虹膜固定型人工晶状体（iris suturefixation，ISF） 从囊袋中取出现有的人工晶状体，并替换为睫状沟植入的 3 片式人工晶状体（以解决 PD）。如果曾做过后囊切开不适合囊袋内植入 IOL，或者如果患者同时患有 ND 且囊袋不适合反向光学夹持，也可以采用该策略。我们选择使用 ISF 以及 10-0 聚丙烯缝线缝合固定，以获得长期稳定性。我们认为，由于随着时间的推移 IOL 可能发生移动或脱位，再次植入的人工晶状体不应该仅仅是放置于睫状沟中。**该技术可用于上述囊袋条件下的 PD 患者或同时有 PD/ND 的患者**（视频 20.5）。

睫状沟植入后房型人工晶状体以及后部光学夹持（传统的光学夹持） 当囊袋内放置后房型人工晶状体并且曾行后囊切开时，取出原先囊袋内的人工晶状体，并替换为另一个不同的 3 片式人工晶状体，将其植入睫状沟，同时将光学部置入前囊下，这通常需要联合局部的玻璃体切除。**该策略适用于 PD，但不适用于 ND。**该策略要求前囊切开居中，大小合适，悬韧带完整性正常（视频 20.6）。

要点小结

- 诊断光学干扰的患者应当首先确保手术本身或患者自身没有任何问题。
- 阴性光学干扰和阳性光学干扰是两种不同的疾病，其原因和治疗策略不同。
- 阴性光学干扰似乎具有中枢神经系统表现；而阳性光学干扰则不具有。
- 通过使用折射率较低的人工晶状体或圆形边缘的人工晶状体，可以解决阳性光学干扰，尽管目前几乎所有人工晶状体都为方边设计。
- 通过将光学部放置于前囊上方（反向光学夹持），可以解决或预防阴性光学干扰。

（参考文献参见书末二维码）

第 21 章

玻璃体切除术后白内障手术

E. Di Carlo and A. J. Augustin

冯星 译 万雨 宋旭东 审校

5 个主要问题
- 超声乳化技术
- 术中并发症
- 后囊膜不稳定
- 悬韧带无力
- 硅油

流行病学

玻璃体切除术的适应证众多，包括无法清除的玻璃体积血、视网膜脱离、黄斑皱褶和裂孔、玻璃体黄斑牵拉和眼内炎等。尽管玻璃体切除术治疗上述视网膜疾病具有较高的疗效和安全性，但在有晶状体眼患者中，玻璃体切除术可能诱导白内障的形成并促进其进展，从而损害视力[1]。

各种研究报道 20 g 玻璃体切除术后白内障的发生率从 12.5% 到 80% 不等[2-3]。与 20 g 玻璃体切除术系统[4]相比，小切口玻璃体切除术系统（23/25 g）在促进白内障发生方面的风险更小。减少术中平衡盐溶液用量、减少玻璃体腔内液体流量、缩短手术时间和减少眼内操作是影响手术成功率的主要因素[5]。

最近，Feng 等[6]评估了接受玻璃体视网膜手术的患者中白内障形成和进展的发生率和患病率，以确定可能使患者术后发生白内障的因素。研究表明，接受玻璃体切除术联合巩膜扣带术的患眼晶状体变化最明显，其次是 20 g 玻璃体切除术和小切口手术。相比之下，接受巩膜扣带术或气体填充性视网膜手术的眼仅表现出轻度的术后晶状体混浊。

平坦部玻璃体切除术后的白内障发病机制

玻璃体视网膜手术后白内障的形成主要有两种病理生理机制。第一种是根据晶状体混浊出现的时间来区分早期和晚期囊下白内障。另一种基于发病模式的机制，其典型病例是由于眼内手术器械与晶状体的意外接触所导致。至于后一种，玻璃体切除术后核硬化的形成机制尚不清楚。

早期的囊下混浊是由晶状体纤维的水和电解质平衡的改变引起的[8]。具体来说，一些作者认为在玻璃体视网膜手术中经常使用的气体或硅油会破坏 Na^+-K^+-ATP 酶的功能。这一过程的结果是，钠离子不能被运输出细胞，氯离子和水析出，从而使晶状体纤维膨胀[3]。

晚期囊下混浊主要发生在硅油填充后[9]。然而，不仅仅是上皮细胞沿后囊膜的增殖和迁移，同时还伴随这些上皮细胞的纤维化[10]。硅油中上皮细胞增生、迁移和假性化生的原因尚不清楚。机械性、毒性和代谢性病因仍在讨论中，但尚未发现明确的机制。

晶状体与手术器械接触后白内障的形成也是由于水在晶状体纤维内的涌入。这种情况下，水的涌入是不可逆的，并导致折射率的变化，从而造成光散射[11]。

与囊下混浊相比，玻璃体切除术后的核硬化可能基于不同的病理生理机制。玻璃体与氧代谢的相互作用在玻璃体切除术后核性白内障的发生发展中起着重要作用。玻璃体作为一个屏障阻止氧自由基从视网膜表面扩散到晶状体后。因此，玻璃体切除后，这一屏障功能丧失，导致氧自由基在晶状体中蓄积，从而促进核硬化的发展[12]。

临床表现

玻璃体视网膜手术后最常见的白内障是核硬化性白内障和后囊下白内障。晶状体核硬化性混浊是老年患者玻璃体切除术后典型的白内障表现。如 Panozzo 等[13]所述，这种特殊类型可能与视网膜手术类型无关，甚至在不使用空气、气体或硅油的情况下也会发生。另外，年轻患者和糖尿病患者更容易发展为后囊下白内障[6]。

玻璃体切除术后眼的典型临床表现为视力下降，与玻璃体视网膜手术的解剖和功能性成功无关。与术前相比，玻璃体切除术后的眼也可能表现出视力下降或其他视觉障碍。因此，玻璃体切除术后白内障患者的视力可能比典型的年龄相关性白内障患者更差。

与其他类型的白内障一样，通过裂隙灯生物显微镜进行诊断，可以鉴别核硬化和囊下白内障。此外，光学相干断层扫描（optical coherence tomography，OCT）的使用可以帮助医生检测玻璃体的缺失。

术前评估和人工晶状体度数计算

在对玻璃体切除术后眼进行白内障手术之前，有必要尽可能多地获取患者病史信息，并进行全面的眼科检查。最困难的方面当然是确定视力下降的程度有多少取决于白内障的形成。在这方面，其他测试，如潜在视力针孔测试、潜在视力计、视网膜视力计、照明近卡和激光干涉仪以及阿姆斯勒网格，已被证明是预测术后视力的有效工具，并可能帮助术者决定是否进行白内障手术[14]。

术前评估还应注意既往手术可能出现的并发症，如悬韧带无力、前房硅油残留、瞳孔小难以散大、医源性晶状体后囊损伤等。所有这些因素都可能为计划的白内障手术带来额外的风险，因此准确识别这些情况可以让术者为更安全的手术做准备，以避免不必要的并发症[15]。

一些额外的检查可能是必要的术前检查，如 B 超检查、荧光素血管造影和光学相干断层扫描，以评估某些眼病是出现在白内障术前、术中或术后。

必须特别注意人工晶状体（intraocular lens，IOL）度数的计算，由于眼球形态的改变或玻璃体视网膜疾病本身（如牵拉性黄斑水肿），IOL 的计算可能比未行玻璃体切除术的眼更具挑战性。近年来，眼球生物测量的应用提高了 IOL 测量的准确性和可重复性。有学者利用光学生物测量和 Haigis 公式证明，无论是超声乳化联合玻璃体切除术，还是玻璃体切除术后再行超声乳化白内障吸除术，二者屈光结果的差异无统计学意义[16-17]。然而，他们也报告了在未接受过玻璃体切除术的患者中，术后效果更好。除了这些结果之外，进一步的研究表明，与之前的科学文献报道的一致，在玻璃体切除术后进行白内障手术的患者中，使用超声生物测量没有发现近视漂移[17-18]。因此，与超声相比，光学生物测量在玻璃体切除术后眼中能够进行更精确的测量，尽管仍不如未行玻璃体切除术眼准确。

光学生物测量代替超声测量在玻璃体切除术后眼中具有一些优势。例如，对于经常与玻璃体视网膜手术相关的高度近视或后巩膜葡萄肿，使用超声生物测量法通过视轴获得正确的眼轴长度可能具有挑战性。与超声生物测量法相比，光学生物测量法在计算眼轴长度方面具有更高的准确性和可重复性[19]。最近，Tan 等发表了一篇有趣的论文，比较了新的 IOL 计算公式（Barrett Universal II [BUII]，Emmetropia Verifying Optical [EVO]，Kane 和 Ladas Super 公式）和传统公式（Haigis，Hoffer Q，Holladay 1 和 SRK/T）与 Wang-Koch（WK）眼轴长度（axial length，AL）调整在玻璃体切除术后的预测准确性[20]。作者认为，BUII、EVO、Kane 和 Haigis 在优化常数的玻璃体切除术后眼中均表现良好。对于玻璃体切除术后高度近视，新公式和传统公式的预测准确性均较好。

超声生物测量在硅油填充眼中得不到准确的测量结果。眼后节内硅油的填充不允许声波传播到视网膜，这可能导致眼轴长度测量值被高估。因此，需要对硅油填充眼进行眼部光学生物测量[16, 21]。作者报道，硅油填充眼进行硅油取出联合超声乳化手术，其术前光学测量结果与硅油取出后术中超声生物测量结果，二者预测屈光误差的差异无统计学意义。

手术：手术技术、术中风险和并发症

最近的一篇 Cochrane 数据库综述[22]指出，白内障手术通常采用超声乳化和人工晶状体植入术，通常推荐用于玻璃体切除术后因晶状体混浊而导致视力严重受损的患者。

术者普遍认为，与标准的超声乳化白内障吸除术相比，玻璃体切除眼的白内障手术并发症发生率较高。前房深度波动、术中瞳孔缩小、后囊极度不稳定、前囊机化、后囊斑块、悬韧带无力和玻璃体支撑丧失等情况均被证实与白内障手术中并发症的风险增加相关[23-25]。然而，关于超声乳化白内障吸除术在非玻璃体切除眼和玻璃体切除眼中的有效性和安全性的比较尚缺乏证据[26-27]。

在手术技术方面，与囊外白内障摘除术相比，玻璃体切除术眼的超声乳化白内障吸除术具有更好的视力改善和更少的术中、术后并发症[27]。大切口囊外摘除和娩核在玻璃体切除术眼中更具挑战性，由于悬韧带和囊膜的脆性，并发症发生率增加[28-29]。

最近，Fenberg 等[30]回顾性分析了 15 年间所有复杂白内障手术的病例（98 只眼），以评估既往玻璃体切除术患者发生复杂超声乳化和（或）延迟性 IOL 脱位的风险。他们猜测玻璃体切除手术改变了悬韧带的强度和囊袋的稳定性，这可能会增加后续白内障术中并发症的风险，以及既往有过超声乳化手术眼的 IOL 脱位。9.2% 的复杂白内障手术患者接受过玻璃体切除手术，证实了玻璃体切除手术是复杂白内障手术和 IOL 脱位的危险因素。因此，应用不同的技术以减少超声乳化手术中的悬韧带应力和超声能量。然而，如前所述，科学文献缺乏前瞻性、随机临床试验来比较各种手术技术在玻璃体切除眼白内障手术中的安全性和有效性。然而，我们试图给出一些重要的建议，以实现更好的预后。

玻璃体切除术眼在超声乳化白内障吸除术中并发症的发生机制尚不清楚。如上所述，玻璃体切除术后的眼前房更深，晶状体不稳定。在非玻璃体切除眼中，玻璃体起到"减震器"的作用，以稳定囊膜，从而减少手术中前后移动。

晶状体悬韧带的稳定性对于避免晶状体超声乳化术中并发症的发生以及防止术后 IOL 脱位起着至关重要的作用。在这方面，尽管悬韧带与晶状体的粘连已得到充分证实，但周边悬韧带粘连的作用仍不清楚。Rohen 等[31]非常详细地描述了悬韧带固定在睫状突之间的一个共同点，而 Fansworth[32]组则证明了一些悬韧带穿过睫状突，更多地附着在靠近锯齿缘的平坦部的后方。根据 Fansworth 的模型，悬韧带粘连位于后方，玻璃体切割手术很有可能引起悬韧带断裂。在悬韧带不稳定的情况下，术者必须进行完整的、皮质分层的水分离，以最大限度地减少在核旋转、超声乳化和皮质吸除阶段的悬韧带和囊袋应力（补充视频 21.1）。此外，根据 Davis[34]的研究，玻璃体切除术后晶状体悬韧带无力可能是晚期囊袋内 IOL 自发性脱位的原因。白内障术后 8 年，人工晶状体脱位发生率为 19%。人工晶状体植入和脱位之间的间隔时间很长，这可能提示悬韧带不稳定的动态变化，这种不稳定也可能持续数年。该研究的重点是，当术中发现悬韧带无力时，术者有可能选择不同的 IOL 植入方式而不是标准的囊袋内植入。对于此类患者，使用囊袋张力环或在睫状沟植入三片式 IOL 可降低术后 IOL 脱位的风险。此外，在极端情况下，如完全缺乏囊袋支撑的情况下，术者需要选择其他手术方式，包括巩膜固定、虹膜固定或前房植入 IOL[35]。

晶状体悬韧带无力和玻璃体支撑缺失是深前房的主要原因，这在玻璃体切除术眼的超声乳化术中经常见到。超声乳化白内障吸除术诱导的正压灌注加上缺乏玻璃体支撑，大大增加了前房深度和悬韧带应力，

从而导致额外的不必要的悬韧带牵引。为了抵消这些力量，在将超声探头引入前房之前，必须降低灌注液的高度[24]（补充视频 21.2）。另一种减少悬韧带应力的方法是在超声手柄进入前房以前将一部分黏弹剂移出前房。一般建议应注意避免用手柄去推动晶状体核。

术者还可能碰到与玻璃体切除术眼悬韧带延长有关的特殊情况，称为虹膜隔后退综合征（iris diaphragm retropulsion syndrome，LIDRS），其特征是反向瞳孔阻滞导致超声乳化白内障吸除术中前房过深和瞳孔极度扩大[36]。与经典的瞳孔阻滞不同，LIDRS 发生在前房压力大于后房和玻璃体压力时，导致虹膜和晶状体向后移动。操作目的在于将虹膜与前囊分开，通过压低前囊或提起虹膜来实现，从而使液体达到虹膜后 360° 的空间。

另一个具有挑战性的情况是后囊膜不稳定的治疗（补充视频 21.3）。在这种情况下，皮质吸除可能具有挑战性，有时会导致意外的后囊破裂。在高度怀疑后囊破裂的情况下，经平坦部后灌注再继续进行白内障超声乳化术可能更为安全[37]。

玻璃体切除术后出现瞳孔后黏连，瞳孔无法散大，是手术医生面临的又一挑战。联合应用虹膜恢复器和黏弹剂可以有效地解除晶状体与虹膜的黏连，而前房内散瞳、虹膜拉钩或瞳孔扩张器（Malyugin ring[38]）则是解决这一问题的最佳方法。

玻璃体切除术后术者必须处理的另一种可能的并发症是后囊膜斑块的存在。它可以通过后囊撕除术剥离，或者作为替代，用精致的眼内镊从囊膜上剥离。另一种选择是使用玻璃体切割头[39]清除斑块。相反，在长时间接触硅油的病例中，僵硬的前囊可以使用切割头或眼内剪[40]进行处理。最后，在特殊情况下，例如当斑块没有很大时，可以保留，以后通过 YAG 激光后囊膜切开术进行处理。

硅油填充眼的超声乳化白内障摘除术是一项具有挑战性的手术。最近有研究对硅油填充眼的白内障手术并发症进行了评价[41]。作者报道后囊破裂率为 10.1%，硅油进入前房率为 5.6%。硅油的浮力可以解释并发症发生率的增加，因为它可能导致了后囊前移和额外的囊膜不稳定性。对于硅油进入前房的现象，有学者认为在晶状体悬韧带结构完整的情况下，由于超声乳化手术过程中无数次的眼压波动，导致后房和玻璃体前界膜的完整性被破坏[42-43]。因此，由于硅油填充眼的白内障手术并发症发生率较高，其他作者建议在进行超声乳化手术前通过平坦部将硅油取出[44]。

预后和并发症发生率

白内障手术对玻璃体切除术后眼是一种安全的手术方式，术后视力一般恢复良好，仅受合并的视网膜病变限制[45]。

然而，关于玻璃体切除术后眼行白内障手术后视力结果的同行评议数据很少[21]。既往研究表明，术后视力达到 20/40 的眼所占比例为 20% ～ 77%[45-47]。由于研究结果的差异较大，对于玻璃体切除术后患者的视力预后很难得出准确的结论。

另一个需要考虑的重要因素是文献中关于玻璃体切除术后超声乳化术安全性的相互矛盾的结果报告。例如，有作者评估总体术中并发症发生率为 12.5%，后囊破裂率为 13.3%[26, 46]。相反，其他作者报道了超声乳化白内障吸除术具有良好的安全性，与之前未行玻璃体切除术的眼相似[45, 47]。

最近，Soliman 等回顾性分析总结了 2221 例（2221 只眼）[48]玻璃体切除眼行超声乳化白内障吸除术的视力预后和术中并发症的发生率。这项多中心研究报告，通过术后 24 周的随访，玻璃体切除眼这组行白内障术后 4 周和 12 周的平均视力分别为 0.41±0.47 和 0.17±0.29（$P < 0.0001$），术后 4 周和 12 周视力达到 0.30 logMAR（Snellen 20/40）的眼比例分别为 60.8% 和 86.5%（$P < 0.0001$）。后囊破裂的发生率在玻璃体切除组（1.5%）和非玻璃体切除组（1.7%）之间没有差异，但悬韧带离断（1.3% vs. 0.6%）和核碎片掉落（0.6% vs. 0.2%）的发生率在玻璃体切除组中显著较高（$P < 0.0001$）。

Rey 等[49]的研究也评估了超声乳化白内障吸除术在玻璃体切除眼中的安全性，该研究回顾性报告了 87 例患者中无 1 例术中发生后囊破裂，只有 1 例前囊撕开。

近年来的研究表明手术预后显著改善，提示手术医生可以选择更具有挑战性的技术，例如玻璃体切除眼行超声乳化白内障吸除术，从而为患者带来巨大福利。

结论

综上所述，与非玻璃体切除眼相比，玻璃体切除眼的白内障手术具有较高的并发症发生率，是一项具有挑战性的手术。由于视网膜疾病也可能降低视力，因此必须谨慎解读视力预后指标。玻璃体切除术后的白内障手术应由经验丰富的手术医师进行。

要 点 小 结

- 最常见的白内障类型是核硬化型和后囊下型。
- 晶状体囊内超声乳化人工晶状体植入术是玻璃体切除术后眼的标准手术。
- 悬韧带无力、后囊不稳定以及由于玻璃体支撑丧失而导致的前房深度波动是手术中术者必须处理的主要挑战性问题。
- 硅油填充眼的超声乳化手术并发症发生率较高，如后囊破裂和硅油进入前房。
- 对于玻璃体切除术后眼，白内障手术是一个具有挑战性的过程，应该由有经验的手术医生完成。

（参考文献参见书末二维码）

第22章

白内障手术联合玻璃体切除术

James M. Osher, Christopher D. Riemann, Samantha L. Schockman, and Michael E. Snyder

冯星 译 万雨 宋旭东 审校

要 点

- 与分期手术相比，白内障超声乳化术联合玻璃体切除术是首选的联合手术。
- 手术技术可以显著降低白内障超声乳化术联合玻璃体切除术中并发症的风险。
- 如果后节手术联合白内障超声乳化进行，人工晶状体的选择可能不同。
- 对于已有或有潜在风险的后节疾病患者，应避免使用硅胶人工晶状体。
- 某些晶状体和人工晶状体并发症可以通过玻璃体切除联合白内障手术来更好地处理。

当遇到同时患有白内障和眼后节病变的患者时，我们面临着关于最佳治疗方案的两难选择。是否最好先摘除白内障，然后再处理后节病变？在白内障手术前处理玻璃体视网膜病变以获得最佳的人工晶状体（intraocular lens，IOL）计算，然后再进行白内障手术是不是最好的？还是超声乳化联合玻璃体切除术是最好的方案？在这三种选择中，作者强烈主张联合手术，如果操作正确，它有很多优点，并且在大多数情况下没有缺点。

随着晶状体超声乳化手术和玻璃体切除术在过去几十年的发展，白内障超声乳化联合玻璃体切除术在世界范围内越来越普遍。不幸的是，在美国，玻璃体切除术之前或之后的分期白内障手术仍然很常见。这一偏离全球标准治疗的情况有几种可能的解释。其中包括美国眼底手术医生缺乏白内障手术能力（许多美国视网膜专科医生培训项目没有将白内障手术作为培训课程的一部分），许多眼底手术医生被安排与眼前节专科医生不同的实习，许多手术室没有配备完成两种手术的适当器械，以及难以安排两名手术医生同时在同一地点。这些现实、亚专科医生和医疗机构之间的地盘之争以及由此产生的转诊模式导致了分阶段手术。很遗憾，在这种情况

下受伤害的是患者。

本章我们将讨论为什么白内障联合玻璃体切除术几乎总是最好的选择。我们将对不同手术方式的优缺点及处理要点进行综述，以期获得更好的手术效果。最后，我们将回顾一些复杂病例，对它们来说超声乳化联合玻璃体切除术仍然是首选。

超声乳化联合玻璃体切除术的优势

我们强烈地感受到，联合手术相对于分期手术有不少好处。研究表明，超声乳化联合玻璃体切除术可以取得良好的效果。Lahey 等报道了89只眼接受了超声乳化联合玻璃体切除术治疗黄斑裂孔，结果与未接受白内障手术治疗的对照组相似[1]。此外，这些作者回顾了223例糖尿病眼病（包括玻璃体积血153只眼、牵拉性视网膜脱离58只眼、后玻璃体牵拉12只眼）行白内障超声乳化联合玻璃体切除术，术后随访10个月，解剖和视力均获得良好预后[2]。Demetriades 等报道了122只眼因各种适应证接受了超声乳化联合玻璃体切除术，结果也很好，并发症发生率很低[3]。Ling 等报道了90例接受超声乳化联合玻璃体切除术的患者，其中21例视网膜脱离，7例复发性视网膜脱离，44例黄斑裂孔，11例视网膜前膜，3例增生性糖尿病视网膜病变，4例玻璃体积血，均获得了良好的解剖和视力预后[4]。Jun 等报道了113只眼因增生性糖尿病视网膜病变、增生性玻璃体视网膜病变、黄斑前膜 / 黄斑裂孔、外伤和视网膜静脉阻塞接受了超声乳化联合玻璃体切除术，结果良好，无联合手术相关并发症[5]。Amino 和 Tanihara 报道了42只眼糖尿病性黄斑水肿行超声乳化白内障吸除术联合玻璃体切除术 / 膜剥离术。术后18个月复查，水肿减轻，视力提高[6]。几个比较分期手术和联合手术的病例对照也一致证明了联合手术没有明显劣势[7-9]。

对于患常规白内障的眼，手术医生的作用是排除其他疾病，并将患者的症状与白内障联系起来。如果

没有合并其他眼部病变，则由患者决定是否值得冒手术干预的风险来减轻白内障症状。手术决策主要取决于患者。

在白内障合并后节病变的患者中，决策更加复杂，术者在手术决策过程中起着更核心的作用。白内障对视觉有影响吗？后节手术后可能会变成这样吗？白内障是否会妨碍视网膜手术和术后随访？后节病变是必须手术的方案（例如累及黄斑中心凹的牵拉性视网膜脱离、眼内异物、光感视力的注射后眼内炎），是应该手术的方案（例如 20/60 黄斑前膜、黄斑裂孔、严重的玻璃体积血伴视网膜裂孔和亚临床视网膜脱离），还是可能手术的方案（例如 20/30 黄斑前膜、视觉上明显的漂浮物）？在后节手术的基础上联合白内障手术是否可能使后节预后复杂化（见下文关于视网膜脱离的部分）？症状和视力丧失是由于白内障、后节病变，还是两者都有？在合并病理的情况下，对于后节病变和白内障，所需的手术决策更多地取决于手术医生，而不是患者。

目前已知后节疾病和玻璃体切除术会导致白内障或加速白内障发展。Chung 等描述了 33 只眼因糖尿病和高血压性视网膜病变行玻璃体切除术后的白内障进展。31 例（94%）核硬化在术后平均 9.1 个月加重，15 例（47%）皮质硬化在术后平均 8 个月加重，24 例（78%）后囊下病变在术后平均 13.3 个月加重[10]。Thompson 等报道，黄斑裂孔修复后 2 年内，76% 的患眼接受了白内障手术[11]。Melberg 和 Thomas 报道了 7% 的 50 岁以下患者和 79% 的 50 岁以上患者在玻璃体切除及气体填充术后 27 个月发生了明显的白内障进展[12]。Cherfan 等报道黄斑前膜行玻璃体切除术后 29 个月，80% 的患者进展为有视觉影响的白内障。年龄 < 50 岁的患者在随访期内需要白内障手术的可能性更小[13]。Thompson 发现 50 岁以上的患者白内障进展的概率比 50 岁以下的患者高 700%，眼内有气体的患者白内障进展的概率比无气体的患者高 60%[14]。

考虑到大多数需要玻璃体切除术的患者已经形成了一定程度的白内障，而且大量证据表明，玻璃体切除术几乎总是加快白内障发展导致显著视力影响，尤其是 50 岁或以上的患者，因此同时联合玻璃体切除术和超声乳化进行白内障摘除，对实现术后的单向视力改善是有意义的。通过实施超声乳化白内障联合玻璃体切除术，患者可以仅暴露于一组手术风险、术后随访、术后药物、保险自付和与手术相关的心理压

力。此外，患者恢复视力的时间更快，需要的休假时间更少，也有助于减轻多次手术的经济负担。然而，需要注意的是，玻璃体切除术并不一定会导致白内障，在考虑对尚未患白内障的无老视的年轻患者进行白内障手术时，应谨慎。

以上优势大多是从患者的角度出发。那手术医生呢？对于手术医生来说，联合手术在实用和技术上都有好处。从实践的角度来看，医生和医疗机构也受益于较少的术后随访，较少的患者有助于改善患者流动和提高工作效率。为患者安排和准备手术需要辅助和手术室工作人员的大量资源支出。联合手术减少了总体开销，提高了总体效率[15]。

从技术角度来看，联合手术的优势主要体现在玻璃体切除术中。完成良好的白内障超声乳化手术为后节手术提供了良好的视野。为了进行细致、安全的黄斑手术，后节的视野是至关重要的。最好通过透明的人工晶状体进行手术，而非不透明的晶状体。此外，与有晶状体眼相比，人工晶状体眼手术更容易触及前部视网膜和玻璃体基底。穿过有晶状体眼的玻璃体腔中线有触碰和损伤晶状体后囊的风险，这可能会降低手术的可视性，也可能在未来的白内障手术中出现并发症。由于过中线在白内障患者中是不明智的，切除玻璃体基底需要熟练的手术技术、熟练的手术助手和（或）进行巩膜压陷的特殊设备，而这些都不是总是可用的。这些局限性在人工晶状体眼中不存在，因为穿过中线到达整个后节是直接和简单的。

白内障手术医生也受益于超声乳化联合玻璃体切除手术，因为它允许在非玻璃体切除的眼中进行手术。如果采用分期手术的方式，白内障手术医生面临的是玻璃体切除术后眼，这给手术带来了挑战。既往接受过玻璃体切除手术的眼晶状体通常较致密，玻璃体切除眼内的液体导致前房不稳定和后囊膜活动度增加。既往玻璃体切割手术史使患眼在白内障手术中有较高的后囊破裂风险[16]。

超声乳化联合玻璃体切除术的缺点

超声乳化联合玻璃体切除术的缺点即使不能完全消除，也可以通过适当的手术技巧来减轻。然而，我们将在这一节中回顾缺点，包括那些即使技术很差也可能遇到的缺点。

很难像在优点部分所做的那样将缺点分为实用性和技术性，因为实际的缺点很少。从这个角度来看，主要的缺点是白内障足够致密妨碍了后节检查。缺失

的检查结果导致无法正确地指导患者即将进行的操作和可能的术后恢复。例如，如果通过致密白内障进行的检查或成像显示黄斑前膜，但无法看到共存的下方视网膜脱离，则患者可能需要预期之外的非常严格的术后体位，并详细解释这在手术前就存在，但没有看到。然而，即使在这种情况下，联合手术也是正确的决定，因为单独的超声乳化手术可能会使视网膜脱离进展。所以当白内障严重到影响后节检查时，需要告知患者术中可能有需要处理的问题。白内障导致无法诊断非常严重的后节病变，如果术前知道，完全不需要视网膜手术（例如视神经萎缩或终末期青光眼伴有明显黄斑前膜的患者），这种情况极其少见。此外必须告知患者，当视网膜病变不允许进行准确的术前检测和光学测量时，超声乳化白内障联合玻璃体切除术可能导致更难以预测的屈光结果。

超声乳化白内障联合玻璃体切除术的技术将在本章后面详细介绍，因此在此不作详细讨论。然而，值得一提的是，前节和后节手术的技术不佳会带来重大挑战。白内障手术切口构建质量不佳会导致玻璃体切除术中前房不稳定，人工晶状体（IOL）和虹膜移位、脱出。这通常见于放置玻璃体切割套管针和每次玻璃体切割手术结束时进行巩膜压陷。当使用不同形式的填充物时，切口构建质量不佳也会引起明显的问题，导致 IOL 前移，甚至 IOL 接触角膜。同样的情况也会影响 Toric IOL 的旋转稳定性。套管针置入不良，尤其是白内障手术后眼处于低眼压时，也会对IOL 的稳定性造成同样的问题。较差的超声技术或对致密晶状体使用过多的能量可导致角膜混浊，使后续玻璃体视网膜手术的可视化非常困难。白内障手术期间可发生瞳孔收缩，如果处理不当，可使后视困难。在前房，残留的气泡甚至一些残留的眼科黏弹剂会影响后节视野。

一方面，对于常见的后节疾病，如严重的玻璃体积血（在白内障手术中很少或没有红光反射），或视网膜脱离复位术中玻璃体腔硅油填充所产生的浮力对后囊产生的正压力，超声乳化手术本身就具有挑战性。另一方面，有计划的联合方式提供了使用先进的前节和后节手术技术和技能来减少问题的发生。

有报道称，超声乳化联合玻璃体切除术后炎症更严重，但我们绝大多数病例的经验并不是这样。此外，已发表的结果表明，与分期手术相比，联合手术与玻璃体黄斑疾病患者不良事件的风险增加无关[17]。

Demetriades 等报道了 122 眼联合手术的并发症，包括后发性白内障、眼压升高、角膜上皮缺损、玻璃体积血、视网膜脱离和 IOL 虹膜夹持等。为了降低这些风险，作者建议进行细致的连续环形撕囊（continuous curvilinear capsulorhexis，CCC）、囊袋内植入 IOL、直径至少 6 mm 的大光学部 IOL、安全的白内障切口、使用缩瞳剂以及气体交换后避免使用阿托品[3]。超声乳化联合玻璃体切除术后虹膜后黏连的发生率在合并增生性糖尿病视网膜病变、使用气体填充、纤维蛋白沉积和大量激光光凝治疗糖尿病视网膜病变的患者中较高[18]。在葡萄膜炎患者中，虽然分期手术的眼数非常少，但与联合手术相比，分期手术导致的纤维蛋白形成较少[8]。

联合手术中使用气体填充时，屈光结果较难预测，且存在近视漂移，可能是由于 IOL 前移所致[19]。

对于原发性孔源性视网膜脱离（rhegmatogenous retinal detachment，RRD）的手术，我们认为超声乳化联合玻璃体切除术并不是首选的手术方式。增生性玻璃体视网膜病变（proliferative vitreoretinopathy，PVR）是 RRD 修复术后 1 ～ 2 个月的一种持续性并发症，5% ～ 10% 的患者发生 PVR，超过一半的患者即使及时再次手术，也会导致黄斑中心凹视力永久性丧失。术后炎症水平与 PVR 发生率相关，为了实现视网膜复位而进行的任何额外手术操作都是不明智的，尤其是当这可能导致诱发炎症的晶状体物质释放到眼内时。因此，我们认为，只要视野足够清晰，有晶状体眼视网膜脱离患者应行 RRD 修补术，而不需要联合白内障手术。分期白内障手术（可能在联合硅油取出的情况下）应在眼球稳定后进行，通常在 RRD 修复后 3 ～ 4 个月进行。

综上所述，如果手术技术良好，大多数潜在的问题很少遇到。当面临这些问题时，通常不难处理，并且很少对最终预后产生不利影响。

术前注意事项

患者选择

50 岁以下的患者，除非有初发性白内障形成，当后节病变需要玻璃体切除术时，很少需要同时行白内障手术。联合手术的阈值随着患者年龄的增加而降低，这通常与晶状体混浊程度的增加密切相关。无论患者年龄如何，如果没有白内障，大多数情况下都不应进行超声乳化联合玻璃体切除术，少数例外情况包括需要全身麻醉的患者或需要在任何手术前纠正凝血功能障碍的血液病患者。

一般情况下，如果预计患者在接受后节手术后几年内需要进行白内障手术，则联合手术是合适且首选的。空气、膨胀气体或硅油的使用也加速了白内障的进展，降低了建议联合手术的阈值。还有一种常见的情况必须考虑到：对于对侧眼没有患白内障的患者，在白内障术后可能出现明显的屈光参差。在这一患者人群中，实施联合手术的阈值当然更高，在这一决策过程中，与患者进行详细的术前讨论极其重要。在大多数情况下，非手术眼配戴角膜接触镜可以解决这一问题。

人工晶状体选择

白内障手术医生在决定白内障联合玻璃体切除术的 IOL 的类型和度数时需要仔细考虑。由于在气体中可能发生的光学部起雾和硅油对硅胶 IOL 光学部的影响，有视网膜病变风险的患者禁忌使用硅胶人工晶体。硅油对硅胶 IOL 造成的影响可能非常严重，妨碍了充分的可视化以及后续进行眼底诊断和手术，最终往往需要 IOL 置换。如果可能，尽可能选择大光学部的 IOL（至少直径 6 mm），特别是在术中和术后都需要周边视网膜清晰可见的情况下。当在适当的患者中使用上述技术时，Toric（散光型）IOL 联合玻璃体切除术是完全可以接受的。Toussaint 等报道了51 例患者的 55 只眼接受白内障联合玻璃体切除术植入 Toric IOL，术后视力与单纯白内障手术植入 Toric IOL 相当[20]。

白内障超声乳化联合玻璃体切除术中多焦点 IOL（multifocal IOL，MFIOL）植入的决策更为复杂和细致。虽然使用 MFIOL 治疗视觉显著混浊和黄斑前膜（ERM）的白内障联合玻璃体切除术后显示了良好的近视力和远视力，但我们敦促合并玻璃体视网膜疾病的患者在考虑使用 MFIOL 时要非常谨慎和深思[21-22]。视网膜病变常表现为对比敏感度降低。对比敏感度下降是患者为实现多焦点而牺牲的最重要的光学损害，而多焦点晶状体的对比敏感度下降和视网膜病变的联合作用是无法克服的，即使经过长时间的神经适应后，也会导致 MFIOL 患者不满意。在这种情况下，术前行光学相干断层扫描（optical coherence tomography，OCT）检查以仔细评估所有视网膜层的完整性是必要的。

在这类患者中，确定必要的 IOL 度数有时很棘手。各种病变如玻璃体积血、黄斑水肿 / 纤维化、累及黄斑的视网膜脱离、严重白内障等可导致术前生物测量不准确。当发生这种情况时，IOL 计算将直接受到影响，手术医生在决定使用哪种 IOL 度数时必须敏锐地意识到这一点。此外，在进行 IOL 计算时必须考虑玻璃体腔内的替代介质，如硅油，以避免屈光误差。

高度近视的眼通常比正常眼的眼轴长，并且与更多的视网膜病变相关。对于单眼病变的病例，术后可能出现明显的屈光参差，必须事先制订术后视力方案。如果对侧眼有白内障，对那只眼进行超声乳化 IOL 植入术可能是解决方案。如果对侧眼没有晶状体混浊，术后屈光参差可以通过：①手术眼预留术后近视；②对非手术眼使用角膜接触镜；或③进行屈光手术来改善。

在计划玻璃体切除术联合巩膜扣带术治疗视网膜脱离的情况下，两名手术医生应充分沟通，并尝试将扣带术对 IOL 度数选择的近视影响考虑在内，认识到屈光目标准确性将低于仅行玻璃体切除术的病例。

无论选择哪种 IOL，都需要与患者进行深入的讨论，了解患者对术后视力和屈光需求的现实期望。降低患者期望值总是很重要的，同时强调术后需要戴眼镜的可能性。

手术计划

如前所述，超声乳化术联合玻璃体切除术需要一些规划。特别是，需要同时拥有白内障和视网膜手术医生的手术时间重叠的手术中心。此外，两名手术医生之间需要有清晰的沟通，特别是当其中一名或两名手术医生需要偏离常规时。手术医生必须为每个患者可能出现的问题做好计划。例如，如果患者的后囊有大量纤维化，无法进行抛光，那么白内障手术医生应该进行后囊连续撕囊术以改善视网膜手术医生的视野，还是视网膜手术医生更愿意在后囊上使用玻璃体切割术？如果瞳孔小，是否需要扩张装置？由哪位手术医生放置并取出瞳孔扩张器？为了应对这些挑战，手术医生之间需要进行良好的沟通，以确定解决每个困境的最佳方法。

术中操作及注意事项

超声乳化白内障吸除联合玻璃体切除术的手术原理简单明了，经过多次迭代更新，手术效果良好。超声乳化白内障吸除术的主要目的是将 IOL 放置在理想的位置，通过创造稳定的前房来保持 IOL 的位置，提供清晰的视野以便进行视网膜手术，以及建立水密、安全的切口。后节手术的目标有一些相似之处：保持 IOL 的良好位置；保持眼内压适当、稳定；必要时使患者在术后保持适当的体位。

手术管理要点

在白内障超声乳化联合玻璃体切除术中，常规白内障手术应注意几个重要的细节。如果给予球周或球后麻醉，应避免过多的药量，以尽量减少后房压力和结膜水肿，这可能导致液体聚集，阻碍白内障手术医生的操作。结膜水肿也可能阻碍 Toric IOL 的巩膜标记。白内障术后如有需要，可在眼球筋膜下间隙追加麻醉。

即使计划是缝合切口，白内障手术切口的构建也是极其重要的。白内障主切口最常见的渗漏时间是在插入套管针时。因此，一些术者主张在白内障手术切口前置入套管针，这是可以接受的方法。随着带瓣套管的出现，在超声乳化手术中保留套管是相当简单的。对颞侧入路白内障手术医生来说，预先放置灌注套管可能比下入路的灌注套管更合适，以避免在颞侧平坦部有两个灌注套管。上方白内障主切口对套管置入的影响较小，但这已证实了诱发散光的可能。作者发现，只要仔细构建角膜切口（无论术后是否使用角膜缝线或伤口封闭剂），再加上仔细放置套管针，就无需预先放置套管针。

若因后节介质混浊导致红光反射微弱，可采用台盼蓝进行前囊膜染色后撕囊。注意使前囊口在 4.5 ～ 5.0 mm，以确保均匀覆盖 IOL 边缘 360°，并有助于在少数后囊损伤的情况下也能在睫状沟植入人工晶状体。我们发现了一种毫米标记的小型同轴撕囊钳（Seibel forceps，MicroSurgical Technologies，Redmond，Washington），以使撕囊的位置和大小具有可重复性。另一些人则倾向于使用飞秒激光作为一种自动化技术来实现同样的目标。

白内障手术中应尽量减少虹膜操作，防止瞳孔过小。小瞳孔会使视网膜手术医生更难看清。前房注射肾上腺素或联合用药，如 Omidria（去氧肾上腺素和酮咯酸），可用于白内障手术中，试图在视网膜手术前使瞳孔最大。如果白内障手术需要虹膜扩张器，可以在白内障手术结束时移除虹膜扩张器，随后移除前房黏弹剂，也可以在视网膜手术期间保留虹膜扩张器，以优化视觉显示。如果在视网膜手术过程中被固定在原位，则在手术结束时需要由白内障手术医生将其摘除，除非视网膜手术医生可以摘除。

超声乳化和皮质吸除可按常规进行，注意使后囊膜尽可能抛光，为后续视网膜手术做好准备。在某些情况下，白内障可能相当致密，并由于长时间的超声乳化导致角膜水肿。在整个超声乳化手术中使用额外的黏弹剂可以减少这种水肿。此外，对于致密白内障，优化超声仪的设置可能有助于减少角膜水肿[23]。如果角膜水肿严重到足以影响视网膜手术医生的视野，手术医生可以将角膜上皮刮除以获得更好的视野，或可以使用高渗性角膜润滑剂[24]。

对于留置硅油的眼行白内障联合硅油取出手术的患者，手术难度较大。在这种情况下，硅油会不断推动后囊向前。为了解决这个问题，重要的是保持前房充满黏弹剂，并在移除超声或注吸手柄时注入额外的黏弹剂。辅助钩可以放置在超声乳化针头和后囊之间，以避免无意中接触到前移的后囊。

对于后囊撕裂的少数情况，我们可以参照非联合视网膜手术的白内障手术进行类似处理。具体来说，我们可以将裂口转化为后囊环形撕开，将原计划植入的 IOL 植入囊袋内；或者，如果后囊撕裂过大，我们可以选择三片式 IOL 植入睫状沟。需要注意的是，对于超声乳化联合玻璃体切除病例，计划进行完整的三孔玻璃体切除术，因此在后囊撕裂后，可以接受黏弹剂填充前房，然后进行平坦部玻璃体切除术和晶状体切除术（如果需要）。通过睫状体平坦部彻底清除玻璃体通常会使前房清理和人工晶状体植入更加容易。

正如我们之前所建议的，保持"首选联合手术"的理念为患者提供了更高效、更好的治疗机会。白内障联合硅油取出手术就是一个很好的例子。硅油植入视网膜脱离修复术常发生于增生性玻璃体视网膜病变等病理较复杂的患者，视网膜脱离复发风险较高，视力预后较差。在这种情况下，首选对葡萄膜影响最小的微切口手术。通过带有黏性流体套管的平坦部带阀套管取出硅油效果非常好，但可能需要相当长的时间，尤其是在取出 5000 cs（centistokes，厘斯托克）的硅油时。我们建议手术方案如下：超声乳化和皮质注吸，然后照常抛光囊膜和放置黏弹剂。然后进行一次小的（2 ～ 3 mm）后囊撕开。放置一个 27 G 平坦部套管针，并放置玻璃体视网膜灌注套管。通过超声乳化切口、前囊撕囊孔和后囊撕囊孔进入玻璃体腔，通过适当的套管（我们更喜欢修剪过的 18 G 或

20 G 的 AngioCath™，分别用于 5000 cs 和 1000 cs 的硅油）取出硅油。取出硅油后，用黏弹剂重新填充囊袋，将合适的晶状体植入囊袋内，取出黏弹剂，确认切口水密。这种技术的要点是确保眼睛在显微镜下的位置是绝对垂直的，以便硅油滴全部移动到中心，可以完全移除，避免油滴残留隐藏在周边虹膜下。另一个要点是注意前后房之间的压力差。重要的是保持后部灌注足够高，以保持眼球完全成形。IOL 植入术后，当注吸针头插入吸除黏弹剂时，部分塌陷的眼球会立即再次膨胀，灌注液从前向后流入，可能导致 IOL 脱位至黄斑。另一方面，当打开主切口插入注吸针头时，过高的后房压力将导致前房变浅和虹膜脱出。此种方式完成联合手术效果令人满意，因为我们避免了巩膜切开（进入眼内的第二大切口）通过葡萄膜取出硅油。

在轴性近视的手术中，特别是那些之前接受过玻璃体切除术的视网膜脱离修复手术的患者，前房可能会变得超深和活动度增大，这就是所谓的晶状体虹膜隔后退综合征（lens-iris-diaphragm retropulsion syndrome，LIDRS）[25-26]。对于视网膜脱离后的修复眼（现在可能有白内障和 ERM），需要联合手术的情况并不少见。由于没有玻璃体填充眼内，当灌注开始时，前房迅速变深，瞳孔扩大，悬韧带拉伸。细心的手术医生可以立即消除这一问题，方法是按压前囊，或用辅助钩轻轻提起虹膜边缘，让灌注液从虹膜下通过悬韧带，从而平衡眼前节和后节的压力。如果在超声乳化手术开始时发生了，则该眼在注吸开始时肯定会再次发生。可以在灌注前用注吸针头抬高虹膜缘，或在黏弹剂填充的前房在虹膜缘下灌注平衡盐溶液对眼后节进行加压。低参数（缓慢超声乳化）降低了 LIDRS 的发生率。

当对轴性近视患者进行白内障和玻璃体切除"联合"手术时，谨慎的做法可能是考虑预防性放置囊袋张力环（capsular tension ring，CTR），因为这些眼随后容易发生进展性悬韧带病变，如果植入 CTR，随后半脱位的 IOL/ 囊袋复合体复位将容易得多。这对于特别低度数 IOL 的眼尤其有用，因为这种 IOL 的度数在适合巩膜固定的人工晶状体中并不容易获得。

角膜切口的充分闭合至关重要，可以使用切口水化、切口封闭剂或尼龙缝线。在白内障手术结束时，伤口必须密封到足以承受套管针的放置和潜在的巩膜压陷。应注意不要过度水化切口，以避免角膜水肿，从而损害查看周边视网膜的视野。

白内障手术结束时眼压应维持在正常水平以上。相对坚硬的眼球更容易放置套管针，而不压陷巩膜。手指轻轻旋转套管针也可以使套管针平稳放置。套管针的位置应与主角膜切口保持至少 15° 的距离，以减少套管针置入时切口裂开的可能性。

复杂案例

在介绍中我们提到联合手术使视网膜手术医生的工作更容易。有一种情况，视网膜手术医生的专业知识对白内障手术医生的操作至关重要——悬垂的晶状体！偶尔，悬韧带病变会非常严重，以至于晶状体仅靠少数稀疏的悬韧带脱入玻璃体腔，并与玻璃体纠缠在一起。虽然有些人会提倡玻璃体切除术联合晶状体切除术，但我们建议对特定病例采取保留囊膜的方法。在这种情况下，视网膜手术医生将晶状体周围的玻璃体切除，然后使用玻璃体切割头和晶状体下方的光纤作为"交叉的剑"，将晶状体提起到虹膜平面，白内障手术医生开始撕囊，然后在囊袋边缘和赤道处放置柔性稳定拉钩。超声乳化手术完成后，可固定的 CTR 固定在巩膜壁上。这不仅保留了使用 Toric 和多焦点 IOL 的选择，而且消除了巩膜固定的人工晶状体引起的 IOL 边缘瞳孔反向夹持的风险，而这在晶状体切除术中是必然的（视频 22.1、视频 22.2 和视频 22.3）。

术后注意事项

一旦白内障超声乳化联合玻璃体切除术完成，重点就转移到患者的术后护理上。术后即刻的指导很大程度上取决于所进行的视网膜手术。根据视网膜手术医生的要求，患者可能需要严格的预防措施和体位要求。应监测和控制眼压。术后随访时间应由白内障视网膜手术团队在术前确定，以减少患者预约，避免不必要的重复。与单纯白内障手术相比，有视网膜病变的患者通常需要更长时间的术后类固醇和非甾体抗炎药滴眼。在整个术后过程中，两名手术医生之间应保持清晰的沟通。

结论

白内障超声乳化联合玻璃体切除术对患者和手术医生都有诸多益处。不幸的是，在美国仍未得到充分利用，通常是分期进行。诚然，在尝试联合手术时存在一些管理和技术上的挑战；然而，通过仔细的计划，这些肯定可以克服，并取得成功的结果。我们强烈认为，如果有适当的患者选择、术前规划、术中技术和术后护理，联合手术优于分期手术。

要 点 小 结
- 与分期手术相比，白内障超声乳化联合玻璃体切除术是首选的联合手术。
- 白内障和视网膜手术医生之间的良好沟通至关重要。
- 术前发现后节疾病并进行后续管理有助于避免患者在单纯白内障手术后不满意。
- 使用本章讨论要点的适当手术技巧将大大减少手术并发症和在超声联合玻璃体切除术中遇到的挑战。
- 通过适当的患者选择，多焦点、可调节和 Toric IOL 可以适用于超声乳化联合玻璃体切除术。

（参考文献参见书末二维码）

第 23 章

高度近视眼白内障手术

Michael J. daSilva and UdayDevgan

冯星　译　万雨　宋旭东　审校

术前讨论、检查和计划

高度近视对眼健康和白内障术后效果有深远的影响。因此，手术医生与患者开诚布公地讨论手术的普遍风险和个体风险是很重要的。尤其重要的是孔源性视网膜脱离（rhegmatogenous retinal detachment，RRD）的风险。在初始评估时，应告知患者眼轴过长与视网膜脱离之间的关系[1-2]。年轻、男性和术中玻璃体丢失也是白内障术后发生 RRD 的危险因素[1]，这些因素的共同作用可使某些轴性近视患者发生 RRD 的可能性显著增加。应告知患者视网膜撕裂或脱离的症状，包括新的飞蚊症、闪光和窗帘样视野缺损。如果出现这些症状，患者应立即就医。

伴有白内障的极高度近视眼是视网膜和视神经疾病的高危人群。与近视相关的情况包括弱视、RRD、开角型青光眼、近视性黄斑变性伴或不伴脉络膜新生血管[3-4]。白内障手术医生应进行全面的术前检查，注意黄斑、视神经和视网膜周边。如果有明显的近视眼底改变，如视盘周围萎缩、椭圆形倾斜视盘或黄斑退行性改变，则需要进一步检查。这种检查应基于被评估眼的个体特征。检查可包括黄斑和神经的光学相干断层扫描（optical coherence tomography，OCT）、视野检查以及荧光素血管造影（如果怀疑脉络膜新生血管）。如果存在后巩膜葡萄肿改变，应进行眼部 B 超检查，以评估眼球形状，因为它们可能影响中央凹和光学测量的眼轴长度。白内障手术医生应毫不犹豫地请一位视网膜专家对周边进行巩膜压陷检查。如果出现有症状的裂孔、丛状突起或撕裂，预防性视网膜激光可能是必要的。

轴性近视的晶状体计算主要受角膜地形图和眼轴长度的影响。由于植入的是低度数人工晶状体（intraocular lens，IOL），有效晶状体位置（effective lens position，ELP）的改变对屈光的影响较小。在一个简单的例子中，一个零屈光度的透镜没有聚散，不会随 ELP 而改变。同样，低度数的正或负度数晶状体受 ELP 变化的影响较小；但当前房深度大于 4 mm 时，可能会影响 IOL 的计算。准确测量角膜曲率（K 值）很重要，但高度轴性近视最大的挑战往往是获得准确的眼轴长度（axial length，AL）。在这里，指示患者注视一个目标，该目标使生物测量束与中央凹对齐。直接应用光学生物测量仪产生的 AL 值时应谨慎，因为生物测量仪通常假设眼的折射率恒定。这一假设在眼轴极长的眼中并不准确，在这种情况下，玻璃体腔可能占据更高比例的测量光束路径。对于较老的双变量公式，当 AL 测量值大于 25 mm 时，建议术者采用 Wang 和 Koch[5] 公式进行调整。新一代公式，如 Barrett Universal II、Hill-RBF、Olsen 和其他公式自动考虑长眼轴的测量特征。

高度近视的眼睛需要低度数甚至负度数人工晶状体。晶状体的几何形状在极低或负度数时发生变化。最普遍的美国晶状体从 +5～+6 D 开始。低于这个度数的晶状体，或负度数晶状体，可能采用新月形设计。这些晶状体通常以 1 D 递增。新月形的几何形状相对于标准的双凸设计改变了光学主平面，从而改变了晶状体的有效位置。图 23.1 中比较了新月形晶状体与双凸设计晶状体的几何形状。

高度轴性近视的晶状体计算公式有多种校准方法。第一种策略是随着新月形晶状体的屈光度变化校准晶状体 A 常数[6-7]。这些优化的 A 常数可在 User Group for Laser Interference Biometry（ULIB）在线访问，并可应用于标准公式。如果采用这种方法，很重要的是要使用预期植入的精确的晶状体 A 常数。第二种策略是校准眼轴长度，使用一个公式来考虑通过玻璃体腔较长生物测量光束路径的影响[5, 8]。对轴性近视的研究发现，第三代公式在校准眼轴长度后，其晶状体屈光度的计算精度与第四代公式相似[9-10]。一项研究指出，与第四代公式[11] 相比，使用 Wang-Koch 眼轴长度校准可降低轻度远视的发生率。目前普遍认为，Wang-Koch 眼轴长度校准可将高度近视患者从轻度远视向轻度近视转化。

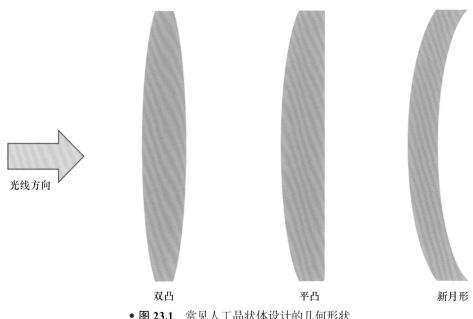

光线方向

双凸　　　　　　　　平凸　　　　　　　　新月形

● **图 23.1**　常见人工晶状体设计的几何形状

第四代公式使用额外的变量，如前房深度或晶状体厚度，以提高对所有眼睛的准确性。这些现代公式在高度轴性近视中的准确性已被反复分析。使用 Barrett Universal Ⅱ[10-14]、Hill-RBF[11, 14]、Olsen[12] 等公式取得了很好的结果。一项针对中国极高度轴性近视患者的研究发现，AL > 30 mm 亚组的 Haigis 准确性较差[12]。为了实际应用，作者建议手术医生熟悉一两个现代公式，并按照创建者的建议应用，因为并非所有公式都需要任何类型的测量数据校准。有几个公式可以获得高质量的结果，但上述所有研究均表明 Barrett Universal Ⅱ 在极高度近视中具有较高的准确性。最后一种可能性是使用术中像差测量，据报道，在中度轴性近视中，术中像差测量的结果与第四代公式相似[15]。值得注意的是，在这项像差测量研究中，眼轴平均为 25.9 mm，与极高度近视相比，这可能会使数据标准化[15]。

考虑针对长眼轴患者的预留近视。尽管生物测量和晶状体计算不断进步，但如果测量误差引入任何变量，仍有可能导致非预期的远视结果。患者习惯于近视眼，并能接受低度近视所提供的较好近视力。术者应自由讨论如何选择以近视力为目标。在过去，通常的做法是预留 1 ～ 2 D 的近视。考虑到晶状体计算和公式的进步，使用前房深度作为一个变量，作者建议，如果要达到正视的结果，目标仅预留 0.5 ～ 1 D 的近视。

极高度轴性近视的散光处理方法与一般人群不同。Toric 人工晶状体的屈光度最小仅为＋5 D 或＋6 D，取决于制造商。因此，散光患者可能需要基于角膜的治疗。术者可进行术中或术后散光性角膜切开术或角膜缘松解切口。另一种选择是计划术后激光视力矫正，有利于使散光患者保持单纯近视散光，而不是混合性散光。准分子激光角膜切削术治疗近视的效果更具有可预测性和持久性，应将等效球镜度数超过角膜散光度数的 1/2 作为治疗目标。这就得到了一个简单的激光烧蚀图案，如图 23.2 所示。如果以等效球镜为目标，导致混合散光，激光将试图使一个轴变陡，同时使另一个轴变平；如果可能的话，应该避免这种情况。如果术后存在混合性散光，角膜缘松解切口是一种有效的治疗方法。最后考虑的是光可调整性晶状体（light adjustable lens，LAL），已有报道对轴性近视的散光有效[16]。该晶状体目前受其屈光度范围＋10.0 ～＋30.0 D 的限制，因此可能不适用于极高度轴性近视患者。LAL 可以矫正 2 个 D 的散光。

术中注意事项

拉长的眼睛可能在几个维度上更大，白到白的角膜测量值可能达到 13 mm 或更多。近视的眼睛也可能会过度扩张。如果术者根据瞳孔大小进行连续环形撕囊（continuous curvilinear capsulorhexis，CCC），它可能会变得比 IOL 光学部更大。作者推荐两种方法之一，以确保一致的撕囊大小。一种常见的方法是使用一个环形器来压痕，从而轻轻地标记角膜；环形器已考虑到由角膜本身产生的晶状体前囊的 20% 的放大倍数[17]。然后撕囊就可以简单地追踪标记。另

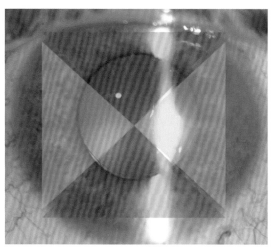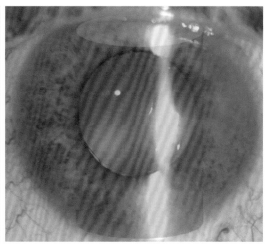

● **图 23.2**　左图为术后屈光度 ＋1.00 − 2.00×90° 的眼。准分子激光会使横轴变陡，纵轴变平。术者应避免这种情况或考虑术后角膜缘松解切口。右图为术后屈光度平面为 −2.00×90° 的眼，简化了切削模式

一种方法是在距离撕囊镊尖端 2.5 mm 和 5 mm 的位置标记，以便在撕囊之前看到预期的撕囊大小。在 CCC 以前，术者应意识到可能需要大量黏弹剂来充分形成前房和压平晶状体前囊。进一步的选择包括使用纳米脉冲真空撕囊装置（Zepto）或飞秒激光辅助撕囊。

高度近视眼晶状体囊袋容易发生较大的前后涌动，可能增加囊膜破裂的风险。囊膜外晶状体拆解可降低这一风险。一些手术医生倾向于将晶状体核脱出至前房（anterior chamber，AC）。由于前房空间较大，晶状体核在前房内被超声乳化时可以与角膜内皮保持一定的安全距离。除了囊袋运动外，许多手术医生注意到极高度近视眼中普遍存在悬韧带松弛。对近视遗传学的几十年研究确实发现了蛋白多糖合成和细胞信号通路的多态性，这些多态性有可能与悬韧带强度相互影响；其中包括 PAX6、WNT 和核心蛋白聚糖突变[18]。因此，避免对悬韧带施加压力是明智的。一些手术医生喜欢采用劈核技术进行核拆解。大多数人认为彻底水分离可以减少悬韧带损伤。在手术室准备好囊袋张力环、囊袋张力段和囊袋拉钩等辅助装置也是明智的。

晶状体-虹膜隔后退综合征（lens-iris diaphragm retropulsion syndrome，LIDRS）是指虹膜和晶状体囊膜复合体向后移动。这通常发生在近视眼白内障手术时。它是由反向瞳孔阻滞引起的，此时房水不能再流入后房。除了给患者带来疼痛外，它还可能给悬韧带带来压力。可以通过轻抬虹膜下方或压迫前囊来打破反向瞳孔阻滞，以重新使房水流入虹膜后间隙。对于持续性反向瞳孔阻滞，一种很少用到的替代方法是放置单个鼻侧虹膜拉钩。

在整个晶状体取出过程中，特别是在需要取出手柄的步骤之间，应小心谨慎，以防止前房塌陷。第一重要的是制作足够长的角膜切口隧道，其结构限制液体流出。手术医生应降低灌注压力。高灌注压可使近视眼前房深度过度加深，导致减压后前房涌动增加。手术医生可以在皮质吸除结束取出手柄之前，趁着手柄还在眼内时，用另一只手注射黏弹剂。同样，在人工晶状体植入并吸除黏弹剂后，取出手柄的同时可在侧切口注入平衡盐水。这些旨在防止前房塌陷的额外步骤可以减少玻璃体基底的前移，理论上可以降低玻璃体牵拉和后期视网膜裂孔的风险。

术后随访

术后随访期间，白内障手术医生应再次仔细告知患者视网膜裂孔和视网膜脱离（retinal detachment，RD）的症状。患者应恢复由其习惯的视网膜专科医生的随访，最好是术前检查过眼睛的医生。回顾性研究发现，近视眼白内障手术后视网膜脱离的发生率不同。一项对眼轴长度大于 27 mm 的眼进行的大型回顾性研究发现，与报道的特发性发生率相比，白内障手术后 2 年内 RD 的风险没有增加[19]。一项较小规模的回顾性研究将研究人群进行了亚组分析，发现格子样变性的患者术后首次发生玻璃体后脱离（posterior vitreous detachment，PVD）时并发视网膜脱离的概率较高；在这一较小的样本组中，报道 5 年时 RD 的发生率为 21%[20]。同样的研究指出，在既无格子样变性也无术前 PVD 的患者中，RD 的发生率较低（0.70%）。虽然视网膜裂孔或脱离的确切发

生率尚不清楚，且还会因人而异，但有证据表明应该密切随访。

近视患者由于不耐受双眼屈光参差，可能需要在2周内进行及时的对侧眼手术。术前应提醒患者，以便他们可以计划进行对侧眼手术。对侧眼的高度近视可能会减轻屈光参差的视觉障碍；如果得不到矫正，这只眼将出现雾视而被患者忽略。如果患者能够耐受其屈光参差，替代对侧眼手术的一个方法是佩戴角膜接触镜。

要点小结

- 白内障手术医生或指定的眼底医生应在术前对高度近视眼进行全面检查，包括视网膜和视神经的 OCT、周边视网膜检查，尽可能用 B 超评估形态。
- 作者建议使用光学生物测量方法获得眼轴长度测量；建议使用第四代公式（如 Barrett Universal Ⅱ、Ladas 或 Hill-RBF）进行 IOL 计算，因为这些公式自动考虑玻璃体腔深度的增加和 IOL 几何形状的变化。
- 目标预留近视在 −0.5 ～ −1.0 D 范围。如果患者希望控制散光，计划术后激光视力矫正，则可能需要更多的预留近视。
- 高度近视眼的前房较深，术中容易涌动。手术操作尽量温柔，降低灌注压，注意晶状体−虹膜隔后退综合征，在取出手柄时注入液体以防止前房塌陷，并考虑囊膜外核拆解。
- 极高度近视患者术后视网膜脱离的风险较高，应就症状进行全面解释。对格子样变性者应加强随访。

（参考文献参见书末二维码）

第 24 章

相对性前部小眼球、高度远视和真性小眼球

Gerd U. Auffarth，Maximilian Hammer，Tadas Naujokaitis

王晓贞 译 万雨 宋旭东 审校

本章主要讨论以下五个问题

- 如何在术前识别相对性前部小眼球、高度远视和真性小眼球患者。
- 如何处理小瞳孔和浅前房带来的挑战。
- 如何处理该患者群体中高发的合并症。
- 如何计算并调整 IOL 屈光度。
- 如何管理小眼球白内障术后患者的期望值。

引言

在本章中，我们关注三种不同的情况：相对性前部小眼球（relative anterior microphthalmos，RAM）、高度远视和真性小眼球，它们要么与前房浅有关，要么与眼轴短有关，要么两者兼而有之。在对这些患者实施白内障手术时，术前意识到这些情况并做好相应的手术准备是成功的关键。

定义

这三种情况均属于单纯性小眼球的临床范畴。这些眼球除了尺寸小之外，在解剖学上是完整的[1]。

*相对性前部小眼球*是指眼轴长度正常，但眼球前节不成比例地小[1-2]。在形态学变量方面，眼轴长 > 20 mm，水平角膜直径 < 11 mm，前房深度约 2 mm 的眼被诊断为相对性前部小眼球[1-2]。

相比之下，眼轴长度较短但前节大小正常的眼被称为*轴性高度远视*[3]。后部小眼球也用来描述后节较短的眼[4]。

真性小眼球（也称为单纯性小眼球）的特征是眼球成比例地缩小[3]。最近的研究把眼轴长度 < 20.0 mm 或 < 20.5 mm 的眼定义为真性小眼球[3, 5-8]。

图 24.1 和表 24.1 以简单的方式展示了这种分类。

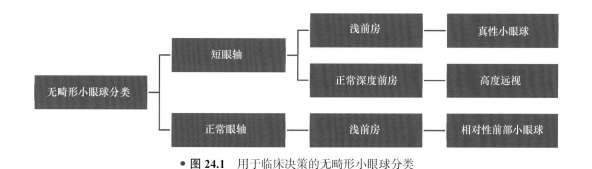

● **图 24.1** 用于临床决策的无畸形小眼球分类

表 24.1 Holladay 等[9]和 Auffarth 等[2]改良的前节深度与眼轴长度之间的关系

眼前节 \ 眼轴长度	短	中	长
小	真性 / 复合性小眼球	相对性前部小眼球	复合性发育不良
中	远视	正常眼	近视
大	复合性发育不良	大角膜	牛眼

相对性前部小眼球（RAM）

注意：*RAM 患者往往被忽视，其在白内障手术患者中占相当大的比例。RAM 的患病率在一般人群中约为 6%[1]。这种情况不仅被忽视，同时也比高度远视或真性小眼球更为常见。我们建议术前对前房深度进行筛查，以确定有风险的患者。一旦确定了 RAM，手术医生可以规划合适的手术方案，并就疾病性质和可能的术中、术后并发症与患者进行沟通。*

RAM 患者的术前评估，合并症的患病率 RAM 患者中青光眼的患病率很高（在临床研究中高达 77%），而且大多数 RAM 患者在白内障手术期间都经历过青光眼手术（约 62%）。此外，45% 的 RAM 患者可观察到角膜滴状赘疣。最后，与前房正常的眼相比，粘连和假性剥脱综合征的患病率高（约 12%）[1-2]。为什么所有这些都很重要？在对 RAM 患者的研究中发现，如果术前未诊断出 RAM，术后并发症的发生率就会很高。

RAM 患者白内障手术的准备和适应证

对于前房浅、瞳孔直径小的白内障患者，成功地完成白内障手术是可能的。然而，为了应对上述情况，一些预防措施是必要的。此外，对真性小眼球或 RAM 患者进行白内障手术可能是减少这类患者前房拥挤的一种方法，因此可以防止青光眼的进展以及不必要的青光眼手术[10]。

IOL 的计算

对于相对性前部小眼球的患者，建议使用改良的公式计算人工晶状体（intraocular lens，IOL），如改良的 Haigis 公式[11]。可使用定制的高屈光度 IOL。只有在非常罕见的情况下或某些无法获得定制人工晶状体的国家，可采用植入两个后房型 IOL 的"背驮式"IOL 来实现正视或预期的屈光目标。在一些研究中，这些方法都是完全不必要的[2]。

术中挑战和手术方法

对于前房形态复杂的白内障患者，术中挑战和术后可能出现的并发症可分为由*浅前房 / 小角膜、小瞳孔以及先前存在的青光眼*等引起的并发症。在接下来的段落中，我们将分享针对这些术中问题的解决方案。

浅前房 / 小角膜

术中内皮细胞丢失和术后角膜水肿增多

与前房形态正常的对照组相比，伴有额外角膜滴状赘疣和内皮细胞计数低的 RAM 患者术后角膜水肿的发生率更高。水肿产生最有可能的原因是晶状体核块在移除过程中离内皮面较近。多项研究表明，细胞数量下降了 11% ～ 13%。因此，用黏弹剂保护好内皮是至关重要的，例如，应用像 Arshinoff[12] 首次提出的软壳技术。他提出了一种在前房同时使用高黏度内聚型黏弹剂和低黏度弥散型黏弹剂的技术。在撕囊和超声乳化过程中，角膜内皮细胞受到由低黏度弥散型黏弹剂形成的平滑层的保护，同时前房受到高黏度内聚型黏弹剂的支撑形成良好的压力。我们强烈建议该技术用于所有 RAM 和真性小眼球[12]。还有其他方法可以增加前房空间。其中之一是 Osher 等首次介绍的三步入路法。做切口前 20 分钟，使用甘露醇；第二步是用斜视钩将眼球向眼眶内压迫，几分钟后，眼球就变软了；最后一步，注射 Healon 5 以加深前房[14-15]。在极端情况下，可以采用经玻璃体平坦部抽吸玻璃体来增加空间[16]。使用这种方法时应谨慎，因为往往无法准确预测平坦部的位置。

浅前房的另一个危险是后囊膜破裂：为了保护角膜内皮，手术医生可能在非常靠后的位置超声乳化晶状体核。这就是为什么我们推荐 Vasavada 等介绍的刻核创造空间的后平面乳化技术[17]。术中早期暴露后囊往往导致手术医生将 phaco 头更朝向前方；因此，能量比正常情况下更接近内皮，有硬核碎片造成损害的风险。使用该技术时，持续降低的负压、预设的能量和抽吸的液流也可防止后囊膜并发症的发生[17]。

小瞳孔 / 假性囊膜剥脱综合征

小瞳孔（通常定义为直径小于 4 mm）超声乳化手术，对白内障手术医生来说仍然是一个挑战。最近，服用 α-1A-肾上腺素能阻滞剂治疗良性前列腺肥大成为术中瞳孔缩小的另一个原因：称为术中虹膜松弛综合征（intraoperative floppy iris syndrome，IRIS）。虽然 5% 的白内障手术已经因虹膜收缩而复杂化，但由于 RAM 患者的前房较浅，这一挑战被放大。手术医生的操作需要在小范围房角角度内精确地完成。继术前药物散瞳后，术中应加强散瞳药物使用。除此之外还有多种选择，如前房内注射未处理的肾上腺素，通过交感神经通路刺激瞳孔开大肌。该交感神经通路可与前列腺素诱导的瞳孔缩小障碍结合使用（例如，苯肾上腺素和酮咯酸的组合，由美国华盛顿西雅图 Omidria，Omeros 公司提供）。在某些情况下，药物散大瞳孔可能是不够的。在这些情况下，应该考虑机械性扩张瞳孔。

如果药物作用不充分，手术中有许多工具可用于实现机械性虹膜扩张：机械拉伸、括约肌切开术、虹膜拉钩和眼内环。这些环，也被称为瞳孔扩张器，是目前最受欢迎的选择之一，因为与之前首选的虹膜拉钩相比，它有一个明显的优势：几乎所有的虹膜环都是通过角膜主切口插入，与虹膜拉钩相比不需要额外的切口。此外，虹膜扩张器的放置比以前使用的虹膜拉钩[18]更有效。虽然使用瞳孔扩张器[19]后，白内障手术的一些并发症，如内皮细胞丢失不那么普遍，但许多以前的并发症仍然存在，特别是在有青光眼、葡萄膜炎或黄斑病变等的 RAM 或真性小眼球患者中。因此，有许多不同类型的瞳孔扩张器，试图减少机械扩张时的眼内操作。

请注意，以上提到的机械瞳孔扩张的方法在 RAM 患者中很可能是不必要的，在特殊情况下才考虑。我们建议选择扩张瞳孔的方法应逐步升级，从术前和术中药物散瞳开始，机械性操作作为最后选择[20]。对使用瞳孔扩张器的病例应注意检查术后有无前葡萄膜炎。

由 Nagahara 介绍的分步超乳技术（后来 Vasavada 等在 1998 年改进为横向分离超声乳化[21]）允许手术医生将虹膜平面中间的大部分晶状体核吸除，通常无需使用机械方法扩张瞳孔。

Vasavada 等后来的研究表明，在连续 30 只小瞳孔白内障手术中，只需要进行虹膜粘连分离，针对瞳孔缩小偶尔使用劈核[22]。这一点在 Nihalani 等关于单眼 RAM 实验中得到了证实[1]。我们建议使用上面提到的瞳孔扩张环，而不是偶尔使用劈核钩来处理小瞳孔。

合并症：青光眼

许多 RAM 或真性小眼球者同时患有青光眼。在某些情况下，白内障手术是为了在拥挤的前房中腾出空间，同时也是对某些潜在青光眼患者的一种针对性治疗。对于既往接受过青光眼手术的患者，需要做颞侧切口，而不是通常的上方切口。它具有较少的角膜内皮细胞丢失等优点[2]。此外，透明角膜切口保留结膜，方便进行后续的青光眼滤过手术。

合并症：虹膜黏连和虹膜稳定性降低

在虹膜稳定性降低的情况下，尽可能减少接触虹膜的操作是非常重要的。因此最新报道显示，RAM 患者放弃使用任何扩张器或其他虹膜操作[1]。对于虹膜后粘连，使用眼内铲或黏弹剂分离黏连都是可能的选择。

真性小眼球

对于真性小眼球，早期尝试的白内障手术与高并发症风险和不良预后相关[10]。尽管现代手术技术已经允许更安全的手术，但真性小眼球的白内障手术仍具有挑战性。除了上文所述的在处理相对性前部小眼球时出现的困难外，还有几个其他问题需要考虑。表 24.2 总结了真性小眼球白内障手术面临的挑战并提出了解决方案。

IOL 度数计算

对真性小眼球术后屈光度的预测远不如正常眼准

表 24.2　真性小眼球白内障手术的挑战

挑战	可能的解决方法
IOL 屈光度计算	
较低的 IOL 屈光度预测准确性	告知患者并降低期望值
术后可能出现高度屈光误差	术后戴框架眼镜矫正
超短眼球 IOL 屈光力计算研究不足	解读短眼轴研究结果时应谨慎
公式之间的高度差异	比较不同公式的结果
高屈光度 IOL 制造和供应	
超出 ±1.0 D IOL 屈光力误差	意识到这种术后屈光误差的来源
增加的球差	使用非球面 IOL
有限的供应	选择有供应的国家的 IOL；考虑背驮式 IOL
术中和术后注意事项	
次优入路	从颞侧做切口
高并发症发生率	充分准备；告知患者
葡萄膜渗漏风险	局部麻醉或全身麻醉
术后角膜水肿风险	保护内皮的软壳技术（见 RAM 部分）
后囊破裂风险	应用后平面乳化技术（见 RAM 部分）
较高的术后眼压升高发生率	监测眼压
更差的视力结果；视力提高困难	告知患者并降低预期

确。Jung 等比较了真性小眼球组与正常对照组的屈光结果。90%～98% 的正常眼屈光度在 ±1.00 D 以内，而真性小眼球者仅 46%～66% 的屈光度在 ±1.00 D 以内[7]。随着眼轴长度的减小，预测误差增大，部分原因是植入这种眼的 IOL 屈光度较大，IOL 位置预测的误差更大[23-24]。

在短眼轴眼的研究中，据报道 Haigis、Hoffer Q、Holladay 1 和 Holladay 2 公式比 SRK/T 公式更准确[23, 25-26]。Eom 等的一项研究比较了 Hoffer Q 和 Haigis 公式在短眼轴眼中的效果，发现 Haigis 公式在浅前房（< 2.40 mm）的眼中表现更好[27]。一项包括 Barrett Universal Ⅱ 公式的研究发现，在短眼轴患者中，Barrett Universal Ⅱ 公式与其他公式预测 IOL 度数的准确性无差异。

需要指出的是，在评估不同 IOL 度数计算公式的研究中，平均眼轴长度范围为 19.53～21.69 mm[7, 23, 25, 27-33]。然而，目前关于极短眼轴的 IOL 度数计算的数据有限。在一项对平均眼轴长 16.4 mm 的 11 只眼（单纯性小眼球组）的研究中，唯一使用的公式是 Hoffer Q，术后平均绝对屈光不正为 5.6 D。但由于这是一个绝对值，因此不清楚是否有近视或远视的倾向[3]。另一项关于真性小眼球的研究使用了 Carl Zeiss Meditec AG 公司的专有 IOL 计算算法，该算法在大多数情况下导致了远视[5]。

我们过去的经验表明，在极短眼轴患者中，不同公式之间存在高度差异，病例报告（见下文）中给出了一个例子[34]。一些眼轴非常短的患者，不能使用 Barrett Universal Ⅱ 公式，因为生物测量值超出了该公式的可接受范围。即使极短眼轴患者，Haigis 公式也能提供相对准确的计算。但是，使用不同的公式进行 IOL 度数的计算并对结果进行比较可能是有用的。有一种完全基于人工智能的新方法：RBF 公式，可以在网上免费获取，并显示了良好的效果。

高屈光度 IOL 的生产和供应

真性小眼球通常需要高屈光度的 IOL，而这类 IOL 也存在一些相关问题。首先，国际标准化组织允许 > 30.0 D 的 IOL 的屈光误差为 ±1.0 D，而低屈光度 IOL 的屈光误差为 ±0.5 D 甚至更低[24, 32]。当想要获得良好的屈光结果时，这是一个值得关注的问题，特别是对非常短的眼轴患者，对 IOL 的计算已经不太准确[7, 27]。其次是球差随 IOL 屈光度[4]的增加而增加。一些制造商现在可以提供非球面无像差的 IOL，这对短眼轴患者是有利的。最后是高屈光度 IOL 的需求很少，对制造商而言，缺乏生产这类 IOL 的动力。这导致高屈光度 IOL 供应有限。在许多国家，只有 +30.0～+35.0 D 的 IOL 才有供应[34]。然而，在越来越多的国家，各种公司都能提供定制的 IOL（例如蔡司 Xtreme 系列）。

背驮式 IOL 选择

在没有高屈光度 IOL 的情况下，背驮式 IOL 是减少真性小眼球术后屈光不正的一种选择[34-35]。由于在囊袋内一次性植入两个 IOL 会导致晶状体间膜状混浊、远期远视移位、视力降低，故建议将一个 IOL 植入囊袋内，另一个植入睫状体沟[4]。为了避免植入睫状沟的 IOL 摩擦并损伤虹膜后表面，导致色素播散，建议可以选择襻具有一定角度的 IOL 和圆形边缘的 IOL。背驮式 IOL 的一个潜在好处是低屈光度的睫状沟 IOL 可以二期手术植入。术后屈光一旦稳定，可计算睫状沟 IOL 的屈光度，并有可能改善屈光预后[4]。然而，额外手术的风险也需要考虑。此外，必须考虑到真性小眼球眼内非常小的空间限制了背驮式 IOL 的使用。在某些情况下，对于非常小的囊袋，去除 IOL 的襻可能是解决囊袋内空间小的一种方法。

术中并发症

1982 年，Singh 等报道了真性小眼球内眼手术的"极高的并发症发生率和灾难性的结果"[10]。虽然现代白内障手术技术更加安全，但真性小眼球手术的并发症仍时有发生，包括后囊破裂、玻璃体脱出、脉络膜上腔出血、虹膜脱出、虹膜炎、持续性角膜水肿、囊样黄斑水肿、眼球痨等[3, 7, 36-37]。葡萄膜渗漏是真性小眼球的另一众所周知的并发症，可导致继发性视网膜脱离、玻璃体积血、恶性青光眼和视力丧失[3, 38-40]。选择麻醉方式时应考虑到后一种并发症，因为球后和球周麻醉会增加眼球后部压力，可能导致涡静脉充血。故应首选局部麻醉或全身麻醉[4, 41]。眼球大小和手术切口入路是需要考虑的其他方面。从颞侧入路有利于手术。术后需要密切监测眼压，因为真性小眼球白内障手术后青光眼的发生率较高[4, 30]。

术后结果

真性小眼球白内障手术后的视力预后明显差于正常眼。研究显示术后平均矫正远视力的范围为 +0.55

logMAR（20/80）～＋0.41 logMAR（20/50）[3, 7-8, 23]。对于术前采用框架眼镜矫正远视的患者，由于术前框架眼镜的相对放大作用，术后矫正远视力的改善可能不及预期。术前较大的远视导致的屈光不正性弱视也可能限制了术后视力。由于 IOL 度数计算的准确性有限，残余屈光误差也较高。

患者期望管理

手术前应与患者讨论增加的并发症风险和较差的视力预后。患者还应该了解 IOL 度数预测准确性的局限性，并准备佩戴框架眼镜来矫正残余屈光不正。尽管不能完全改善真性小眼球患者的视力，但白内障手术仍有可能显著改善其生活质量。通过减少术前屈光不正，使患者减少对眼镜和接触镜的依赖[34]。白内障手术也降低了房角粘连和闭角型青光眼的风险。

病例报告：极端真性小眼球的白内障手术[34]

患者，男，60 岁，双眼真性小眼球，因白内障手术就诊。他抱怨自己对眩光越来越敏感。由于高度远视，患者从 14 岁开始佩戴硬性隐形眼镜。在此之前，从 5 岁起就开始佩戴框架眼镜。据患者说，视力一直不好。配戴＋17.5 D 硬性角膜接触镜后，右眼矫正远视力为＋0.46 logMAR（20/63），左眼为＋0.58 logMAR

（20/80）。再增加镜片也无法改善视力。双眼眼压为 12 mmHg。裂隙灯检查前节显示白内障进展期（图 24.2）。眼底镜和光学相干断层扫描检查未见明显异常。

用 IOLMaster 700（Carl Zeiss Meditec，Jena，Germany）进行生物测量后，根据不同的公式计算折叠式丙烯酸 Aspira-aAY IOL（HumanOptics AG，Erlangen，Germany）为正视时的屈光度。术后正视的 IOL 屈光度为＋55.28 ～＋70.09 D。基于过去选择高屈光度 IOL 的经验，我们认为 Haigis 公式更准确，但我们倾向于选择 4 种公式（Haigis、Holladay 1、Holladay 2、SRK/T）计算，取其平均值。右眼选择＋56.0 D，左眼选择＋58.0 D。生物测量值和 IOL 度数计算结果见表 24.3。

手术是在全身麻醉下完成的，两项手术均由经验丰富的外科医生（GUA）完成。LenSx® 飞秒激光器（Alcon Laboratories，Inc.，Fort Worth，TX，USA）用于囊膜切开和晶状体碎核。真性小眼球与机器的对接较为复杂，但成功完成了对接。在 LenSx® 光学相干断层扫描图像中可见大量的伪影，因此眼部结构的自动检测必须手动完成（图 24.3）。这种情况下，飞秒激光只切开了一部分前囊，通过手工技术安全地完成了整个撕囊。然而需要注意的是，如果前囊切开不完全，可能会导致囊膜放射状撕裂，从而危及囊袋内 IOL 的植入。碎核也只是部分的。我们应用了"切披

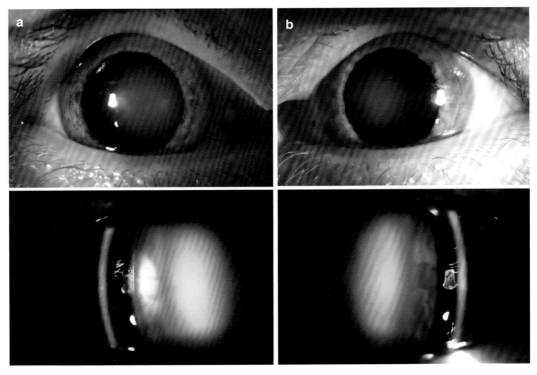

● 图 24.2　右眼（a）和左眼（b）的术前图像

表 24.3	Hoffer Q、Haigis、SRK/T、Holladay 1 和 Holladay 2 公式的生物测量数据、IOL 屈光度计算结果和预测误差	

生物学数据

参数	右眼	左眼
AL	14.94 mm	15.05 mm
R	6.70 mm	7.04 mm
R1	6.75 mm @ 132°	7.10 mm @ 64°
R2	6.65 mm @ 42°	6.97 mm @ 154°
WTW	11.5 mm	11.3 mm
ACD	2.24 mm	2.33 mm
LT	5.96 mm	5.90 mm

正视眼 IOL 屈光度计算（Aspira-aAY）

公式	右眼	左眼
Hoffer Q	＋70.09 D	＋69.96 D
Haigis	＋55.28 D	＋57.47 D
SRK/T	＋56.04 D	＋57.09 D
Holladay 1	＋57.07 D	＋59.20 D
Holladay 2	＋57.43 D	＋59.05 D

预测误差（术后等效球镜—目标屈光度）

公式	右眼	左眼
Hoffer Q	－7.57 D	－7.75 D
Haigis	＋1.21 D	＋0.06 D
SRK/T	＋0.60 D	＋0.34 D
Holladay 1	－0.19 D	－1.29 D
Holladay 2	－0.45 D	－1.18 D

ACD：前房深度；AL：眼轴长度；IOL：人工晶状体；LT：晶状体厚度；R：角膜直径；WTW：白到白距离

萨"模式，但术中只能看到几条线。尽管有这些技术上的困难，环形撕囊还是可以完成的，这对囊袋内植入高屈光度的 IOL（＋56.0 D 和 ＋58.0 D）是有利的。为了手术方便，在颞侧做主切口。由于 IOL 较厚，切口要略大于 3.0 mm（图 24.4 和图 24.5）。尽管眼球内空间很小，但两次手术都很顺利（视频 24.1 和视频 24.2）。

术后第 1 天，右眼矫正远视力为 ＋0.38 logMAR（20/50），屈光度为 ＋0.50 ～ 1.00×80°。左眼矫正远视力为 ＋0.64 logMAR（20/80），屈光度为（－0.50 ～ 0.50）×65°。术后早期无并发症发生。术后 2 个月，矫正远视力分别为 ＋0.40 logMAR（20/50）和 ＋0.60 logMAR（20/80），右眼屈光度为（＋1.00 ～ 0.75）

×135°，左眼为（＋0.50 ～ 1.75）×45°。右眼等效球镜度为 ＋0.625 D，左眼为 －0.375 D。右眼眼压为 12 mmHg，左眼 14 mmHg。裂隙灯检查发现双眼有轻微后囊混浊，目前不需要治疗。

比较不同 IOL 计算公式的准确性发现，右眼 Holladay 1 公式与目标屈光度的差异最小（－0.19 D），左眼 Haigis 公式与目标屈光度的差异最小（＋0.06 D）。Haigis、Holladay 1、Holladay 2、SRK/T 公式的预测误差范围为 －1.29 ～ ＋1.21 D。相比之下，Hoffer Q 公式得到的结果是高度近视（右眼和左眼分别为 －7.57 D 和 －7.75 D）。Barrett Universal II 公式不能用于极端真性小眼球的病例，因为生物测量值超出了公式的可接受范围，因此在官方计算器中显示了错误信息。

该病例报告表明，真性小眼球的白内障手术具有挑战性，但经过充分准备后可以成功实施。高屈光度的个性化 IOL 可以完全矫正远视，但不同 IOL 计算公式的结果存在一定的误导性，需谨慎对待。本病例虽然轴长极短，但未发生并发症，对术后屈光度的预测相对准确。

高度远视

虽然高度远视患者眼前节的正常大小使白内障手术本身更容易进行，但与 IOL 度数计算和高度数 IOL 供应相关的问题仍然存在。需要考虑的一个重要方面是高度不成比例眼的 IOL 度数计算。由于眼轴短但眼前节正常，使用新的公式计算 IOL 度数可能是有用的，这不仅需要眼轴长度和角膜曲率值，还需要额外的生物测量参数，如前房深度。

术中、术后并发症与真性小眼球相似，但与眼前节大小有关。眼后段很短的患者可能发生葡萄膜渗漏综合征。需要指出的是隧道切口要越过周边虹膜，这样可以避免虹膜损伤或脱出。在穿刺前用 OVD 填充前房可能是有利的。在高度远视眼，透明晶状体切除术也是一种有效的选择[42]。

视频 24.3 展示了一位高度远视患者右眼的白内障手术。患者 82 岁，眼轴长度 19.27 mm，前房深度 2.84 mm。植入 37.0 D 的 IOL 获得了最佳屈光效果。

要 点 小 结

● 术前对前房深度和眼轴长度的筛查可以识别出小眼球患者。

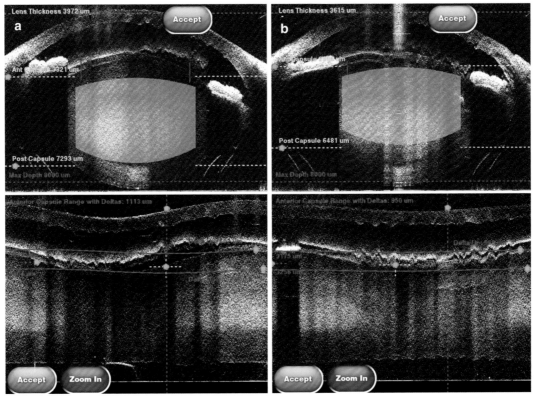

● 图 24.3 右眼（a）和左眼（b）LenSx® 飞秒激光光学相干断层扫描图像

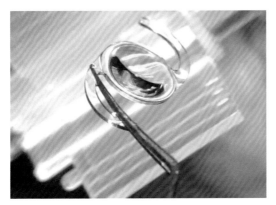

● 图 24.4 装入推注器前的 + 56.0 D 的 Aspira-aAY 人工晶状体（IOL）

- 应采用软壳技术、后平面乳化和分步乳化来应对小眼球的解剖挑战。
- 青光眼在这一患者群体中非常常见：应考虑颞侧入路以及白内障手术治疗青光眼的可能原因。
- 整合解剖参数的多个公式应进行比较，使小眼球能获得良好的术后屈光效果。
- 尤其是真性小眼球患者，应了解 IOL 度数预测准确性的局限性。患者需要准备好戴框架眼镜来矫正残余的屈光不正。

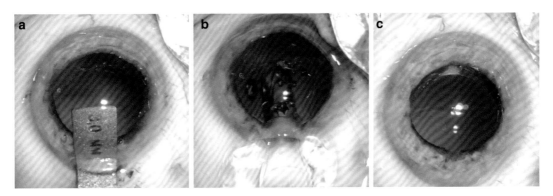

● 图 24.5 左眼术中图像：人工晶状体植入前切口大小测量（a），+ 58.0 D Aspira-aAY 人工晶状体植入（b），人工晶状体植入术后（c）

（参考文献参见书末二维码）

第 25 章

糖尿病眼白内障手术

Ronald D. Gerste, H. Burkhard Dick
王晓贞　译　王进达　宋旭东　审校

要 点

- 糖尿病患者白内障的患病率更高，而且发生的年龄比非糖尿病患者更早。
- 及时进行白内障手术的理由之一是获得清晰的眼底视网膜图像，以便在适当的时间安排必要的治疗，如全视网膜光凝术或抗 VEGF 注射。
- 糖尿病患者发生糖尿病性黄斑水肿（DME）的风险较高，这些患者往往从预防性治疗中获益。
- 前囊开口要比平时大，尽量降低超声乳化能量。操作时间应尽可能短。
- 在选择合适的人工晶状体时，糖尿病患者应选择光学面直径较大的单焦人工晶状体，例如，6.5 mm 和 5.5 mm 比较，应选择前者。

流行病学与病理学

白内障和糖尿病有一些共同之处：在世界许多人口老龄化的地区，这两种疾病在未来将变得更加频繁——甚至比现在更加频繁。根据国际糖尿病联合会的数据，到 2035 年，受糖尿病影响的人口将接近 6 亿。糖尿病视网膜病变目前是工业化国家失明的主要原因[1]。这在短期内是不会改变的——预测到 2050 年，美国人口中糖尿病的患病率将高达 33%[2]。

糖尿病对大多数人，可能是所有人的眼部结构都有影响，而不仅仅是对晶状体。一些大型流行病学研究，如美国的 Beaver Dam 研究和澳大利亚的 Blue Mountains 研究，结果表明糖尿病患者白内障发病率显著增加，最高可达 5 倍[3-5]。据推测，高血糖导致晚期糖基化终产物的产生、氧化应激的增加和多元醇途径的激活。这些过程都被认为在白内障的形成中发挥了作用[6]。糖尿病的眼部表现如视网膜病变和黄斑水肿是糖尿病患者缺血性心脏病的危险指标[7]。

白内障在糖尿病人群中不仅更为常见，而且通常比非糖尿病人群更早发生。一项来自英国数据库的 56 510 名糖尿病患者的分析显示，白内障的发病率为每年 20.4/1000，几乎是普通人群 10.8/1000 的两倍。发病率比（糖尿病患者与非糖尿病患者发病率之比）以 45 ～ 54 岁年龄组最高。50 ～ 59 岁年龄组白内障的相对危险度（relative risk，RR）明显高于一般人群（RR 12.6）。视网膜病变患者的白内障确诊率略高，糖尿病性黄斑水肿（diabetic macular edema，DME）患者的白内障确诊率明显高于普通人群。糖尿病病程越长，患白内障的可能性越大；病史超过 10 年的患者发生白内障的比值比（odds ratio，OR）为 5.14。毫不奇怪，长期接受类固醇治疗的患者白内障诊断的概率增加（OR 1.87）[8]。除糖尿病病程外，代谢控制不佳也是白内障发生的危险因素。虽然老年糖尿病患者白内障的形成是不可逆的，但良好的血糖控制可能逆转一些年轻患者的白内障[9]。在美国的一项研究中，白内障发生的另一个危险因素来自于胰岛素的使用（与非胰岛素使用相比较［OR 2.11］）[10]。

白内障不仅发病率高，而且常发生在相对年轻的成年人中，它也是患有 1 型糖尿病的青壮年和儿童的眼部并发症。在一些，可能是大多数儿童糖尿病患者中，白内障是该病的首发症状。估计糖尿病儿童和青少年的白内障患病率高达 3.3%。高糖化血红蛋白水平增加了这些年轻人患白内障的可能性。后囊下型白内障似乎是糖尿病儿童最常见的白内障类型。对于任何有治疗儿童白内障经验的医生来说，由于炎症反应在年轻人中表现得更为活跃，这些儿童总是会发生后囊混浊（posterior capsule opacification，PCO）；儿童糖尿病性白内障术后 PCO 发生率估计为 100%[11]。

白内障手术时机

目前，高达 20% 的白内障手术是在糖尿病眼[12]上进行的。旧的观点认为手术必须等到没有其他选择的时候再进行。对视力低于 20/200 的糖尿病患者进行手术并不罕见[13]。到目前为止，人们普遍认为这是一种过时的观点。目前普遍的共识是，早期治疗有利于糖尿病患者，并可获得更好的视力[14]。此外，不必等待进一步的混浊加重，而应尽早手术，术后检查眼底是无害的，视网膜的清晰可见允许规划必要的治疗，如全视网膜光凝术或抗血管内皮生长因子（vascular endothelial growth factor，VEGF）眼内注射。如果较早的手术也意味着在视网膜病变较早、较轻的阶段进行干预，这也可能对术后黄斑水肿的发生产生积极的影响[15]。在白内障变得过于严重之前摘除也是有意义的，因为摘除白内障并植入人工晶状体可以使眼科医生在常规治疗患者时更好地观察视网膜和黄斑，这样会比仍有白内障时更早发现异常。

术前和术中注意事项

自始至终术前诊断都应包括对眼后段的全面评估，如有条件，还应包括光谱域光学相干层技术（spectral domain optical coherence tomography，SD-OCT）和荧光血管造影。如果发现有活动性视网膜病变，应首先进行治疗（通常采用局部视网膜光凝或全视网膜光凝），并推迟白内障手术日期，直至病情稳定。有增殖性视网膜病变者应首先治疗眼底，根据患者的具体情况，也可能会首选联合治疗（见下文）。

患有糖尿病但没有其他任何糖尿病眼部表现的患者可以像其他人一样接受常规白内障手术。但必须警惕的是，这些患者发生 DME 的风险较高。在PREMED 研究中，明确证明了糖尿病患者受益于预防性治疗；这是唯一一项经过循证证明了的研究，但在健康患者中，这种预防性治疗没有意义[16]。

玻璃体内应用药物——VEGF 抑制剂（如贝伐单抗、雷珠单抗和阿柏西普）或类固醇（如地塞米松和曲安奈德）——现已成为治疗糖尿病眼部病变的一种既定方法。这就提出了一个问题：这些应用，尤其是抗 VEGF 药物的应用，是应该在白内障手术前进行，还是同时进行。

在一项前瞻性随机对照研究中，术者在白内障手术术中注入地塞米松植入物（Ozurdex®），以治疗已经存在的 DME，而不是作为预防措施。在 24 周的随访中，这些患者的黄斑中心厚度（central macular thickness，CMT）有所下降，而对照组（超声乳化期间未注射类固醇）在每次就诊时 CMT 都有所增加。作者认为，术中使用地塞米松可能通过抑制前列腺素和 VEGF 等介质在术后起到抗炎作用。但是，干预组的样本量比较小（n = 9 只眼）[17]。

根据我们的临床经验，将两种手术联合进行是非常合理的，有时甚至是完全必要的：例如，注射 VEGF 抑制剂和白内障手术联合进行（图 25.1）。在患者必须要进行下一次注射的情况下，这减少了预约次数，因此至少减轻了一些负担。在白内障手术前注射 VEGF 抑制剂可以尽可能地减轻已存在的 DME。如果术前 OCT 显示已经存在 DME，那么在白内障手术中玻璃体内注射 VEGF 抑制剂是非常必要的[18-19]。有研究表明，非增殖性糖尿病视网膜病变眼在白内障术后 6 个月内发生了 DME 或原有 DME 进展的比例约为 29%[20]，必须强调要尽可能有效和及时地治疗 DME，治疗的效果可使视力提高维持 6 个月[21]。另一方面，在需要白内障手术的 DME 患者中，尽管视网膜中央厚度略有增加，但持续的抗 VEGF 注射确保了视力的提高[22]。在我们看来，注射抗 VEGF 药物如 Lucentis°或 Eylea°（以及贝伐单抗，早期白内障手术和抗 VEGF 治疗研究中使用的药物[23]）比注射类固醇或放置类固醇植入物更可取。用这种方法，糖尿病患者往往会出现眼压（intraocular tension，IOP）升高[24]，这是非常难以治疗的。大量补充类固醇意味着对免疫系统的攻击，这增加了术后眼内炎的风险，而患者通常免疫功能已经受损。眼周注射类固醇是有效的替代方案；然而，在这些情况下，不选择局部麻醉。

同时注射有助于防止黄斑未受影响的眼出现 DME。根据视网膜情况，白内障手术联合睫状体平坦部玻璃体切除术（pars plana vitrectomy，ppV）也是一种选择。对于视网膜严重受损的眼，必须考虑不进行人工晶状体植入术（这在当今白内障手术中无疑是一个相当罕见的决定）。

一般有视网膜病变的糖尿病患者术后发生炎症的风险显著增加；他们的玻璃体内已经充满了炎症

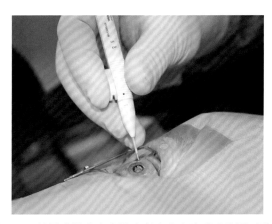

● 图 25.1　糖尿病性黄斑水肿患者在白内障手术的同时进行玻璃体腔 Ozurdex 注射

介质。在这些情况下，如果视网膜情况恶化，需要玻璃体视网膜医生与白内障医生同时进行手术（图25.2和图25.3）。个人因素也可能需要联合干预。患者可能不配合，也可能在短时间内无法忍受第二次手术。再次强调，应该考虑白内障联合ppV手术。

临床工作中我们在数千种干预措施中选择使用了飞秒激光，并发表了我们在激光白内障手术（laser cataract surgery，LCS）方面的数据和经验，这一经验总体上是非常积极的，特别是为具有挑战性的病例提供了新的机会[25-26]。在这样的背景下，我们认为，LCS对许多糖尿病患者有益，就像对非糖尿病患者有益一样。然而，在LCS和超声乳化术中有一点必须牢记：糖尿病患者的眼睛有强烈炎症反应的倾向。因此，术前预处理是必不可少的[27]。尤其是瞳孔的大小：在许多情况下，瞳孔已经很小，没有受抑制的炎症反应将导致更明显的术中瞳孔缩小。

日常工作中我们倾向于先给糖尿病患者手术，减少等待时的焦虑，加强护理观察以使其放松身心。在手术过程中，尽量减少不适当的压力，这些压力可能会带来一些不利反应，如炎症介质的进一步释放。眼部表面要保持湿润，通常可以使用大量的HPMC。前

囊口做的要比平时大，尽量降低超声乳化能量。为尽可能减少刺激，应限制液体的用量；这同样适用于显微镜的光暴露。操作时间应尽可能短。如果瞳孔没有像预期的那样变大，处理虹膜必须非常轻柔；任何可能导致出血的牵拉都要避免。所有这些要求都表明这样一个事实：术者的经验越多，患者就越受益。

与有时正常有时几乎呈爆发性的炎症反应相比，糖尿病患者进行白内障手术也有轻微的优势。总的来说，他们比普通白内障患者的年龄要小得多，这也就意味着我们几乎不需要处理极难乳化的硬核白内障。

在选择人工晶状体时，糖尿病患者应选择光学区域较大的单焦晶状体，例如光学区域为6.5 mm和5.5 mm的人工晶状体。我们更倾向于选择边缘锐利的疏水性丙烯酸酯人工晶状体，而不选择亲水性人工晶状体，因为亲水性人工晶状体发生后囊混浊（posterior capsule opacification，PCO）的概率更高。我们同样不植入多焦人工晶状体，因为它会给糖尿病患者带来比普通患者更多的问题和不满。对于存在严重散光的眼，植入环曲面人工晶状体比松解角膜缘切口更可取——糖尿病患者往往有眼表问题，不适合在角膜上进行干预。

糖尿病眼白内障手术的并发症及预防

糖尿病患者PCO的发生率较高，而且发生这种术后并发症的速度通常比其他患者更快。考虑到这一点，在视网膜病变活跃的患者中一般不植入硅胶人工晶状体。在我们看来，一些医生动不动建议摘除整个晶状体，甚至切除晶状体囊膜，这似乎过于激进，很可能是不必要的。

白内障手术可能会对眼表产生影响，糖尿病本身也是如此。糖尿病被认为是干眼症的危险因素之一。一项研究显示，54%的糖尿病患者患有干眼症[28]。白内障手术可诱发干眼或加重已有症状[29]。但这些症状通常都是短暂的，会逐渐好转，尽管术后恢复期比非糖尿病眼慢。在Liu等的一项研究中，17.1%的糖尿病眼和8.1%的非糖尿病眼在白内障术后7天内发生干眼。尽管两组患者的问题最终都得到了解决，但糖尿病眼需更长时间才能恢复到正常[30]。超声乳化手术对眼部结构施加压力并产生创伤，糖尿病眼比健康患者的眼更容易受到这些因素的影响。对于糖尿病眼，角膜尤其如此，在术后的前3个月，它比非糖尿病眼角膜内皮细胞损失更大[31]。

与非糖尿病患者相比，糖尿病患者的角膜更容

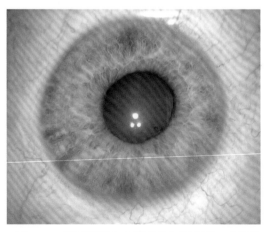

● **图25.2** 糖尿病眼白内障术前虹膜萎缩、小瞳孔

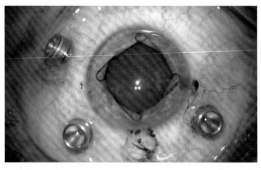

● **图25.3** 应用Malyugin环扩大瞳孔，完成白内障手术联合经平坦部23 G玻璃体切除术（与图25.2为同一只眼）

易出现上皮缺损、糜烂、浅表点状角膜病变和角膜创伤，并且通常伤口愈合较慢。因此，白内障手术导致的角膜创伤需要一段时间才能愈合，并经常转化为复发性角膜糜烂[32-33]。角膜上皮的情况似乎也适用于角膜内皮。一般来说，糖尿病患者的内皮细胞密度低于非糖尿病患者[34]。其内皮细胞更容易受到手术影响，白内障术后可能会出现进一步的内皮细胞丢失[35]。在这方面，建议在术中使用尽可能低的超声能量。

对糖尿病患者的另一个担忧是他们感染的风险增加。糖尿病眼的睑缘炎和结膜炎的患病率增加，在术前进行消毒时必须考虑到这一点。糖尿病患者的结膜细菌菌落定植率似乎与糖尿病视网膜病变的严重程度相关[36-37]。同样，糖尿病患者患眼内炎的风险更高，且血糖控制得越差，眼内炎的风险就越高。良好的代谢控制有助于降低这种风险。这种感染风险几乎是非糖尿病患者的 3 倍[38]。如果糖尿病患者必须接受玻璃体切除术来治疗眼内炎，他们的视力结果比其他患者更差：55% 的非糖尿病患者在眼内炎相关玻璃体切除术后视力达到 20/40，而只有 39% 的糖尿病患者能达到这个视力水平[39]。

白内障手术与糖尿病视网膜病变

众所周知，糖尿病视网膜病变的危险因素包括糖尿病病程、较早的发病年龄、神经病变的存在、升高的糖化血红蛋白、胆固醇和收缩压[40]——这些都是白内障医生必须了解的，以此来评估手术对糖尿病患者个体的潜在好处以及局限性。

关于白内障手术对糖尿病视网膜病变的患病率和（或）严重程度的潜在影响已经争论了很多年，不同的观点得到了不同研究的支持，这些研究有证实了这种影响的，也有未证实这种影响的。比较典型的研究来自于对中国台湾健康保险数据库的分析，该数据库显示干预的影响有限。例如，Jeng 等发现糖尿病患者在白内障术后发生非增殖性糖尿病视网膜病变的风险较高，调整后的风险比（hazard ratio，HR）为 1.48。然而，在进行白内障手术的糖尿病患者与未进行白内障手术的糖尿病患者的对照组之间，发生增殖性糖尿病视网膜病变或糖尿病性黄斑水肿的风险没有显著差异。研究发现，女性（HR：1.68），65 岁或以上患者（HR：1.54），伴有高血压、血脂异常、心脏病或其他糖尿病并发症者（HR：1.48），他汀类药物使用者（HR：2.02），血管紧张素转换酶抑制剂使用者

（HR：1.57）和非胰岛素使用者（HR：1.74）等合并症患者，发生非增殖性视网膜病变的风险增加。作者坚信他汀类药物的使用和血脂异常与需要手术的糖尿病患者白内障的形成密切相关。他们还认为白内障手术对非增殖性糖尿病视网膜病变发展风险的影响持续约 5 年[40]。

为了评估白内障手术是否会加剧糖尿病视网膜病变的进展，澳大利亚悉尼的一项临床队列研究中，对 278 只接受白内障摘除联合人工晶状体植入的眼与 60 只有晶状体眼进行了比较。1 年后，28.2% 的人工晶状体眼和 13.8% 的未手术眼出现了糖尿病视网膜病变；糖尿病视网膜病变校正 OR 值为 2.65。然而，这一进展率低于早期超声乳化术出现前使用老技术的可比数据。作者无法排除白内障手术眼比非手术眼更容易发生视网膜病变的可能性，因为糖尿病患者白内障的发生与血糖控制不良有关，血糖控制不良的患者会因血-房水屏障受损而导致视网膜并发症的发生[41]。

然而，一些研究表明，接受过白内障手术的眼和没有接受过白内障手术的眼在视网膜病变进展方面的差异并不显著。在一组 42 例患者中，12% 的手术眼在 12 个月的随访中出现进展，而非手术眼的这一比例为 10.8%[42]。在接受单侧白内障手术的 50 名糖尿病患者中，20% 的手术眼与 16% 的非手术眼发生了视网膜病变进展[43]。

白内障手术与糖尿病性黄斑水肿

在糖尿病患者中——包括那些有视网膜病变和没有视网膜病变的患者——血-房水屏障受损是导致术后炎症加剧的原因，特别是白内障术后发生的威胁视力的 DME。其他后果包括糖尿病视网膜病变的进展、其他类型的黄斑病变和诱导虹膜红变[44]。黄斑水肿被认为是糖尿病患者白内障术后视力不佳甚至视力丧失的主要原因。在一项来自英国的大型研究中，对 81 000 多只接受白内障手术的眼进行了分析，发现没有糖尿病视网膜病变的糖尿病患者的眼发生黄斑水肿的风险比为 1.80。对于有视网膜病变的患者，风险因素增加（取决于视网膜病变的严重程度），其最大值为 10.34[45]。

DME 是白内障手术患者常见的疾病。在意大利最近的一项研究中，3657 名接受白内障手术的患者中约有 1/5 是糖尿病患者。在这些糖尿病患者中，27.5% 有各种类型的糖尿病性黄斑水肿；6.6% 的患者发现有临床意义的 DME。这些相对较高的数据表明，在

进行白内障手术前，必须进行严格的术前评估，并对 DME 进行充分的治疗，以尽可能降低已存在的黄斑水肿恶化的风险[46]。

芬兰的一项研究表明，与非糖尿病患者相比，糖尿病患者的眼从预防术后黄斑水肿的类固醇单一疗法或类固醇和非甾体抗炎药（nonsteroidal anti-inflammatory drugs，NSAID）的联合疗法中获益更为显著。例如，在类固醇单一药物治疗下，非糖尿病患者的视网膜中央厚度（central retinal thickness，CRT）平均增加 38.1 μm，而糖尿病患者平均增加 7.8 μm[47]。然而，这些药物似乎对血管损伤严重的眼缺乏保护作用，就像那些患有非增殖性糖尿病视网膜病变的眼[48]。

强烈建议治疗预先存在的 DME；在抗 VEGF 药物出现之前，局部或网格激光光凝是首选的治疗方法。目前，贝伐单抗、雷珠单抗和阿柏西普对视网膜中央厚度和视力的影响已经得到充分证明。术前稳定和术后使用抗 VEGF 药物治疗 DME 对于白内障术后视力恢复至关重要；有益的辅助措施包括注射类固醇，以及局部激光光凝等治疗囊样黄斑水肿（cystoid macular edema，CME）的传统方法[6]。

糖尿病患者不仅可能发生 DME，也有更高的风险患囊样黄斑水肿，这是白内障术后视力下降的主要并发症之一。药物预防至少对既往无黄斑病变的患者有帮助。在加州的一项涉及 89 000 多名患者的大型研究中，术后接受局部非甾体抗炎药治疗的患者发生 CME 的比例为 1.3%，而未接受这种预防性治疗的患者发生 CME 的比例为 1.7%。糖尿病视网膜病变患者没有从这种局部预防性治疗中获益[49]。

视力预后

在过去，有视网膜病变等眼部表现的糖尿病患者术后往往视力改善有限，甚至比术前更糟。1994 年发表的研究估计，这些患者术后视力无法改善的可能性是无眼部合并症患者的 2 倍[50]。然而，随着现代手术技术的发展，大多数糖尿病患者从白内障手术中受益（取决于他们的视网膜情况），他们中许多人的视力提高与普通人相当。Fong 等研究显示，在 1192 名手术患者（其中 27.2% 患有糖尿病）中，868 名非糖尿病患者术后 12 个月的平均视力增加为 10.8 个字母，188 名患糖尿病但无视网膜病变的患者增加为 10.6 个字母，95 名糖尿病视网膜病变患者增加为 10.0 个字母。只有 41 名接受过激光治疗的糖尿病视网膜病变患者在白内障术后视力没有改善[51]。

然而，当白内障手术与抗 VEGF 或类固醇玻璃体腔注射，或与玻璃体切除术联合进行时，具有增殖性视网膜病变等严重糖尿病表现的患者可以在视功能上受益。在一组随访 4 年的 161 只眼中，接受超声乳化和 ppV 联合手术的眼平均获得了 11 个字母的视力[52]。

除了潜在的视觉改善，白内障手术对糖尿病患者还有另一个优势。屈光度的变化与血糖水平的变化有关，这是由葡萄糖迁移到晶状体并引起晶状体特别是晶状体周边部肿胀引起的，通过晶状体取出和人工晶状体植入术可以消除这种屈光变化[19]。

结论

糖尿病患者在接受白内障手术时面临许多问题，从合并症到有更高的并发症风险，如 DME 和视网膜病变进展等。白内障手术应及时进行，拖延是没有意义的。糖尿病患者需要根据血糖控制情况、社会状况和依从性等因素制订个性化治疗方案。他们不是一个同质化的群体。通过饮食控制的糖尿病患者，通过降糖药物控制的糖尿病患者，以及那些需要胰岛素的糖尿病患者——他们构成了不同的（按这个顺序，逐渐增加的）挑战。幸运的是，现代白内障手术能够为他们提供令人满意的、良好的视功能结果[47]。

要 点 小 结

● 与传统的治疗模式相比，糖尿病眼早期白内障手术有利于患者，并能带来更好的视力结果。

● 如果发现活动性视网膜病变，应予以治疗，并将白内障手术日期推迟至病变稳定为止。

● 在糖尿病儿童和青少年中，几乎可以肯定白内障术后 PCO 的发生率很高。

● 将 VEGF 抑制剂的计划注射与白内障手术相结合，可以减少预约次数，从而减轻患者的治疗负担。

● 在已有黄斑水肿的患者中，将白内障手术与抗 VEGF 注射相结合有重要意义。术前 OCT 检查可以用来验证（或排除）DME。

● 证据表明，白内障手术可能会增加糖尿病视网膜病变进展的风险，尽管这仍是一个有争议的问题。

（参考文献参见书末二维码）

第 26 章

无虹膜眼白内障手术

Karl Thomas Boden and Peter Szurman

王晓贞 译 王进达 宋旭东 审校

要 点

- 先天性无虹膜是一种相对罕见的疾病，据报道患病率约为 1 : 40 000 ～ 1 : 100 000。
- 先天性无虹膜通常是一种伴黄斑发育不良和视盘发育不良的全眼疾病。
- 与 PAX6 基因缺陷相关的显性先天性无虹膜通常包括严重的眼部发育障碍，需要不同的眼科专业知识。
- 继发性青光眼可能是无虹膜患者治疗中的一个重要问题。无虹膜越明显，病程越早、越严重。
- 20% ～ 30% 的先天性无虹膜患者会发生角膜病变，其严重程度取决于 PAX6 基因的突变情况。

引言

虹膜缺失对眼的功能有重大影响。除了个人外观方面，无虹膜主要会导致不同程度的眩光。同样，瞳孔在调节中起着重要作用，这会导致明显的深度视力下降。没有虹膜，眼的全部功能就无法实现。

先天性无虹膜是一种相对罕见的疾病，据报道患病率约为 1 : 40 000 ～ 1 : 100 000。患病率与性别无关。位于染色体 11p13 上的 PAX6 基因在缺陷发育中起着至关重要的作用。

先天性无虹膜通常是一种伴黄斑发育不全和视盘发育不全的全眼疾病。随着年龄的增长，继发性青光眼和角膜缘干细胞缺乏经常会加重。这使得治疗，尤其是外科手术更加困难。与 PAX6 基因缺陷相关的显性先天性无虹膜通常包括严重的眼部发育障碍，需要不同的眼科专业知识。

PAX6 基因改变的先天性无虹膜更常见，并常与其他系统性疾病相关。这也被称为"无虹膜综合征"或"PAX6 综合征"。

这些伴随的系统性疾病包括潜在危及生命的疾病（例如，肾母细胞瘤、WAGR 综合征、Gillespie 综合征、生殖器尿道异常和智力低下），需要跨学科治疗。

无虹膜是一种复杂的眼部疾病

先天性无虹膜与多种眼部改变有关，特别是与 PAX6 基因缺陷相关的小眼球、中心凹发育不良和在胚胎发育过程中频繁发生的微毛细血管功能障碍有关[1-2]。视力从 20/200 下降到 20/63，典型表现为眼球震颤。这些复杂的发育障碍可以延伸到光感受器细胞水平，通常也会导致红 / 绿色觉障碍[3]。

无虹膜和继发性青光眼

继发性青光眼是患者治疗中的一个重要问题。无虹膜越明显，病程越早，就越严重。年轻患者的诊断可能因依从性降低而变得复杂。由于角膜经常增厚（先天异常或由于角膜失代偿），眼压测量也变得很困难[4-5]。

继发性青光眼的发病原因要么是小梁前因素（周边虹膜残留），要么是小梁内因素（Schlemm's 管位置不正确或完全缺失），导致房水流出通道受损[6]。当（无防腐剂）药物局部治疗效果不佳时，手术变得至关重要。如果最初的角膜情况良好，小梁切开术是首选，特别是在房角镜下发现小梁前膜 / 黏连时。应避免大部分的滤过型青光眼手术，特别是儿童无虹膜，因为术后有明显纤维增生反应。儿童应首选非穿透性手术（如深层巩膜切除术或脉络膜上腔引流术）或青光眼引流植入物手术[7-8]。

无虹膜和角膜

20% ～ 30% 的先天性无虹膜患者会发生角膜病变，其严重程度取决于 PAX6 基因的突变情况[9]。大多数情况下，角膜病变表现为角膜缘干细胞缺乏，其特征是角膜创面愈合障碍，细胞附着或代谢异常[10-11]。因此，最终发展成为慢性眼表疾病，包括干眼、角膜新生血管、角膜血管翳形成和 Salzmann 角膜病。

角膜病变初期应使用含透明质酸的滴眼液治疗表面病变。在早期上皮化障碍的情况下，自体血清滴眼液或羊膜移植是有用的。

对于轻度新生血管，贝伐单抗滴眼液的局部治疗可能有帮助[12]。细针透热疗法可以消除更严重和更深层的新生血管。准分子激光治疗性角膜切削术可以去除 Salzmann 结节。

穿透性角膜移植应尽可能避免，由于伤口愈合受损和眼表问题使该手术风险很高，而且角膜移植不能解决干细胞缺乏问题。据报道在一些严重病例中，曾采用角膜缘移植术或应用 Boston 人工角膜[13-14]。

与后天无虹膜症的鉴别

获得性无虹膜在大多数情况下是外伤性的。也可能是医源性的结果，如术后眼压升高或其他复杂的内眼手术导致的继发性瞳孔括约肌萎缩。不太常见的综合征，如虹膜角膜内皮（iridocorneal endothelial，ICE）综合征也可能导致无虹膜。

伴有全或部分无虹膜的外伤性白内障通常需要广泛的重建，这在单一的白内障手术中很少能完成。因此，术者应具有丰富的角膜手术和玻璃体视网膜手术经验。外伤性无虹膜虹膜重建的手术技术将在"虹膜修复"一章中详细介绍。

无虹膜和白内障

除了与无虹膜相关的眼部合并症外，白内障手术本身也是一个挑战。

在接下来的部分将阐述导致白内障术中可能出现困难的术前危险因素。此外，还将讨论针对这类特殊情况的具体细节和实用技巧。

白内障和无虹膜患者的术前特点

术前，有必要对眼部进行详细检查，以确定初始情况，这对每个患者来说都是不同的。特别强调的是，必须记录角膜混浊的程度，因为这决定了手术策略。

由于 PAX6 基因缺陷，常伴有角膜缘干细胞缺陷，其严重程度可能不同[15]。如果仅存在轻度血管化的周边角膜血管翳，白内障手术可以忽略受其影响的象限。细针透热进行血管翳消融可同时进行。另一方面，在白内障手术前，应该用细针透热清除深层血管。这有助于改善术中视野，避免术后角膜失代偿。对于伴有明显的无虹膜相关角膜病变病例（图 26.1 和图 26.2），白内障手术前应进行角膜缘干细胞移植伴或不伴羊膜移植。还应考虑到与睑板腺功能障碍相关的常见眼表疾病，这也应在术前进行强化泪液替代治疗[16]。

然而，如果穿透性角膜移植在极少数情况下不可避免，则不应与白内障手术（三联手术）联合进行。

人工晶状体选择

无虹膜常伴有高度近视。选择适合的位于低屈光度范围内的人工晶状体，即使高度近视也可以得到矫正。在个别情况下，需要特制的负屈光度范围内的人工晶状体。

相比之下，使用虹膜隔人工晶状体（Morcher，斯图加特，德国）是至关重要的。由于人工晶状体常用 PMMA 材料，需要较大的角膜缘或角巩膜切口，但当角膜缘干细胞缺乏时应避免这样做[17-18]。此外，虹膜隔人工晶状体是要植入睫状沟内的，这可能会加重已存在的青光眼。因此，丙烯酸虹膜隔

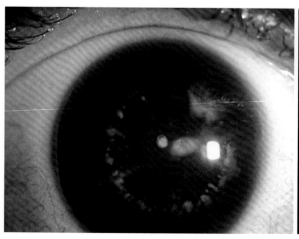
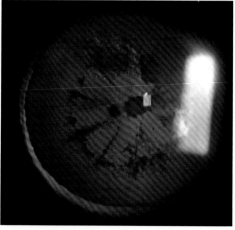

● **图 26.1**　1 例无角膜病变的先天性无虹膜白内障患者

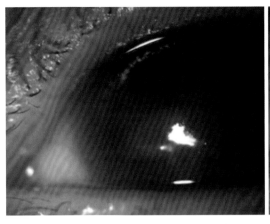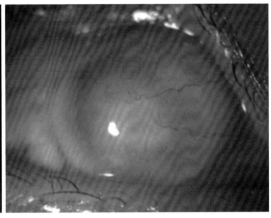

● 图 26.2　1 例双眼角膜病变处于不同阶段的患者。左眼：孤立的角膜血管翳；右眼：无红光反射的严重角膜病变

人工晶状体作为其替代品已经生产了几年（例如 Ophtec，格罗宁根，荷兰）。这些人工晶状体是可折叠的，可以通过小的透明角膜切口植入。然而，目前还没有关于丙烯酸人工晶状体的更大规模的病例研究。

需要注意的是，为了避免周边区域出现眩光现象，一定不能低估人工晶状体的总直径。在人工晶状体囊袋内植入术中，这是无法避免的，并可能导致严重的眩光和重影。因此，手术医生一般不建议使用虹膜隔型人工晶状体[19]。

植入蓝光滤过型人工晶状体是否能改善畏光症状只能是假设，因为还没有这方面的数据。

无虹膜的解剖学特点

先天性无虹膜眼的眼内解剖结构发生了改变，晶状体的悬韧带也经常受损。因此，将人工晶状体安全稳定地植入囊袋内并不是总能实现的。如有必要，手术医生应做好同时行人工晶状体巩膜固定的准备，以避免再次手术。

悬韧带功能不全也可能局限于单个象限或由晶状体缺损（假性缺损）引起。这些发现应该在术前检查中被识别出来。

如果眼压也不正常，应在术前调整好。应避免白内障和青光眼联合手术。

即使在白内障手术成功的情况下，视力预后也是有限的。这不仅是由于虹膜功能的缺乏，也可能是黄斑中央凹发育不全的结果。

虹膜重建：有用与否？

在任何白内障手术之前，必须确定同时重建虹膜是否有用。无虹膜可以是部分的、次全的或完全的。

无虹膜的程度和患者的不适程度最终指导可能的重建策略。

虽然外伤性无虹膜的虹膜重建可以与白内障手术相结合，但先天性无虹膜的虹膜重建手术只能在某些特定情况下考虑。

并非所有虹膜缺陷都需要修复。先天性无虹膜症患者通常习惯于强光照射，广泛的虹膜重建也获益甚微。黄斑中心凹发育不全和眼球震颤也限制了虹膜重建的积极效果。此外，虹膜重建通常伴有较高的术中、术后刺激，这显著增加了术后愈合不良的风险。在不明确的病例中，试戴有虹膜印迹的接触镜是有帮助的。

虹膜的重建策略取决于缺损的程度。在被上眼睑覆盖的无症状缺陷中，缺陷可以不处理。节段性缺损可以用 McCannel 缝合技术[22] 或 Siepser 介绍的"滑动结"技术来闭合[23]。这种微创缝合技术通常足以达到良好的效果。

对于覆盖较大、次全或全部虹膜缺损，首选可折叠、柔软的植入物（Customflex 人工虹膜；Human-Optics，埃朗根，德国）。这些植入物是定制的，提供了自然和美容的效果。它们仅需要更小的切口，即使在复杂的情况下，也可以以微创的方式植入，而无需囊袋，并固定在睫状沟中，无须打结[20-21]。

应避免使用带节段孔的囊袋张力环。这些手术需要更大的切口，经常发生脱位，通常只能在囊袋内使用，术后留下一个位于周边的、未被覆盖的环。

白内障和无虹膜患者的术中特点

一般来说，对于眼球震颤的患者，手术应该在全身麻醉下进行。

日常手术中，先天性无虹膜白内障手术的最大挑战是角膜基质混浊导致的可视性下降。如果只是上皮水肿，含甘油的滴眼液（5%）可用于处理角膜水肿。

在严重的情况下，为治疗角膜损伤术后佩戴绷带镜是必要的。然而，必须考虑到术后伤口愈合不良。根据 Oshima 的说法，在严重可视性下降时，晶状体后照明是有帮助的[24]。为此，在平坦部上方放置了一个 27 G 光源，可以替代缺失的红色反射。

在撕囊中，需要注意的是先天无虹膜的晶状体囊膜明显更薄、更脆弱[25]。这使撕囊变得复杂。大多数情况下，用活性染料染色有助于看清囊膜。如果角膜透明度允许，建议使用飞秒激光撕囊，尤其是对于年轻患者[27-28]。

大多数年轻患者晶状体核本身是软的，在超声乳化过程中很容易被吸除。然而，手术医生的重点应放在悬韧带上。在许多病例中，要么存在总体的悬韧带松弛，要么存在晶状体假性缺损。囊袋张力环可以改善囊袋的不稳定性。通常在晶状体摘除后植入。个别病例，囊袋张力环可以早期植入，即在水分离后和超声乳化前植入，以便在超声乳化过程中减少对囊袋的压力。

虹膜拉钩可作为术中囊袋支持物，暂时固定囊袋[29]。然而，这需要多做一些角膜切口，应该考虑到角膜切口与角膜缘干细胞缺乏相关。

在晶状体脱位的情况下，特别是存在晶状体假性缺损时，可以使用特殊的囊袋张力环，该环经巩膜固定，允许囊袋和人工晶状体重新居中（Cionni 环；FCI Ophthalmics，巴黎，法国）[30]。同样的效果也可通过缝线经巩膜固定张力环片段来实现（例如，AssiaAnchor，Hanita Lenses；Kibbutz Hanita，Israel）。通过这种方式，脱位囊袋的重新定位通常会更精确[31]。

通常情况下，囊内人工晶状体植入是不可能的。如果可能，应在同一手术过程中将人工晶状体经巩膜缝合固定。

如果有明显的眼球震颤，还应进行一期后囊切开，因为在不重新麻醉患者的情况下，后续的 YAG 激光后囊切开会变得很困难。

白内障无虹膜患者的术后特点

与普通白内障患者相比，对先天性无虹膜患者需要更密切的监测和更强化的术后护理。除了术后角膜失代偿和眼压失控的风险较高外，纤维化倾向增加是术后最困难的并发症之一。Tsai 及其同事[32]首先描述的"前节纤维化综合征"是先天性无虹膜患者的典型症状，可发生在任何内眼手术中[33-34]。其发病机制似乎是虹膜根部的血管屏障受到干扰。眼内操作可使促纤维介质进入前房，并触发低细胞纤维膜的生长。

瞳孔平面形成的非炎症性纤维膜，可导致人工晶状体脱位和角膜失代偿。某些情况下，纤维膜进一步生长到睫状体上，可导致低眼压或牵拉性视网膜脱离。

过度的囊膜纤维化甚至完全包裹人工晶状体和人工晶状体脱位也是可能发生的。另一方面，不透明的纤维化的囊膜也可以充当隔膜，从而减轻眩光的影响。

角膜失代偿开始应采用局部类固醇强化治疗和渗透活性滴眼液治疗。角膜缘干细胞缺乏导致的典型眼表问题需要强化泪液替代治疗。

在持续内皮细胞衰竭的情况下，可能需要角膜内皮细胞移植。该手术优于穿透性角膜移植。

术后眼压失控是常见的。除了局部治疗外，可能暂时需要使用碳酸酐酶抑制剂进行全身治疗。青光眼手术应尽可能推迟。如果长期不手术无法控制眼压，术式的选择取决于眼前节或前房角的结构[35]。

小梁切开术是针对小梁前功能障碍的首选手术。这可以通过房角镜检查得到证实。另外，非穿透性手术（例如，伴脉络膜上腔引流的黏小管成形术）也是合理的选择。然而，Schlemm's 管通常是发育不良的，因此无法被探测到；在这些情况下，手术可在短期内转化为深层巩膜切除术联合脉络膜上胶原植入。应避免经典的滤过手术，因为通常年轻的无虹膜患者有强烈的瘢痕倾向。青光眼引流系统在最严重的病程中是可取的。

结论

在所有同时患有先天性无虹膜和白内障的患者中，必须对个体病情进行精确的术前评估。该评估应由手术医生亲自完成，手术医生可以在术前评估术中可能出现的情况，并规划手术方案和后续步骤。

由于解剖结构的改变，应掌握晶状体手术中并发症处理的所有步骤，尤其是人工晶状体的经巩膜固定术。

尽管外伤性无虹膜的虹膜重建可以很好地与白内障手术相结合，但除非在特殊情况下，应避免先天性无虹膜的虹膜重建。

先天性无虹膜白内障手术伴有各种术后并发症，需要密切监测。特别是前节纤维化综合征、角膜失代偿、频繁发生的继发性青光眼都是术后的挑战。

要 点 小 结

- 术前，有必要对眼部进行详细检查，以确定初始情况，每个患者的情况都是不同的。
- 外伤性无虹膜的虹膜重建可以很好地与白内障手术相结合，但先天性无虹膜的虹膜重建手术只应在特定的病例中考虑。

- 先天性无虹膜白内障手术的最大挑战是角膜基质混浊导致可视性下降。
- 先天性无虹膜患者晶状体囊膜明显变薄，更加脆弱。
- 先天性无虹膜患者由于"前节段纤维化综合征"，需要比普通白内障患者更密切的监测和更强化的术后护理。

（参考文献参见书末二维码）

第 27 章

虹膜松弛综合征

Argyrios Tzamalis and Boris Malyugin

刘兆川　译　王进达　宋旭东　审校

要 点

- 术中虹膜松弛综合征（intraoperative floppy iris syndrome，IFIS）的病理生理学：哪些因素可致虹膜松弛？
- 与 IFIS 相关的危险因素：哪些白内障手术患者会出现 IFIS？
- 药物与 IFIS：哪种药物会导致 IFIS？手术前应停用此类药物吗？
- 预防：哪些方法可预防 IFIS 的发生？
- 术中处理：如何避免 IFIS 的并发症？

引言

　　IFIS 由 Chang 和 Campbell 首次描述，并广泛被白内障医生认为是最具挑战性的综合征之一[1]。尽管 IFIS 的大多数临床症状早先即在白内障超声乳化手术中出现，但直至 2005 年才被系统性地描述。IFIS 的在白内障超声乳化手术中典型的三联征如下（图 27.1a、b）：

　　A. 虹膜基质松弛，并随超乳液流出现浪涌；
　　B. 虹膜基质出现切口脱垂的趋势；
　　C. 尽管使用了散瞳药物，术中瞳孔仍进行性缩小。

　　基于上述特征，可根据病情将 IFIS 分为以下四级：

- 0 级：无
- 1 级：轻度 IFIS（仅有 A）
- 2 级：中度 IFIS（A＋B 或 A＋C）
- 3 级：重度 IFIS（A＋B＋C）[2]

　　根据首篇研究报道，IFIS 的发病率为 2%（10/511 患者），且均与口服坦索罗辛治疗良性前列腺增生相关[1]。根据同期其他的研究，白内障手术中 IFIS 的发病率在 1.1% ～ 12.6%[1, 3-4]。除了口服坦索罗辛以外，IFIS 与其他多种危险因素相关，包括男性、年龄、动脉高血压和相关药物治疗、术前散瞳效果差、抗精神病药物、苯二氮䓬类、非那他胺和其他 α1- 肾上腺素能受体拮抗剂（α1 受体阻断剂）[5-10]。

　　术前对上述 IFIS 的诱发因素和风险等级进行仔细的评估极为必要。实际在过去的 15 年里，多项研究已证实 IFIS 显著增加了术中发生并发症的风险，特别是在没有预期到的情况下[1, 9, 11-12]。因此，对于白内障外科医生来说，最重要的是要了解导致 IFIS 出现的因素，并能够采取可能的预防措施和手术技术改进，以满足 IFIS 管理的需要和减少并发症。

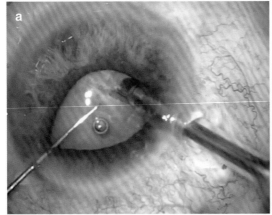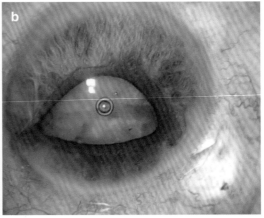

● 图 27.1　（a）白核白内障患者术中出现虹膜松弛综合征。注意虹膜从侧切口脱垂；（b）撤出超乳手柄后，虹膜从主切口和侧切口脱出

IFIS 的病理生理学

迄今为止，许多因素和医疗条件被认为与白内障术中 IFIS 的发生有关[5-10]。然而，摄入 α1- 阻滞剂（特别是坦索罗辛）被最早归结为 IFIS 的危险因素，且至今仍然被认为具有最强相关性。自 α1 受体阻断剂替代手术干预，成为治疗良性前列腺增生（benign prostatic hyperplasia，BPH）的一线用药后，这种相关性愈加显著[13]。α1A- 肾上腺素能受体主要调节人类泌尿系统平滑肌，因此 α1- 阻滞剂被广泛应用于治疗 BPH 和其他泌尿系统疾病。然而，此类受体也存在于虹膜组织，并支配瞳孔开大肌[14]。α1 受体阻断剂继而会拮抗这些受体，防止虹膜完全扩张。

基于上述解释，我们可以假设停用 α1- 阻滞剂可以显著增加瞳孔开大肌的张力，从而带来更好的散瞳效果，最大限度地减少出现 IFIS 的风险。然而，以上情况仅发生于一部分案例，但大多数接受 α1 受体阻断剂治疗的患者似乎并未从这种预防措施中显著获益。这一事实促使专家提出了另一种机制，即 α1 受体阻断剂可以影响瞳孔扩张[15-16]。长期使用此类药物会引起虹膜的改变，如瞳孔缘和开大肌的永久性萎缩，且无法通过停药或其他散瞳药物逆转[17]。

上述机制也可部分应用于其他易导致虹膜松弛的药物，如服用抗精神病药物、苯二氮䓬类药物，甚至是几种治疗高血压的药物。然而，以上药物和其他危险因素的确切病理生理学机制尚未完全了解。无论如何，虹膜松弛和其他危险因素之间的相关性都不像坦索罗辛那么强[4-5, 7]。为了阐明 IFIS 确切的病理生理学机制，并解释一些患者比其他人更容易出现 IFIS 的原因，还需未来进一步的研究。

危险因素

药物

坦索罗辛

坦索罗辛是最常用的治疗 BPH 和其他泌尿系统疾病的 α1- 肾上腺素能受体阻滞剂。坦索罗辛是首个被认为与 IFIS 相关的危险因素，且仍然是最主要和研究最充分的危险因素[1, 5, 18]。这种强的相关性可归因于坦索罗辛对 α1 受体的亲和力，特别是 A 亚型和 D 亚型，远远高于其他 α1- 阻滞剂[19]。这导致坦索罗辛与其他 α1- 阻滞剂相比，发生 IFIS 的优势比（odds ratio，OR = 206.5）和相对风险比（relative risk ratio，RR = 99.3）显著增加。

目前尚不清楚坦索罗辛对 IFIS 的发生是否具有剂量依赖性。有趣的是，在欧洲或美国进行的研究中，报道的 IFIS 发病率似乎比来自日本的研究要高得多，在日本坦索罗辛的每日推荐剂量是西方国家的一半[5, 21-22]。这些数据可能暗示了坦索罗辛患者的 IFIS 发生率可能与其累积剂量呈正相关。此外，在术前服用坦索罗辛治疗仅 2 日的病例中，也出现了 IFIS[23]。

是否在白内障术前停用坦索罗辛以预防 IFIS 的发生，这一观点一直在术者中存在争议。事实上，一些研究结果支持术前停用 4 ～ 7 天会使 IFIS 的发生率降低[1, 13]。然而，停用坦索罗辛并不能完全消除 IFIS 的风险，个别病例报道停用坦索罗辛多年后仍出现 IFIS[24]。因此，对于有晶状体眼的患者，建议泌尿科医生在给予患者坦索罗辛之前，告知患者及其眼科医生发生 IFIS 的风险[25]。在视觉症状明显的白内障病例中，在给予患者开坦索罗辛前进行超声乳化白内障手术也是一种选择。另外，也可以考虑使用非选择性的 α1- 阻滞剂。

其他 α1- 阻滞剂

阿呋唑嗪、多沙唑嗪和特拉唑嗪也是泌尿科医生常用治疗 BPH 和其他下尿路疾病的药物。与坦索罗辛相比，它们是非选择性的，同样可以阻断所有三种 α1-AR 的亚型[19, 26-28]。它们对 α1 受体 A 亚型的亲和力较低，可以解释与接受坦索罗辛治疗的患者相比，使用这些药物的患者中 IFIS 的发生率要低得多[2]。值得注意的是，与坦索罗辛相比，阿呋唑嗪将 IFIS 发生的风险降低了近 30 倍，因而可作为患有 BPH 的男性有晶状体患者的首选用药[2]。在最近的一项研究中，Dogan 等比较了全身应用阿呋唑嗪和坦索罗辛对脉络膜厚度和瞳孔直径的影响，发现阿呋唑嗪使两者显著降低；而与预期的一样，坦索罗辛对脉络膜厚度无明显影响[29]。关于散瞳大小，阿呋唑嗪组的患者瞳孔明显小于坦索罗辛组。作者认为，阿呋唑嗪通过阻断 α1 受体导致 IFIS，而坦索罗辛还有使瞳孔开大肌萎缩的额外作用[29]。

近来，萘哌地尔和西洛多辛这两种 α1- 阻滞剂被用于治疗 BPH。萘哌地尔与 IFIS 相关，但其发生率略低于坦索罗辛[22]。同样，也有几篇关于全身使用西洛多辛出现 IFIS 的病例报道[16, 30-32]。然而，到目前为止，还未有大规模队列研究；前瞻性随机研究有望评估使用这些药物发生 IFIS 的确切风险。

非那雄胺

虽然 α1- 阻滞剂已被认为是 IFIS 的主要危险因素，但还有其他几种药物也被认为是致病药物。非那雄胺是一种常用于治疗男性 BPH 和脱发，以及女性头发过度生长的药物。非那雄胺是一种特殊的 5α- 还原酶抑制剂，通常认为它是一种抗雄激素。尽管尚未发现直接的病理生理机制，但非那雄胺与部分前囊下白内障和 IFIS 病例相关，而且非那雄胺是否会直接作用于虹膜尚不清楚[5-6, 32-33]。非那雄胺被认为是短效药物，因此，在白内障超声乳化手术之前停药可能会有益处[6]。

神经调节剂

自最早提出以来，IFIS 已经同多种神经调节剂相关，包括苯二氮䓬类药物、多奈哌齐、度洛西汀和米安色林[5, 7, 34-35]。Chatziralli 等在一项大型回顾性研究中记录了服用苯二氮䓬类药物的患者，其 IFIS 的发生率增加；Kaczmarek 等的单因素分析也证实了这一相关性[5, 7]。2007 年，Papadopoulos 等报道了一名长期服用多奈哌齐治疗阿尔茨海默病（8 年）的女性患者发生了 IFIS。而最近，González-Martín-Moro 等报道了一名女性作为抗抑郁药服用度洛西汀 3 年的 IFIS 病例[34-35]。另一种抗抑郁药米安色林在一位服用该药 20 年的女性病例中，被认为是引起 IFIS 的原因[36]。

在服用上述药物的患者中，IFIS 发生率的增加是药物原因还是巧合，这一点仍存在争议。虽然胆碱能类药物能抑制散瞳，但这些药物导致 IFIS 发展的确切致病过程并不那么明显，在未来仍有待研究[5, 7]。无论如何，建议对有服用苯二氮䓬类、抗抑郁药物和抗胆碱能药物史的患者，需告知术者出现 IFIS 的可能性。

此外，许多抗精神病药物被认为是在白内障超声乳化过程中出现 IFIS 的危险因素。这些药物包括典型和非典型抗精神病药物，如*奎硫平、氯丙嗪、珠氯噻醇、阿立哌唑和利培酮*[5, 37-42]。所有这些药物，主要用于治疗精神分裂和其他精神障碍，对 α- 肾上腺素能受体有阻滞作用。由于 α1- 拮抗剂可能是 IFIS 的诱发因素，在前房内使用肾上腺素或苯肾上腺素可能对预防 IFIS 有帮助[38-42]。然而，目前还没有关于抗精神病药物对虹膜的影响的大型系列或对照研究，而且大多数关于 IFIS 和抗精神病药物间相关性的数据来自病例报告。

抗高血压药

除了治疗 BHP 外，一些非选择性 α1- 阻滞剂还被用作抗高血压药物。据报道，全身使用多沙唑嗪在治疗动脉高血压的病例中也可出现 IFIS[11, 43-45]。拉贝洛尔也与 IFIS 的出现有关[46]。拉贝洛尔可选择性、竞争性地抑制 α1 肾上腺素受体，也可非选择性、竞争性抑制 β 肾上腺素受体。其 α1- 阻断效应可能是导致虹膜松弛和散瞳效果差的原因。

最近认为*血管紧张素 II 受体阻滞剂*是 IFIS 的重要危险因素，特别是在女性中[8]。然而，某些药物如氯沙坦，或动脉高血压本身是否是 IFIS 发生的关键因素，这一点尚不清楚[8, 47]。

性别和年龄

性别已被报道是 IFIS 发生的危险因素[7, 9, 48]。然而，一个合理的论点可能是，男性是否是 IFIS 的独立危险因素，或者报道的相关性是否可以归因于男性在治疗 BHP 中 α1- 阻滞剂的摄入量显著增加。有两项研究进行了多元回归分析，从而调整了协变量，报告了调整后的风险比分别为 2.2 和 4.7[5, 48]。因此，男性与 IFIS 仍呈正相关。女性与 IFIS 也有相关性。尽管不常见，但 IFIS 也可发生在女性患者中。女性也可使用 α1- 阻滞剂治疗逼尿肌活动不足和出口阻塞，以及其他与 IFIS 发展相关的药物，而这一点经常被忽视。因此，当 IFIS 发生在女性时，常由于没有预期到，其白内障术后并发症发生率较高。这些并发症，特别是掉核、角膜内皮细胞减少、玻璃体脱出和后囊破裂，会导致术后视力不佳[9]。临床医生在术前评估中不应忽视女性，应仔细记录所有 IFIS 的危险因素，以避免意外出现的 IFIS 导致严重的视力损害。

高龄与 IFIS 发生呈正相关。有两种机制可以解释这种相关性：第一种机制是进行性血管功能障碍，这已被使用荧光素渗漏作为血管功能障碍的指标所证明[49]；第二种机制是去甲肾上腺素突触传递的进行性改变导致虹膜开大肌张力的改变[50]。一项研究发现，年龄每增加 1 岁，IFIS 的发生风险就会增加，提出的比值比（OR）为 1.09（95% CI：1.03 ～ 1.16，$P = 0.006$）[7]。

高血压

对高血压是否为 IFIS 的一个诱发因素仍存在争

议。除虹膜开大肌外，α1A 肾上腺素能受体存在于人虹膜小动脉的肌层中[51]。多种全身性疾病也可导致血管内皮功能障碍，增加了虹膜开大肌对肾上腺素激动剂的抗药性[52]。然而，现有的结果是不一致的，一些研究报告高血压（high blood pressure，HBP）和 IFIS 之间没有显著的相关性[7, 53]，而其他研究报告了显著相关性的结果[5, 48]。因此，需要进一步研究不同 HBP 治疗与 IFIS 之间的相关性，以确定 HBP 是否为独立的诱发因素。

瞳孔散大直径

术前应评估瞳孔散大的直径，因为它已被报道是 IFIS 发生的独立因素。最近的一项研究报道，无论 α1- 阻滞剂摄入量如何[54]，术前散瞳效果良好都是 IFIS 发生的保护性因素。类似的研究报道，术前散瞳直径小是 IFIS 发生的诱发因素[10, 55]。然而，目前对特定的临界值没有共识，研究使用的临界值在 6.5 ～ 8.0 mm[2, 10, 55-56]。除瞳孔直径外，瞳孔扩张与角膜缘直径的比值被认为是评估 IFIS 风险的更可靠的指标，因为角膜和瞳孔大小在不同种族和个体之间存在显著差异[56-57]。

术前评估和预后

外科手术的风险不是线性的。不同的危险因素对手术结果的影响不同，而联合危险因素由于协同效应可能导致手术风险呈指数级增加。虽然已经调查了几个诱发 IFIS 的因素，但目前还没有一个可靠地评估 IFIS 风险的全面工具。这种工具可以使用多元回归模型甚至机器学习方法开发，如最优分类树[58]。在开发出一种新的工具之前，临床医生应该仔细评估每名患者的每个诱发 IFIS 的因素。应更加关注报告高 OR 的危险因素，如 α1- 阻滞剂，特别是坦索罗辛、散瞳直径小和某些药物，特别是抗高血压药物、苯二氮䓬类药物和抗精神病药物。

如前所述，术前停用易致 IFIS 的药物并不能完全消除 IFIS 的风险，尽管这在某些情况下可能会有帮助[1, 13]。Chang 等在他们的初步研究中认为，在白内障手术前 4 ～ 7 天停用坦索罗辛可以降低但不能消除 IFIS 发生的风险[1]。许多眼科医生在手术前不久停用坦索罗辛或阿夫唑嗪，尽管目前在文献中没有强有力的证据支持[48]。坦索罗辛的半衰期较长，如果用药时间较长，会导致虹膜开大肌出现不可逆性萎缩。因此，停用坦索罗辛几天对预防 IFIS 的发生可

能是不足的。

目前还没有关于哪些患者需要采取术前预防策略的指南，这个决定仍由术者来决定。此外，对于哪些预防措施是适当的，也没有达成共识。这些措施其中包括术前使用散瞳方案。据报道，单独局部使用阿托品或联合前房内使用肾上腺素可显著降低高危患者 IFIS 的发生率[17, 59-60]。近来有报道称，术前 40 min 和 20 min 局部使用 1% 的硫酸阿托品可降低 IFIS 的发生率，特别是在严重病例中[17]。

另一组用于促进瞳孔散大的药物是非甾体抗炎药（NSAID），它可以阻断环氧合酶，抑制由前列腺素引起的术中瞳孔缩小。酮咯酸属于这组药物，用于直径小于 5.0 mm 的患者散瞳，据报道与对照组相比，酮咯酸组使用瞳孔扩张器的需求从 50% 降到 0（$P = 0.0034$）[61]。

IFIS 的手术治疗

前房内使用散瞳药，作为术前用散瞳药的补充甚至是替代，已被许多白内障医生广泛采用。苯肾上腺素或肾上腺素与虹膜组织直接接触，对散瞳大小和虹膜开大肌张力有益处，可降低 IFIS 的发生率和严重程度。一些医生更倾向于前房内散瞳药联合局麻药（利多卡因）或 NSAID（酮咯酸）[61-62]。前房内肾上腺素和苯肾上腺素促进瞳孔扩张，减少虹膜松弛。肾内肾上腺素 / 苯肾上腺素的前房内注入可以使经验丰富的术者和住院医师减少对瞳孔扩张器的使用[63-64]。

在预期可能出现 IFIS 病例的手术中，建议角膜切口前移且长；水分离需轻柔，降低超乳机的液流参数；并保持灌注液流位于虹膜平面上方[65]。如果瞳孔开始收缩，牵拉瞳孔是无效的，因为瞳孔缘虹膜组织仍具有弹性，瞳孔在牵拉后会迅速回到原大小。

正确地选择和使用眼科手术黏弹剂（ophthalmic viscosurgical devices，OVD）可以稳定虹膜组织，防止虹膜浪涌。有几种 OVD 技术可以用于服用坦索罗辛的患者进行白内障手术。软壳技术联合终极软壳技术涉及到使用不同的 OVD，以及对流量等参数的调整。在软壳桥技术（soft-shell bridge，SSB）中，首先将弥散性型 OVD（Discovisc）注射在角膜内皮和虹膜表面，将黏滞性 OVD（Healon5）注射到前房中央，将 BSS 注射到晶状体前囊表面。然后，外科医生以极低的液流参数（流量小于 20 ml/min，抽吸 200 mmHg）进行白内障超声乳化，以避免从前房吸除 OVD[66-67]。

当用药无法使散瞳足够大时，建议使用机械性瞳孔扩张器[68-69]。弹性聚合物虹膜拉钩可以扩大瞳孔，并在整个手术过程中维持其大小。虹膜拉钩放置成所谓的"菱形"构型（图 27.2），当其中一个拉钩位于主切口附近或其至下方时，有助于防止切口的虹膜嵌顿，公认此方法在 IFIS 的病例中非常实用[70]。

瞳孔扩张器在多数情况下更便于使用，需要的手术时间更短，不需要额外的切口，并在手术过程中提供一个稳定的瞳孔，最大限度地减少术后瞳孔变形[63, 71-72]。David Chang 首次报道使用 Malyugin 环（Microsurgical Technology 公司，美国）对 IFIS 患者手术的优势[73]。

Malyugin 环是一种在超声乳化过程中维持瞳孔大小的装置（图 27.3）。该装置有多个可以卡住虹膜组织的环，为一片式方形设计，四个环之间距离相等，当将虹膜组织插入每个环后瞳孔就扩大了[74]。环状结构位于 Malyugin 环的边角位置，利用了卷轴

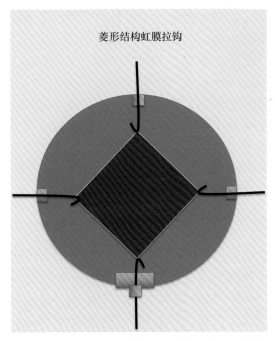

菱形结构虹膜拉钩

● **图 27.2** 虹膜拉钩放置成"菱形"结构示意图，其中一个钩位于白内障角膜主切口附近

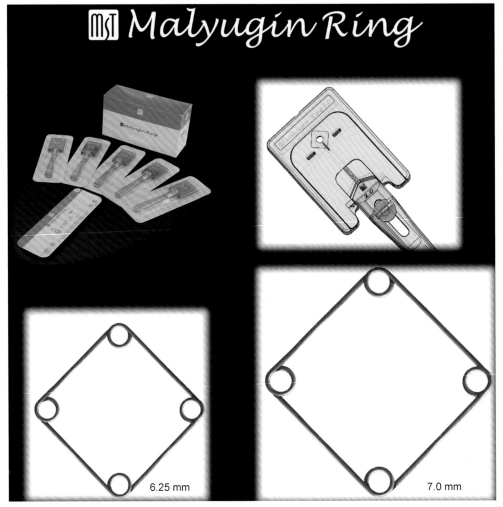

● **图 27.3** Malyugin 环系统，包括了具有特殊推注装置的 Malyugin 环。该设备有 6.25 mm 和 7.0 mm 两种尺寸；7.0 mm 更适用于 IFIS 病例

原理固定和保持瞳孔缘（图 27.4）。每个环都有一个间隙来容纳虹膜组织。卷轴间隙的三角形结构适应于不同个体的不同厚度的瞳孔缘[68]。该装置由4-0（Malyugin 环 1.0）或 5-0（Malyugin 环 2.0）聚丙烯制成，具有 6.25 mm 和 7.0 mm 两种尺寸。经典Malyugin 环 1.0 更厚和更硬，因此，理论上最好用于非常小和纤维化的瞳孔。Malyugin 环 2.0 适用于中度扩张的瞳孔和 IFIS（在这些病例中不需要用力拉伸虹膜）。6.25 mm 的 Malyugin 环的优点是易于插入和取出。7.0 mm 环的优点是提供了更大术野，并且可以在瞳孔相对大时使用，特别是有 IFIS 的情况。

采用理论数学模型和计算机模拟方法来评估不同压力下虹膜的浪涌 / 弯曲模式。该模拟结果表明，瞳

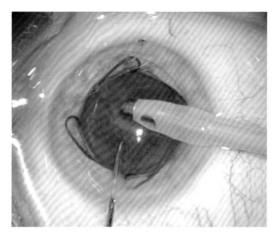

● **图 27.4** IFIS 患者白内障超乳手术中使用 Malyugin 环

孔扩张器（如 Malyugin 环）能有效抑制虹膜浪涌[75]。事实上，对于容易发生 IFIS 的患者，当使用瞳孔扩张器时，应该从手术开始就作为预防措施，而不是在虹膜松弛发生后使用，虹膜松弛可能会危及撕囊口的完整性。

虹膜拉钩可能是一些术者的首选，特别是在前房较浅的情况下，虹膜拉钩可作为一种安全和经济的瞳孔扩张环的替代品。另一方面，虹膜拉钩会增加手术时间。值得注意的是，同 Malyugin 环相比，专家使用虹膜拉钩的白内障手术的时长平均增加了 10 min，初学者手术时长平均增加了 18 min[76]。此外，与虹膜拉钩相比，瞳孔扩张环可以显著减少瞳孔变形和炎症，从而带来更理想的手术效果[63, 72]。

综上所述，正确处理 IFIS 需要当代白内障医生掌握广泛的药物和手术策略。局部用药联合眼内注入散瞳药物似乎是大多数成功病例的主流。然而，当所有其他策略未能奏效时，机械性瞳孔扩张装置对实现和维持瞳孔扩张极为有用。瞳孔扩张装置可在一定程度上引起瞳孔损伤，一些方法可能会导致出血、虹膜括约肌功能丧失和术后瞳孔变形。不同设备的操作方便性和结果有显著差异。使用虹膜拉钩和 Malyugin环是目前 IFIS 患者术中机械性瞳孔扩张的标准治疗方法。然而，在过去的几年中，各种不同的设备被引入到临床工作中，其中一些正在开发中（图 27.5）。总体来讲，最新的发明显著降低了并发症的发生率，

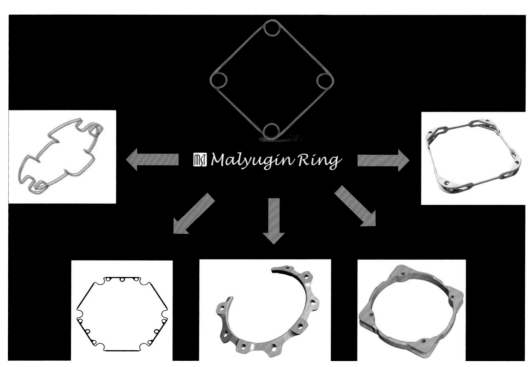

● **图 27.5** 目前已商业化的不同种类瞳孔扩张环

提高了 IFIS 患者白内障手术的成功率。

要 点 小 结

- 在过去的 15 年，大量研究证明了 IFIS 显著增加发生术中并发症的风险，特别是在没有预期准备的情况下。
- 一些危险因素，如服用治疗良性前列腺增生的 α1- 阻滞剂与 IFIS 的发生相关。IFIS 主要发生在男性，个别也可出现在女性患者中，可导致影响视力的并发症。
- 因此，在白内障患者的术前评估中，能够识别高危病例并相应地告知白内障医生至关重要。

- 患者数据，包括人口统计学、散瞳大小和几类药物的摄入，如 α1- 阻滞剂、苯二氮䓬类药物、抗精神病药物和抗高血压药物，应在患者病例中详细记录。
- 在手术开始时前房内使用药物，如肾上腺素或苯肾上腺素，以及使用最新的、损伤少的瞳孔扩张器（如 Malyugin 环），可以使 IFIS 的症状最小化。

（参考文献参见书末二维码）

第 28 章

虹膜修复

Peter Szurman

刘兆川　译　王进达　宋旭东　审校

要点

- 白内障手术和虹膜修复可以很好地联合进行，但应考虑到与无虹膜相关的其他眼部疾病会导致并发症的风险增加。
- 虹膜缺损（节段缺损）可以行一期缝合，主要是滑结。
- 虹膜根部离断可通过经巩膜褥式缝合重新固定（U 形缝线）。
- 持续性瞳孔散大可采用虹膜环扎缝合（环状烟袋缝合）。
- 新型的软性虹膜假体可使次全或完全无虹膜患者受益，假体的颜色可根据患者虹膜颜色个性化定制。

引言

引起部分或完全无虹膜的原因多种多样，但大多数病例发生在严重的眼部外伤，由此产生的瞳孔或虹膜缺陷会导致视力障碍、令人不适的眩光、对比敏感度降低、景深降低和畏光症[1]。由于大多数外伤患者较为年轻，美容方面也不应被低估，其带来的问题会严重影响患者的生活质量。虹膜重建手术可以减轻以上症状。

在过去的几十年里，多种显微外科技术和虹膜修复装置已被研发。各种虹膜缝合方法，以及包括虹膜假体在内的替代技术都能带来独特的益处，为手术医生提供了广泛的虹膜重建的工具。当今，几乎任何复杂的情况都可以得到良好的解剖和功能结果。然而，由于潜在病因的异质性，虹膜重建是个性化的，手术策略也是如此。因此，众多的可能性令人困惑。然而，普适的规则可以帮助你选择正确的策略。本文旨在系统构建这些可变的病因，并安排合适的手术技术。

非手术和替代治疗方法

并非所有的虹膜缺损都需修复。有的小节段缺损

的患者可能没有或有很少的视力损害。上方虹膜缺损可被上睑较好覆盖（图 28.1a），即便上方虹膜缺损可被上睑覆盖，即使发生在鼻下方，先天性虹膜缺损通常不会引起或很少引起明显不适。另外，泪膜具有棱镜效应，可以使很小的虹膜切除术出现症状。患者病史中细致的主诉和诉求是极为重要的。此外，彩色眼镜、印有虹膜的隐形眼镜、虹膜烧灼（需谨慎使用）[2]和角膜染色是创伤较小的方法。

虽然角膜染色（角膜墨染）已经存在了几十年，但只偶尔使用。一些技术已经被提出，若正确使用可得到很好的解剖和美容效果[3-4]。然而，角膜墨染即使应用得当，也可能是增加而不是降低畏光症状[5]。特别是角膜浅表手动微穿刺可能会导致明显眩光的灾难性结果（图 28.2 a，b）。我们建议没有经验的术者不要使用角膜染色，而仅用于改善角膜盲患者的外观（图 28.2 c）。

白内障手术合并虹膜修补：一期或二期手术？

当计划对伴有虹膜疾患的眼进行白内障手术时，我们遇到的第一个问题是联合手术还是分两步手术。答案是模棱两可的。

一方面，如果先前存在的虹膜缺损在白内障手术时没有得到治疗，那么一个成功的手术将会失败，患者也会不满意。残余的瞳孔或虹膜缺损可能使人工晶状体（intraocular lens，IOL）的边缘暴露，继而出现复视、多视和畏光现象，损害视觉质量。

另一方面，复杂的白内障手术中出现的虹膜缺损应该在炎症静止期进行修复。术中虹膜损伤，如超乳头咬伤、瞳孔括约肌损伤或虹膜脱垂，通常发生在虹膜有病变的眼（如瞳孔缩小、瞳孔松弛和虹膜松弛综合征［intraoperative floppy iris syndrome，IFIS］）。这些并发症的特征是虹膜激惹、切口隧道渗漏、低眼压或浅前房，导致炎症明显持续。在这些病例中，最重要的措施是快速完成白内障手术。

即便存在较大的虹膜缺损或组织缺失，建议最好

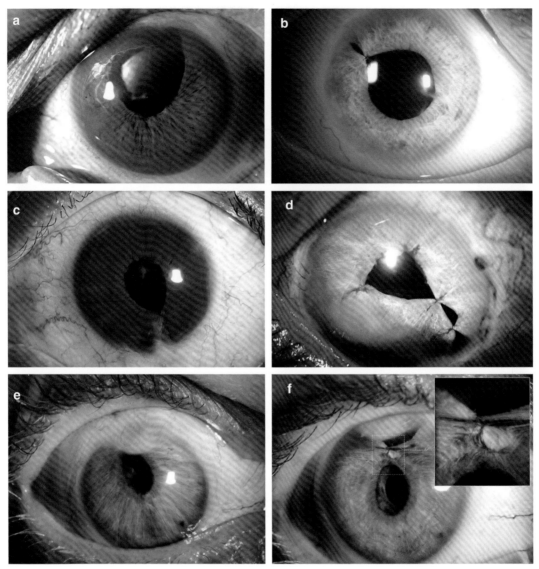

● **图 28.1**　虹膜缝线裂隙灯像：（**a**）上睑覆盖上方虹膜缺损；（**b**）McCannel 缝线治疗外伤性虹膜缺损，联合 IOL 巩膜固定；（**c**）使用不透光缝线的瞳孔成形术；（**d**）瞳孔成型术由于缝线间距过大，导致多瞳症和复视；（**e**）和（**f**）为虹膜缝合前后。插图：缝线过紧，有拉断萎缩虹膜的趋势

推迟虹膜修复手术，因为虹膜损伤和缝合均可导致额外的炎症。此外，目前还不能估计损害的确切程度，以及由此产生的视觉和外观影响。成功的虹膜修复手术永远需要精细的计划。

并发症

　　并发症的问题需要在每次白内障术前考虑到位，在合并虹膜疾患的病例中尤为重要。根据不同的病因，虹膜缺损常伴有其他眼部疾病，可使白内障手术更加困难，并增加并发症的风险。其原因可以是外伤性、先天性（发育性）或医源性：

　　1. 外伤性部分或完全性无虹膜通常伴有多种表现，如悬韧带缺失、囊袋缺损、玻璃体疝和

角膜内皮损伤。术后常见并发症包括视网膜脱离、高眼压和角膜内皮失代偿[6]。

　　2. 先天性和发育性虹膜缺损发生于多种情形，包括先天性无虹膜、虹膜缺损、虹膜角膜内皮综合征（iridocorneal endothelial，ICE）、Axenfeld-Rieger 综合征和特发性虹膜萎缩。许多患者同时伴悬韧带和囊袋异常。特别是在先天性无虹膜中，晶状体囊袋可能变薄、脆性增加。先天性虹膜缺损可伴睫状体缺损和部分悬韧带缺失（晶状体假性缺损），这会使白内障手术更为复杂。

　　3. 白内障手术中的医源性虹膜损伤通常是由并发症引起的，特别是 IFIS 和玻璃体压力增高。

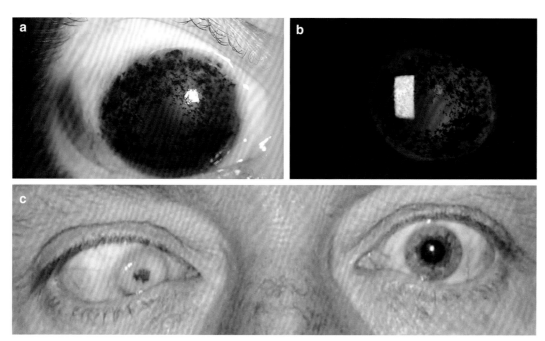

● 图 28.2 （a）错误的、不一致的手动微穿刺。（b）同轴光揭示了为什么患者受到眩光和复视的强烈干扰，并最终进行了角膜移植。建议避免使一个大瞳孔变为一百个小瞳孔！（c）角膜墨染用于改善角膜盲患者的外观

在这种情况下，虹膜修复只能在炎症控制期，并在可控的条件下（如全身麻醉下）进行。

这些并存病使伴有虹膜缺损的白内障患者的治疗更具挑战性，特别是在外伤后。通常前节和后节都有可能受损，需要规划好治疗策略。视网膜和玻璃体的病变，如增殖性玻璃体视网膜病变（proliferative vitreoretinopathy，PVR），可能需要硅油填充治疗。因此在可能的情况下，虹膜修复应尽量在伤口愈合和其他疾病妥善处理后进行。虹膜修复也与先期患有的青光眼相关，这是因为睫状沟植入 IOL 会使青光眼加重[7]。

虹膜重建的策略思考

第二个重要的问题是虹膜缺损的性质。虹膜病变多种多样，需要个性化的手术策略。因此，大量的虹膜重建方法和技术乍一看似乎令人迷惑。然而，在现实生活中，虹膜重建要简单得多。所有的虹膜缺损可分为四类，相应地采用明确的手术策略是非常有用的：

1. 虹膜缺损（节段缺损）
2. 虹膜根部离断
3. 持续性瞳孔散大
4. 部分或完全无虹膜

前三种类型的损伤通常可以用特殊的缝合技术治疗，下面将详细描述。然而，我们应该注意只有中小程度的虹膜缺损可以一期缝合重建。

尽管虹膜组织在瞳孔收缩/扩张过程中表现出弹性，但虹膜基质只允许很有限的收缩和拉伸力来连接较大的虹膜缺损。长远来讲，这些在拉紧状态下的缝合经常拉穿虹膜基质，导致晚期虹膜缺损重新出现。

对于较大的虹膜缺损，当残余虹膜的量或质不足以进行瞳孔成形术时，首选虹膜假体修复[7-9]。

缺损类型 1：外伤性虹膜缺损（节段缺损）

外伤性缺损通常呈节段。修复策略在很大程度上取决于虹膜丢失或损伤的程度和剩余组织的健康状况，但大多数病例可以很容易地用虹膜缝合治疗。然而，在虹膜手术中，尽可能微创是很重要的。必须遵循一些基本的事项和规则：

- 缝合的虹膜组织永远不能长在一起。闭合的缺损必须通过虹膜缝线终身固定。
- 只有健康的虹膜基质可以缝合；缝线会穿过萎缩的基质。同轴裂隙灯检查有助于评估。
- 虹膜组织的弹性有限。因此，只有中小型缺损可以缝合，最多不超过 2 个钟点位。
- 缝合必须为遮光缝合。如果缝合距离太远，产生的多瞳症将导致极为不适的复视或多视（图 28.1 d）。

以下虹膜重建缝合技术适用于节段性缺损的修复。

McCannel 缝合法

McCannel 缝合是一期虹膜缝合最早和最简单的方法之一[10]。该技术允许使用三个切口直接缝合虹膜，适用于中小范围节段性虹膜缺损（图 28.1b）。

最初的 McCannel 技术是将一个 10-0 的聚丙烯缝线通过两个垂直于虹膜缺损的穿刺口进入前房（图 28.3 a）。缝线会挂住虹膜的两个边缘。然后在缺损上方构建第三个穿刺口。用拉钩将两条缝线末端通过穿刺口拉出前房，在眼外打结后将线结送回前房。历史上，这种外部打结的方法常用于在放射状瞳孔切开术中缝合瞳孔，而放射状瞳孔切开术常用于小瞳孔 ICCE 手术。

多种改良 McCannel 缝合术已引入临床[11-12]。目前，我们多采用在缺损上方做单一切口的改良术式，缝针直接垂直穿透周边透明角膜，而不行前房穿刺。对于周边虹膜缺损，也可以采用外部缝合技巧：用眼内镊将虹膜两个边缘直接通过扩大的穿刺口抓住，牵引至眼外后缝合，最后将线结退回前房。

然而，这些技术在大多数情况下只涉及一处瞳孔缝合，周边会留下三角形的周切口。因此，该方法仅限于上方的虹膜缺陷。

Siepser 滑结

1994 年，Siepser 引入了一种缝合策略，即外科医生可以在眼外打一个结，然后将其滑入虹膜平面上方，同时维持前房密闭[13]。滑结是一种适用于更大虹膜缺损的多结技术，可将虹膜非常准确地对合。除了前房密闭外，其主要优点是在打结时虹膜的边缘不移动，从而实现了精确的对接（视频 28.1）。

多种改进术式已被提出[14]，可便于将线结固定、包括[15-16]或不包括[17]方结、撤出缝线[18]或将滑结推进前房[19]。

滑结及其改良方法已经成为处理虹膜疾病的基本技术。适用于闭合较大的外伤性虹膜缺损（图 28.1c ~ f）、节段性虹膜切除术、医源性虹膜缺损（如虹膜肿瘤切除后）或透光缺损[20]。改良方法也被用于复杂的手术，如瞳孔成形术、虹膜根部离断和外伤性瞳孔散大。

我们当前的技术包括两个穿刺口、一个加压的前房、一个三重方结和一个用来取出或引导缝针的引导针（图 28.3 b）。简而言之，有两个垂直于虹膜缺损的穿刺口。在远端，插入一个灌注头维持前房压力；在近端，插入一根 10-0 的聚丙烯长针，一个 13 mm 针

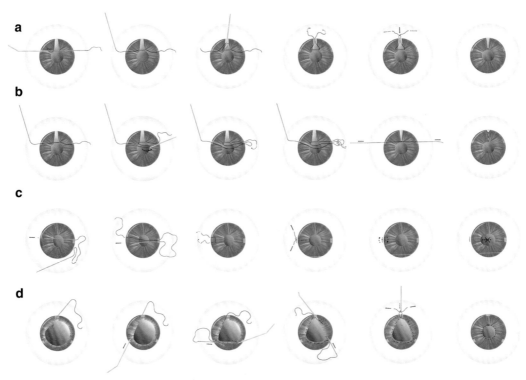

● **图 28.3** 原位虹膜缝合的手术步骤：（**a**）McCannel 缝合；（**b**）Siepser 线结；（**c**）虹膜根部离断中虹膜根部重新固定；（**d**）慢性瞳孔散大中虹膜环扎术

头插入眼内。虹膜缺损的双侧边缘均穿过，针尖插入引导针并引导至眼外。接下来，用一个推拉钩来引导一个缝合线环从前房的另一侧穿过穿刺口。然后，绑上一个双股活结，通过拉动缝线的两端使线结进入眼内。用一个 23 G 弯头的玻璃体视网膜显微剪剪断缝线。重复以上动作两次，并用单股活结来固定。

平均需要三根缝线来进行细致的侧面对合修补节段性缺损。重点在于努力使创伤的边缘完整对合，以避光并避免多瞳症。

双手眼内显微缝合

一个巧妙的替代技术是 Hattenbach 在 2016 年提出的双手眼内显微缝合（bimanual intraocular microsuturing，BIM）技术[21]。使用 25 G 显微器械（Geuder，海德堡，德国），包括显微持针器、线镊和剪刀，可以直接在前房内第一时间缝合。该技术不用长针，而长针作为传统缝合技术的一部分，必须要在前房内反复进出。

上述设备结合适配的显微缝针（ONATEC，纽伊施塔特，德国），可以形成一种全新的缝合技术。该技术使得在前房和前节玻璃体几乎任何位置的缝合成为可能，并使前房内的缝合可在最小的空间内进行。该设备为 25 G 规格，可通过微小的穿刺口进行操作并维持稳定的前房。

双手操作缝针和缝线需要在两个器械之间采用"来回"（"握手"）技术。在打结过程中，缝线被引导到前房内和前房外（"进出"技术）。这些显微器械不仅可用于前房任何位置的虹膜缝合，也可用于人工晶状体脱位的缝合固定。

瞳孔成形术治疗瞳孔异位

先天性、外伤性或医源性的瞳孔异位也可使用新发明的、使用滑结的中央瞳孔成形术。原则上，通过手术使现有瞳孔居中是优先推荐的，因为即使再严重的外伤，瞳孔括约肌也会保留一定程度的活力，这有利于光适应视觉质量。然而，在长期瞳孔异位中，收缩或瘢痕化的虹膜组织往往不足以从周边拉动，以实现瞳孔良好的居中性。

在这些病例中，瞳孔成形术可以通过用上述滑结闭合偏心的瞳孔，并用玻璃体切除切割头构建一个新的、居中的人工瞳孔（图 28.4）。这种方法可取得良好的美容和光学效果。然而，这种人工瞳孔并没有瞳孔对光反射。因此，这个决定应该始终基于

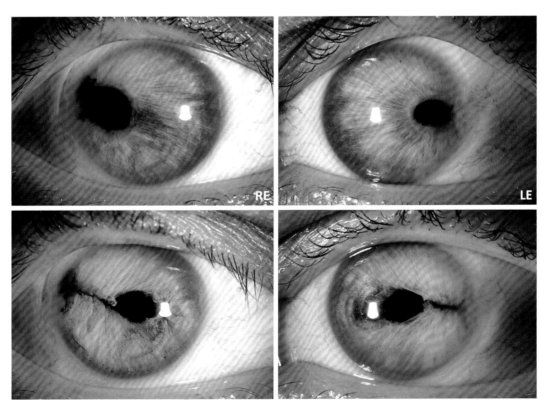

● **图 28.4**　患儿裂隙灯眼前节像。患儿在白内障手术中，因虹膜从颞侧角膜隧道切口脱垂过久而引起瞳孔移位。上图为瞳孔成形术前照片，下图为术后照片，可见新构建的瞳孔。30 年后，患者视力从 0.2 增加到 0.5（RE：右眼，LE：左眼）

瞳孔是否仍有足够的活性，或者是否值得保留（视频28.2）。

节段性虹膜假体治疗大范围虹膜缺损

对于较大的、无法缝合的节段性虹膜缺损或虹膜透光区域（＞2钟点），节段性虹膜假体可能是另一种选择。虽然过去使用的是硬性聚丙烯酸甲酯（PMMA）的植入物，但现在的首选是定制的、适当大小和形状的软性虹膜假体。通过个人选择的颜色，可以达到良好的美容效果。详细的说明如下。

缺损类型2：外伤性虹膜离断

虹膜根部离断，即虹膜根部与巩膜凸离断（不可与睫状体脱离混淆），最常见的病因是外伤（图28.5 a，b）。无论是由于明显的虹膜脱垂或手术器械无意的牵拉，手术引起的虹膜根部离断也很常见。通常，当超乳头通过狭窄的隧道口时就有可能出现这种情况。一旦阻力被克服，超乳头就会突然地、无法控制地穿透虹膜并造成虹膜根部离断。

经巩膜褥式缝合（U形缝合线）可以很容易地实现虹膜根部固定[22-23]。另外，虹膜基底也可以采用类似于睫状体复位的巩膜外缝合线进行固定，但这一过程更复杂和耗时。

在大多数情况下，我们使用经巩膜内路褥式缝合。简而言之，使用13 mm长的两股10-0聚丙烯缝线从对侧穿刺口进入前房，以大约1个点钟的距离穿过虹膜根部，然后通过巩膜穿出（经巩膜内路技术）。剪断缝针并在眼外将线的两端打结，通过旋转U形缝线将线结埋在巩膜内（图28.3 c）。

在操作中需注意：术者必须意识到缝线会使虹膜根部缩短，导致瞳孔向虹膜根部离断方向移位。为了避免瞳孔呈椭圆形，缝线打结不能过紧。术者需牢记虹膜根部不会与巩膜长到一起，只能通过褥式缝合固定。即使观察到这一规律，术眼瞳孔经常呈椭圆形，因为虹膜根部离断导致该区域虹膜永久性神经支配丧失（图28.5 b；视频28.3）。

缺损类型3：外伤性瞳孔散大

慢性瞳孔散大是由于瞳孔无张力（即虹膜括约肌永久性失效）造成的结果。病因众多，最常见为钝挫伤（外伤性瞳孔扩张）、青光眼急性发作和葡萄膜炎，也包括手术扩大小瞳孔所致（虹膜拉伸、虹膜牵开器、瞳孔扩张器）（图28.5 e）。

虹膜环扎术是一个治疗选择。这是一种烟袋缝合技术，在瞳孔周围进行小的缝合，然后将环状缝线打结[24-25]（视频28.4）。虹膜环扎技术在治疗外伤性瞳孔散大方面特别成功，具有良好的功能和美容效果[26]。与上述描述的其他方法不同，这种缝合技术可使术者重建一个圆形瞳孔。

由于虹膜组织的弹性有限，因此在进行虹膜环扎术时必须遵守一些原则（图28.3 d）。首先，三个穿刺口之间应间隔120°。将带有13 mm长缝针的单股10-0聚丙烯缝线，从穿刺口进入前房，并以较短间隔重复穿过瞳孔边缘。每120°瞳孔应该穿针5～6次。缝合时可用手术器械支撑。使用钝性灌注头从穿刺口进入前房并将缝针引导至眼外。缝针再进入另一个相邻120°的穿刺口进入并缝合。完成整个环形缝合后，在眼外剪断缝线。结果是连续缝合瞳孔边缘，两个缝合末端从12点穿刺口退出。缝线残端在眼外进行打结后，再用推拉钩将结滑回眼内。瞳孔的大小可以通过缝线的张力调节。

需注意瞳孔缘必须多次穿线（15～18针），以避免出现锯齿状或方形的瞳孔（图28.5 c）。此外，每次都须缝合足够的虹膜组织，以避免奶酪线效应。考虑到外伤后虹膜基质常出现萎缩，这一点尤为重要（图28.5 d）。

如果瞳孔散大太明显或虹膜基质严重萎缩，虹膜环扎术就不再可行。可以选择使用软性虹膜假体（无纤维）植入残余虹膜的后面。虹膜假体通常不需要经巩膜缝合固定，而是植入残留虹膜后的睫状沟。相关植入技术，详见下文。

虹膜环扎术在一种例外情况下不是首选治疗方法：前部PVR由于收缩的肌纤维母细胞将虹膜收缩至前房角（伪无虹膜）。与视网膜手术类似，这些PVR膜可以被剥离，使虹膜恢复活动能力。为此目的，使一个末端夹钳或鳄鱼钳进入灌注下的前房。在多数病例中，PVR膜可以很容易地被大块撕除。通常不会出血，因为这些膜只在虹膜表面。相比之下，虹膜红变（如增殖性糖尿病视网膜病变）或多次硅油手术后的虹膜不适合剥膜。这些患眼膜黏连，并容易发生大量出血，使病情恶化。

缺损类型4：次全或全部无虹膜

所有的缝合技术都仅限于重要的虹膜组织足够的情况。在更复杂的情况下，当残余虹膜不足以进行瞳孔成形术或虹膜组织的质量太差而无法修复时，需要

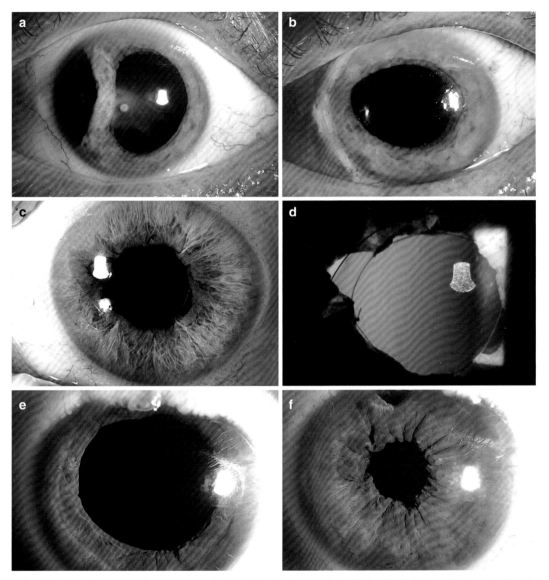

● 图 28.5　虹膜根部复位术前（**a**）和术后（**b**）（注意椭圆形的瞳孔）。（**c**）超乳头咬伤导致的虹膜环扎不充分。（**d**）同一只眼：在同轴光检查中，不令人满意的结果极为明显。常规虹膜环扎术前（**e**）和术后（**f**）。注意瞳孔缘呈锯齿状

使用虹膜假体修复[7-8]。这些假体在复杂的虹膜重建中起着重要的作用，包括部分无虹膜（瞳孔缺损范围大，不能用缝合线闭合），以及外伤性和先天性无虹膜，特别是白化病。

曾经有多种虹膜假体可以选择，每种都有特别的优缺点[1]。直到过去的十年，虹膜植入物只用硬性塑料制成，因为这种材料很容易染色。这些包括虹膜膈人工晶状体和各种节段性虹膜假体系统。然而，这些早期模型的主要缺点是需要 10 ～ 13 mm 的大切口植入[27]。此外，大多数这些人工虹膜系统的颜色都无法定制。

今天，一种软性的虹膜假体可以根据对侧眼虹膜的照片单独定制，并切割成所需的形状，从而获得良好的美容效果和功能[7]。

有虹膜膈 IOL

黑色虹膜膈人工晶状体（Morcher；斯图加特，德国）自 1991 年开始使用[27]。这些无虹膜人工晶状体的独特之处在于其包含一个黑色的虹膜膈，因此结合了矫正无虹膜和无晶状体的功能（图 28.6 a）。

本质上，无虹膜晶状体由一个黑色的、直径为 10 mm 的 PMMA 板，提供一个可变直径的中心开口，包含或不包含一个光学功能中心。自首次问世，已经针对不同的情况和需求开发了不同的模型。无虹膜晶状体可用于囊袋内和囊袋外植入，在襻上有和没有固定环，以及不同直径的光学部和不同大小的瞳孔，以应对部分和完全的无虹膜。

然而，这些 PMMA 植入物是硬性的，需要从 14 mm 长的角膜切口植入，特别是当需要经巩膜固定

在睫状沟时[28]。值得注意的是，大多数具有完全性无虹膜的患眼由于外伤或先天性无虹膜相关的角膜缘干细胞缺乏而严重受损。在这些患眼中，一个非常大的角膜巩膜切口可能是有害的。虽然最近的病例研究表明青光眼是常见的，但严重的并发症尚未被报道[29-30]。

几年来，这些无虹膜晶状体也有一个彩色打印光圈（308 型），而不是黑色版本，这改善了美容外观。然而，它们仍然看起来不自然，因为颜料仍然只印在晶状体上。缺失的 3D 纹理在侧面看尤其明显，因为我们已经习惯了自然的虹膜隐窝。Ophtec 公司也提供了类似的产品，具有多种型号和颜色（Ophtec，格罗宁根，荷兰）。

虽然新的、方便的、定制的虹膜假体正在取得进展，但虹膜膈人工晶状体仍然可以应用于完全无虹膜合并无囊袋支撑的无晶体眼病例。在这里，无虹膜和无晶状体的联合矫正仍然是独特的。

节段式人工虹膜装置

另一种修复方法是使用节段虹膜假体装置，允许通过 3～4 mm 的小切口植入。使用节段假体是基于两个理由：第一，许多病例只有部分无虹膜或大的阶段缺损，可以用小切口节段性假体充分覆盖；第二，通过植入两个或更多的小植入物在眼内形成新的虹膜膈，无需要做大切口且可以覆盖完全无虹膜。目前有以下三种不同的系统可用：

1. Morcher 部分无虹膜环（94～96 型）是由硬性黑色 PMMA 制成的节段性人工虹膜装置，用于睫状沟或囊袋内植入（图 28.6 b）。该款设备被设计用来覆盖节段缺陷和大型缺损。多数型号都很脆，容易断裂。Ophtec 也有类似的型号。

2. Morcher 无虹膜环（50 型）由两个重叠的植入环组成，有三种瞳孔尺寸（3.5 mm、4 mm 和 6 mm）。建议使用最小的瞳孔尺寸（3.5 mm），以达到可接受的美容效果。眼底镜检查和视网膜手术仍可以进行。还应该注意的是，黑色的 PMMA 材料很容易断裂（图 28.5 c）。

3. Hermeking 虹膜假体系统（IPS®）是 Ophtec 的模块化系统，包括多个组件，分别插入前房并在眼内"镶嵌在一起"。该节段可用于囊内或睫状沟的植入。一些"双重"元件可以

通过弹性、柔性 PMMA 杆连接。一个完整的虹膜假体需要两个双重元件。此外，一个环夹元件可用于稳定模块。适当的元件组合用于部分假体置换（图 28.6 d）。

一般来说，节段性虹膜假体装置最好能植入完整的囊袋内，优点是可以通过 3～4 mm 的小切口植入，并且可以根据部分无虹膜进行单独选择。缺点是脱位，这将导致元件重叠不足或导致眼部并发症——主要是青光眼和角膜问题[31-32]。

我们的个人经验是，大多数使用节段性虹膜假体的患眼随着时间的推移会出现慢性角膜失代偿，要行取出术（图 28.6 b）。当然，我们难以决定是潜在的疾病原因还是植入物本身脱位的原因。无论如何，建议在患有局限性虹膜缺损的相对健康的眼慎重使用虹膜假体，如果使用，应将其安全地缝合到睫状沟。

人工虹膜假体

2008 年，Customfex 人工虹膜®（德国埃尔兰根人类光学公司）成为首款折叠式虹膜植入物，定制的虹膜外观与患者的自然虹膜颜色相匹配[33]。多层植入物由集成彩色颜料的硅芯基质组成，涂层为另一层生物相容性的医疗级硅酮。该产品已同时获得美国食品药品监督管理局（Food and Drug Administration，FDA）批准。

颜料不是打印在假体表面，而是在三维深度上应用，可产生虹膜隐窝的三维效果，更类似于自然虹膜。为此目的，虹膜假体是根据对侧眼的标准化照片为每个患者单独定制的，并提供了卓越的美容效果。这一点是重要的和合理的，因为外伤患者通常年轻，渴望有满意的外观。

虹膜假体用于睫状沟内植入，仅推荐用于假晶状体或无晶状体眼。其直径为 12.8 mm，瞳孔环厚度为 0.4 mm，向外逐渐变薄，周边为 0.25 mm。瞳孔直径固定在 3.35 mm。不透明的硅胶材料和选定的瞳孔直径为不同的光照状况创造了最好的光学条件。眼底检查周边视网膜也没有问题。

植入物根据不同设计可有或没有嵌入纤维网。

1. 无纤维植入物更柔软、更菲薄，易于折叠和切割大小，并很好地适应睫状沟的解剖形状。对于经巩膜缝合固定只需要较低保持功能的情况，全假体是首选（图 28.7 b）。全假体可以很容易地与白内障手术或巩膜固定的人工

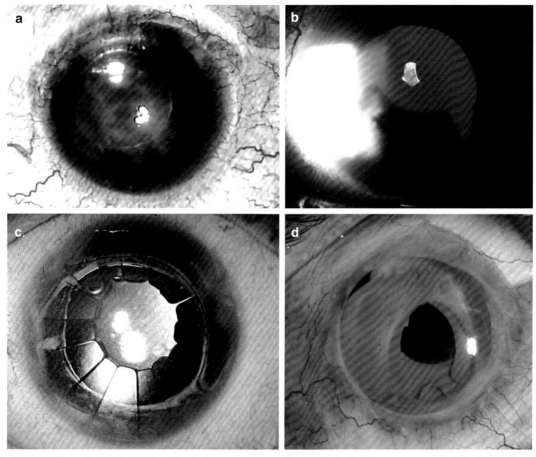

● 图 28.6　各种硬性假体虹膜系统的裂隙灯照像：（**a**）Morcher 无虹膜 IOL；（**b**）节段性 Morcher 环导致角膜失代偿；（**c**）Rosenthal-Rasch 节段性虹膜环；（**d**）组装的 IPS® 植入物

晶状体联合手术。

2. 含纤维的植入物具有较高的硬度，并提供更有效、持久的缝合固定。这对于部分假体尤为重要，因为需要额外稳定的侧面连接（图 28.7 a）。然而，主要的铸造纤维在穿孔和切割过程中暴露在外，并已被证明很有可能引起青光眼和慢性前房刺激（图 28.8 d）[34]。

在可能的情况下，完整的假体（无纤维）应该优于部分假体（含纤维），即使仍有较多残留虹膜。全假体对组织更加友好并缩短了手术时间，这对于这些严重外伤的患眼尤为重要。

手术技术

所有的植入物都可以用环钻穿孔，如果只需要一个节段来闭合区域缺损，可以用剪刀修剪大小（图 28.7 a）。必须避免植入物过大，因为假体会在眼内凸起，会刺激邻近的葡萄膜组织。厂家推荐的最佳直径尺寸（使用垂直白到白距离）在实践中并没有用处，因为准确定位这些患眼的角膜缘很难。相反，我们

推荐一个已经在大量案例研究中得到证明的简单原则[34]。对于所有正常大小的患眼（90% 的病例），直径为 11 mm 的全假体是完美适用的。12 mm 和 10 mm 的虹膜只分别适用于为非常大和非常小的眼球。

部分假体有不同的优缺点。一方面，这些假体更依赖于其形状；另一方面，含有纤维的假体更硬，露出锐利的聚合物纤维。如果直径太大，会导致邻近葡萄膜组织的慢性刺激。

如果假体是可折叠的，可以通过镊子或 IOL 推注器从 3.5 mm 切口植入[35]。详细的逐步说明可以在以前的文献中找到[7, 34]。

1. 如果有足够的撑虹膜组织支撑，全假体可直接植入残余虹膜组织后，无需缝合固定（图 28.7 b）。植入物可以放置在 IOL 推注器中，并通过 3.2 mm 的透明角膜切口植入睫状沟。然而，在大多数复杂的病例中，在 4 点、8 点和 12 点的三个部位经巩膜固定是必要的[7]。在假体边缘用三个单股 10-0 聚丙烯环线固定后，缝针从内侧穿过睫状沟。然后将假体折叠，

并用 IOL 镊植入。控制假体展开避免接触角膜内皮至关重要。使用无纤维假体，经巩膜线结必须打紧，以防止撕裂。使用 Z 字缝合将缝线固定在巩膜外[36]（视频 28.5）。

2. 部分假体植入更加复杂，因为需要稳定的侧面连接（图 28.7 a）。因此，纤维植入物是首选，因为它们确保了更高的硬度和缝合稳定性。首先，展开残余虹膜并切除萎缩部分。经巩膜固定术类似于全假体。将植入物旋转通过 3.5 mm 隧道，并在经巩膜缝线拉紧的状态下将假体安全地放置在睫状沟中。侧面连接采用两个滑结，如前所述（视频 28.6）。

Customflex 人工虹膜®没有中央光学区，因此需要另外植入 IOL。由于大多数患眼无晶状体，可以很好地结合全假体和白内障手术，或更常联合经巩膜人工晶状体固定。可有两种不同的技术。一种方法是分步法——首先是巩膜固定人工晶状体，然后再植入虹膜假体。在这种情况下，最好是无纤维的假体。优点是切口小，缺点是经巩膜缝合次数多（最高可达 5 次）。另一种方法是在植入前，将 IOL 固定在虹膜假体的背部[37-38]。含有纤维的假体可用于此目的。其优点是手术时间较短，缺点是切口明显增大，为 7 ~ 8 mm[39]。

虹膜假体也可以与硅油手术相结合。几十年来，开放的虹膜膈（PMMA）已经成功地用于保持硅油位于虹膜膈后（图 28.7 c）[40]。一种软性的全虹膜假体联合下方（Ando-）虹膜切除术（6 mm）在外观上更易被接受（图 28.7 d）。然而，由于硅油易粘在亲水材料上，更容易进入前房，因此 Customflex 人工虹膜®是否适合仍存在争议。

并发症是多方面的，但通常仍然不清楚它们是归因于潜在的疾病还是植入物本身。长期研究显示并发症发生率为 25%[37]，其中眼压升高[41]、角膜内皮失代偿和持续炎症最明显[42]。超过 7 年的长期研究凸显了两个重要方面[34]：首先，使用无纤维虹膜假体可以显著降低青光眼发生率和慢性前房刺激；其次，残留虹膜颜色会变深，导致外观方面的相应缺陷（图 28.8）。

结论

白内障手术可以很好地与虹膜修复相结合。然而，我们需意识到，由于存在与无虹膜的潜在病因相关的眼部其他疾病，因此增加了并发症的风险。这里提出的虹膜重建技术，在大多数复杂的情况下可以满意地解决功能和美观。新的虹膜假体系统可治疗较

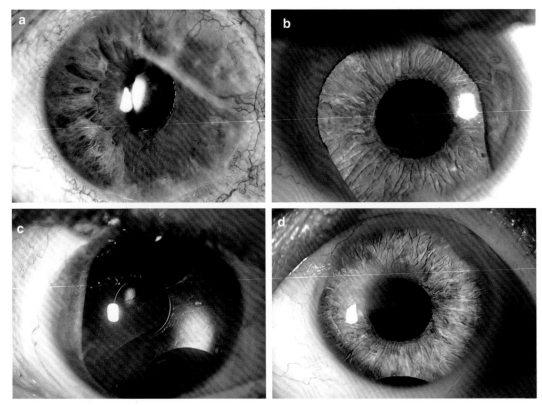

● 图 28.7 （a）软性部分虹膜假体侧面对合；（b）软性全虹膜假体植入残余虹膜后，不经巩膜缝合固定；（c）在瞳孔平面内用硅油打开虹膜膈；（d）硅油手术中软性虹膜假体植入及下（前）方虹膜切除术

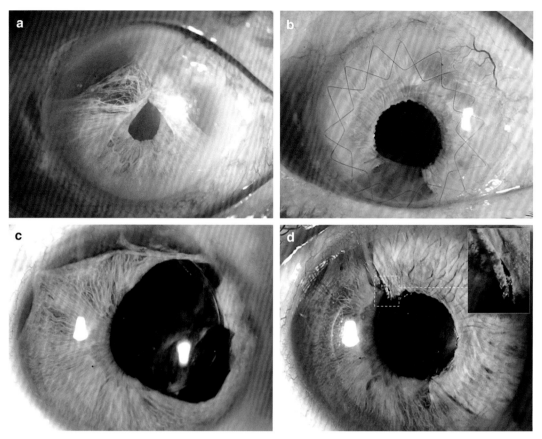

● **图 28.8**　两名患者分别在 17 个月和 12 个月后出现残留虹膜颜色变深。（**a** 和 **c**）为虹膜假体植入术前；（**b** 和 **d**）为植入打孔和修剪的虹膜假体术后，可见虹膜组织由于慢性亚临床刺激而导致假体纤维暴露；（**d**）嵌图显示暴露的纤维

大的虹膜缺损，甚至是完全性无虹膜。特别是软性的 Customflex 人工虹膜® 对眼前节重建的装备库是一个有价值的补充。然而，人们应该意识到，这些受外伤的患眼常伴有加重原有疾病的风险，特别是青光眼和角膜内皮问题。治疗目标是尽可能使手术损伤小和操作简单。联合治疗不仅提高了视觉质量，而且具有很好的美容效果。两者都能改善多数年轻患者的生活质量。虹膜重建的挑战是巨大的，但带给术者和患者的满意度也是巨大的。

要点小结

● 只有健康的虹膜基质可以缝合；在萎缩的基质中，缝线只能穿过。同轴裂隙灯检查有助于评估。

● 缝合的虹膜组织永远不能长在一起。闭合的虹膜缺损必须通过缝线终身固定。

● 虹膜组织的弹性有限。因此，只有最多约 2 个钟点中小型缺损可以缝合。

● 缝线必须为防光缝合。如果缝线间距太大，由此产生的多瞳症将导致极为不适的复视和多视。

● 只要有可能，应首选全假体（无纤维），而不是部分假体（含纤维），以减少青光眼和炎症的风险。

（参考文献参见书末二维码）

第 29 章

人工虹膜植入术：手术技巧综述

Vladimir Pfeifer，Miha Marzidovšek，and Zala Lužnik

刘兆川　译　丁宁　宋旭东　审校

要 点

- 人工虹膜（AI）可以用四种不同的手术技术植入。
- 眼前节重建、PKP、AI、IOL 植入术后 8 年，BCVA 为 20/20。
- 使用四点悬吊技术，人工虹膜植入后 8 年无 CME。
- 改良 Yamane 式人工虹膜和人工晶状体植入术。
- 应用 1.8 mm 推注器将人工虹膜植入囊袋内。

引言

虹膜缺损分为部分性或完全性（无虹膜），可为先天性或获得性。先天性无虹膜最常见的原因是由 PAX6、FOXC1、PITX2 和 CYP1B1 基因突变引起的[1]。获得性虹膜缺损继发于眼球穿通伤、钝挫伤和医源性损伤（例如，由于虹膜肿瘤切除），或与严重的虹膜萎缩或其他发育性眼部异常引起的虹膜角膜内皮细胞综合征（iridocorneal endothelial，ICE）相关[2]。这些患者表现出多种视觉障碍，如对眩光的敏感性增加、视力下降、对比敏感度降低、聚焦深度丧失和像差。此外，还有相当程度的外观损伤。

虽然有各种保守的治疗方法可用，如有色防眩光眼镜[3]、彩色角膜接触镜[4]和角膜基质墨染[5]，但以上方法在功能和美学方面存在不足[3]。另一方面，虹膜缺损的重建手术极具挑战性[6-7]。如果是较小的局限性虹膜缺损，可以直接通过虹膜缝合实现瞳孔重建[8]。然而，如果存在完全性无虹膜或虹膜缺损范围大而复杂，手术重建并植入人工虹膜假体可作为首选[6-7]。目前，医疗市场上有几种植入物可用，如Morcher（德国，斯图加特），取得了良好的临床效果[6-7]，以及 Ophtec 人工虹膜植入物（荷兰，格罗宁根）。遗憾的是，其中一些植入系统通常需要至少10 mm 的角膜切口[2]。自 2002 年，一种新型的个性化定制的、可折叠、基于硅胶的虹膜假体（Customflex®；德国，埃尔兰根）用于临床[9]，并引入了几种可进行医疗和外观康复的新式虹膜重建手术，取得了良好

的效果[3, 8]。除了硅胶虹膜假体，一种疏水性丙烯酸伴或不伴光学部的可折叠式虹膜膈也可以植入囊袋内或睫状沟（俄罗斯 Reper-NN 公司）[10-11]。在本章，我们将逐步介绍人工虹膜植入的主要手术方法及其优缺点。此外，我们还将讨论最常见的手术、术后并发症和随访结果。

人工虹膜设计

人工虹膜装置简史

第一款虹膜假体在 20 世纪 60 年代由 Peter Choyce 引入[12]。该装置由聚甲基丙烯酸甲酯（PMMA）制成，并直接植入前房角[12]。后因其导致的青光眼和角膜失代偿而被淘汰[12]。1991 年，由 Sundmacher 等和 Morcher 公司共同设计的下一代人工虹膜上市[12]，这款产品仍然是由 PMMA 光学部和外部黑色的 PMMA 膈组成，因此需要大切口植入[12]。随后，Volker Rasch 公司和 Morcher 公司开发了一种可注入囊袋的多片虹膜假体，这是一种囊袋张力环型装置。该款产品首先由 Kenneth Rosenthal 使用，后由 Robert Osher 在1996 年植入[12]。在接下来的几年里，Morcher 公司和 Ophtec 公司各自开发了几种不同的人工虹膜，伴或不伴光学部设计，也提供更多的颜色选择以改善外观。然而，它们仍然不完全匹配对侧眼，一些人工虹膜仍然需要大切口植入（Morcher）[12]。

定制硅胶虹膜假体

在 21 世纪初，HumanOptics 公司和 Hans Reinhard Koch 公司开始设计一种基于硅胶的定制虹膜假体装置[9, 12]。2011 年，新型生物相容性的可折叠式定制硅虹膜假体在欧洲经济区获得批准[8]，2018 年获得美国食品药品监督管理局（Food and Drug Administration，FDA）批准[3]。疏水性着色硅胶人工虹膜的表面（Customflex® 人工虹膜；HumanDptics，埃尔兰根，德国）是可定制的[9]。它由一个黑色不透光的光学

部后表面和一个彩色图形的前表面组成，彩色图形基于患者的残余虹膜的高分辨率照片和（或）对侧健眼的虹膜。如果术中进行缝合，制造时可以嵌入纤维网，以防止缝线迁移。人工虹膜总直径为 12.8 mm，可在手术过程中环钻到定制的尺寸。瞳孔直径固定为 3.35 mm，瞳孔边缘较厚（0.40 mm）。在周边的厚度减小到 0.25 mm。这款人工虹膜被设计用于假晶状体或无晶状体患者的后房植入，可单独或联合人工晶状体（intraocular lens，IOL）植入[9]。还有其他几种装置即将问世，包括自我调节的人工虹膜，能够自发改变瞳孔大小[13-14]。

术前患者评估

人工虹膜（artificial iris，AI）植入物适用于人工晶状体或无晶状体眼的部分或完全无虹膜患者，无论是否有剩余的晶状体囊支撑。由于人工虹膜可诱发白内障，因此不应用于有晶状体眼[8, 15]。表 29.1 总结了人工虹膜植入的常见适应证，如眼穿通伤导致的外伤性无虹膜、医源性虹膜缺损、眼球钝挫伤后的外伤性瞳孔散大、先天性无虹膜、Urrets-Zavalia 综合征、Axenfeld-Rieger 综合征和 ICE 综合征[2]。眼前节疾病的复杂性将决定术者使用哪种手术方法。因此，为了达到最好的术后效果，术者在进行虹膜重建手术前，需要仔细询问患者病史并制订手术计划。

首先，对所有患者都应进行准确的临床评估和术前检查，包括最佳矫正视力、眼压、角膜内皮细胞密度评估、眼轴、角膜曲率测量、水平和垂直白到白（white-to-white，WTW）直径以及黄斑光学相干断层扫描。如果光学仪器清晰度差，应另进行超声检查，

以排除严重的后节疾病。其次，为了达到最佳的术后美容效果，必须采用双眼的高分辨率真彩色照像。外科医生需要在术前决定是否用缝线固定人工虹膜，以进行适合的设计（使用聚合物纤维网）。

手术技术

在过去的几年里，一些人工虹膜的手术技术在治疗以下方面得到发展：（a）虹膜缺损的大小和范围；（b）术前晶状体状态（如有晶状体、人工晶状体或无晶状体）；（c）晶状体囊袋支撑是否存在。基于这些术前考虑，可以分为三种主要的植入技术：①部分人工虹膜植入；②全人工虹膜植入囊袋或睫状沟；③全人工虹膜植入联合巩膜固定。

基本的手术注意事项

在囊袋支撑充分的情况下，应使用镊子或推注系统，通过较小的角膜切口（2.8 ～ 7.0 mm）植入人工虹膜[8]。然后将折叠式虹膜植入物直接插入囊袋或睫状沟（详见后文描述），可以使用 Prolene 缝线将其缝合到巩膜或残余虹膜上，以获得更好的植入位置和稳定性。在无晶状体眼中，该手术可与 IOL 植入相结合，因为人工虹膜（0.25 ～ 0.4 mm）、IOL（0.5 ～ 1.0 mm）和残留虹膜组织（约 0.5 mm）的总厚度不超过自然晶状体的厚度（3.5 ～ 5.0 mm）[8]。必要时，可根据患者的 WTW 值（约 WTW 距离减去 0.5 mm），术中用环钻将人工虹膜修剪至理想的直径[2-3, 8]。

部分人工虹膜植入

该手术技术适用于虹膜缺损小于 1 ～ 3 个钟点范围的病例[8]。首先，用剪刀将带有纤维网的人工虹膜植入物裁剪到适当的大小，然后用镊子植入前房。再将人工虹膜片段缝合到患者残留虹膜上。据报道，该过程较为耗时[8]。

全人工虹膜植入囊袋或睫状沟

人工晶状体眼的睫状沟固定

该技术用于术前 IOL 稳定位于囊袋内的人工晶状体眼，且虹膜缺损（> 2 个钟点范围）或持续瞳孔散大。推注系统用于将折叠式人工虹膜通过一个小的角膜或巩膜切口（2.8 mm）植入前房，并放置在睫状沟。由于这种方法不需要缝合，手术快速和简单[8]。然而，如图 29.1 所示，人工虹膜与眼内结构相接

表 29.1	人工虹膜植入物适应证

先天性：
　先天性无虹膜
　Axenfeld-Rieger 综合征

获得性：
　外伤性：
　1. 穿通伤
　2. 钝挫伤（外伤性瞳孔散大）
　医源性——手术导致
　1. 术中虹膜损伤
　2. 因肿瘤虹膜切除
　3. Urrets-Zavalia 综合征
　变性：
　1. ICE 综合征：原发性（进行性）虹膜萎缩

ICE 综合征：虹膜角膜内皮综合征

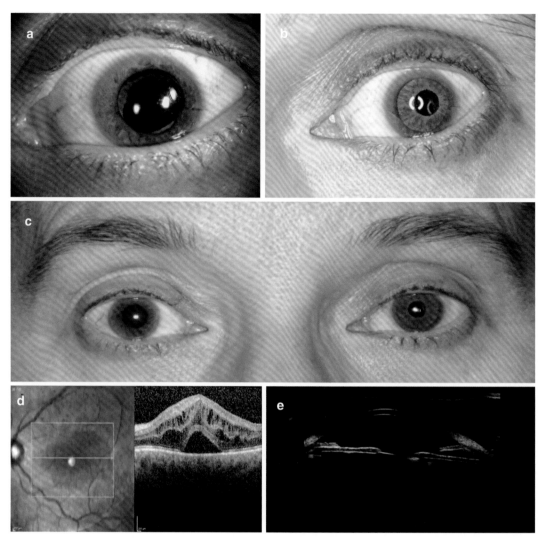

● **图 29.1**　人工虹膜植入睫状沟的术后结果。（**a**）眼钝挫伤后出现外伤性瞳孔散大患者的术前图像。首先，我们进行了外伤后白内障摘除术。手术时，将囊袋张力环和人工晶状体植入囊袋。用 9.0 聚丙烯缝合线将囊膜张力环缝合到巩膜上。由于外伤后瞳孔散大，我们决定植入人工虹膜。（**b**）人工虹膜植入睫状沟 12 个月左眼术后图像。（**c**）美学效果良好，患者非常满意。视力为20/20。然而两年后，患者左眼红痛、视力下降。经检查发现轻度前房炎症。（**d**）光学相干断层扫描显示黄斑囊样水肿。（**e**）超声生物显微镜检查发现人工虹膜与睫状体和（或）虹膜色素上皮接触，可能引起摩擦。患者局部使用皮质类固醇和非甾体抗炎药，但黄斑囊样水肿持续；因此开始向玻璃体内注射曲安奈德。然而由于顽固性炎症，我们不得不取出人工虹膜。我们假设人工虹膜和眼内结构的接触导致了慢性炎症，对药物治疗产生抗药性

触可导致迟发的慢性轻度的眼内炎症，这种炎症难以用药物控制，取出人工虹膜后炎症会消失。与图29.1 所示的手术案例相似，我们需要取出另外两名患者的人工虹膜，这些患者在其他医院植入人工虹膜，人工虹膜位于睫状沟并出现慢性轻度炎症。我们猜想这些病例术后晚期发生的眼内炎症，可能是人工虹膜与眼内组织接触所导致的。Bahadur 等也报道了 5 位患者通常因角膜失代偿而需要人工虹膜置换[16]。早期型号包括 Ophtec、Morcher BrightOcular和 HumanOptics[16]。三款早期的人工虹膜位于囊袋或睫状沟，所有 5 位患者人工虹膜置换为 Morcher 或HumanOptics，且均进行睫状沟缝合固定[16]。多数病例视力预后不佳，特别在角膜失代偿和青光眼的病例尤为严重[16]。然而，最近 FDA 的一项前瞻性、非随机、多中心研究，研究了 CustomFlexTM 人工虹膜的安全性和有效性。研究共纳入 447 只先天性和获得性、部分和全部无虹膜病例，未出现因眼内慢性炎症取出人工虹膜的病例[17-18]。在 447 只眼中只有 44 例（9.84%）患眼接受人工虹膜睫状沟固定，且在术后12 个月随访时间内未进行缝合[17-18]，这可能是由于环钻改良人工虹膜边缘后可以降低炎症发生率[17-18]。

囊袋内人工虹膜植入术联合标准白内障手术

　　如果患者存在白内障和较大的虹膜缺损，囊袋内

人工虹膜植入术联合白内障手术是安全和适用的（视频 29.1）。在 Figueiredo 和 Snyder 的研究中的 96 例大样本病例系列中，91% 的人工虹膜植入囊袋[19]。尽管有多种眼部合并症，结果显示术后没有需要取出人工虹膜的病例[19]。首先，进行标准白内障摘除，注意角膜切口最小为 2.2 mm，撕囊口直径 6 mm。乳化过程和 IOL 植入以标准方式进行（图 29.2 和图 29.3）。必须植入囊袋张力环（capsular tension ring，CTR），以防止囊袋皱缩和人工虹膜偏中心。虹膜周切术并非必须[8]。然而，操作需要温和，以防止连续撕囊口边缘裂开，因为这将影响下一步的人工虹膜植入囊袋。

全式人工虹膜植入伴巩膜固定

如果晶状体囊膜支撑受损且存在广泛的虹膜缺损，巩膜固定可用于多种不同的手术。

四点悬吊缝合技术（Pfeifer 技术）

为了避免接触人工虹膜和眼内结构，我们改良了以前的固定技术。四点悬吊缝合技术使人工虹膜固定于巩膜的四条缝合线上，同时不接触眼内结构（图 29.4，视频 29.2）。

因此，为了避免人工虹膜与眼内结构的接触，Pfeifer 技术使用环钻将没有纤维网的人工虹膜修剪为 10.5 mm 直径，并使用 4 条 9.0 聚丙烯缝线缝合。使用套索技术将缝线固定在人工虹膜上（图 29.4 a）。这些缝线附着在长弯针上。术者坐在患者 12 点钟的位置并做主切口。标记角膜的解剖中心后，在角膜缘后面 2 mm 的四个相隔 90° 的点也进行标记。一个 30 G 的薄壁针从眼外引入并穿过靠近 7 点钟角膜缘后 2 mm 的巩膜。长弯针上的 9.0 聚丙烯缝线在 12 点通过主切口引入，并与 30 G 针对接。将 30 G 针从眼内取出。在 4 点钟位置进行上述操作。牵拉缝线，

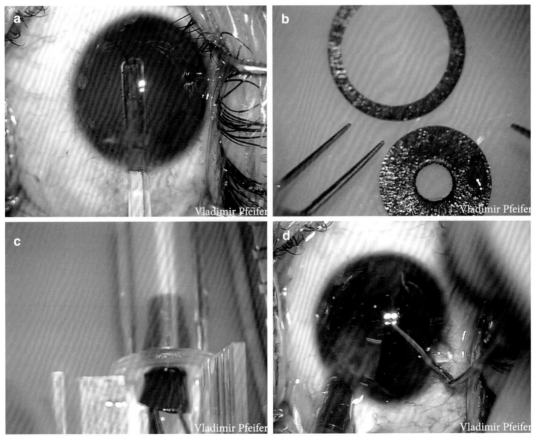

● 图 29.2　人工虹膜植入囊袋。我们认为植入人工虹膜最安全的方式是囊袋植入。在此，我们展示一例 20 岁左眼球穿通伤的病例。该患者进行了人工虹膜植入联合白内障手术。（a）首先，采用囊袋张力环（CTR）进行膨胀期白内障摘除和 IOL 植入。值得注意的是，如果准备将人工虹膜植入囊袋，则必须将 CTR 先植入囊袋。然后扩大连续环形撕囊。（b）用环钻将人工虹膜修剪至直径 9.0 mm 并折叠。（c）双手操作将人工虹膜装入 1.8 mm 推注器。（d）将折叠的人工虹膜经 2.2 mm 切口注入前房，以 Ogawa 钩作为第二器械将人工虹膜滑入囊袋。双手操作将人工虹膜展开。用一个器械抬高连续环形撕囊（CCC）的边缘，再用另一个器械将展开的人工虹膜划入囊袋内。操作需柔和，以防 CCC 破裂，进而阻止人工虹膜植入囊袋。因此，CCC 应该足够大，以允许人工虹膜固定于囊袋内

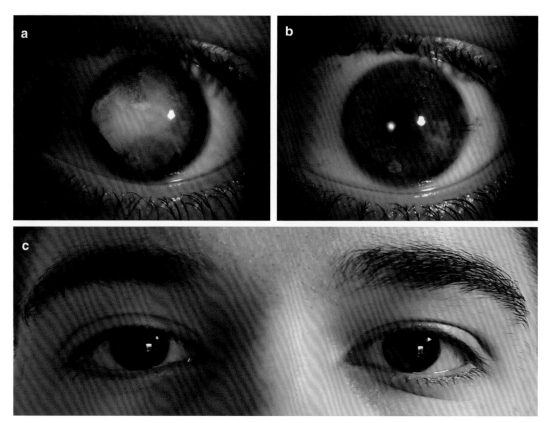

● **图 29.3**   人工虹膜囊袋植入囊袋内的术后结果。一例 20 岁外伤性无虹膜白内障患者（与图 29.2 是相同的患者）因穿透性眼损伤（角膜穿孔）而进行人工虹膜植入术。术前（**a**）和术后 10 个月（**b**，**c**）照像。（**a**）患者表现为外伤后角膜白斑、白内障和虹膜缺损；（**b**，**c**）术后美容外观良好，术后 10 个月视力为 20/20。术中及术后均无并发症发生

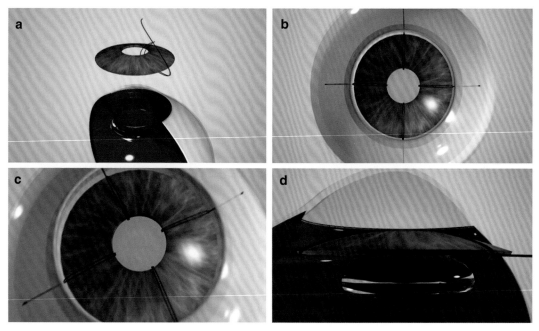

● **图 29.4**   四点悬吊缝合技术（Pfeifer 技术）示意图。（**a**）使用套索技术将缝线固定在人工虹膜上。（**b**，**c**）通过调整固定在巩膜上的四条缝线使人工虹膜居中。必须注意，人工虹膜的边缘不与残余的虹膜或睫状体色素上皮接触（**d**）。（**b**，**c**）理想情况下，在人工虹膜边缘和角膜缘之间应该几乎看不到红光反射

直到人工虹膜靠近主切口。折叠人工虹膜，通过主切口进入前房并展开。剩下的两根针通过主切口进入前房，并在 10:30 和 1:30 与 30 G 针对接，然后从巩膜中拉出。人工虹膜通过缝线调整居中，并使用

Szurman "之"字缝合技术在巩膜上劳固固定。最后将缝线打结，结膜沿角膜缘缝合或用胶粘合。30 G 针头所做的穿刺口是水密的。如果使用 MVR 刀切开，应缝合或粘合至切口水密。须注意，人工虹膜的边缘不可与残余虹膜或睫状体的色素上皮接触（图 29.4 d）。理想情况下，在人工虹膜的边缘和角膜缘之间应几乎看不到红光反射（图 29.4 c，d）。使用这种技术，人工虹膜可单独植入（图 29.5 和图 29.6）或联合 IOL 植入（视频 29.3）。

人工虹膜也可以在穿透性角膜移植术时进行（图 29.7 和图 29.8）。同时，无晶体眼可以通过植入一个附着在 IOL（AI-IOL 复合体）上的人工虹膜治疗。通过缝合襻可将 IOL 缝合到人工虹膜上，如图 29.7 所示。这是在四个点完成的。人工虹膜 -IOL 复合体准备好后，使用角膜环钻和 30 G 针在角膜缘后 2 mm

的巩膜将缝线引出，并在标记好的四个点进行固定。另一种方法，可使将缝针在角膜缘后 2 mm 的巩膜处从眼内到眼外。然后将人工虹膜 -IOL 复合体通过角膜 8 mm 切口植入，通过调整缝线使其居中。最后，使用 Szurman "之"字缝合将线固定。该手术技术安全、可重复性好，具有良好的美观和功能效果（图 29.8）。

人工虹膜 -IOL 复合体巩膜固定术：改良 Yamane 手术

在无晶体眼患者中，人工虹膜可以使用改良的 Yamane 技术与 IOL 联合植入（视频 29.4），如图 29.9 所示。简而言之，总直径为 12.8 mm 的人工虹膜修剪到直径 10.5 mm。使用 30 G 针头，每一边的隧道通过人工虹膜边缘 0.75 mm。接下来，将每个三片

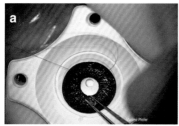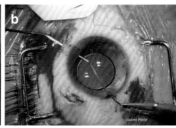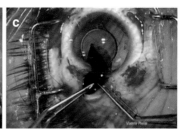

• **图 29.5** 采用四点悬吊技术将人工虹膜植入人工晶状体眼。当将人工虹膜植入人工晶体眼时，需要进行一些技术改良。（**a**）首先，用环钻将人工虹膜修剪至直径 10.5 mm，采用 9.0 聚丙烯缝线在人工虹膜周围进行套索缝合 4 次。（**b**）两根针插入 26 G 套管或 30 G 针头，在角膜缘后 2 mm 通过巩膜进入后房。将针头从眼内抽出，（**c**）再将人工虹膜折叠后植入前房。重复对接后，在近端放置 2 根拖尾缝线。将人工虹膜调至居中，在巩膜上行 "之" 字缝合固定缝线

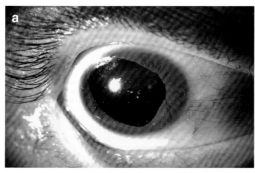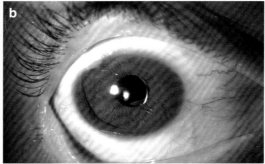
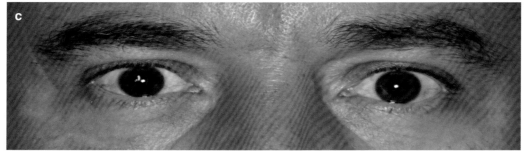

• **图 29.6** 使用四点悬吊技术植入人工虹膜。一例 46 岁患者右眼球钝挫伤后瞳孔散大，术前（**a**）及术后 6 年（**b**，**c**）眼前节照像，采用四点悬吊技术，最后一次随访视力为 20/20

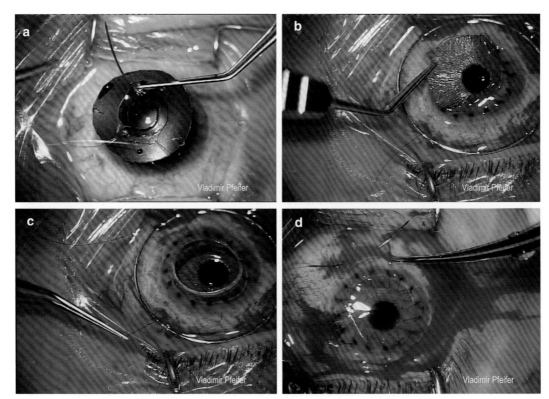

● **图 29.7** 采用四点缝合技术的人工虹膜 -IOL 复合体植入联合穿透性角膜移植术。（**a**）IOL 通过襻缝合到人工虹膜上，并在四个部位进行环状缝合。准备好人工虹膜 -IOL 复合体后，用环钻制备角膜植床，和 30 G 针引入并在角膜缘后 2 mm 穿过巩膜并用针头引导出，从预先标好的四个点穿出。或者，针可以在角膜缘后 2 mm 从内到外穿透巩膜。（**b**）人工虹膜 -IOL 复合体通过角膜 8 mm 切口植入，（**c**）通过调节缝线使其居中。（**d**）最后，使用 Szurman "之" 字缝合技术固定在巩膜上

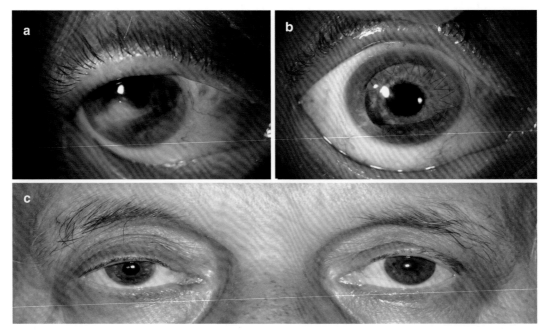

● **图 29.8** 人工虹膜 -IOL 复合体植入联合穿透性角膜移植术。71 岁患者右眼球穿通伤，出现外伤性无虹膜和晶状体缺如。患者接受右眼人工虹膜 -IOL 复合体植入术，术前（**a**）及术后 7 年（**b**，**c**）眼部照像。联合了穿透性角膜移植（与图 29.7 相同）。最佳眼镜矫正视力为 20/32，佩戴隐形眼镜矫正视力为 20/20，术后未出现炎症

式 IOL 的襻引入到两侧的针管中，并推动 IOL 光学部与人工虹膜的中心接触。标记出角膜中心和角膜缘后 2 mm 相隔 180°的两个点（每侧标记两个点，间距

2 mm）。放置前房灌注，灌注压为 30 mmHg。在上方做宽约 5.5 mm 的眉形切口，钻石刀设置为 250 μm，然后做侧切口。安全缝线穿过人工虹膜放置。然后将

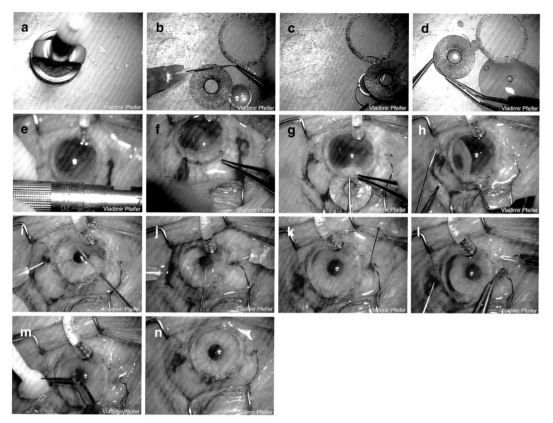

● **图 29.9**　使用 Yamane 技术将人工虹膜 -IOL 复合体植入无晶体眼。对于无晶体眼患者，人工虹膜可采用 Yamane 技术与 IOL 联合植入术。（**a**）首先，用环钻将人工虹膜修剪至 10.5 mm。（**b**）在距人工虹膜边缘 0.75 mm 用穿刺刀以 10° 角穿刺，IOL 的襻插入 30 G 薄壁针管腔内，（**c**）在人工虹膜的正面拉出。在对侧进行相同操作。（**d**）人工虹膜 -IOL 复合体已备好植入。（**e**）钻石刀设置为 0.25 mm。（**f**）采用 4.5 ～ 5.0 mm 的眉形切口。使用穿刺刀制备侧切口进入前房。（**g**）用镊子夹住人工虹膜 -IOL 复合体并引入前房。必须注意不要损坏襻。如果需要，可以扩大切口。（**h**）在人工虹膜边缘附近放置安全缝线，防止复合体滑入玻璃体腔。（**i**）将前襻插入 30 G 薄壁针。（**j**）松开前针，将后襻对准对侧的针管。（**k**）从隧道的方向将两根针拉出眼。人工虹膜 -IOL 复合体居中良好。（**l**）当左侧可见蓝色襻时，松开针，并用镊子抓住另一个襻。将其从针中拔出后，将襻烤出法兰结。（**m**）抓住前襻，从针中拉出，并在另一个襻烤出法兰结。（**n**）将襻推到结膜下，并略微进入巩膜。如果需要人工虹膜 -IOL 复合体重新居中，在手术结束时应通过结膜看到蓝色的襻

IOL/ 人工虹膜复合体植入前房。在角膜缘后 2 mm 的标记点旁平行于角膜缘距离 10° 的位置，用 30 G 针头以 45° 角方向进入眼内，从侧切口用 23 G 眼内镊将 IOL 襻插入针腔里。在另一侧也做同样步骤，使用 30 G 针弯曲 90° 和 23 G 眼内镊，通过角膜主切口将 IOL 襻插入针腔内。同时将两根针拔出，将两个襻置于巩膜外，然后首先用镊子将襻从针腔取出，将襻末端烤出法兰结。然后对第二个襻进行同样的操作。将两个襻埋入巩膜层间。拆除前房灌注和安全缝线。最后缝合切口并水密。该术式取得了良好的美学和功能效果（图 29.10）。

人工虹膜 -IOL 复合体巩膜固定技术：Pfeifer-Canabrava 技术

　　人工晶状体植入的最新改良术式是 Pfeifer-Canabrava 技术（视频 29.5，图 29.11）。这里使用的是 6-0 聚丙烯缝合线。首先，构建 4.5 mm 的主切口。在角膜缘后 2 mm 标记四个点，各点之间相隔 90°。将 6-0 聚丙烯缝线带入前房，并对接到主切口对面、角膜缘 2 mm 的 30 G 针管。接下来，以相似的方法处理第二根缝线。将人工虹膜（AI）修剪至 10.5 mm，并将板状襻 IOL 置于 AI 瞳孔的正中。然后将 30 G 针头穿过 IOL 和 AI 的前襻，并将 6-0 聚丙烯缝线对接到针头管腔内。缝线从另一侧引出，并进行法兰结处理。然后将近端缝线置于距角膜缘 2 mm 处，并使用 30 G 针管引导缝线穿过 IOL 和 AI 至前房外，再将线结进行法兰结处理。将 AI-IOL 复合体植入前房。通过拉动缝线使 AI-IOL 复合体居中。剪切并拉动缝线，在距角膜缘 2 mm 处进行四个法兰结处理。AI 居中良好，使用烧灼器缩短缝线。将结膜拉起，使法兰

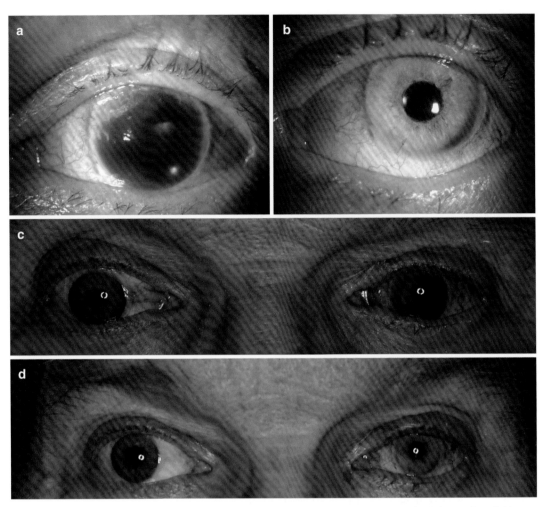

● **图 29.10** 使用 Yamane 技术将人工虹膜 -IOL 复合体植入无晶体眼的术后效果。（**a**，**c**）和术后（**b**，**d**）3 个月 IOL 植入后图像，该病例左眼球破裂伤后使用 Yamane 技术将人工虹膜 -IOL 复合体植入左眼（与图 29.9 是相同患者）

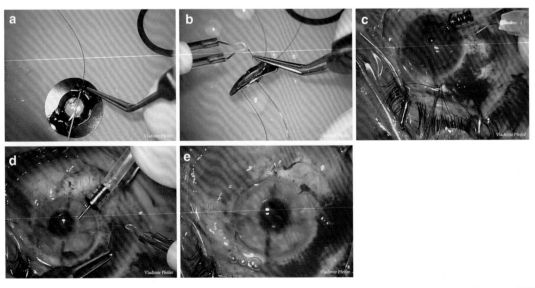

● **图 29.11** 采用 Pfeifer-Canabrava 技术进行人工虹膜 -IOL 复合体植入。（**a**）将 6-0 聚丙烯线引入眼内并缝合板状襻 IOL 和 AI。（**b**）接下来，用烧灼器将缝线的一端烤出法兰结。（**c**）将 6-0 聚丙烯缝线的另一端带入前房，并与位于角膜缘后 2 mm 的主切口对面的 30 G 薄壁针对接。（**d**）在这张图像中，缝合并制作法兰结。虹膜居中性良好，并使用烧灼法缩短缝线。（**e**）拉动结膜，使法兰结埋在结膜下

结进入其下，而后缝合主切口。同样，在进行此技术时，AI-IOL 复合体在术后悬挂在前房中。AI 与邻近眼内组织结构无接触。可获得良好的美学效果（图 29.12）。

当使用这种手术技术时，必须注意维持前房压力。用于经睫状体平坦部的灌注头可以通过角膜缘切口进入前房。所有病例的眼压均为 15 mmHg。当 30 G 针通过巩膜时，IOP 上升至 30 mmHg。

人工虹膜和非折叠式人工晶状体巩膜固定术

Mayer 等[3, 8, 20]描述了一种类似的手术技术，即将人工虹膜和 IOL 分别植入并固定在巩膜上。在植入前放置 IOL 和人工虹膜的缝线。首先，将一个不可折叠的聚甲基丙烯酸甲酯 IOL（Morcher 81B）通过 7.0 mm 的角巩膜切口植入，通常在 3 点和 9 点用 10-0 的聚丙烯缝到巩膜上。以同样的方式植入人工虹膜，并在 6 点和 12 点缝合至巩膜，从而减少了轴向的倾斜。主切口用 10-0 尼龙缝线缝合[8]。

人工虹膜 -IOL 复合体巩膜固定术

Mayer 等[8]还介绍了将人工虹膜 -IOL 复合体植入并缝合到巩膜上的替代技术。首先，将 IOL 襻缝合至人工虹膜背部，从后方靠近光学部，再从前方旋转穿过虹膜返回。然后，将该复合体呈折叠的三明治状从 5.5 ～ 6.0 mm 的角巩膜切口植入眼内，并在 3 点和 9 点位置缝合到巩膜上。在植入前，用剪刀切开两个间隔 180°的圆形虹膜凹形切口，剪断襻的远端以减小可折叠式复合体的直径，可从更小的切口植

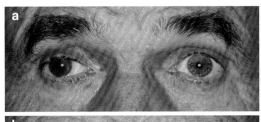
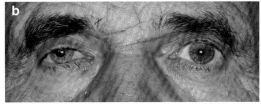

• 图 29.12　采用 Pfeifer-Canabrava 技术人工虹膜 -IOL 复合体植入无晶眼的术后结果。一名 61 岁无晶状体患者术前（a）和右眼植入人工虹膜 -IOL 复合体后 12 个月（b）的图像（与图 29.11 为同一位患者），该患者在眼球破裂和前段重建后具有良好的外观

入。该技术只包括两个巩膜附着点，可以节省时间。

本文描述了另一种所谓的 "slip-and-slide" 技术，通过小切口（3.0 mm）植入人工虹膜 -IOL 复合体，从而减少术源性散光。人工虹膜和板状襻 IOL 用无结缝线在四个点固定，但可以分别植入，植入后组装，最后缝合到巩膜上。该技术可用非散光矫正型 IOL 或散光矫正型 IOL 进行[21]。

其他手术方式

穿透性角膜移植术中开 "天窗" 植入

如上文所述，人工虹膜植入术可与穿透性角膜移植术联合。在这种情况下，钻开角膜后，伴虹膜切口的人工虹膜可直接从角膜孔植入睫状沟；或者如上所述，进行四点巩膜悬吊。最后，完成角膜植片缝合[8]。

有晶体眼节段性人工虹膜植入

根据虹膜缺损的大小将人工虹膜切开，通过 3.5 mm 的角巩膜切口植入。人工虹膜的巩膜侧用 10-0 聚丙烯线缝合至巩膜，剩余部分用 Siepser 滑结技术缝合至残余虹膜组织。已证明这项技术是成功的[22]。我们在病例系列中，并未使用这项技术。

临床预后、并发症及其处理

人工虹膜的重大进展，使获得性或先天性虹膜缺损患者眼前段重建的新手术方法成为可能，并已展示出良好的功能和美学效果。需要强调的是，大多数患者表现为复杂的眼部合并症和其他结构畸形（如外伤后）。因此，术后功能预后可能受到术前后极部和整体眼睛健康的显著影响。然而据报道，许多患者视力和视觉质量有改善（如眩光和畏光减少）[23]。此外，大多数患者都可以获得良好的美容效果。

一些研究报道，人工虹膜植入后的并发症需要进行药物或手术治疗，通常与其他术前眼部疾病（如外伤后高眼压或青光眼）和（或）手术本身直接相关，而不是由眼内植入物引起[24]。

文献中最常见的并发症是①持续眼内炎症和黄斑水肿（21%），大多数通过持续局部非甾体抗炎药或球周注射倍他米松成功治疗；②眼压升高（＞ 20 mmHg）或青光眼进展（5.9% ～ 9%），在大多数情况下通过局部抗青光眼药物可充分控制，一些病例（3.9% ～ 15%）需要进一步的手术治疗，如青光眼引流阀植入术；③术后低眼压（9%）通过前房至少注射一次

OVD 来控制；④内皮细胞计数减少，导致角膜失代偿，需要角膜移植（11%～18%）；⑤人工虹膜偏中心或移位（5.9%～12%）。我们的人工虹膜重新定位的手术技术如图 29.13 和图 29.14 以及视频 29.6 所示。

其他罕见但威胁视力的并发症包括视网膜脱离（2%）和眼球痨，这可能是由于术前严重的外伤和眼内炎[20, 25]。最近，Rickmann 等[23] 报道了其他的人工虹膜相关并发症，如残余虹膜变暗和青光眼进展，这些并发症明显与集成纤维网植入物有关，与无植入物的病例无关[23]。

表 29.2 总结了 2013 年至 2020 年连续 18 例患者的临床预后。大多数患者（16/18）为外伤后无虹膜或外伤后瞳孔散大并伴有眼前节损伤。其中 2 例为先天性无虹膜，3 例患者采用人工虹膜 -IOL 复合体巩膜固定（改良 Yamane 技术），12 例患者采用四点悬吊技术植入人工虹膜。2 例患者采用人工虹膜囊袋植入，1 例采用改良的 Canabrava 技术植入人工虹膜 -IOL 复合体。在大多数情况下，都取得了良好的外观效果。同样，2/3 的病例报告视力有所改善。重要的是，除了 1 例人工虹膜植入睫状沟以外（图

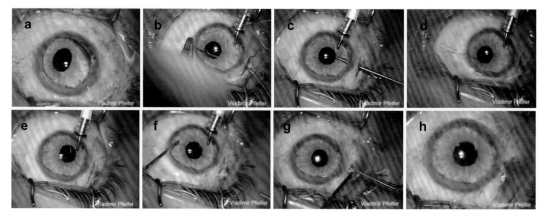

● 图 29.13　人工虹膜重新定位。（a）人工虹膜不全脱位伴轻度活动性；（b）9-0 聚丙烯环缝线与 AI 后面的 27 G 套管对接，通过角膜缘后 2 mm 的 23 G 切口从巩膜中拉出；（c，d）缝线远端部分的套索通过同一切口拉出人工虹膜；（e，f）套索围绕人工虹膜并拉紧。人工虹膜通过缝线汇集而居中。行"之"字缝合巩膜固定；（g）结膜用纤维蛋白胶粘合；（h）人工虹膜居中性良好

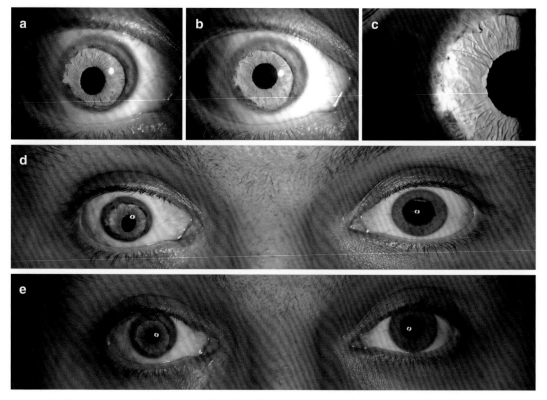

● 图 29.14　人工虹膜复位术后结果。半脱位人工虹膜复位后的术前（a、d）和术后（b、c、e）图像（与图 29.13 为同一位患者）

表 29.2　不同手术方法和预后

手术技术	例数	指征	中位数年龄（最小值；最大值）	中位数随访时间，月（最小值；最大值）	预后 / 并发症
植入囊袋内	2	先天性无虹膜（1），眼球穿通伤（1）	13.5（7；20）	23（10；36）	2 例术后 BCVA 均有所改善 /IOP 均有所升高（1）
4 点悬吊缝合（Pfeifer 技术）	12	眼球破裂伤（2），眼球穿通伤（2），眼球钝挫伤（6），医源性 / 术源性损伤（1），无虹膜（1）	42.3（18；71）	64（12；85）	7/12（58.3%）停止后 BCVA 中位数增加 0.6（最小 0.13；最大 0.9）2/12（16.7%）因术前视网膜疾病导致的术后 BCVA 无改善 3/12（25%）由于角膜失代偿，术后 BCVA 中位数下降 0.125（最小 0.05；最大 0.2）（2）[a]；眼球摘除术（1）
人工虹膜 -IOL（Pfeifer-Canabrava 技术）	1	眼球破裂伤	61	12	术后 BCVA 下降 / 视网膜疾病；良好的外观效果
人工虹膜 -IOL 复合体巩膜固定（改良 Yamane 技术）	3	眼球破裂伤	72（67；73）	24（12；24）	术前和术后 BCVA 保持稳定（2），术后 BCVA 下降，ERM（1）；显著的外观改善

BCVA：最佳矫正视力；CME：黄斑囊样水肿；IOP：眼压；IOL：人工晶状体；ERM：黄斑前膜；Post-op：术后；Mo：月
[a]：等待 EK（角膜内皮移植）

29.1），我们的病例系列随访时间较长（2013 年首次手术），在人工虹膜正确放置而未接触任何眼内结构时，未观察到术后眼内炎症或黄斑水肿。我们只能推测，这可能是对我们的手术技术的直接反映，以确保人工虹膜或人工虹膜 -IOL 复合物在悬吊线或襻上，而不会接触或摩擦其他眼内结构。术后最常见的并发症是眼压升高（12%）、人工虹膜偏中心（6%）、角膜失代偿（6%）和眼球痨。然而，这些情况可能是严重的眼外伤和多次既往手术造成的结果，包括角膜移植、因视网膜脱离而进行的玻璃体切除术和抗青光眼手术。

　　综上所述，采用上述人工虹膜手术方法进行虹膜缺损重建是安全的；然而，由于疾病的复杂性和其他伴随的眼病，密切和长期的随访对于达到最佳的美容和功能效果至关重要。

结论

　　如本章所述，通过各种手术方法植入人工虹膜可成功进行虹膜缺损重建。该手术是安全的，对大多数患者具有良好的功能和外观改善。然而，尽管术后并发症较少发生，并且与伴随的眼病和（或）直接的手术创伤有关，而非植入物本身，但术者需要了解和

熟悉如何植入人工虹膜和处理常见的术后并发症。因此，正确的手术技术、密切和长期的随访是手术成功的必要条件。

要点小结

- 必须避免植入人工虹膜与眼内组织接触。
- 使用四点悬吊技术时，需用环钻将人工虹膜修剪为直径 10.5 mm 或更小，如果植入囊袋内，需要修剪到直径 9.0 mm。
- 如果人工虹膜植入后出现炎症，应迅速采取行动，将人工虹膜重新定位，使其不接触眼内组织或将其取出。
- 如果囊袋存在，囊内人工虹膜植入是首选方式。
- 100% 的病例都使用没有纤维网的人工虹膜。缝合时使用套索围绕人工虹膜，或 IOL 可用作支撑。如果没有囊袋，人工虹膜应悬吊在前房内，用四根缝线或 IOL 襻固定在巩膜上。

（参考文献参见书末二维码）

第 30 章

高级虹膜修复术

Gregory S. H. Ogawa

杨一佺　译　丁宁　宋旭东　审校

要 点

您将在本章了解到以下内容：

- 虹膜修复术中眼球加压方式、缝线和器械的使用。
- 多点位间断缝合虹膜的方法。
- 如何行精细的先天性虹膜缺损修补术。
- 虹膜透热法调整瞳孔形状和居中性的方法。
- 眼内虹膜如何打结及线结范围的技巧。

引言

虹膜严重损伤或虹膜畸形是首位眼部问题，可导致患者出现畏光、视力差或眩光等症状。本章主要内容着重于高级和复杂的虹膜修复术——但并不从一开始就涵盖这个主题。也就是说，本章许多内容对刚从事虹膜手术的眼科医生也很有帮助。某些情况下，手术治疗虹膜异常对提高患者生活质量的影响意义深远，这使得虹膜修复技术的发展成为眼科医生追求的方向。在接下来的文字、视频和图表中，外科医生将学习虹膜手术的术前准备、器械及多种虹膜修复技术。此外，相较于眼外虹膜缝线打结可能导致虹膜出现撕裂、损伤和变形，我们还将了解如何在眼内行虹膜缝线打结。除了直接修复或置换虹膜外，还可以选择角膜染色术。

虹膜修复 vs. 人工虹膜假体

尽管有各式各样的流程与技术可用来修复虹膜异常，但某些情况下，患者没有足够的虹膜组织可行修复。闭合虹膜缺损时，可将虹膜拉伸到一定程度进行缝合，但是如果虹膜拉伸过紧，可能出现缝线、虹膜根部或其他部位的撕裂。如果虹膜过紧，还可能导致眼部慢性炎症。临床指南指出，如果使用 10-0 聚丙烯缝线单圈缠绕两次以上将虹膜缝合固定在预期位置，则虹膜很可能被牵拉过紧。这种情况下，根据所

使用的人工虹膜的类型，患者可能需要人工虹膜或其他辅助耗材进行虹膜修复。人工虹膜手术相关内容将在 IP 章节介绍。

虹膜修复术前准备

眼球加压

虹膜修复术中需要压迫眼球以尽量减少出血，维持眼部的正常解剖结构。

- 如果患者晶状体囊膜完整，可使用眼科手术黏弹剂（ophthalmic viscosurgical device，OVD）加压眼球。弥散性 OVD 能更有效地固定虹膜组织，但是不易吸除。另外，聚集性 OVD 较易吸除，但不能有效地将虹膜固定至预期位置。聚集-弥散性 OVD 兼具上述两种 OVD 的特征。
- 如果晶状体囊膜不完整，可使用输液器维持眼球形态和灌注压。23 g 高流量角膜缘灌注套管效果良好，既能保持切口小，还允许灌注液进入眼内。如果灌注套管需要经常更换，可反复使用型灌注套管（如 D&K 8-616-1），经济实惠，偶尔使用还是更倾向于各种一次性灌注套管。灌注液来自带有主动泵系统的设备，但是重力灌注系统的优点是，如果灌注液从穿刺口或其他切口流出眼外时，眼压暂时下降，不会将灌注液猛地泵入眼内。其他机器也可设置重力盒或主动压力盒。
- 无论是哪种灌注系统，设定眼压只需达到或稍高于生理眼压即可。而虹膜手术术中应避免使用白内障超声乳化手术经常使用的高灌注压——由于在超声乳化过程中液体从眼内排出的速度很快，因此需要较高的灌注压力来去除白内障。

缝线和缝针

- 虹膜修复术的标准缝线是 10-0 聚丙烯缝线，强度好、韧性高，其在眼内降解极其缓慢。根据笔者的临床经验，只有巩膜内的缝线会在 10～20 年内逐渐降解。虹膜修复术的幸运之处在于，如果巩膜处的 10-0 聚丙烯缝线降解至断裂的程度，也很少会导致显著的问题，必要时可重新缝合该区域虹膜。因为虹膜对缝线的牵拉较小，这类情况很少发生。

- 长弯型跨前房针（至少 13 mm）更易从角膜缘扎入虹膜，穿过虹膜后再返回至角膜缘。铲型角针（如 Ethicon CTC-6 L）的优点是无需穿刺即可穿透巩膜或角膜组织，且虹膜组织上残留的针眼极小；但是对于一些手术医生，不容易在眼内操作控制铲型角针。而长度与弧度相似的锥型针，通常硬度更强（如 Ethicon CIF-4），更容易在眼内控制，但是由于锥型针的形状，需要通过角膜缘穿刺口，穿透虹膜时可能会拖拽虹膜组织，形成虹膜孔。笔者更偏好铲型针，因为其进出眼内的灵活性更好，对虹膜组织的阻力系数更低。也就是说，优秀的虹膜手术医生使用这两种类型缝针的一种，甚至两都均使用。跨前房直针也可用于缝合虹膜，但是缝针穿出眼内，整个针缝必须到达角膜缘平面，可自动地将虹膜提升至同一平面。某些情况下不会引起问题，但其他情况下可因虹膜变形、虹膜根部压力与撕裂或虹膜组织弹性减弱而引起问题。

操作仪器

- 合适的持针器对虹膜缝合至关重要。由于缝针很细，因此持针器要细而尖，此外由于缝针较长，坚固的镊齿有利于牢固地抓住缝针（如 Osher 针架，Storz E3807 WO）。为增加缝合的流畅度，应避免使用带锁扣的持针器。如果将相同设计的钛制和钢制持针器进行比较，钛制持针器能更好地夹住不锈钢缝针，因为钛的物理性能使其与不锈钢缝针之间的摩擦更大。然而，如果要在精细的钛制持针器和坚固的细尖不锈钢持针器（如 Osher）之间做出选择，大多数外科医生更青睐后者。使用同轴剪剪断缝线尾端，可让手术医生在线结位置剪断缝线尾端，而不用将线结、缝线和虹膜拖至切口、在眼外剪断缝线尾端。"原位"剪断线结对脆弱、萎缩的虹膜和其他情况是非常重要的。如果统一使用 23 g 器械和灌注套管，那么在手术过程中，可根据需要在不同的穿刺口更换器械和灌注。当然，25 g 同轴剪也可通过 23 g 穿刺口达到此目的。

- 虽然任何类型的穿刺刀均可用于这些患者，但 23 g 微创玻璃体视网膜（microvit-reoretinal，MVR）穿刺刀非常锋利，易于制作平行于虹膜的均一等大的穿刺口。

- 当针头穿过虹膜组织时，可使用一些器械来支撑虹膜组织。有时虹膜组织无需支撑，但其他情况可能需要同轴眼内镊、虹膜恢复器、人工晶状体（intraocular lens，IOL）调位勾或其他器械来支撑虹膜，以避免对虹膜组织和脆弱的虹膜根部施加过多的压力。

- 对于某些类型的眼内线结，需要一个或多个 23 g 或 25 g 眼内弯轴镊。数家厂商可提供重复使用的眼内镊，一次性 25 g VR 镊可在轴区手动弯曲，便于在前房内操作。

- 眼内玻璃体视网膜（vitreoretinal，VR）双极透热探针可通过收缩虹膜基质来调节瞳孔的位置与形状，将在后文描述，VR 专家常使用该器械烧灼视网膜血管。随着 VR 器械的不断发展，体积越来越小，探针大小通常为 25 g，尽管 23～27 g 同样适用于虹膜整形。一次性探针有额外的优势，手术医生能手动弯曲探针轴部，以适应人体工程学和虹膜通路。

玻璃体切除

　　如果玻璃体在需要修复的虹膜附近或周围，则应在虹膜手术前将其切除，以避免出现玻璃体牵拉和视网膜裂孔。在某些情况下，可通过角膜缘穿刺口使用铡刀式玻切头充分切除玻璃体。其他情况下，同一类型玻切头需要单一的睫状体平坦部入口。在这两种情况下，灌注液均可通过角膜缘灌注套管进入眼内，手术显微镜照明充足，这也是为什么如果采用睫状体平坦部入路只需要一个入口的原因。可使用套管针（23 g 或更小）或宽度合适的 MVR 刀制作睫状体平坦部切口。

药物

如果只单独行虹膜手术（不同时行白内障手术），那么术前通常避免使用散瞳或缩瞳剂。术中眼内缩瞳剂的使用对几乎所有虹膜修复手术都是有用的。乙酰胆碱起效更快、避免括约肌过度收缩，如果需要可多次眼内注射。卡巴胆碱也可用于收缩虹膜括约肌，但应慎用，因为它会阻断乙酰胆碱酯酶，导致瞳孔过度收缩。因卡巴胆碱引起的括约肌过度收缩，可能让手术医生更难以在术中评估虹膜修复是否充分。

透明晶状体

非白内障透明晶状体患者的虹膜修复是一项高风险的工作，晶状体微小的凸起也可能形成白内障。此外依据笔者经验，弥散性 OVD，即硫酸软骨素和透明质酸钠的混合物，也会增加前囊下羽毛状混浊的可能性。如果 OVD 只含有透明质酸钠，晶状体混浊的趋势并不明显。总之，经验丰富的虹膜外科医生，会在透明晶状体的年轻患者因虹膜缺损出现视觉症状的情况时，进行虹膜重建。在这些情况下，在穿针的过程中，使用 OVD 将虹膜向上推离晶状体，并使用眼内镊将虹膜稳定至远离晶状体的位置。任何欲行虹膜修复的透明晶状体患者，术前必须充分交代，包括术中或术后短期内可能行白内障手术。如果进行这类手术，建议在手术室中进行生物学测量并选择合适的 IOL。

虹膜修复术类型

虹膜根部离断修复

虹膜根部是虹膜最薄弱的部分，虹膜根部离断主要由外部钝挫伤和内眼手术引起。急性损伤常伴有前房积血。1 个钟点范围内小的撕裂通常无需修复，但随着虹膜根部离断范围扩大，虹膜对瞳孔表面纤维的牵拉也相应增加，虹膜根部离断会逐渐影响视力。此外，如果患者行白内障手术，IOL 光学部边缘位于虹膜根部离断的范围，患者则可能出现眩光和其他视觉症状。由于瞳孔开大肌位于虹膜基质的后部，虹膜根部离断过程中虹膜边缘倾向于向后翻转，使得从虹膜前表面穿针更难。

- 虹膜根部离断区域可行球结膜环状切开术，巩膜表面烧灼止血。如果瞳孔大小为中等至散大，前房内注射乙酰胆碱避免虹膜向周边聚集。然后使用 OVD 或灌注液加压眼球。如

果在受伤时有出血形成纤维条带，虹膜根部离断边缘有时存在"V"型结构。在轻轻拉动虹膜之前，可使用两个眼内镊在瞳孔附近和虹膜根部离断边缘处，轻轻地放射状拉伸虹膜（视频 30.1）。有时 IOL 调位勾也可用于同样目的。

- IOL 调位勾或眼内镊可用来明确虹膜修复所需缝合固定点的数目，以及每个缝合固定点的位置。虹膜根部离断修复所需的缝合固定点数目通常比最初认为的要少（图 30.1 a，b，c，d）。

- 虹膜根部离断基本的治疗方式是水平褥式缝合。使用带双直针的 10-0 聚丙烯缝线：第一针从远离虹膜缝合位置的穿刺口约 180°水平进入眼内，向后穿过瞳孔区，再使用弯曲跨前房穿刺针勾住远端虹膜，在虹膜根部水平处穿出巩膜。第二针从同一穿刺口进入眼内，确保不损伤角膜组织，向后穿过瞳孔区，再向前方穿过虹膜远端，与第一针穿过虹膜的位置相邻，在虹膜根部平面距第一针 1.5 ~ 2 mm 处穿出巩膜。在眼外调整缝线，形成圈绕两次的线结，无论顶部是否形成半蝴蝶结，评估位置后固定缝线和虹膜。如果只褥式缝合一次，那么缝线张力的调整应强调充分闭合虹膜根部离断并且恢复良好的瞳孔形状，而不完全是闭合虹膜根部离断[1]。如果放置了多根褥式缝线，每根缝线均要临时绑好，直到最后一根缝线到位，调整每一根缝线的张力，再打结形成 2-1-1 结，埋入眼内。Sinskey 钩有助于将线结推过巩膜，甚至可以轻微扩大巩膜口，作为线结进入眼内过程的一部分。重要的是，线结穿过巩膜壁进入眼内，但是避免线结被巩膜侵蚀[2]（视频 30.1）。

- 如果患者晶状体透明，术者调整方法在虹膜根部离断区域"向后"设置，制作一个从角膜中央至周边的穿刺口。双针和 OVD 从同一穿刺口进入眼内，使用眼内镊或其他器械分离虹膜与晶状体，以便针头穿过虹膜并从虹膜根部位置的巩膜穿出。缝线的处理方法与上述相同。在这种情况下，医生应使用尽量少的褥式缝合控制症状，而不是使用缝合数量来获得良好的美容效果。再次，这是一个高风险的虹膜修复情况，应与患者全面交代和充分术前准备。

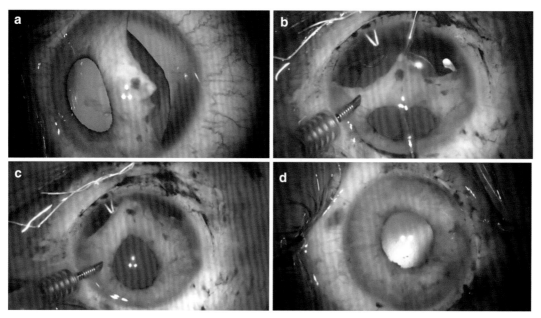

● 图 30.1　（a）21 岁男性，右眼下方大范围虹膜根部离断、悬韧带断裂、玻璃体脱出、下方晶状体发育不全，13 年前因钓鱼时重物伤导致白内障。（b）虹膜离断缝合修复前使用同轴镊拉伸收缩的虹膜。前部玻璃体切除、白内障抽吸、ePTFE（Gore-Tex）缝合囊袋内张力器联合丙烯酸 IOL 植入囊袋内。ePTFE 由圈绕两次线结系成半蝴蝶结固定，便于虹膜修复后按需调整囊袋 /IOL 位置。可反复使用的 23 g 钛制灌注套管维持眼球压力。（c）首先使用 10-0 聚丙烯缝线和 13 mm×0.15 mm 双弯针于虹膜根部离断区域中央水平褥式缝合。针头先穿过瞳孔区，再向前穿过周边虹膜，因为虹膜通常向后旋转或弯曲。轻微牵拉调整使瞳孔至预定位置。通常情况下，10-0 缝线圈绕两次系成半蝴蝶结形打结，以便在完成之前调整张力，但这种情况下，线结在放置时就已经确定的。（d）三次褥式缝合后修复完成。值得注意的是，即使如此大范围的虹膜根部离断，相对较少的固定点也可以支撑虹膜。瞳孔位置居中良好且无需缝合虹膜括约肌。Purkinje 图 1、3、4 在角膜中心排列良好，这表明 IOL 平坦居中

● 虹膜缝合技术多种多样，包括虹膜根部离断修复，均属于缝合技术标题下的内容[3-4]。多数缝合涉及巩膜沟或巩膜瓣（其他缝合方式闭合巩膜瓣）和空心针，空心针直径远大于上文描述的铲式跨前房弯针（直径 6 mil/0.15 mm）。部分缝合为连续缝合，部分为间断缝合。由于虹膜根部离断缝合修复无需周边虹膜连续支撑，因此无须连续缝合，事实上一旦放置缝线，可调性减弱，可能会降低患者的视觉质量。尽管有些医生手动缝合虹膜根部离断效果很好，但依据笔者的经验，直接缝合让原本简单的技术变得更为复杂，针头不易穿过虹膜从后房至前房，从而无法缝合后卷的虹膜边缘，且直径更大的针头更易导致更多的虹膜组织损伤。其他虹膜根部离断缝合固定技术不断出现，例如，一根或多跟较粗的聚丙烯缝合线[5] 在某种程度上随访后可能有良好的视觉效果，已取代上述褥式缝合技术的新标准。

多点位间断缝合瞳孔缘

虹膜损伤常见部位是瞳孔边缘的虹膜括约肌，还包括虹膜间质撕裂和虹膜括约肌损伤相同区域的损伤。局部损伤只需简单间断缝合即可——缺损处各缝一针。如果括约肌损伤范围广泛，可能需要一次或多次多点位间断缝合。多点位间断缝合对瞳孔缘括约肌仍有部分功能，但多点位范围无功能的虹膜损伤特别有用（如果 360°范围虹膜括约肌失去功能，这种情况下适合虹膜环扎缝合，将在本章后面内容描述）。由于本章涵盖了高级修复术，简单间断缝合不再描述，但手术医生可以通过多点位缝合构造来理解简单间断缝合。

● 多点位间断缝合的基本原理是，如果在较长范围无功能括约肌上行简单间断缝合，两个线结容易合在一起，中间部分的虹膜容易脱落，缝合位置虹膜形成放射状开口。然而，如果缝针在该段多次缝合，那么该侧瞳孔缘都会被牵拉至缝合处。

● 在这些情况下，前房内注射乙酰胆碱有助于

明确括约肌的功能部位。虹膜放射性结构分析也有助于区分功能正常的括约肌（放射状）与无功能的括约肌（八字形）[6]。

- 多点位间断缝合从标准眼球加压和清除该区域玻璃体开始。10-0 聚丙烯一侧针头穿过角膜缘，然后向后穿过括约肌残余功能的周边虹膜附近。然后，针头向上穿过邻近的虹膜，再向后穿过虹膜。随后穿过虹膜时可继续这种疏缝线迹方式，或者改为锁缝针脚即针尖绕过瞳孔缘的出针方式，然后在随后过程中从后至前穿过虹膜。改用锁缝针脚的主要优点是让针尖靠得更近，减少虹膜向周围扭曲的的概率，一旦系好缝线，则形成放射状开口。缝合固定的数量取决于虹膜组织的支撑性，但在最极端的情况下，缝合固定数量 3 ~ 7 次不等。

- 一旦缝线穿过虹膜，使用同轴眼内剪修剪缝线尾端之前，先打一个眼内结。本章后面描述了不同眼内线结的类别和举例。笔者通常在眼外形成线圈，然后 IOL 调位勾作为滑轮将线圈拽入眼内并拉紧固定[7]，该线结操作步骤可在本章或其他视频中显示。

- 初次多点位间断缝合后，手术医生更清楚明确后续多点位间断缝合位置，保证合适的瞳孔形状和大小。相同的程序步骤可根据需要重复多次，以达到可接受的结果。可在前房内注射部分乙酰胆碱，笔者通常以外部测量的瞳孔直径约 4 mm（或稍小）作为目标。这模拟了相对明亮的光照环境，通常可以避免畏光症状。眼底（和虹膜）颜色较深的患者往往能耐受更多的光线进入眼内，而眼底（和虹膜）颜色较浅的患者一般能忍受的光线较少（视频 30.2）。

虹膜聚集缝合治疗虹膜透照缺损

在白内障或其他手术过程中，虹膜从主切口或穿刺口脱出并不罕见。通常情况下，患者对虹膜局部改变没有任何自觉症状，但是某些时候，特别是该区域色素上皮缺失时，患者会出现明显的光学干扰症状。如果虹膜透照面积较大，可能需要虹膜假体治疗，如虹膜假体章节所述。对于更轻微的虹膜缺损，"聚集"缝合可改善或解决患者症状，此概念是将虹膜组织更紧密聚集在一起，以降低该区域的不透明度，但在某些情况下需要虹膜重叠[8]。

- 前房内注射乙酰胆碱，然后按所需方法维持眼球形态。使用 10-0 聚丙烯的 6 mil（0.15 mm）宽的铲式跨前房弯针，由于虹膜在这些区域非常脆弱，因此需要使用对虹膜牵引力最小的针。缝合首先从完整的虹膜区域开始，然后在虹膜透照区域编织（几乎像编织毯子一样），然后最终在对侧虹膜透照的区域缝合固定。当打结该部分虹膜缝线时，并不总是需要完全压缩所有的虹膜组织，只需将虹膜组织压缩到足够减少透照。应使用同轴剪剪断缝线尾端。通常需要两条缝线，一条在中央，另一条在周边，充分控制光线透照的问题。

- 在这些情况下，虹膜括约肌也会受到损伤并不罕见。如果虹膜括约肌损伤，手术医生首先应简单或多位点间断缝合瞳孔缘，修复该区域。这通常会大幅改善周边虹膜至括约肌的透光量。如果仍然有过多的光线透过虹膜基质，则可以进行一次或两次虹膜聚集缝合来治疗该区域的损伤（视频 30.3）。

先天性虹膜缺损修复

先天性虹膜缺损在虹膜缺损中相对独特，因为虹膜从来并非完全正常。个体出生时在胚胎发生过程中视神经裂隙没有闭合。前段虹膜缺损可以很轻微，如瞳孔下方虹膜间质异常，延伸至周边的放射状虹膜缺损，包括睫状体和悬韧带断裂。晶状体悬韧带断裂的表现形态通常称为先天性晶状体缺损，因为在晶状体发育和生长过程中，悬韧带无法对晶状体赤道提供牵引力，无法将其拉出到晶状体其余部分相同的水平。本章提到这些的原因是，在某些情况下，应切除悬韧带断裂处脱垂的玻璃体，这作为虹膜修复手术的一部分。当然，眼后段缺损，通常伴随着前段缺损，患者会出现视野缺损，如果波及黄斑区，甚至会对视力造成毁灭性的影响。

- 白内障患者术前很少修复先天性虹膜缺损，原因是自然晶状体的直径约为 12 mm，异位的虹膜缺损后面仍存在晶状体，还可以聚焦光线。大多数 IOL 光学部直径约为 6 mm，因此如果白内障术后不处理虹膜缺损，IOL 边缘通常位于虹膜缺损中央，缺损区域形成了周围无晶状体、中央有 IOL 的空间。在这种情况下，虹膜缺损的瞳孔形成了视觉较差的区域，可产生单眼复视、边缘眩光、视力下降、对比敏感度下降、眩晕等症状。

- 手术医生修复虹膜缺损时要治疗的最基本的事情是虹膜缺损边缘包含有瞳孔括约肌，功能上是瞳孔的延伸。较大的虹膜缺损多在虹膜根部区域，缺损区域内的括约肌将缺损瞳孔拉向鼻下方的固定点，因此修复的关键是去除缺损区域两侧的括约肌。早期的技术手段要么没有解决这个问题，要么部分解决了这个问题[9-10]。这部分描述的技术是在白内障联合 PCIOL 植入手术术中修复虹膜缺损，或者如果患者既往行白内障手术但未修复虹膜缺损，也可以二次手术[11]。

- 白内障联合 IOL 植入手术术后应前房内注射乙酰胆碱，同时观察缺损和非缺损区域的瞳孔反应（尽量避免白内障手术灌注液中包含去甲肾上腺素或肾上腺素）。鼻上方一般是放置 23 g 角膜缘灌注管的合适位置。如果周边出现玻璃体脱出，应使用标准 23 g 玻切头切除玻璃体，将玻切机转速设置降至 1 刀 / 秒、极低的负压和抽吸流速。再使用玻切头缓慢切除缺损区的括约肌。切除可以先从周边开始，或选择从正常瞳孔缘到虹膜缺损区域的

过渡，从那里开始。切除缺损区的括约肌后，缺损向中心位移，手术医生可能会注意缺损周边的虹膜基质松弛。缓慢地开始切除，逐渐进行，不要切除多余的组织，因为这会使缺损更难闭合。

- 一旦切除缺损区的括约肌后，则开始缝合修复。缝合为简单间断缝合，第一针将鼻侧和颞侧正常的瞳孔括约肌缝合在一起，眼内打结、修剪后将瞳孔边缘固定在一起（见本章后面眼内打结部分）。依次进行其他间断缝合，从中央至周边，将缺损两侧的虹膜基质固定在一起。虹膜周边通常有非常小的三角形缺损，并没有光学意义，最好不缝合该缺损以避免撕裂虹膜组织。如果朝向瞳孔的某区域没有充分贴合，可以再次缝合该区域。因为多数周边缝合线都有可能压迫 / 撕裂虹膜，所以在虹膜平面上进行打结的技术非常重要，而不是将虹膜拽到角膜缘平面打结，可选择 Ike Ahmed 双眼内镊技术[12-13] 和 Ogawa 眼内线结[7]（图 30.2 a，b，c）。应用眼内透热疗法调整瞳孔的形状和位置，本章后面将有介绍（视频 30.4）。

虹膜环扎治疗瞳孔固定散大

瞳孔偏大且虹膜无舒缩功能，需要广泛地缝合

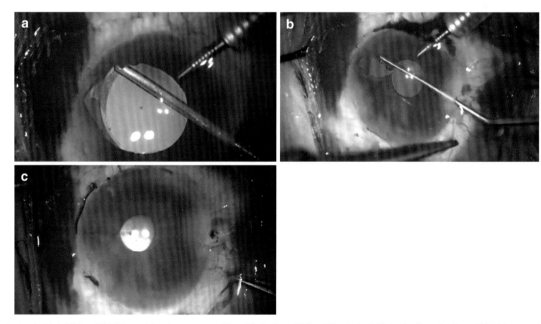

- **图 30.2** （a）患者左眼虹膜缺损。玻切头以 1 刀 / 秒、低流速、低负压切除瞳孔缺损部分两侧的虹膜括约肌。自固定的 23 g 角膜缘灌注套管保持眼球形态。完成白内障摘除与晶状体植入术后，灌注乙酰胆碱缩小瞳孔，更清楚地观察虹膜缺损恢复为正常瞳孔的过程。（b）正常瞳孔鼻侧与颞侧两端缝合。在虹膜边缘合在一起时第一圈缝线逐渐收紧，然后在拉紧圈绕 2 次的缝线。成角 IOL 调位勾起到滑轮的作用，在穿刺口对侧 180° 的位置提供张力。（c）手术完成后瞳孔位置居中，Purkinje 像显示 IOL 位置良好。10-0 聚丙烯线间断缝合虹膜基质，没有缺损区的括约肌，几乎达到虹膜周边

虹膜或使用虹膜假体。虹膜假体的方法在虹膜假体章节中描述（第29章，Vladimir Pfeifer）。可以使用几种多点间断缝合，然而，这往往会对缝线间薄弱的虹膜施加过多的压力，导致瞳孔变形，如正方形或五角形。对于无张力的散大瞳孔，虹膜环扎缝合是有效的方法，可以最大限度地减少对虹膜组织的压力，并产生非常好的美容和功能效果[14]。

前房内注射乙酰胆碱可明确瞳孔舒缩功能。如果视网膜和视神经功能正常，当光线透过瞳孔时，也可术前使用裂隙灯观察虹膜运动来明确瞳孔舒缩功能。接下来，选择并应用眼球加压，然后在眼球周围制作若干23 g穿刺口，每个开口内部方向与虹膜平行，以便使针更容易进出眼球。如果穿刺口较宽，则无需再次拓宽。对于静止的、直径较大的瞳孔，需要制作更多的角膜缘穿刺口，通常该手术需要至少4个角膜缘穿刺口。白内障或人工晶状体手术切口可作为入口之一。

- 该手术的关键在于，针头穿过角膜时避免角膜开口处嵌有角膜组织。为了进入眼睛，环形睫状体剥分离器，甚至是线镊的侧边，均可扩张穿刺口，同时针尖从仪器的一侧进入眼内。针尖穿出眼球，可以使用睫状体剥分离器进行相同的操作，或者针头可以插入24 g塑料静脉导管（血管导管）或27 g钢套管的尖端。针头有时可能穿透塑料静脉导管壁，或尖端被钢套管弄钝，都是小的挑战。由于以上操作不可能尽善尽美，手术医生每次穿刺时均应检查，确保没有嵌入角膜组织，检查方式是将针尖向眼内和眼外移动几毫米，然后抓住针左右滑动。如果没有嵌入角膜组织，那么针柄的移动范围是完整切口的宽度；如果嵌入角膜组织，则针柄将以组织穿孔部位为中心旋转。

- 在这个过程中使用4英寸长的双侧聚丙烯10-0缝线与长弯6 mil铲针效果很好。如果发生何事阻止向第一个方向进展，或甚至为了人体工程学便利，双侧缝线可以让手术医生"脱身"。为实现该选择，第一针必须如上所述通过穿刺口，且不损伤任何切口处的角膜组织。手术医生端坐位置和起始位置，均可根据外科医生的个人习惯，达到最佳手术效果。对于部分双手通用的手术医生，坐在

患者左肩部附近——无论患者是左眼还是右眼——在大约10:30位切口进入眼内。缝合可以按逆时针方向进行，手术医生移动手术椅的位置，直到靠近患者右肩部。此时，如果需要，手术医生可以向上移动至患者的头顶，使用另一根针通过10:30位切口进入眼内，顺时针方向穿过虹膜，直至逆时针方向缝合至停止的位置，然后眼内打结，外部测量的目标瞳孔直径约4 mm（图30.3 a，b，c）。

- 一些虹膜缝合技巧可带来更好的效果。在某些情况下，针头可穿过瞳孔缘附近的虹膜而不支撑虹膜，但是在其他情况下，IOL调位勾、虹膜恢复器或同轴镊可能是有用的。同轴镊可以较好地控制虹膜，尽管由于多次镊子按压虹膜，似乎比选择其他的支持方式要粗糙一些。对于较少的缝合点位，更多的点位可以使瞳孔缘更加平滑——24或更多的点位是较好的目标。第一次通过穿刺口从前到后穿过虹膜，再从后到前形成疏缝线迹的前两次缝合点位。此后再切换到从后到前的锁缝针脚（如果手术医生喜欢，也可从前到后），每次穿过虹膜都可以让手术医生将缝合点更紧密地结合在一起，这有助于放置更多缝合点，使瞳孔缘更加平滑。缺口缝合最常见的位置是穿刺口，针头从眼内穿出，再进入眼内。为尽量减少该位置出现缝合缺口的可能性，手术医生可以观察到缝线最后离开虹膜的位置，接下来的缝合尽可能靠近之前的位置。修整和系紧线结后，小心地使用IOL调位勾在缝合处略微滑动虹膜，以优化虹膜的位置。本质上，虹膜悬挂在环扎缝线上，就像窗帘杆上的窗帘，虹膜根部为窗帘提供了类似于重力的功能。

"衣架式"缝合修复大范围虹膜缺损

部分患者即使修补缺损的虹膜后，也会留下较大的虹膜缺口。这些情况下，人工虹膜可能是一个较好的选择，但是由于各种原因，患者可能无法使用人工虹膜。选择缝合仍可改善这种情况，各种类型的桥接缝合可能会有所帮助。笔者自20年前开始使用这种"衣架式"桥接缝合，发现对多名患者有显著益处。

- "衣架式"缝合对于上方大范围虹膜缺损效

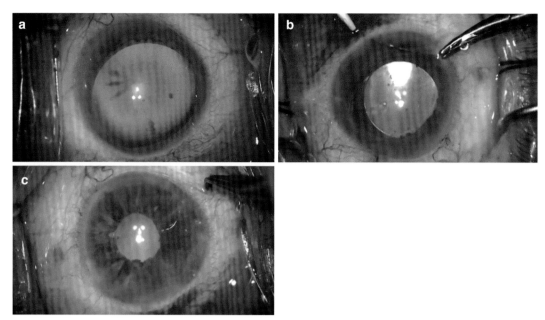

● 图 30.3　（a）外伤后散大固定的瞳孔。基本上 360°瞳孔括约肌功能丧失的情况下，适合进行环扎缝合。这幅图中，瞳孔向下和向右都很大，可看到晶状体周边部。（b）图中 10-0 聚丙烯环扎缝线位置自左向下（眼睛 10:00 点位），逆时针方向通过穿刺口进入眼内，穿过瞳孔缘，并从另一个穿刺口至眼外。图示虹膜缝合点缠绕在针上呈螺旋状，这是锁缝缝合所致。使用 24 g 塑料静脉导管（血管导管）将针尖插入眼内，并在不损伤角膜组织和针尖的情况下引导针尖穿出眼外。（c）完成的病例，外部测量瞳孔直径约为 4 mm，Purkinje 像示 IOL 位置良好，图像左侧是瞳孔缘小切迹最常见出现的位置——针头穿出眼外，再穿入眼内，再次缝合虹膜的位置。切迹可在显微镜下观察到，但肉眼难以观察这种大小的切迹

果最好，因为上眼睑通常遮盖角膜上半部分，患者可根据需要自主地进一步下移上眼睑。通常当上方虹膜缺损较多时，需要向上提起虹膜并向水平中线靠拢，可能通过多个桥接缝合实现，但是"衣架式"缝合构型通常可以一次缝合实现。

● "衣架式"缝合的基本概念是缝线方向与缝合的力量方向不直接一致。虹膜处缝线向两侧不同的方向移动，因此缝线产生的力的矢量是在缝线之间的某处。虹膜运动的实际方向不仅取决于缝合一侧的牵引方向，还取决于各方向虹膜的拉伸性。在这种合力的作用下，虹膜沿着缝线移动至受力平衡的位置。因此，虹膜并不是沿着缝线两侧中间的方向移动。

● "衣架式"缝合需要双针缝线，从虹膜缺损远端穿刺口 180°水平进针，类似于虹膜根部离断修复过程中的水平褥式缝合。第一针进入穿刺口后，穿过虹膜特定位置，利于将虹膜拉向上方中线，然后从虹膜根部平面的位置穿出巩膜，这一点为虹膜定位产生恰当的矢量力。在巩膜缝合位置确定前，先使用眼内镊或 IOL 调位勾评估虹膜形变能力，这可

能有助于优化结果。第二针从同一穿刺口进入眼内（确保不接触角膜组织），然后穿过眼内对侧的虹膜和巩膜组织。手术医生首先在眼外两端打结，再继续调整缝线张力使虹膜处于所需位置。眼内镊有时利于将虹膜移至所需的位置，且缝线穿过虹膜处对缝线和虹膜不施加压力。一旦达到所需的张力，就在结上打两圈每圈绕线 1 次，将其锁定到位。修剪完缝线尾端后在将结放入眼内，可使用 Sinskey 钩将结推入并穿过巩膜，或者甚至使用光滑的眼内镊从眼内抓住缝线，并将结拉入眼内（图 30.4 a，b）。

透热疗法修复瞳孔形状与位置

大多数虹膜修复可通过缝合来完成，但是一些额外调整也是有用的。某些情况下，眼内透热疗法可进一步优化虹膜修复。透热治疗仪在之前的仪器章节描述。本质上，虹膜前表面透热治疗可缩小病灶[13, 15-16]。患者从低能量起，逐步增加能量直到预期效果可见。幸运的是，Snyder 博士未发表的研究发现，即使透热治疗治疗的能量很高，虹膜也不会受到严重损伤，因此在设置上似乎有一定的安全性。该疗法可能会使中等

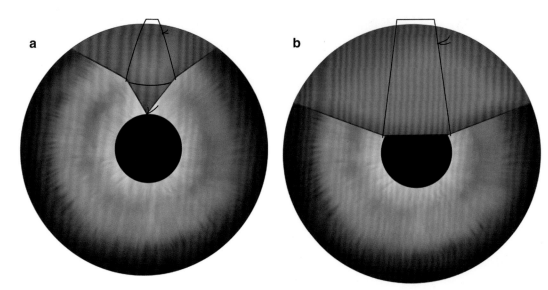

• 图 30.4 （a）"衣架式"缝合修复示意图，可缝合上方虹膜，但仍存在较大的虹膜缺损。笔者因其形状称之为"衣架式"缝合修复。当缝线穿过虹膜时，矢量力位于缝线两侧之间，因此两侧均提起虹膜并贴合在一起。虹膜对任何特定方向拉伸的阻力都会影响虹膜实际移动的方向和幅度。使用 Sinskey 钩或同轴镊将 10-0 聚丙烯线结推入或拉入眼内，并抓住眼内的缝线。（b）上方瞳孔边缘和大片虹膜缺失的"衣架式"缝合修复示意图。如果不缝合虹膜，虹膜将下垂仅覆盖大约角膜下 1/3 的区域。虽然这种修复远远不能完全闭合虹膜缺损，但它使虹膜缺损更易控制，特别是上方虹膜缺损，患者可通过上眼睑遮挡虹膜缺损处进入眼内的光线

或较浅的虹膜变暗，所以应注意尽可能使虹膜任何颜色变化看起来更加自然。

- 为了塑造瞳孔形状，需要对瞳孔拉向周边的一侧进行治疗。透热治疗越靠近周边虹膜，瞳孔缘则产生更为剧烈的形状改变。从瞳孔缘稍远位置将瞳孔拉向治疗方向，使其呈现平缓的曲线。周边虹膜治疗是将瞳孔缘牵拉出较大弧度。相邻放射状治疗在治疗效果上具有相加效应。

- 为了改变瞳孔的位置，治疗应在医生预期瞳孔移动方向的虹膜一侧。该治疗方法通常用于虹膜缺损"区域"或更大区域，避免产生局部虹膜形状不规则。如果需要，甚至可在虹膜更周边的部位治疗。应牢记即使目的是改变虹膜的位置，瞳孔缘形状也可能因为距离瞳孔缘近处的治疗而改变。

- 当患者需要同时实现修复瞳孔位置和形状时，应在两者间采取平衡的方法。医生可能希望从最必需的功能开始，然后再考虑另一种功能，避免另一种功能影响到第一种功能。换句话说，瞳孔位置改变前避免使瞳孔形状完美，因为瞳孔位置的改变可能会影响瞳孔形状。

- 在虹膜已缝合区域附近应谨慎操作，因为该区域额外的虹膜张力可能将缝合后闭合的虹

膜缺损拉开。透热疗法甚至可能在虹膜上产生足够的张力，使缝合处的虹膜组织紧张，从而扩大缝合缺口或使其更加严重。

- 不考虑加热装置情况下，尽管角膜的热收缩证明随着时间推移而逐渐舒张[17]，而虹膜的收缩随着时间推移似乎相当稳定。目前尚不清楚虹膜形状改变稳定的原因，但这是医生使用该治疗方法的观察结果。因为虹膜治疗的控制和结果，医生对透热疗法的应用可能有部分依赖性。但是医生应记住的是，显微镜下的视野远超出患者或他人观察虹膜时的视野，因此不需要在显微镜下看起来十全十美。此外，尽管治疗操作在液体环境中进行，透热疗法仍然会对虹膜造成轻微的损伤，如果治疗过度，可能增加术后炎症反应。

虹膜缝合眼内结

- 眼内结由线圈组成，如其他手术线结一样，每个线圈都有一定数量缝线缠绕[18]。线圈和缠绕的标准简写，指第 1 个线圈的缠绕次数，后面跟着一个连字符，然后是第 2 个线圈的缠绕次数，依此类推。使用这种表示法，打一个结在第 1 个线圈时缠绕了 3 次，第 2 个线圈缠绕了 1 次，第 3 个线圈缠绕了 1 次，

可表示为 3-1-1 结。如果结不挤压虹膜组织（如虹膜环扎线结），结之间的摩擦力完全依赖于结内部的摩擦力，但是如果结挤压组织（如虹膜组织挤压一起），那么结的摩擦力就会得到一些帮助。如果依靠 10-0 聚丙烯缝线线结的内部摩擦力，那么结的最低配置应为 2-1-1 结。

- 几十年前 McCannel 描述的线结[19]，将虹膜牵拉至角膜缘的主切口处，使虹膜移位并施加张力。在某些情况下这可能仍然是合适的，但在结的最终位置或接近结的位置收紧结，不大可能损坏或使虹膜变形。表 30.1 列出许多已发表和提出的结，打结时线圈仍留在眼内，并在不同程度上保持虹膜在打结时的位置。依据线圈位置及是否在眼内使用器械收紧结将线结分为三类。表中所有结的视频可在另一出版物中查看[6]，但本章将详细描述其中三个结，并通过视频演示。显微镜下 Ogawa 式结的视频可在本章多个手术视频中看到。

Osher，Cionni，Snyder 初始 Siepser 结变体——眼外形成线圈，眼内不使用器械系紧

所有的 Siepser 式结从虹膜远端钩一个缝线环，再通过对侧穿刺口拉出，并形成线圈。另一端缝线尾端穿过环（两次），然后两个缝线尾端拉出眼外，并在眼内收紧线圈。同类型的环以同样的方式钩出，但

表 30.1　眼内结表

Siepser 式结：形成线圈并在眼外系紧	Ogawa 式结：在眼外形成线圈，然后使用器械拉入眼内并收紧	Ahmed 式结：使用两个同轴眼内镊在眼内形成并系紧结
初始 Siepser（2-1）[20]	初始 Ogawa（2-1-1）[7]	Ahmed（2-1-1）[12-13]
Osher，Cionni Snyder 变体（2-1）[21]	Ahmed 变体（2-1-1）[22]	
Condon 变体（2-1-1）[23]		
Ahmed 变体（3-1-1）[24]		
Schoenberg，Price 变体（2-1-1，虹膜后结）[25]		
Narang，Agarwal 变体（缠绕 4 次，1 个线圈）[26]		

在这种变体中，另一个缝线尾端以与第一个线圈相反的方向穿过缝线环（一次）。为制作 2-1-1 结，第三次钩出缝线环，另一缝线尾端以与第一次线圈相同的方向穿过缝线环（一次）。之所以要改变缝线端穿过缝线环的方向，是为了形成一个方形结构的结。线圈是否能平放形成真正的方形结构，取决于虹膜是否可以自由地来回转动，因为每条缝线均从同一侧眼拉出，因此不可能通过改变拉动缝线的方向来平放线圈[21]（视频 30.7）。

Ogawa 结——眼外打结，眼内系紧

按常规方式，这种结均在眼外使用系线镊形成线圈，眼内镊同时夹住缝线两端，而 IOL 调位勾的功能就像滑轮一样，将缝线一端伸入眼内，然后形成线圈。IOL 调位勾移动至结的位置，在缝线张力相距约180°的结点处收紧线圈。交替方向缠绕线圈（每次使用长端缝线缠绕）和交替使用 IOL 调位勾将缝线拉入眼内，如果手术医生愿意，可以形成方形结并将其系紧。手术操作时在眼外做一个稍长的缝线环，以便 IOL 调位勾可通过结的位置。如果缝线环的长度相同，则 IOL 调位勾将无法通过结的位置，降低正确系紧线圈的能力，并增加了 IOL 调位勾头部被线圈卡住的可能性[7]（视频 30.8）。

Ahmed 结——双眼内镊

这种眼内结需要两个光滑的 23 g 或 25 g 平台眼内镊。该类型线结打结如同在眼外一样，但一切都在眼内完成。缝线穿过虹膜后，一端保持中等长度，另一端剪短使缝线恰好在眼球外。眼内镊在眼内夹住缝线较长的一端，另一眼内镊在远端缠上两次，然后第二个镊子在眼内夹住缝线另一端，即剪断留在眼外的缝线。然后系紧缝线形成第一个线圈。眼内镊夹持缝线的长端，在第二个眼内镊远端位置将缝线沿第一个缝线相反的方向环绕 1 次。第二个眼内镊再次在眼内夹住缝线较短的一端，系紧形成第二个线圈，但向反方向牵拉缝线，使线圈平放呈方形固定。第一个眼内镊再次夹住缝线较长的尾端，并将缝线再次包绕在第二个眼内镊上，与第一个线圈的方向相同，然后第二个镊眼内再次夹住缝线短端，形成并收紧最终的线圈，最后修剪缝线末端[12-13]（视频 30.2 和视频 30.9）。

角膜染色术治疗虹膜异常

在某些情况下，通过角膜的方式解决虹膜异常可

能是外科医生更理想的途径。例如，患者晶状体无明显混浊，因有特发性虹膜萎缩（虹膜角膜内皮综合征疾病谱一部分）出现视力障碍，在这种情况下，可切除眼内阻塞的虹膜，然后利用多种角膜染色技术描绘一个中央为瞳孔、周边为虹膜的角膜[27]。该技术可治疗视力障碍合并眼部外观不佳的患者[28-29]。

结论

当虹膜异常患者决定是否需要治疗时，首先考虑是否需要使用人工虹膜假体。并不是所有患者都可以使用人工虹膜假体，因此在某些情况下可能会限制选择。高级虹膜修复手术需要眼球加压、缝线和器械，这些通常不是常规白内障手术的一部分，因此术前应该仔细考虑和安排。本章所描述的高级虹膜修复术，期望为外科医生掌握更先进、更复杂的虹膜手术提供额外的"工具"。眼内线结的最终预期位置，是虹膜有效缝合修复的重要组成部分。对于适当的患者情况，角膜染色术也应作为一种选择。

要 点 小 结

- 眼球加压是虹膜修复手术的关键步骤。
- 虹膜根部离断修复时调整缝线，注意瞳孔形状 / 位置，而不是完全闭合虹膜缺损。
- 先天性虹膜缺损患者行白内障手术时需要修复虹膜缺损，以达到白内障手术的良好效果。
- 虹膜环扎手术只适用于基本上360°虹膜瞳孔括约肌无功能的眼。
- 眼内线结应在眼内适当位置系紧，以避免虹膜损伤和扭曲变形。

（参考文献参见书末二维码）

第 31 章

巩膜固定型人工晶状体联合角膜染色术治疗严重虹膜缺损或外伤性无虹膜的无晶状体眼

Jorge L. Alió, Ali Nowrouzi, and Jorge Alió del Barrio

杨一伦 译 丁宁 宋旭东 审校

要 点

- 巩膜固定型人工晶状体植入联合飞秒辅助角膜染色术，是治疗外伤性或先天性无虹膜相关并发症的一种替代手术方法。
- 治疗性或美容性角膜染色术已成功用于许多虹膜缺损患者，术后早期光敏感度、褪色与颜色变化等并发症发生率较低。
- 患者术后 10 年随访过程中，证实治疗性或美容性角膜染色术是安全的。
- 特别对于无法使用虹膜植入物的患者（无论是否联合人工晶状体光学元件），角膜染色术是眼内虹膜植入物的手术替代方案。

引言

严重虹膜缺损或完全虹膜缺损的患者（先天性、外伤性或医源性），通常抱怨畏光、眩光、对比敏感度降低、景深降低和视力下降[1]，他们通常对眼部外观也不满意。此外，虹膜萎缩和瞳孔直径的改变可致视网膜成像质量下降，从而影响患者的视功能[2]。以上症状的严重程度，轻则影响患者视物，重则可能从心理和生理上改变患者的生活。因此，手术医生不能仅仅根据患者虹膜缺损的范围，就忽略患者的担忧。

目前有手术和非手术方法治疗虹膜缺损，如美容性彩色角膜接触镜、显微缝合技术，以及治疗较大范围虹膜缺损的人工虹膜植入术[1]。多种类型人工虹膜植入物可用于治疗无虹膜患者，如虹膜型人工晶状体（intraocular lens，IOL）、囊袋张力环式人工虹膜和可折叠式人工虹膜[1]。以上人工虹膜产品有 Morcher（Morcher，德国）虹膜型人工晶状体，Ophtec BV 植入物（Ophtec，瑞士）和 REPER 植入物（REPER-NN，俄罗斯）。

CustomFlex® 人工虹膜（HumanOptics，德国）是美国食品和药品监督管理局批准的治疗无虹膜的另一种方法，该型人工虹膜是一种薄的、可折叠的虹膜假体，由硅胶树脂隔膜制成，可选择性集成聚合物纤维网，人工晶状体可以缝合在其表面，从而治疗无虹膜和无晶体眼[1-3]。CustomFlex® 人工虹膜的固定瞳孔直径为 3.35 mm，总直径为 12.8 mm，可使用环钻来调整瞳孔直径大小，还可个性化定制匹配患者自然的虹膜颜色。

近年来，治疗性和美容性角膜染色术已成为严重虹膜缺损或虹膜异常患者的一种治疗选择[4-5]，已证明这种技术安全有效，术后较长一段时间也能保持良好的美容效果和患者满意度[6]。该手术还成功地与其他手术方式相结合，如斜视矫正术、白内障或眼睑手术[7]。

本章系统地描述了一种新的手术方法治疗无虹膜伴无晶状体患者，即睫状沟缝合人工晶状体（IOL）联合治疗性角膜染色术（keratopigmentation，KTP）。

手术技术

该新型角膜手术方式总结如下：

既往文献报道在表面麻醉（丁卡因和奥布卡因）下行飞秒辅助角膜染色术[4-6]。简而言之，使用飞秒激光（Visumax，zeiss，德国）制作一个角膜基质隧道，其参数为深度 250 μm，内径 4 mm，外径 9 mm，能量 2 mJ。然后使用片层解剖器（Alio 角膜色素染色术解剖器，Epsilon，Irvine，California）打开飞秒辅助制作的角膜基质隧道，并延伸至角膜边缘，直径达 11.5 mm。最后，根据对侧眼颜色选择合适的矿物质颜色（Blue Green，Alicante，西班牙），并使用 27 g 套管针注射到角膜基质隧道中。需要着重说明的是，角膜基质隧道长度是根据虹膜缺损的范围来制订的，如果患者是部分无虹膜，则角膜基质隧道也是部

213

分的，如果患者完全无虹膜，那么角膜基质隧道也是完全的。

对于无晶体眼合并无睫状沟患者，可在板层角膜基质剥离后即刻行人工晶状体固定术，正如我们之前在案例研究中所解释的那样。

术后联合局部使用抗生素（0.3%氧氟沙星［Exocin］）和类固醇激素（0.1%地塞米松［Maxidex］）。

病例报道

病例1

44岁男性患者，1年前因意外眼球破裂，于我院行眼球破裂修复术，诊断为外伤后完全性无虹膜无晶状体眼。由于继发性视网膜脱离，患者既往行眼球重建和玻璃体切除术，术后最佳矫正视力20/200，屈光度为+13.50－3.50×130，患眼眼压15 mmHg。行睫状沟固定人工晶状体植入（MN60MA，24 D）联合飞秒辅助角膜染色术，具体方法如上所述。

预后

随访6个月患者无明显改变，最佳矫正视力为20/25，屈光度为+2－2×160，眼压20 mmHg。随访期间无明显并发症发生，且眼部外观是患者可接受的（图31.1 a，b，c）。与术前相比，患者术后眩光及其他视觉干扰现象明显减少。

病例2

80岁女性患者，一年半前因意外于我院诊断为外伤性完全无虹膜无晶体眼，最佳矫正视力为20/800，屈光度为+13.00－3.00×85，眼压为15 mmHg。术前检查中央角膜厚度680 μm，诊断为角膜内皮细胞功能障碍。行睫状沟固定人工晶状体植入（MN60MA，22 D）联合飞秒辅助角膜染色术，具体方法如上所述。初次手术后3个月，行撕除后弹力层的角膜内皮移植术（descemet stripping automated endothelial keratoplasty，DSAEK）（图31.2 a，b，c）。

预后

术后3个月患者最佳矫正视力为20/63，屈光度+3－1.75×30，眼压为16 mmHg。患者患有偶发性黄斑水肿，使用地塞米松有反应。随访期间未发生其他并发症，对眼部外观也可接受。眩光和其他视觉干扰现象显著减少（图31.2 b，c）。

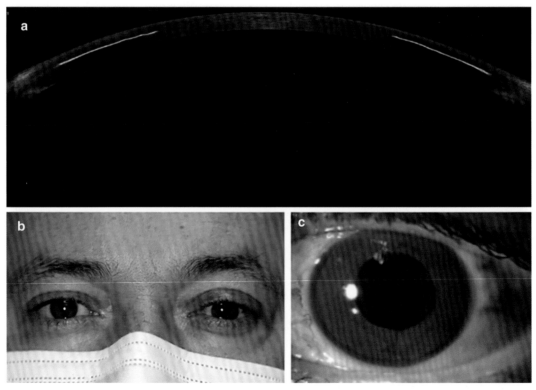

● **图31.1**（**a**）飞秒辅助角膜染色术的OCT成像，250 μm深角膜基质内角膜染色；（**b**，**c**）术后3个月双眼外眼像，与对侧眼颜色大致相同

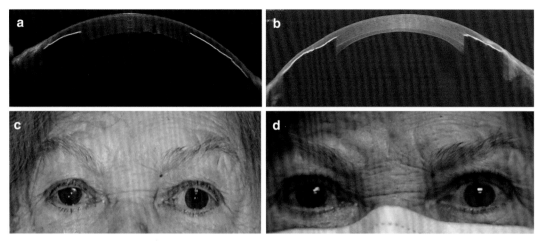

● 图 31.2 （a）飞秒辅助角膜染色术后 250 μm 角膜基质深度 OCT 成像；（b）飞秒辅助角膜染色术和 7.5 mm 直径 DSAEK 的 OCT 成像；（c）右眼完全外伤性无虹膜术前的双眼外眼像；（d）飞秒辅助角膜染色术后 3 个月双眼外眼像，与对侧眼颜色一致

病例 3

59 岁男性，一年半前因车祸诊断为外伤性完全无虹膜无晶体眼，于我院行玻璃体切除术，并取出脱位于玻璃体腔的人工晶状体，术后最佳矫正视力为 20/160，屈光度为 + 12.50 − 3.50 × 85。行睫状沟固定人工晶状体植入联合飞秒辅助角膜染色术，具体方法如上所述。

预后

术后 3 个月患者最佳矫正视力为 20/25，屈光度 + 2 − 3 × 80，眼压为 16 mmHg，随访期间未发生并发症，且患者对眼部外观也可接受。术后问卷调查证实，患者光敏感度、眩光和其他视觉干扰现象几乎完全消失。

病例 4

23 岁女性患者，因对光极为敏感和左眼虹膜变形来我院就诊，眼科检查患者左眼虹膜角膜内皮综合征（iridocorneal endothelial syndrome，ICE），最佳矫正视力 20/25。外眼检查示左眼瞳孔呈梨状椭圆形，裂隙灯检查示虹膜严重萎缩（图 31.3 a）。角膜内皮显微镜证实角膜内皮呈滴样改变，角膜内皮细胞计数低（1225 个细胞 /mm²）。眼压及房角镜检查未见异常，前房、视网膜及视神经也未见其他病理改变。右眼眼部检查正常，最佳矫正视力 20/20，患者主诉畏光及阅读时视力模糊。3 个月后随访时，患者主诉佩戴美容性角膜接触镜后视力波动、耐受性差。眼科检查示虹膜缺损进展，更大范围的虹膜缺损导致瞳孔移

位和多瞳孔症，引发单眼复视（图 31.3 b）。在获得患者充分的知情同意后，行飞秒辅助角膜染色术。

预后

术后第 3 天，行最小量结膜下注射，患者眼部不适完全消失。随访期间未发生术中或术后不良事件。术后 3 个月患者最佳矫正视力为 20/20，畏光和复视症状完全消失，美容效果极佳（图 31.4 a，b）。术后 12 个月随访无明显改变。

讨论

传统治疗无虹膜的手术方法，眼内手术装置如 Morcher（Morcher，德国）虹膜型人工晶状体和 Ophtec BV 植入物（Ophtec，瑞士）均可治疗无虹膜。然而，以上植入物需要的角膜切口较大（150° ~ 180°），Morcher 虹膜颜色是纯黑色的，Ophtec BV 虹膜只有 3 种颜色，从美容方面来说是不理想的。然而，最新型可折叠 REPER 虹膜（Reper-NN，俄罗斯）则无需较大的角膜切口，因为它是可折叠的植入物，且颜色种类较多，可提供更好的美容效果。术后并发症之一是与植入设计相关的襻旋转[8]。

值得考虑的是，尽管人工虹膜功能和美容效果都很好[9]，但人工虹膜植入相关并发症也是一个值得关注的问题[9-12]，术后严重并发症有人工虹膜严重脱位，需手术复位和再次固定；人工虹膜后黏连，需行虹膜黏连分离术；色素播散综合征导致的眼压失控；药物无效的继发性青光眼，需行青光眼滤过手术[13]；角膜内皮功能失代偿，需行板层或全层角膜移植术；视网膜脱离，需行玻璃体切除术。其他不太严重并

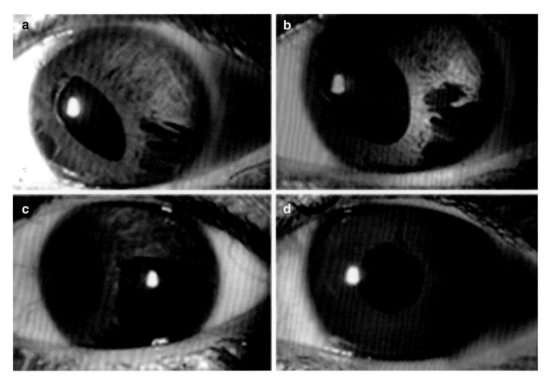

• 图 31.3 （a）：裂隙灯生物显微镜获取的特发性虹膜萎缩的正面图像；（b）：3 个月后再次就诊，瞳孔不规则面积更大、萎缩区域更多；（c）：3 个月后第三次就诊，典型的多瞳症和瞳孔移位；（d）：飞秒辅助角膜染色术后 3 天随访

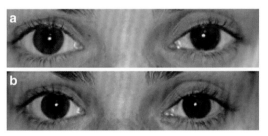

• 图 31.4 （a）：术前双眼外观表现；（b）术后 3 个月双眼外观表现

发症包括缝线穿过残余虹膜组织，形成继发性瞳孔；药物可控制的继发性青光眼；黄斑囊样水肿，需玻璃体内注射激素治疗。在某些患者也有术后一过性低眼压的报道。其他并发症有反复出血、人工虹膜持续脱位和囊膜纤维化。此外，缝线松动会引起人工虹膜脱位，术后早期半脱位的原因有先前存在瘢痕、虹膜粘连、植入口粘连或既往外伤所致的眼部结构松动，均可导致人工虹膜固定不稳。例如，术后眼球运动或重力作用可致人工虹膜离开预定位置，形成"滑脱现象"。某些情况下，人工虹膜向缝合轴的一侧倾斜，坠入玻璃体腔，可引起严重的视网膜机械性损伤。

关于人工虹膜植入术，Bonnet 等对 19 只眼行硅胶定制人工虹膜植入术后 1 年的安全性和有效性进行

了初步研究，安全性结果相互矛盾。其中 8 只眼出现了术后并发症，包括眼压升高 4 眼、角膜内皮功能失代偿 2 眼、囊状黄斑水肿 1 眼、人工虹膜脱位 1 眼。最终 4 只眼接受二次手术治疗，包括 2 例不良反应（青光眼手术 1 眼和人工虹膜脱位 1 眼）[14]。

治疗性和美容性角膜染色术已成功用于不同类型的虹膜缺损患者，并发症发生率较低，如术后早期对光敏感，约 90% 的患者在术后 6 个月后自动消失，其他并发症包括褪色和颜色改变，以及一些更严重的并发症，如新生血管和视野损害[13]。如本章所述，角膜染色术可联合人工晶状体植入术。此前，飞秒辅助角膜染色术也可用于混浊角膜的美容治疗[15-17]。结合既往我们治疗性和美容性角膜染色术的经验，该治疗方法在 10 年随访过程中证明是安全的[5-6, 18-19]。

D'Oria 等对 40 例患者 79 只眼行角膜染色术的安全性和有效性进行了研究，其中 39 例患者行飞秒激光辅助角膜基质染色术治疗，1 例患者行表面角膜染色术治疗，随访时间为 6 ～ 69 个月（平均随访时间 29 个月）。患者满意度分别为 90% 和 92.5%。9 例患者在二次治疗后，均对眼部外观满意[18]。

我们的临床研究小组 Balgos 等也证实了角膜染色术联合斜视矫正术对角膜瘢痕合并斜视的患者的良

好美容效果，共连续 72 例 73 眼，平均随访时间为 2.5±3 年。所有患者的美容效果都很好，即使是那些需要行二次角膜染色术或斜视矫正术的患者，或那些斜视矫正未完全恢复的患者[7]。

本章我们展示了部分外伤性虹膜缺损的病例，角膜染色术作为与人工晶状体巩膜固定术相结合的方法[7]，可用于修复虹膜缺损所致的视觉功能问题。在我们所报道的病例中，飞秒辅助角膜染色术被证明既能出色地改善患者外观，也能有效解决患者视觉症状。角膜染色术也是治疗严重医源性无虹膜的合适方法。

综上所述，飞秒辅助角膜染色联合人工晶状体巩膜固定术是治疗先天性或外伤性无虹膜症所致视觉功能障碍的良好方法。

该手术方式为眼内人工虹膜植入提供了一个手术替代方案，特别是对那些无论是否有人工晶状体光学元件、但无法植入人工虹膜的患者。飞秒辅助角膜染色术是一种简单的手术技术，能恢复虹膜功能和外观，且学习曲线较短、并发症发生率较低。

要 点 小 结

治疗性角膜染色术是治疗伴或不伴无晶状体眼的外伤性无虹膜的一种可接受的治疗方法，并发症发生率低。这项技术的目的是提供眼内虹膜植入物的手术替代方案，特别是对于那些无法植入人工晶状体的患者，无论是否联合 IOL 光学元件。对于这些复杂病例，飞秒辅助角膜染色术为恢复虹膜功能和外观提供了一种直接的、新颖的、可行的替代方法。

（参考文献参见书末二维码）

第 32 章

外伤性眼前段白内障手术

Victoria Liu，Siddharth Nath，and George H. H. Beiko

杨一伶　译　丁宁　宋旭东　审校

要　点

- 儿童外伤性白内障术后弱视风险仍然令人担忧，分期行白内障手术、积极治疗弱视是获得良好视力预后可行的选择（关心问题：儿童手术修复的时机，防止弱视）。

- 眼外伤评分有助于预测成人与儿童开放性和闭合性眼外伤的视力预后；然而，Ⅰ期和Ⅱ期手术干预后的视力预后有一定的差异，开放性和闭合性眼外伤术后的视力预后也有所不同（关心问题：预测视力预后）。

- 眼外伤原因与种族和文化差异有关。成年人眼球钝挫伤更为普遍，这可能与特定并发症和治疗方式（房角结构损伤）有关（关心问题：损伤原因）。

- 对许多眼科医生来说，眼前段和囊膜支撑结构的损伤具有挑战性。人工晶状体固定方式选择会根据囊膜支撑结构而有所不同，这可能会影响视力预后和并发症的发生率。当缺乏悬韧带支撑时，囊袋张力环可用于严重的悬韧带断裂（超过 6 个钟点位）和晶状体脱位（关心问题：IOL 植入）。

- 非常规技术，包括飞秒激光辅助撕囊或玻璃体切开术，白内障医生在术中均可选择（关心问题：超常规技术）。

定义

开放性和闭合性眼球损伤

伯明翰眼外伤术语系统制订于 1996 年（图 32.1），是用来定义眼外伤的标准化系统[1]，定义了眼外伤学专用术语，如眼球壁、闭合性眼球损伤、开放性眼球损伤、破裂伤、撕裂伤、穿通伤、球内异物伤和贯通伤[1]。以上专业术语在过去十年内的研究中被广泛使用，这些定义也将贯穿本章内容。

闭合性眼外伤根据损伤的解剖位置分为不同的区域（图 32.2 a）[2]。Ⅰ区限于结膜、巩膜或角膜，包括但不限于角膜擦伤或球外异物[2]；Ⅱ区累及眼前段的其他结构[2]，包括晶状体和悬韧带；Ⅲ区多涉及眼球后段，可能累及视网膜、玻璃体或视神经[2]。

开放性眼外伤根据眼球全层裂伤最后端的位置（图 32.2 b）对损伤区域进行分类[2]。Ⅰ区损伤为角膜或角巩膜缘全层裂伤；Ⅱ区为巩膜前部 5 mm 处的睫状体平坦部；Ⅲ区为角膜缘后 5 mm 以上的巩膜裂伤[2]，包括视网膜和眼后段损伤。

外伤性白内障的干预：初次和二次手术时机

外伤性白内障的治疗方法包括：Ⅰ期晶状体摘除联合人工晶状体（intraocular lens，IOL）植入术；晶状体摘除术不植入人工晶状体；Ⅰ期缝合眼球穿通伤，Ⅱ期晶状体摘除联合人工晶状体植入术；Ⅰ期晶状体摘除术，Ⅱ期人工晶状体植入术。系统回顾过去 10 年的文献，许多研究并未明确Ⅰ期和Ⅱ期手术的时间间隔。早期Ⅱ期手术定义为眼球贯通伤缝合 72 小时内行晶状体摘除术，或Ⅰ期缝合眼球穿通伤后 1 ～ 8 周内行Ⅱ期晶状体摘除联合人工晶状体植入术[3-5]。按照距首次伤口缝合或Ⅰ期手术的时间，本章将Ⅱ期手术分为早期（小于 1 周）或晚期（大于 1 周）。

儿童外伤性白内障手术

儿童

本章"儿童患者"指所有 18 岁以下的个体，类似于儿童白内障治疗文献中对年龄的定义。外伤性白内障，特别是如果白内障手术延误，则会给患儿带来视觉剥夺的风险。由于弱视进展的关键时期（弱视年龄）通常为 7 ～ 8 岁，因此对于不同年龄患儿的干预措施也有所不同，因为低龄患儿弱视进展的风险

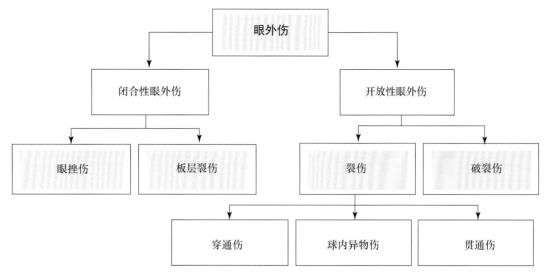

● **图 32.1**　伯明翰眼外伤术语系统进行眼外伤分类[1] Adapted from：Classification of injury types：Kuhn et al.[1]

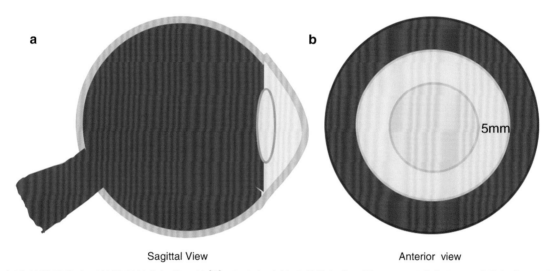

● **图 32.2**　闭合性眼外伤和开放性眼外伤损伤区域[2]。（**a**）闭合性眼外伤损伤区域。Ⅰ区（黄色）：眼球外损伤，包括结膜、巩膜和角膜；Ⅱ区（蓝色）：眼前段损伤，包括晶状体后囊和睫状冠；Ⅲ区（红色）：眼后段损伤，包括视神经和视网膜。（**b**）开放性眼外伤损伤区域。Ⅰ区：角膜穿通伤（黄色）；Ⅱ区（蓝色）：角膜缘至角膜缘后 5 mm 范围巩膜全层裂伤；Ⅲ区（红色）：角膜缘后 5 mm 以后巩膜全层裂伤

更高[6]。一些专家推荐在患儿弱视年龄行白内障手术治疗；然而，他们也建议采取类似干预措施来预防年龄较大的儿童的弱视。例如，一项研究建议引导对 8 岁以上患儿及时行弱视治疗[7]，本章将对此进行评论。

儿童眼外伤病因

尽管儿童眼外伤和儿童外伤性白内障处理有所不同，但本章的重点是综合两方面——探索儿童眼前段外伤常见原因和白内障手术的必要性。

儿童眼外伤好发于男性患儿，男女比例高达 12∶1，其他研究报道的比例较低，分别为 5∶1 和 4∶1[7-9]，该比值随年龄增长显著降低[8]。许多研究表明，外伤性白内障多发生于单眼[7, 10]。外伤性白内障可发生在所有年龄段儿童，但是由于幼儿缺乏成人看护，眼外伤发生率更高[11]。

有研究关注了印度人群眼外伤的社会经济因素。新德里某医院发现，眼外伤最常影响中产阶级（70%）和农村人口（58%），而印度西部的某三级护理中心发现，74.5% 的眼外伤患者社会经济地位较低，92% 来自农村地区[9, 12]。

儿童眼外伤的病因可因国家、地区和文化差异而有所不同。许多研究关注印度人口，结果发现儿童眼外伤最常见原因是木棍或木制碎片及弓箭[12-13]。在印度北部的一项研究中，尽管木制碎片造成了大量患儿眼球穿通伤（30.8%），但鞭炮是闭合性眼外伤最

常见的致伤原因（34.3%）[13]。文化传统可以解释眼外伤的原因，十胜节和排灯节是印度的传统节日，在此期间孩子们通常会玩耍鞭炮和弓箭，这些均会导致儿童眼外伤[13]。一项研究报告将某种常见的儿童眼外伤模式称为"Gulli danda"，这是印度儿童使用木棍玩耍的一种游戏[7]。

在上海，儿童眼外伤最常见的原因是尖锐的金属物体（40.2%），其次是玩具（16.5%），再者是木棍（11.2%）[8]。剪刀、针和刀是儿童最易接触到的尖锐物品，至于玩具、玩具子弹、塑料玩具和弹弓也常常致伤[8]。澳大利亚维多利亚州的一项研究也发现，如锋利的金属、剪刀、刀、玻璃瓶和木制品等尖锐的物体，是儿童穿通伤最常见的原因[11]。

在科罗拉多州儿童医院的一项研究中，绝大多数眼外伤是同伴造成的（68%）：18%的眼外伤患儿有慢性自伤，14.5%是单一的自伤[10]。所有慢性自伤性白内障患儿（11例）均诊断为自闭症、染色体失衡、发育迟缓或智力障碍[10]。最常见到最不常见的伤害原因包括慢性自我击打（18%）、刀（10%）、BB枪（10%）和棍棒（8%）[10]。

开放性眼外伤合并外伤性白内障

外伤性白内障晶状体摘除和人工晶状体植入术的手术时机在文献中争议较大。即刻或延迟处理开放性眼外伤合并外伤性白内障，均有许多优势和劣势。此外，对于哪种手术方式能最有效降低并发症发生率，目前还没有一致意见。

儿童开放性眼外伤合并外伤性白内障的手术方式包括：眼球穿通伤Ⅰ期缝合伤口；Ⅰ期晶状体摘除联合人工晶状体植入术；晶状体摘除术不植入人工晶状体；Ⅰ期缝合眼球伤口，Ⅱ期晶状体摘除联合人工晶状体植入术；Ⅰ期晶状体摘除术，Ⅱ期人工晶状体植入术。

缝合伤口同时行Ⅰ期晶状体摘除术

文献中的争论点在于，眼外伤后前囊膜破裂推荐Ⅰ期行晶状体摘除术，因为晶状体物质可能渗漏到前房，导致炎症和（或）眼压升高[3-4, 14-15]。此外，晶状体残留和眼压升高可能增加眼内炎的风险[15]。然而，Yardley等2017年的一项回顾性研究发现，106名眼外伤患者Ⅰ期眼球缝合修复后延迟行晶状体摘除和（或）人工晶状体植入术，未对预后产生负面影响，也未导致青光眼和炎症等并发症[16]。5%的患儿发展为青光眼，3%的患儿需要青光眼手术治疗[16]。值得注意的是，患者眼压升高也可能由于外伤所致的房角后退[17]。

即刻修复——Ⅰ期缝合＋晶状体摘除＋人工晶状体植入术

对于开放性眼外伤，目前尚不清楚应Ⅰ期缝合＋晶状体摘除＋人工晶状体植入术，还是Ⅰ期缝合＋晶状体摘除术，Ⅱ期行人工晶状体植入术。

在既往文献中，一些研究支持在修复角膜时行人工晶状体植入术[17-19]，该手术方式的优点是避免全身麻醉下的多次手术，视力康复较快、避免发展为弱视，前提是预期视力预后良好[3]。

然而，最近一项文献纳入139例角膜裂伤患者的回顾性病例系列，比较了Ⅰ期眼球缝合修复联合人工晶状体植入术与Ⅱ期人工晶状体植入术。手术治疗依据眼外伤严重程度和角膜裂伤的范围大小[15]。对于视力较好、角膜裂伤较小（＜5.0 mm）或未涉及角膜的大范围裂伤，Ⅰ期行人工晶状体植入术患者有良好的视力结局[15]。61例（49%）患者行Ⅰ期缝合修复＋晶状体摘除＋人工晶状体植入术，30例患者最佳矫正视力（corrected distance visual acuity，CDVA）达到或优于20/40，而78例（60%）行Ⅱ期人工晶状体植入术，47例患者CDVA达到或优于20/40。两组中CDVA未达到20/40的患者，视力结局是相似的[15]。

因此，Ⅰ期人工晶状体植入术可降低因高度屈光参差所致弱视或斜视的风险，克服视力恢复延迟[15]。然而，Hilely等和Yardley等的研究表明，对于开放性和闭合性眼外伤，外伤与人工晶状体植入术之间的间隔时间与视力结局无关[16, 20]。

因此，虽然Ⅰ期人工晶状体植入术提供了良好的视力结局，但是依据现有情况，延迟手术并不会影响最终的结局[16, 20]。

晚期修复，分期手术

对儿童眼外伤Ⅰ期缝合与Ⅱ期晶状体摘除最佳间隔时间，目前尚未达成共识[3]。成人分期手术一般间隔4个月，可保证眼球的稳定性[3]。对于儿童来说，由于有发展为弱视的风险，间隔较长时间来确保眼球完整性是不可接受的[3]。最近一项研究调查了儿童穿通伤后，Ⅰ期角膜伤口修复1～8周（平均5周）后行晶状体摘出术，患儿的视力和屈光结果。

76% 眼最佳矫正视力（best corrected visual acuity，BCVA）达到 20/40 或更好[3]。术眼的最终屈光度各不相同；然而，术后平均等效球镜为 −1.80 屈光度（D），54% 眼为小于 1.00 D 的正视[3]。本研究考虑缩短二次手术的间隔时间，术后患儿中没有出现高度弱视的情况，这主要与积极的视力康复和管理有关[3]。该治疗策略最常见的远期术后并发症是后囊膜混浊，约 40% 的患儿出现。

Yardley 等和 Hilely 等的研究发现，开放性眼外伤与 IOL 植入术手术间隔时间的增加，视力预后并没有差异[16, 20]，研究建议 II 期或分期行 IOL 植入术可增加眼球稳定性，改善手术视野，提高 IOL 植入术的生物学测量的准确度[16]。

某些患者可能会从分期手术，即 II 期 IOL 植入术中获益。由于 I 期伤口修复后难以预测视力预后，眼后段损伤的患者更适合分期手术[15]。一项研究观察大范围裂伤（> 5.0 mm）、中央角膜损伤、视力不佳或其他眼前后段术中并发症，包括视网膜脱离、玻璃体积血、眼内炎或眼内异物，分期手术取得了良好的视力结局[15]。

眼前段和后段重建包括清除前房积血、虹膜重建、残余晶状体取出、眼内异物取出、视网膜切开和激光治疗[4]。虽然可以进行 I 期眼内结构重建，但对于复杂的开放性眼外伤，眼内结构重建通常在外伤后 7 ~ 10 天作为 II 期手术进行，此时术中出血的风险较低[4]。

儿童白内障手术的挑战和儿童白内障的管理，包括选择合适的 IOL 度数[16]。在眼外伤患儿，这种挑战因一些困难进一步增加，包括低眼压和角膜裂伤导致的眼生物学测量结果不可靠，或使用对侧眼生物测量结果的估计值所致的屈光误差。II 期 IOL 植入术可以使术前眼生物学测量和 IOL 度数计算更加准确[3, 16]。

闭合性眼外伤合并外伤性白内障

与开放性眼外伤一样，闭合性眼外伤引起的外伤性白内障的手术方式多样，如 I 期晶状体切除联合人工晶状体植入术（归类为"即刻修复"），或 I 期晶状体切除术，II 期人工晶状体植入术（归类为"晚期修复"）。文献中关于人工晶状体植入手术时间的争论较少，因为闭合性眼外伤总体更易处理。事实上，Yardley 等表明，闭合性眼外伤患者晶状体摘除术后人工晶状体植入的手术时机，在视力预后方面没有差异[16]。

闭合性眼外伤通常比开放性眼外伤更易处理。钝挫伤最初可采取保守治疗，通过药物干预稳定眼压和减少炎症反应，然后一次手术中完成晶状体摘除联合人工晶状体植入术。在一项涉及 100 名儿童的研究中，Ram 等使用该方法获得了良好的视觉效果，与穿通伤相比，钝挫伤的视觉恢复效果通常更好[13]。

当闭合性眼外伤后考虑植入人工晶状体时，文献表明钝挫伤后人工晶状体更易植入囊袋内[12, 21]。Khokhar 等研究 14 例闭合性眼外伤患者，大多数钝挫伤患者人工晶状体植入囊袋内，而穿通伤患者人工晶状体则植入睫状沟[12]。在处理外伤性白内障时，人工晶状体的植入位置仍然是一个重要的考虑因素，因为睫状沟植入会增加虹膜改变与葡萄膜炎-青光眼-前房积血综合征（uveitis-glaucoma-hyphema，UGH）的可能性[22-23]。

特殊技术

文献中提到了用于儿童外伤性白内障治疗的特殊技术。

对于有囊膜支撑但人工晶状体无法植入囊袋内的外伤性白内障，建议使用一种称为"光学纽扣"的手术技术，它的襻位于睫状沟内，光学部位于残余囊膜的后方。Sen 等发现，如果前后囊膜存在瘢痕和融合，该手术技术在 II 期人工晶状体植入术中具有优势，可使人工晶状体稳定地植入睫状沟内，避免出现偏心和后囊膜混浊[15]。

2019 年，Chowdhary 和 Nischal 描述了一种用于部分前囊膜破裂的组合技术，旨在减少或防止人工晶状体出现瞳孔夹持或偏心[24]。两个微创玻璃体视网膜刀，于角膜缘 100° 穿刺进入前房[24]。前房内填充粘弹剂，用 0.06% 的台盼蓝前囊膜染色[24]。采用双切口推拉技术在前囊膜完整区域撕囊[24]，不带有切割功能的玻切头抽吸晶状体[24]，在后囊膜行双切口推拉撕囊，再行前部玻璃体切除术。该手术技术的效果包括一个更小的前囊撕囊，以及撕囊和前囊口之间新形成的带状区域[24]。5 例患儿采用该技术，且未行 YAG 囊膜切开术，该带状技术成功地将人工晶状体保持在虹膜后部并远离虹膜[24]。该技术手术中的图像如图 32.3 所示。

2016 年，一项前瞻性研究评估前房内注射曲安奈德的效果。患儿平均年龄 6 岁，作者比较了结膜下

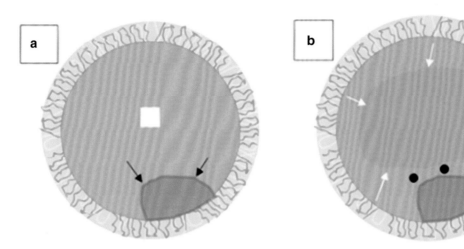

● 图 32.3　外伤性白内障术中前囊膜破裂带状技术[24]。（a）前囊膜撕裂（黑色箭头），完整的前囊膜（白色方形）；（b）前囊膜撕囊（白色箭头），前囊膜撕裂和撕囊之间的"带状"区域（黑点）（Adapted from：Chowdhary ans Nischal[24]）

注射庆大霉素和地塞米松 4 mg 与术后使用泼尼松龙、睫状肌麻痹剂和抗生素滴眼液，和此方案加曲安奈德腔前房内注射[25]。研究发现，曲安奈德可以减少眼前段炎症反应，包括减少细胞沉积、虹膜后粘连和既往外伤性白内障手术所致的视轴模糊[25]。值得注意的是，该研究中所有患儿术中均行前部玻璃体切除术和一期后囊膜切开术（primary posterior capsulotomy，PPC），术后患儿眼压未见明显升高[25]。

特别注意

外伤眼 IOL 度数的选择对于成年人存在困难，对于儿童群体则面临更大的挑战。如前所述，IOL 植入术前对受伤眼行生物学测量，这是分期手术的优势。如果患眼难以操作，研究测量了对侧眼或健眼来估计 IOL 度数，结果也是有所不同的[15-16, 26]。

具体来说，儿童人群的 IOL 计算因为眼球的动态生长更为复杂，特别是在婴儿期[27]。一项研究纳入 81 例儿童 83 只眼，其中 32 只眼为外伤性白内障，发现患儿 IOL 植入后会发生近视漂移[28]。患儿年龄越小，近视漂移程度约大。术后 2 ～ 3 年的过程中，0 ～ 2 岁患儿近视漂移约为 -3.00 D，2 ～ 6 岁患儿为 -1.5 D，6 ～ 8 岁患儿为 -1.80 D，8 岁以上患儿术后 1.8 年平均近视漂移约 -0.38 D[28]。本结果可用于拟行白内障摘除术患儿的屈光结果规划。

手术修复预后

大多数儿童穿通伤和钝挫伤眼在修复与视力康复后视力都能明显改善[12-13, 29]。闭合性眼外伤或钝挫伤修复后的视力预后优于开放性眼外伤或穿通伤[8, 13, 16, 29]。Ram 等研究比较钝挫伤或穿通伤所致儿童外伤性白内障的视力预后，发现 57.62% 穿通伤组患儿最佳矫正视力 BCVA ≥ 20/40，而 71.42% 钝挫伤组患儿 BCVA ≥ 20/40[13]，两组几乎 30% 的患儿有弱视并发症。两组视力预后的差异与角膜瘢痕、虹膜后粘连所致 PCIOL 光学部夹持及穿通伤的眼部并发症等因素有关[13]。Shah 等报道 55.3% 开放性眼外伤和 56.3% 闭合性眼外伤患者 BCVA > 20/60，两组显著差异的幅度较小[29]。然而，41.7% 闭合性眼外伤和 33.8% 开放性眼外伤患者 BCVA 在 20/40 到 20/20 之间[29]。类似地，Yardley 等报告了 63% 闭合性眼外伤和 38% 开放性眼外伤患者 CDVA 为 20/40 或更好[16]。该研究中患儿弱视并发症的发生率约为 40%，这可能是由于纳入患儿的年龄较小[16]。其他研究报道，在手术干预后，开放性和闭合性眼外伤患者两组的视力无显著差异[7, 12, 30]。

此外，Shah 等研究还发现除了视力外，开放性和闭合性眼外伤患者其他眼参数也有显著差异[29]。研究发现，开放性眼外伤多为男性患者，涉及 2 区和 3 区创伤，并导致二次或多次手术[29]。

依据既往的统计数据，很难预测视力预后。眼外伤所致白内障可影响视力；然而，眼内其他结构也可能因外伤而损伤，导致更差的视力预后。成年人中眼外伤评分（ocular trauma score，OTS）已用于眼外伤后视力结果的预测指标[31-32]。OTS 由眼外伤分类小组 Kuhn 等制订，包括外伤后初始视力及眼外伤时的合并症，包括眼球破裂、眼内炎、贯通伤、视网膜脱离或相对瞳孔传入阻滞等[32-33]。OTS 预测准确率约为 80%[33]。

表 32.1	眼外伤评分（Kuhn 等[32]），来自 OTS[34]
表述变量	评分
A：视力	NLP[a] = 60
	LP[b] 或 HM[c] = 70
	1/200 ～ 19/200 = 80
	20/200 ～ 20/50 = 90
	≥ 20/40 = 100
B：眼球破裂伤	−23
C：眼内炎	−17
D：贯通伤	−14
E：视网膜脱离	−11
F：相对传入性瞳孔阻滞（RAPD）	−10
总分	

表引自：Unver 等[34]

[a] NLP：no light perception 无光感
[b] LP：light perception 光感
[c] HM：hand motion 手动
RAPD：relative afferent pupillary defect

OTS 计算方法和视力预后估计见表 32.1 和表 32.2。以表 32.1 为例，眼球破裂伤且视力 20/80 的患者的 OTS 评分为 90 − 23 = 67。将该值输入表 32.2，可以预测 6 个月后视力达到 20/40 或更好的概率为 44%。

该评分原用于成人，而 2012 年的一项研究评估了其在儿童群体中的使用情况[31]。在这项研究中，需要满足以下修复条件：角膜伤口修补的患眼行二期 IOL 植入术；屈光间质混浊需要进行经睫状体平坦部玻璃体切除和后囊膜切开术；小于 2 岁的儿童或大于 2 岁需要进行二期 IOL 植入术的儿童；所有需要进行弱视治疗的儿童；需要小儿眼科医生进行进一步斜视

治疗的儿童[31]。研究发现，首诊时计算的 OTS 预测评分可为儿童外伤性白内障患者最终视力预后提供可靠的预测指标[31]。在 2016 年，Shah 等开发并验证了小儿眼外伤评分（pediatric ocular trauma score，POTS），并证实 POTS 是预测儿童外伤性白内障视觉预后的更灵敏、更特异的评分系统[9]。推荐的 POTS 在初始 OTS 的基础上增加了 2 个参数，如表 32.3 所示。

并发症和其他眼部表现

鉴于手术方式和术后并发症，儿童外伤性白内障的治疗具有独特的挑战性。在儿童，最常见的重要并发症包括弱视、后囊膜混浊（posterior capsular opacification，PCO）和纤维性葡萄膜炎，其他并发症包括视网膜脱离、恶性青光眼和眼内炎。并发症可以发生于术后不同时间点，发生率取决于创伤类型（钝挫伤或穿通伤）和手术方式。早期并发症和眼部表现包括眼内炎、纤维性葡萄膜炎等炎症反应和眼压升高，可因眼前段结构损伤而持续存在。角膜瘢痕、葡萄膜脱垂和其他眼部结构损伤可能使手术处理复杂

表 32.3	儿童眼外伤评分（POTS）附加变量[9]	
附加表述变量	评分	
G：年龄（岁）	0 − 5 = −10	
	6 − 10 = −7	
	11 − 15 = −5	
H：损伤位置	Zone I = 0	
	Zone II = −5	
	Zone III = −10	

表引自 Shah 等[9]

表 32.2	基于 OTS 6 个月视力随访概率[32]					
总分	OTS 评分	6 个月随访预估视力				
		NLP[a]	LP[b] 或 HM[c]	1/200 ～ 19/200	20/200 ～ 20/50	≥ 20/40
0 ～ 44	1	73%	17%	7%	2%	1%
45 ～ 65	2	28%	26%	18%	13%	15%
66 ～ 80	3	2%	11%	15%	28%	44%
81 ～ 91	4	1%	2%	2%	21%	74%
92 ～ 100	5	0	1%	2%	5%	92%

表引自：Kuhn 等[32]

[a] NLP：no light perception 无光感
[b] LP：light perception 光感
[c] HM：hand motion 手动

化、阻碍术后视力恢复。弱视和 PCO 是儿科人群的晚期并发症，但应考虑早期视力康复和干预，以减轻患儿负担。视网膜脱离等视网膜问题可能发生在外伤时、修复术中及术后晚期，这些并发症和眼部表现将在下文进一步讨论。

结构性损伤

穿通伤累及角膜可使缝合修复过程复杂化；然而，这种情况 I 期或 II 期行白内障摘除联合 IOL 植入术是可行的。术后角膜瘢痕可致患者视轴区混浊、散光和屈光不正。儿童角膜瘢痕发生率为 9.5% ～ 28%[7, 13]，穿通伤眼更易受到影响[13]。

开放性眼外伤葡萄膜脱垂也值得额外考虑和处理。一项开放性眼外伤研究发现，47 名患儿中有 5 名，即 11% 的患儿伴有葡萄膜脱垂[3]。同样，Sen 等发现，57% 的开放性眼外伤患者有葡萄膜组织脱垂，即 80/139 例患者。Khokhar 等发现，56% 的在闭合性眼外伤患者有虹膜萎缩或变形[12, 15]。无论是 I 期缝合修复，还是后期白内障摘除联合人工晶状体植入术，对这些虹膜问题需要额外考虑[15]。

眼外伤同时也可发生前囊膜和后囊膜撕裂，医生术前了解这些结构的变化非常重要，因为囊膜撕裂可能会增加眼部炎症的可能性，影响人工晶状体植入囊袋内，或增加术中并发症的风险。Sen 等发现，开放性眼外伤前囊膜和后囊膜撕裂发生率分别为 70% 和 25%，而其他研究报道的发生率较低，前囊膜和后囊膜破裂发生率分别为 15% 和 2% ～ 3%[7, 13, 15]。如何明确和 PCR 的影响将在本章后文讨论。

弱视

弱视是儿童眼前段外伤后最重要的挑战之一，因其可能直到外伤发生后在临床上才有表现。外伤后弱视的发生率有所不同，尽管 Yardley 等研究报道 39% 的患者有这种并发症[16]，另一项纳入 147 例儿童外伤性白内障（15 岁以下）的研究发现，近 30% 的患儿随访期间需要弱视治疗[7]。在后一项研究中，弱视治疗的需求因年龄差异有所不同，1 ～ 5 岁、6 ～ 10 岁和 11 ～ 15 岁年龄组弱视治疗的需求分别为 51.21%、26.02% 和 12.12%[7]。结果高于平均值可能是由于纳入的患儿年龄更小，虽然研究中呈现的数据强调了需要紧急修复外伤性损伤和积极治疗屈光不正的必要性，以最大限度地减少以后生活中弱视的发生率，即使患儿年龄在 8 岁以上[16]。

Meier 等也提出硅油填充是弱视的诱发因素[4]。

后囊膜混浊

后囊膜混浊（PCO）是儿童眼外伤最常见的并发症。既往文献报道儿童白内障手术术后 21% ～ 100% 都会发生 PCO。因为在临床上治疗相对不易，因此儿童 PCO 是一个独特的挑战[13]。最近关于儿童外伤性白内障的研究发现，开放性和闭合性眼外伤合并白内障的 PCO 发生率相近，约为 30%[13]。

PCO 是视轴区混浊（visual axis opacification，VAO）的原因之一，如果不及时治疗，可能导致患儿视觉剥夺和弱视。由于儿童术后炎症反应较重，故 VAO 在儿童眼术后更为普遍。因此，建议低龄儿童外伤性白内障术中行后囊膜连续环形撕除（posterior continuous circular capsulorhexis，PCCC）和前部玻璃体切除术。Khokhar 等研究，6 岁以下闭合性和开放性眼外伤合并外伤性白内障患儿，PCCC 和 23 G 前部玻璃体切除术后 VAO 发生率分别降低 8.5% 和 3.5%[12]。6 ～ 10 岁发生 VAO 的患儿中有 12% 未接受 PCCC 和前部玻璃体切除术[12]。因此，研究建议 10 岁以下患儿均应行 PCCC[12]。另一项印度北部三级护理中心的研究认为，由于 PCCC 和前部玻璃体切除术对减少患儿 VAO 效果良好，因此即使是 8 岁以上的患儿，如果术中发现后囊膜斑块或增厚，也可采用这种手术方法[7]。Shah 等和 Jinagal 等研究同样发现，行 PCCC 和前玻璃体切除术眼随访中有更好的视觉效果[7, 29]。

由于儿童配合度较低，临床上使用钕钇铝石榴石（NdYAG）激光囊膜切开术治疗 PCO 较为不易。因此，考虑到患儿视力恢复的可能性降低和临床治疗的难度，文献一致认为儿童外伤后晶状体切除联合人工晶状体植入术中，行 I 期囊膜切开和前玻璃体切除术是很有必要的。

纤维性葡萄膜炎

与 PCO 一样，纤维性葡萄膜炎被认为是儿童外伤性晶状体摘除联合 IOL 植入术后最常见并发症之一。Sen 等研究发现，31% 患者 I 期修复联合 IOL 植入术后，以及 32% 的患者 I 期修复和 II 期 IOL 植入术后发生纤维性葡萄膜炎[15]。既往文献发现，外伤性白内障术后纤维性葡萄膜炎发生率高达 40%[13, 15]。局部和全身使用激素有助于减轻炎症反应，特别是开放性眼外伤后 I 期手术修复[15]。

青光眼

眼前段外伤也可能导致青光眼，推测原因是继发于前房角的损伤，这可能会造成假性房角关闭的情况，即眼压升高导致青光眼改变[4, 13]。术后青光眼的处理应循序渐进，首先使用局部降眼压药物，眼压仍无法控制后才考虑手术干预[4]。文献报道的手术治疗主要为传统青光眼手术，未发现在该人群使用微创青光眼手术（microinvasive glaucoma surgery，MIGS）。

其他并发症

除了上述并发症外，儿童外伤性白内障手术术后还可能伴有斜视、视网膜脱离或眼内炎，这些并发症发生机制多样，可能由于初次外伤，也可能由于手术修复过程中的医源性损伤[10]。因此，处理此类并发症应遵循相应病变治疗的金标准。斜视和视网膜脱离应手术处理，眼内炎应积极玻璃体内抗生素治疗，如果患者风险较高，则应预防性使用抗生素，这些将在本章后文进一步讨论。文献报道建议眼底专科医生在儿童眼外伤治疗早期即参与视网膜脱离的处理，因为这些患儿需要特殊的手术规划和干预[10]。

成人外伤性白内障手术

受伤原因

眼外伤及外伤性白内障，特别是开放性眼外伤主要影响年轻男性[35-36]。与尼日利亚、印度北部、中国中部、芬兰、土耳其、澳大利亚和阿联酋的人群研究相一致，男性更易受到眼外伤和外伤性白内障的影响[35-42]。来自巴基斯坦的一项眼球穿通伤研究发现，10 岁以下眼外伤男女比例约为 1.6∶1，10 岁以上男女比例增至 10∶1[38]。

与年轻人群相比，15 岁及以上较高年龄组钝挫伤发生率较高[35, 40]。在尼日利亚 65 岁以上人群研究中，闭合性眼外伤占大多数，约 85.9%，其中大部分发生在农场或家中[39]。印度的一项研究发现，外伤性白内障患者往往来自贫困阶层（83%）、生活在农村地区（94%），然而，这些人口因素并不影响最终视力预后[43]。各年龄段眼外伤最常见原因包括玩耍（26.8%）、家务（25.9%）和职业相关活动（18.9%）[43]。墨西哥城转诊中心的一项成年人群研究中，常见眼外伤原因包括击打（16.2%）、火

箭型烟花（7.5%）、车祸（6.2%）、金属棒或金属管（6.2%）[44]。23.8% 的患者将大多数外伤事件描述为"意外事件"，或发生于工作（13.8%）、玩耍（7.5%）或打斗（7.5%）时[44]。中国的一项研究也有类似的趋势，最常见的致伤物是鞭炮（24.5%）和金属 / 刀 / 剪刀（21.4%）[37]。眼外伤最常见于 30～59 岁男性，他们通常是家庭的经济支柱，因此，他们的受伤和误工可能导致经济和心理上的负担[37]。一项调查高收入发展中国家阿联酋阿布达比市的研究发现，约 70% 的成年眼外伤发生在工作中，且只影响男性，只有 13.9% 的眼外伤发生在家中。大部分的眼外伤是由锋利的器物造成的[42]。

澳大利亚悉尼和芬兰南部的三级转诊中心，为发达国家的眼外伤趋势提供了资料。一项历时 5 年的回顾性开放性眼外伤研究发现，跌倒是老年人开放性眼外伤最常见的原因[36]。在所有年龄段，金属相关工作是眼球穿通伤和球内异物（intraocular foreign bodies，IOFB）的常见原因，因此佩戴防护眼镜非常重要[36]。一般的眼外伤也与饮酒有关，52% 的袭击案件涉及饮酒[36]。在芬兰劳动适龄人口中，绝大多数开放性眼外伤主要是由工作工具造成的，9 个受伤事件中有 3 个与饮酒有关[40]，而眼球钝挫伤主要由运动器材、身体部位接触、棍棒和工具引起[40]。

尽管闭合性和开放性眼外伤在眼外伤中占很大比例，但文献报道的其他眼外伤，包括眼化学伤、骨折、眼睑创伤、视神经损伤和其他眼部轻微伤，也是造成外伤性白内障的一小部分原因。

手术解剖入路

晶状体损伤和外伤性白内障通常与眼内其他结的损伤有关，可能包括后囊膜破裂悬韧带断裂、虹膜、房角及眼后段损伤等。初次接诊眼外伤患者时，可能首先观察到眼内其他结构的损伤，晶状体损伤和外伤性白内障可能在术中或术后才被发现。

外伤后囊袋的支撑力对 I 期或 II 期 IOL 植入有指导作用。不同类型人工晶状体和手术技术可将其固定于房角、虹膜、巩膜或睫状体沟处[45]。囊袋支撑的人工晶状体固定方法如图 32.4 所示。

开放性眼外伤合并外伤性白内障

开放性眼外伤患者手术干预方案与儿童患者相似，但弱视的风险并不影响手术修复的时机。手术修复方法包括 I 期缝合穿通伤口，I 期晶状体摘除联合

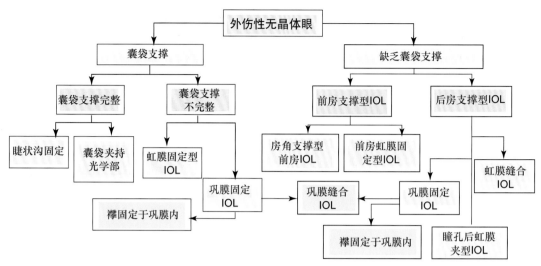

• 图 32.4　外伤性无晶状体眼的手术修复方法。根据眼前段解剖结构选择人工晶状体固定方式[45]（Adapted from：Fiorentzis et al.[45]）

IOL 植入术，Ⅰ期晶状体摘除不联合 IOL 植入术，Ⅰ期缝合修复穿通伤后、Ⅱ期晶状体摘除联合 IOL 植入术，Ⅰ期晶状体摘除后、Ⅱ期 IOL 植入术。

缝合修复联合Ⅰ期晶状体摘除术

缝合修复联合Ⅰ期晶状体摘除术，或早期手术行晶状体摘除术，仍是成人晶状体或囊膜损伤的推荐治疗方法。晶状体蛋白释放到前房可致眼内炎症、眼压升高和眼内炎风险增加[46-47]。此外，严重的晶状体损伤晶状体碎片可以与玻璃体混合，形成"玻璃体-晶状体混合物"，这是诱发增殖性玻璃体视网膜病变的潜在因素[47]。

即刻修复——Ⅰ期晶状体摘除术联合人工晶状体植入术

与儿童眼外伤患者类似，目前尚不清楚成人开放性眼外伤缝合修复同时行Ⅰ期晶状体摘除联合 IOL 植入术，与Ⅱ期再行 IOL 植入术相比，哪种更具优势。对于开放性眼外伤，两种手术的的视力预后是相似的。

Ⅰ期手术的优势包括早期视力恢复（年轻人或年轻男性）、降低花费、减少失业、避免额外的手术和麻醉、避免二次 IOL 植入的问题（如虹膜扩张不良和虹膜后粘连）[46, 48]。2017 年的一项研究，明确外伤性白内障手术最佳时间，结果发现早期和晚期手术干预术后 6 个月的视力预后无显著差异，两组患者术中及术后并发症也无明显差异[48]。此外，一项回顾性研究观察开放性眼外伤合并外伤性白内障 151 只

眼，IOL 植入时间对视觉预后无显著差异，这表明两种手术方法都是可接受的[49]。

其他推荐改善视觉预后的手术包括Ⅰ期后囊膜切开术（posterior capsulotomy，PPC）联合玻璃体切除术。这是 555 例外伤性白内障患者的队列研究，其中 394 人为开放性眼外伤[43]。对于需要角膜伤口修复、炎症增加伴屈光介质混浊的眼睛，Ⅰ期手术采用 PPC 联合前部玻璃体切除术，并分期植入 IOL[43]。另一项全年龄组研究也发现，开放性和闭合性眼外伤患者行 PPC 和前玻璃体切除术均有利于视力恢复。因此，与未行 PPC 术患者相比，PPC 术似乎能显著改善患者视力[43, 50]。

开放性和闭合性眼外伤Ⅰ期植入 IOL，如果 IOL 放置在囊袋内而非睫状沟中，患者可获得更好的视力。尽管 Serna-Ojeda 等也发现了该趋势，但也承认可能有未分析的其他因素导致这些视力差异[44]，可能的潜在原因包括：IOL 植入位置可能导致屈光度的差异，或者植入睫状沟引起的炎症增加[44]。

延迟修复，分期手术

Ⅰ期修复后Ⅱ期手术也被发现是安全的，可提供良好的视觉效果[46, 49]。一项关于开放性眼外伤的研究发现，早期手术和外伤后 1 个月晚期手术的结局没有区别[48]。然而，该研究概述了严格的排除标准，如外伤和前房内有晶体物质释放[48]。如果患者有严重角膜损伤，或者由于外伤导致视力不佳，二次手术可能是有益的[51]。Ⅰ期手术后可有充裕时间对眼部进行彻底评估，明确视力恢复的潜力，更准确地设

计人工晶状体度数，并治疗与眼外伤相关的眼部损伤[46]。如果患者有角膜裂伤，二次手术可拆除角膜缝线，进行更稳定地角膜测量和评估术中所需的人工晶状体度数[46]。

闭合性眼外伤合并外伤性白内障

对于闭合性眼外伤合并外伤性白内障，文献还显示即刻修复和晚期修复视力预后相似。Rumelt 和 Rehany 的研究试图明确白内障摘除和 IOL 植入的手术时间是否影响视力结局[46]，他们将手术眼分为 I 期手术组（外伤后 24 小时内手术）和 II 期手术组（外伤后至少 1 周以上手术）[46]。闭合性眼外伤 I 期和 II 期手术视力预后（BCVA ≥ 20/40）相似，但是该研究也包括了儿童患者[46]。眼外伤继发外伤性白内障的类似研究，也发现 I 期或 II 期 IOL 植入在视力预后上无明显差异[49]。由于弱视对老年患者不是主要问题，手术可根据医生的发现和偏好来决定[46]。在选择手术方案时，患者的情况也可能影响手术方式的选择；例如，单眼眼外伤患者 I 期手术可能更加受益，可加快恢复时间。即刻修复和晚期修复的优势与前文开放性眼外伤描述相似。

其他因素如患者报告时间也可能影响眼外伤后的干预时间。2011 年，Shah 等对西印度三级护理中心就诊的 687 例眼外伤患者的队列研究[52]，大多数闭合性眼外伤患者外伤后超过 30 天就诊（104/191），只有 40 例患者于外伤后 0 ~ 1 天内就诊[52]。与此相反，开放性眼外伤患者就诊时间更早，496 例患者中有 132 例于外伤后 1 天内就诊，496 例患者中有 132 例外伤后超过 30 天就诊[52]。研究发现较早就诊的患者视力预后较差，有假说认为这可能是由于早期就诊的患者开放性眼外伤发生率较高，而严重程度较低的闭合性眼外伤在外伤后出现的时间较晚所致[52]。

儿童闭合性眼外伤病例（含手术视频）

2016 年 9 月，15 岁男孩右眼眼球钝挫伤。3 小时前，他父亲正在使用电动割草机割草坪，他路过时被割草机推起的一块飞石击中右眼。

眼部检查右眼视力为手动（勉强），角膜中央上皮缺损、角膜水肿、致密的前房积血、虹膜损伤和外伤性瞳孔散大，压平式眼压计测得眼压 16 mmHg。无法进一步确定晶状体或眼后段的细节情况。眼超声检查（U/S）显示视网膜平伏。

患者诊断为钝性闭合性眼外伤伴前房积血，我们采用外伤性前房积血推荐的治疗方法：1% 阿托品滴液、眼局部激素和限制体力活动。

每日随访监测炎症和眼压。患者第 5 天角膜上皮缺损恢复，前房积血深度 3 mm，眼压 11 mmHg，晶状体呈白色，视网膜呈平伏；第 17 天，上方血凝块覆盖在疑似虹膜根部离断区域，晶状体呈白色，不伴炎症，眼压 17 mmHg；第 40 天，前房积血消退，血凝块消退，眼压 10 mmHg，无炎症出现，晶状体呈白色，超声显示视网膜呈平伏。

与患者家长及患者讨论白内障的处理方案，决定手术推迟至假期进行。延迟手术是可行的，因为患者弱视风险低、没有炎症，眼压保持在正常范围内无需治疗，U/S 未显示任何明显的视网膜病变。

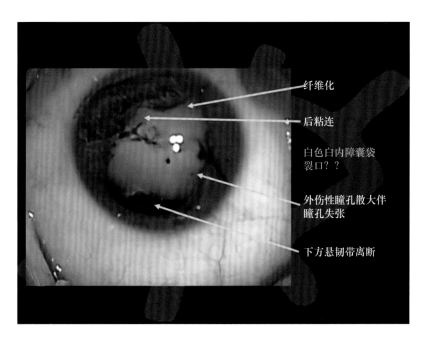

纤维化

后粘连

白色白内障囊袋裂口？？

外伤性瞳孔散大伴瞳孔失张

下方悬韧带离断

术中眼部情况如上图。外伤性瞳孔散大，虹膜后黏连，囊膜撕裂致白色白内障和潜在的下方悬韧带断裂。手术方案是使用蓝色染色辅助撕囊，瞳孔成形处理外伤性瞳孔散大，使用三片式人工晶状体（因为这将使人工晶状体的放置有更多的选择，无论是在囊带内、在睫状沟、缝合到虹膜上，还是固定到巩膜上）。由于可疑有囊膜破裂，还准备了玻璃体切除术。

特殊技术

除了手术时机，外伤性白内障手术还有其他挑战，需要使用各种手术技术来解决。在处理复杂病例和改善视觉预后方面，文献中报道了一些新的技术。

球内异物取出

眼球裂伤伴球内异物是开放性眼外伤的一种。既往文献综述显示，球内异物占所有开放性眼外伤的18%～41%，其中58%～88%的球内异物位于眼后段[53]。多数球内异物的材质为金属，可能含有铁磁性颗粒[53]。球内异物通常在Ⅰ期修复时通过平坦部玻璃体切除术（pars plana vitrectomy，PPV）或其他特殊技术取出[53-56]。建议尽早取出球内异物以防止炎症反应，避免发生眼内炎。关于球内异物取出时的晶状体手术，研究表明，根据其他因素，白内障手术和IOL植入术可以在Ⅰ期或Ⅱ期手术时进行[53]。眼后段球内异物、玻璃体内异物（intravitreal foreign bodies，IVFB）通常经睫状体平坦部玻璃体切除术取出[53, 55]。

最近文献报道了使用磁铁取出金属/磁性球内异物的方法。巩膜切开术后使用磁铁经平坦部取出玻璃体内异物，Ⅱ期行白内障联合人工晶状体植入术，已证明以上手术方式是安全的，且患者有良好的视觉效果，无需再行玻璃体手术治疗[54]。

白内障摘除联合IOL植入术，和玻璃体视网膜手术对某些患者也是一种安全选择。另一项研究介绍了小切口白内障手术联合玻璃体手术的效果，使用磁铁通过角膜巩膜隧道取出球内异物，18例患者在IOL植入术前完成这些手术。取出磁性球内异物前应将异物与周围玻璃体分离。大多数患者对术后视觉效果满意，但18例患者中有5例出现迟发性视网膜脱离[56]。

另一项研究报告了一种新的技术"磁性握手"，对取出较大的、不规则、大于5 mm或者钳子难以抓住的眼内异物是有效的。前部连续环形撕囊和晶状体取出后，眼底外科医生行玻璃体切除游离球内异物，并通过玻切口置入眼内磁铁（intraocular magnet，IOM）。球内异物被提升到虹膜平面位置，另一个IOM通过巩膜隧道进入眼内，并与第一个IOM相接，这种相互作用称为"磁性握手"。眼内异物可通过巩膜隧道无滑动地安全取出。使用该技术，70%的较大球内异物患者最终BCVA达到20/60或更好，且术中无并发症。该技术可用于较大的球内异物，通过巩膜隧道而不是巩膜切开取出，并提供良好的视力和解剖预后[55]。

环形玻璃体切除术

由于解剖结构破坏和眼前段视野不佳，开放性眼外伤的撕囊很具有挑战性。环形玻璃体切除术是利用玻切头进行前囊膜撕囊，该技术典型用于切除儿童较软的晶状体。Resch等的研究，8只眼角膜穿通伤，使用23 G玻切头行前囊膜撕囊，标准23 G灌注套管置于侧孔，设置切速为500次/分。从前囊膜破裂处开始穿刺，在后囊撕裂的情况下行水分层，不行水分离，并谨慎地取出晶状体。该病例系列发现这项技术可安全用于成人开放性眼外伤和复杂的眼前段外伤[57]。

囊袋张力环

存在悬韧带脆弱或囊袋不稳定的情况下，囊袋张力环（capsular tension ring，CTR）植入可用于囊袋内IOL植入。一项研究观察6000例与外伤无关的白内障病例，发现有0.75%的时间使用了CTR，其中6例患者白内障继发于钝挫伤[58]。CTR、改良CTR或囊袋张力片段（capsular tension segments，CTS）有助于维持囊袋形状，并将受力部位从悬韧带脆弱区域重新分配至较强的悬韧带[58-59]。

外伤性白内障伴悬韧带离断的情况下，CTR植入时机以晶状体摘除后为宜，因为超声乳化前植入CTR，在致密白内障时会对完整的悬韧带施加更多的压力。改良CTR（Cionni 1 L，直径13.0 mm，Morcher GmbH，或Cionni 2 L，直径13.0 mm，Morcher GmbH）在外伤性悬韧带病变和白内障手术中，并发症发生率较低，带来成功的视力预后[60]。一项研究观察16例外伤性白内障患者，于白内障超声乳化术后植入改良CTR，可有效保留囊袋的完整性，便于植入后房型IOL[60]。

在较早的文献中，悬韧带缺失范围小于6个钟点，CTR被证明可让晶状体稳定和居中；然而，进一步研究表明，改良 CTR 可用于悬韧带损伤范围超过 6 个钟点的损伤[61]。单独或联合使用 Cionni 1 L 和 Cionni 2 L CTR 或 CTS 治疗 6 个钟点以上范围的悬韧带断裂，92.7% 的眼外伤合并严重晶状体半脱位患者获得了良好的视力预后[61]。一项研究中，使用改良的双孔 CTRs 治疗 16 例 7 个钟点以上范围悬韧带缺失或脆弱的外伤性白内障患者[60]。结果显示无一例患者出现 IOL 或囊袋偏心[60]。

总之，文献建议晶状体半脱位或悬韧带脆弱患者使用 CTR，以便外伤性白内障手术中将 IOL 顺利植入囊袋内。CTR 在白内障超声乳化后植入囊袋内，并成功用于悬韧带缺失或脆弱超过 6 个钟点范围的患者。

飞秒激光

虽然较少用于外伤患者，但有多个研究报道了飞秒激光在外伤性白内障治疗中的应用。与常规非外伤性白内障手术一样，在外伤性白内障手术中，飞秒激光可用于连续撕囊，特别是存在放射性囊膜撕裂、前囊或后囊撕裂的情况[62-64]。因为角膜内皮细胞可能已经因外伤而损伤，飞秒激光还可用于晶状体液化和碎核，降低能量避免损伤角膜内皮细胞[65]。

特殊注意

人工晶状体计算

如前所述，对于外伤性白内障患者，在Ⅰ期修复后，无论是否行晶状体摘除术，Ⅱ期手术前能进行眼生物学测量，这是Ⅱ期手术的优势之一。开放性眼外伤 IOL 度数测量可能比较困难，通常使用对侧健眼进行度数计算[46]。与之相比，Ⅱ期手术 IOL 度数计算更加准确，还能考虑到瘢痕与散光的影响[66]。既往文献报道了开放性眼外伤合并角膜裂伤患者，使用对侧健眼估计 IOL 度数的不准确性。在报告的病例中，按对侧眼测量的结果估算，屈光误差为 4.00 D[26]。

后囊膜破裂

外伤性白内障常合并其他眼外伤，包括后囊膜破裂。由于后囊膜破裂会增加白内障摘除和 IOL 植入术的手术难度，因此术前鉴别后囊膜破裂很有必要。既往文献概述了不同检查手段可以在术前准确地检测外伤性白内障后囊膜破裂情况。使用 20 MHz 探头行超声检查外伤性白内障，研究发现这是一种检测 PCR 的准确成像方式，其灵敏度和特异度分别为 93% 和 86%[67]。超声检查中使用其他频率，如 10 MHz 或 50 MHz 也是可行的，但以上频率分别降低了检测的分辨率和穿透性。在一个案例中，使用 35 MHz 超声生物显微镜（ultrasound biomicroscopy, UBM）检测后囊膜破裂，其分辨率更高[68]。与经过更多测试的 20 MHz 频率方法相比，仍需更大规模的研究来证实其应用和准确性。

2014 年的一项研究，使用前段 OCT（AS-OCT）、Pentacam Scheimpflug 成像与 20 MHz 超声比较，评估 21 只眼外伤性白内障后囊膜情况，研究发现 20 MHz 超声成像的准确性优于 AS-OCT 和 Scheimpflug 成像[69]。

明确晶状体损伤后后囊膜破裂或囊膜异常，对于制订手术计划以避免眼内并发症具有重要意义。虽然部分囊膜撕裂可通过裂隙灯检查识别，但其他检查方式，特别是 20 MHz 超声成像，有助于更好地识别囊膜损伤。

预后：视力和解剖结构

外伤后眼前段白内障手术，术后视力预后可能是良好的；然而，手术时机、手术技术及损伤性质的预后价值，文献中仍存在较大争议[35, 44, 46, 48-49, 52, 70]。

一项针对儿童和成人的大型回顾性调查中，Shah 等比较了开放性和闭合性眼外伤，早期手术和晚期白内障手术的视力预后[52, 70]。在他们的研究中，较好视力定义为 Snellen 视力 > 20/60，他们观察到 58% 的开放性眼外伤患者可恢复至该视力，而闭合性眼外伤只有 39.1% 可达到该视力。相比之下，Sharma 等的前瞻性研究发现，钝挫伤组视力预后更好，但是研究只纳入了 48 名患者[35]。其他多项调查发现，开放性和闭合性眼外伤视力预后没有显著差异，均可获得良好视力。然而，Smith 等研究发现，先前讨论的眼外伤评分在预估最终视力恢复方面有预后价值[49]。

手术干预的时机和技术仍是备受争议的话题。早期和晚期干预理论上都有优缺点，而且许多文献未能就哪种方法更好达成共识。在成年人，如果晶状体物质进入前房，导致葡萄膜炎和眼压升高，早期手术干预有助于稳定眼部情况[48]。然而，早期手术的眼生物学测量往往依赖于健眼，该方法的缺点和误差已在前文讨论。晚期手术在眼部情况稳定后进行操作，通常可以进行更准确的生物测量[5-6]。Tabatabaei 等对 60 例患者的随机对照研究，发现早期和晚期手术干预之间没有差异。Rumelt 等在对 69 例患者的回顾性研究和 Smith 等对 181 例回顾性连续病例的系列研究中也观察到了这一趋势[46, 48-49]。在评估手术时机方面，Shah 等发现，患者在外伤后 24 小时内与 1 个月后治疗相比，外伤后 2 ～ 30 天治疗可获得最佳视力预后[70]。他们把原因归咎于眼部损伤的性质上——考虑到最初 24 小时内就诊的患者可能会有最严重的眼部损伤（因此初步预后很差），而外伤后 30 天以上就诊的患者则可能承受的是外伤后留下的长期后遗症[52, 70]。

除了手术干预的时机，IOL 的位置也可能影响最终的视力预后。Serna-Ojeda 等在一项 80 例患者的回顾性研究中发现，与放置睫状体沟或虹膜固定相比[44]，IOL 植入囊袋内的患者视力预后明显更好。无晶体眼患者几乎均视力不佳[44, 46]。重要的是，Serna-Ojeda 等在研究中指出，尽管只有 66.25% 的患者 IOL 植入囊袋内，但 73.5% 的患者总体上 Snellen 视力达到或优于 20/60，42.5% 的患者视力达到 20/25 或 20/20，这再次强调了外伤性白内障手术后视觉恢复良好的潜力[44]。

并发症和其他眼部表现

成人眼外伤术中或术后一段时间出现并发症和其他眼部表现，可能是眼外伤引起的。近期许多研究报道了常见的并发症，包括但不限于角膜混浊与损伤、眼压升高、悬韧带断裂、后囊膜破裂和眼内炎。我们将在本章讨论这些眼部表现和并发症，主要讨论成年人，尽管一些研究也包括了年轻患者。

累及角膜

累及角膜，角膜瘢痕和水肿是眼外伤后影响视力的并发症，特别是开放性眼外伤和穿通伤。许多研究报道术后以上并发症的发生率为 12% ～ 38%[35, 44, 71]。Serna-Ojeda 等研究发现，14 例视力低于 20/200 的患者中，有 5 例患者出现角膜瘢痕和其他并发症[44]。眼前段外伤有可能损害角膜内皮细胞，修复后引起角膜水肿。外伤性白内障手术后存在角膜水肿的可能，一项针对非洲人群的研究记录了 2 例角膜失代偿，其中 59 例术后 2 周出现轻至中度的角膜水肿[71]。

后囊膜破裂

如前文所述，眼外伤所致的后囊膜破裂可在术前检查识别，并可行计划性手术干预。如果有较大范围或明显的后囊膜破裂，则难以将 IOL 植入囊袋内。21% ～ 23% 的眼外伤患者出现这种情况，而在开放性眼外伤中更为常见，尽管有一项研究未发现显著差异[44, 48]。

悬韧带松弛和晶状体半脱位

悬韧带断裂、悬韧带松弛可增加晶状体半脱位风险，并使外伤性白内障处理复杂化。有研究报道使用囊袋 IOL 植入联合改良囊袋 CTR、CTR 和囊袋张力装置治疗晶状体半脱位取得了良好效果[60-61]；但是治疗此类患者仍具有挑战性。使用以上装置能更好控制治疗外伤性白内障合并悬韧带断裂，有助于进一步减少前房型 IOL、视网膜和眼压升高相关的并发症[61]。约 13% 开放性眼外伤患者存在悬韧带断裂，也采用上述方法进行治疗[48]。其他研究报道，成人悬韧带断裂和晶状体半脱位的发生率分别约为 18% ～ 23% 和 8%[35, 44]。

眼压升高

与儿童外伤性白内障类似，成人外伤性白内障后眼压升高是重要的并发症，且术后可持续存在。钝挫伤后眼压升高的概率更高，可能与房角后退有关。Sharma 等研究报道，钝挫伤后眼压升高的概率为 36%，而开放性眼外伤后无 1 例患者眼压升高，房角后退和继发青光眼概率为 23% ～ 36%[35, 44, 71]。Serna 等也报道了 5 例由于其他并发症引起的青光眼致视力低于 20/200 的病例。通常情况下，常规药物治疗可控制升高的眼压；然而某些患者还需要青光眼引流手术（引流管或引流阀）来控制眼压[71]。

炎症性后遗症

研究报道了眼部炎症和眼外伤导致的其他并发症和眼部表现，包括但不限于前房炎症、虹膜后黏连和虹膜睫状体炎[35, 48]。Sharma 等发现虹膜前黏连和后黏连在开放性眼外伤更为常见；2017 年的一项研究显示，开放性眼外伤患者中只有少部分出现炎症和虹膜后黏连[35, 48]。

结构损伤

眼外伤除了导致晶状体半脱位和角膜穿孔外，虹膜和葡萄膜也可能受损伤。葡萄膜脱垂和外伤性瞳孔散大在开放性和闭合性眼外伤中均可发生。

有多种方法治疗修复虹膜和晶状体同时的严重损

伤。严重虹膜外伤或外伤性无虹膜患者，由于对光敏感和眩光症状，患者的视觉质量显著降低，二次手术将人工虹膜和晶状体复合体固定在眼内。Customflex 人工虹膜（Dr. Schmidt Intraocularlinsen GmbH，由 HumanOptics AG 代理）可为外伤性无虹膜患者提供定制美容治疗[72-73]。人工晶状体固定在定制硅胶人工虹膜上也是一种修复外伤性无虹膜和无晶状体的新方法；使用人工虹膜还有助于外伤后人工晶状体缺乏解剖结构支撑的情况[73]。

累及视网膜

除了眼前段损伤和形成外伤性白内障外，包括视网膜在内的眼后段也可能因眼外伤而严重损伤。两项研究报道了视网膜脱离的发生率不同。在第一项研究中，13% 和 17% 的患者分别出现玻璃体积血和视网膜脱离[35]，而开放性眼外伤和闭合性眼外伤两组无显著差异[35]。然而，Serna-Ojeda 等的另一项研究发现，64 例患者中仅 1 例术后出现视网膜脱离、玻璃体积血和脉络膜新生血管膜，导致视力预后较差[44]。

黄斑区视网膜震荡与眼球钝挫伤有关，可引起视力障碍。Blanch 等观察了 53 例眼球钝挫伤合并黄斑区视网膜震荡导致视力下降的患者，74% 的患者视力恢复优于 20/30[74]。黄斑外视网膜震荡患者 117 例，58 例中 55 例（95%）患者术后视力恢复优于于 20/30。虽然患者的视力下降幅度很小，但对眼外伤患者的视力是重大的改变[74]。

眼内炎

眼内炎是眼外伤另一种潜在并发症，外伤后晶状体碎片残留在前房和玻璃体中，增加了眼内炎的风险。有研究报道，眼内炎作为开放性眼外伤的并发症，发生率较低，尤其是在受伤后 24 小时内进行早期干预和修复[75]。Zhang 等回顾了近 5 年中国开放性眼外伤的病例记录，发现该人群的眼内炎发生率约为 12%，文献中的其他数值在 3%～30%[76-77]。如果外伤后有眼球内异物，有报道眼内炎的发生率高达48%[76]。Essex 等研究表明，伤口污染、I 期延迟修复和晶状体破裂均会增加眼内炎的发生率[77]。

对于开放性眼外伤，特别是高风险患者，I 期修复时预防性玻璃体腔注射抗生素可降低眼内炎的风险[78]。高风险患者包括外伤后超过 24 小时、患者来自农村、伤口污染、眼球内异物残留和（或）晶状体囊膜破裂[78]。

因此，对于眼内感染风险较高的开放性眼外伤患者，建议行包括早期 I 期修复和玻璃体腔注射抗生素治疗。

要 点 小 结

● 对外伤性白内障早发现、早处理，对良好的视力预后和并发症处理至关重要。

● 对于复杂病例，需要有经验的团队来处理其他后遗症。手术干预前应进行适当的影像学检查，以明确外伤后其他额外损伤，这可能包括与眼底专家共同处理视网膜脱离，或手术干预前影像学检查预测后囊膜破裂。

● 开放性或闭合性眼外伤后 II 期或分期行 IOL 植入术，儿童和成人患者均可获得良好的视觉效果。然而，对于有弱视的儿童患者（甚至患儿大于 8 岁），积极的视觉康复和弱视治疗是必需的。

● PCCC 是儿童必要的手术技术，即使患儿年龄稍大（8～10 岁），也可以避免患儿出现视轴区混浊和弱视的风险。同样，成人手术也应考虑该因素。

● IOL 植入囊袋内是获得较好视力预后和减少并发症的最佳选择，然而 IOL 植入位置可能会根据眼前段的其他损伤而改变。CTR 或改良 CTR 对眼前段损伤 IOL 植入很有帮助，即使超过 6 个钟点范围的悬韧带脆弱，使用 CTR 也可将 IOL 植入囊袋内。

（参考文献参见书末二维码）

第 33 章

外伤性白内障

Thomas A. Oetting

丁宁　译　何渊　宋旭东　审校

要点

- 如果存在玻璃体，先处理玻璃体。
- 晶状体囊袋和悬韧带的问题会导致分核过程复杂化。
- 是否采用悬韧带支撑取决于悬韧带损伤的程度。
- 修复虹膜损伤应在晶状体摘除和人工晶状体植入之后。
- 模型眼的手术技术训练。

简述

外伤性白内障给白内障医生带来了有趣的挑战。白内障可在外伤囊膜破裂后即刻或数年后出现。外伤性白内障与悬韧带、囊膜和虹膜问题有关，这些必须通过手术解决。松弛的悬韧带周围的玻璃体脱出可能难以处理，需要玻璃体视网膜医生会诊。囊膜和悬韧带有问题时，需要更仔细和小心的分核操作。外伤性白内障手术的典型步骤是：①处理玻璃体；②撕开前囊时，应意识到有需要囊膜支撑的可能；③术中应用囊袋张力环或囊膜拉钩支撑悬韧带；④小心分核；⑤稳定放置人工晶状体；最后⑥修复虹膜损伤。密切随访对远期的视力康复至关重要，注意青光眼和视网膜病变的可能。

晶状体外伤机制

钝挫伤比开放性眼球损伤更常见，两者都会导致外伤性白内障。在成人患者中，跌倒（老年人）和工伤（年轻人）是开放性眼球损伤的最常见原因[1-2]。钝挫伤通常与攻击相关，Shriver 的研究表明，钝挫伤与亲密伴侣暴力有关，尤其以女性多见[3]。

与钝挫伤相关的白内障，常伴有悬韧带薄弱（表33.1）。玻璃体会从悬韧带薄弱的部分脱入前房。在极少数情况下，单纯的钝挫也会导致晶状体囊膜破裂[4]。钝挫伤导致的白内障可能会在伤后几天内或数年后出现。多数情况下，钝挫伤引起的白内障进展

表 33.1	外伤机制	
机制	白内障手术问题	一般问题
钝挫伤	悬韧带薄弱	前房积血
	玻璃体脱出	虹膜根部离断
	囊膜撕裂（少见）	锯齿缘断离
		视网膜震荡
		高眼压
开放性眼外伤		
眼前部穿通伤	前囊膜撕裂	高眼压
	悬韧带薄弱	感染
	类似放射状撕裂	晶状体源性炎症
眼后部穿通伤	后囊膜撕裂	高眼压
	悬韧带薄弱	感染
	类似于后极部撕裂	晶状体源性炎症
		视网膜震荡
		玻璃体切除术和玻璃体腔注射后的医源性问题
穿孔性晶状体损伤	前囊和后囊撕裂	高眼压
	悬韧带薄弱	感染
	移位的晶状体物质	晶状体源性炎症
	玻璃体脱出	视网膜震荡
	考虑经睫状体平坦部行晶状体切除术	

缓慢，即使立即发生，通常也可以在适当的时候进行摘除。

与开放性眼球损伤相关的外伤性白内障，是由于晶状体钝挫伤或晶状体囊膜穿通伤所致（表33.1）。囊膜损伤，无论是前部还是后部，都会使分核变得困难，特别是当需要水分离或旋转核块时。眼部相干断层扫描和超声可用于评估晶状体囊膜的状态[5-6]。晶状体穿通伤可以是晶状体前部或后部损伤，也可以是晶状体穿孔损伤，两者都可以造成晶状体囊膜破裂[7]。晶状体颗粒所致的炎症或青光眼会加速外伤性白内障的摘除。然而，最好等外伤性角膜水肿消退再进行晶状体手术。通常，对于严重的囊膜损伤，尤其是晶状体后部的损伤，最佳的策略是经睫状体平坦

部进行玻璃体和晶状体切除术。

过去的眼科手术或玻璃体腔注射导致的医源性晶状体损伤越来越常见[8-10]。玻璃体腔注射或过去的经睫状体平坦部玻璃体切除术对晶状体后囊膜的损伤很难察觉，但对于视网膜手术后快速出现的白内障，应怀疑存在后囊膜损伤。治疗飞蚊症的玻璃体激光消融术也与囊膜损伤和白内障形成有关[11]。

首先处理玻璃体

进行外伤性白内障手术的第一步是识别或防止玻璃体脱出。可用曲安奈德（通常不含防腐剂）染色前房内的玻璃体[12-13]。脱出的玻璃体可以通过前部入路切除，但当玻切头更靠后时，经平坦部入路切割最为完全[14]。

在悬韧带薄弱区清除玻璃体有助于眼外伤病例的操作。Arshinoff 描述了同时使用内聚性和弥散性黏弹剂（ophthalmic viscoelastic devices，OVD）保护角膜的技术[15]。图 33.1 显示了他的技术改进，称为"侧向"Arshinoff 软壳。在该技术中，首先将黏性弥散性 OVD 注入悬韧带薄弱的区域上方（图 33.1 a），然后从对侧注入内聚性 OVD（图 33.1 b），从而迫使弥散性 OVD 进入悬韧带薄弱区，以期将玻璃体与前房隔开。

另一种隔开玻璃体的好方法是，当有一部分悬韧带损伤时，尽早放置囊袋张力环。图 33.2 显示了如何早期放置张力环（在核摘除前）使晶状体重新居中，有助于阻止玻璃体向前移动。在图 33.2 a 中，晶状体明显偏心，伴有部分悬韧带薄弱区，但在放置囊袋张力环后（图 33.2 b），晶状体居中，同时降低了玻璃体脱出的风险。

撕囊

当受伤的前囊已经破裂时，很难做出足够大的囊膜口以去除晶状体核。完美的撕囊是居中且正圆的[16]。在外伤病例中，良好的撕囊至少是连续的，而居中和圆形是次要的。台盼蓝和吲哚菁绿染色可增

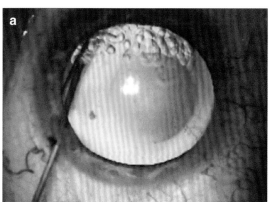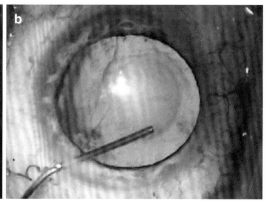

● **图 33.1** 侧向 Arshinoff 软壳。（a）首先在悬韧带薄弱区上方注入弥散性 OVD；（b）其次在薄弱区对侧注入内聚性 OVD，将弥散性 OVD 挤入悬韧带薄弱区

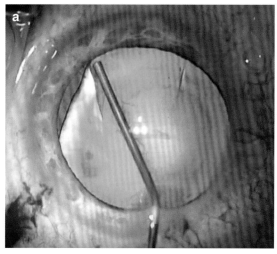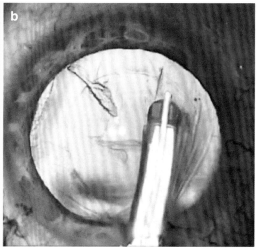

● **图 33.2** CTR 移动晶状体。（a）伴有悬韧带薄弱的晶状体位置；（b）放置 CTR 后晶状体的位置

加囊膜对比度，染色仅在囊膜而非晶状体物质[17-18]。如果外伤性囊膜破裂位于中央，可以制作一个更大直径的撕囊口覆盖破裂的部位。而通常外伤性囊膜破裂是位于周边的，这种情况类似于非外伤病例中的放射状撕裂，此时需要轻柔操作进行分核。

当囊膜完整而悬韧带受伤时，撕囊操作会很困难。当悬韧带薄弱时，围绕晶状体中心而不是瞳孔中心撕囊非常重要（图 33.3）。当悬韧带非常脆弱时，囊膜有可能撕不开，增加一个（或多个）虹膜拉钩来对抗张力支撑囊袋有助于撕囊（图 33.4）。在外伤病例中，飞秒激光可以进行快速撕囊，并且对悬韧带的压力很小[19]。

术中悬韧带支撑

连续撕开前囊膜后，前囊可用于在分核过程中支撑晶状体。所需的支撑量取决于悬韧带的损失量（表 33.2）。

表 33.2	分核过程中支撑囊袋
支撑囊袋以辅助分核	**悬韧带丢失**
早期植入囊袋张力环（CTR） 　内聚性 OVD 分离 　朝向薄弱的悬韧带	≤ 2 ～ 3 个钟点位
早期植入囊袋内张力器 　虹膜拉钩支撑 　早期缝合	≤ 4 ～ 5 个钟点位
囊袋拉钩 　放置 1 ～ 4 个 　放置 IOL 前取出	≤ 12 个钟点位

对于少量的悬韧带丢失，最有效的处理方法之一是早期放置囊袋张力环（capsule tension ring，CTR）[20]。CTR 将支撑力从薄弱的悬韧带分配到较强的悬韧带，并使晶状体居中。当悬韧带病变不是进展性的，并且只有一部分悬韧带受损时，CTR 尤其有用。早期植入 CTR 的首要问题是会卡住晶状体皮质，造成皮质清除困难。早期植入 CTR 的关键在于应用内聚性 OVD 在囊膜下撑开空间以便植入 CTR（图 33.2 a），并且不会卡住皮质。另外，尝试将 CTR 的前导孔眼对准悬韧带薄弱区，会进一步减轻悬韧带的压力（图 33.5）。

囊袋拉钩可以完全或部分替代悬韧带支撑，以利于白内障手术操作（图 33.6）。将这些器械倾斜穿刺进入前房，在前囊膜完整的情况下勾进囊袋以支撑晶状体。术者可放置 1 个或多个囊袋拉钩来完全支撑晶状体。这些拉钩仅为暂时性支撑，在分核的过程中使用，然后就替换为 CTR 等永久性支撑（图 33.6）。另一种方法是在术中应用虹膜拉钩临时固定囊袋张力片段（capsular tension segments，CTS），然后在摘除晶状体后永久固定 CTS（图 33.7）。

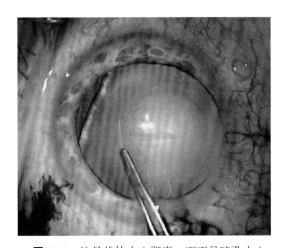

● **图 33.3**　按晶状体中心撕囊，而不是瞳孔中心

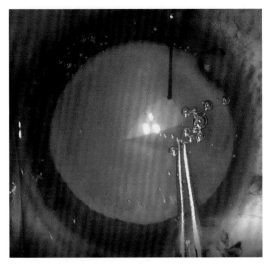

● **图 33.4**　在撕囊过程中应用一个虹膜拉钩对抗牵引力

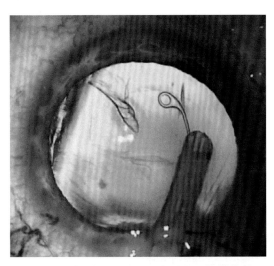

● **图 33.5**　将 CTR 的前导孔眼对准悬韧带薄弱区

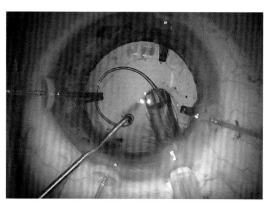

• 图 33.6 囊袋拉钩在晶状体摘除及植入 CTR 时使囊袋保持在原位

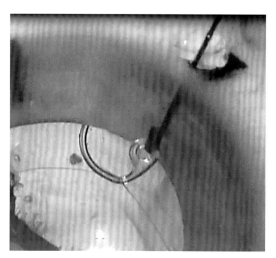

• 图 33.7 虹膜拉钩在晶状体摘除时临时固定 CTS

当完成连续撕囊后支撑好悬韧带，继续轻柔地进行核分离。应降低灌注瓶高、负压、泵的流速，以便缓慢而安全地移除核[21]。当悬韧带松弛时，术者应

使用他们最熟悉的分核方法。然而，一些医生认为如果熟练掌握劈核技术，应用劈核对悬韧带的压力更小[22-26]。

伴囊膜撕裂的分核法

外伤性囊膜撕裂使分核变得困难。最主要的问题是，任何对囊袋的压力都会扩大现有的撕裂，使核块向后掉落。而额外的囊袋撕裂也将导致人工晶状体（intraocular lens，IOL）无法获得后续的囊袋支撑。在这些情况下，避免水分离是很重要的，因为该步骤会在晶状体核和部分撕裂的囊膜之间产生压力。在囊膜有潜在缺损时，应首选不进行水分离，或更可控的分离囊膜和核的方法（表 33.3）。

外伤性囊膜撕裂与白内障医生面临的其他情况类似。处理外伤性前囊膜撕裂的方法，就像在常规撕囊不顺利时，通常使用的对于不规则放射状撕裂所采用的对策。当遇到外伤性后囊膜撕裂时，针对囊膜薄弱的后极部白内障的手术策略很有用[27-28]。

伴有囊膜撕裂的外伤性白内障，分核的手术规划取决于晶状体的密度（表 33.3）。如果晶状体非常致密，而囊袋支撑欠佳，应考虑改用囊外摘除手术。同样，如果囊膜状态不确定，并且一些核块组织很可能已经落入后方，可以为患者改行经平坦部玻璃体切除联合晶状体切除术。大多数外伤性囊膜破裂的病例可以视晶状体密度不同而通过前段入路进行处理。

当晶状体较软并伴囊膜撕裂时，术者可以用超声乳化手柄仅在晶状体中央刻出一个碗。然后，在轻柔

表 33.3 伴囊膜撕裂的分核法

方法	策略	优点	缺点
碗然后塌陷	不做水分离 刻出大碗 弥散性 OVD 轻柔分离 用 I/A 或前部玻切头摘除晶状体	不做水分离或转核，因此不太可能扩大撕裂 适用于软核	中等密度及以上的晶状体核困难
改良拦截劈核	不做水分离 刻槽长而深 轻轻划分为 2 块 小心旋转劈核 降低瓶高和流量	不做水分离，因此不太可能扩大撕裂 常见	软核或硬核困难
V 形槽	刻出 2 条长凹槽 在切口下方相连呈 V 形 轻轻地分成 3 块	不做水分离或转核，因此不太可能扩大撕裂 适用于硬核	软核困难 V 形槽很难制作
平坦部玻璃体及晶状体切除	平坦部玻璃体切除术 晶状体摘除	晶状体摘除不需囊膜	大量准备工作 可能需要视网膜外科医生

地水分离或 OVD 分离后，清除残余物质。这样能够使晶状体物质自行脱出，而使作用于薄弱囊袋的外在压力更小。

当晶状体为中等密度时，术者应首先在晶状体中央刻一个深槽，然后将晶状体分成两块，不要转核或水分离。然后沿凹槽的侧面进行水分离，可能使中央核游离出来。由于晶状体已从中心碎裂，无意中进入囊膜下的液体可以通过分裂的晶状体排出，减少了对薄弱囊袋的压力。凹槽形成的空间允许晶状体两半向内折叠，从而对薄弱囊袋产生的压力更小。

当外伤性白内障非常致密时，可以考虑使用早期但有效的方法。Charles Kelman 医生在 1994 年描述了"V 形槽"技术，有时也称为胜利槽[27]。术者刻出两个凹槽，二者相交于切口下方以形成 V 形或 λ 形（图 33.8a）。V 形槽将晶状体核分成三块。如 Gimbal 分而治之技术中的那样用器械分开核块[22]。分核的整个过程中不要转核，也不要水分离（图 33.8 b）。该技术非常适用于可疑囊膜撕裂的致密晶状体，如后极性白内障[28]。

支撑人工晶状体

摘除外伤性白内障后，如果存在晶状体囊膜，则使用其剩余部分植入人工晶状体。表 33.4 总结了人工晶状体植入方式，取决于剩余的囊膜和悬韧带支撑的量。极少数情况下，如果需要额外的人工晶状体植入装置，则需二次手术进行人工晶状体植入。

仅使用 IOL 和 CTR，白内障医生就可以处理大部分悬韧带缺损的情况（表 33.4）。如果只有很少的悬韧带缺失，单纯的三片式人工晶状体就可以定位，

应用襻的轴向提供最大的居中性。植入 CTR 可以提供更多支撑。一个非常有趣的选择是在传统的光学夹持结构中使用 CTR 和三片式 IOL[29-30]。传统的光学夹持非常稳定，人工晶状体襻植入睫状沟，光学部在囊袋内（图 33.9）。睫状沟中的襻提供直接支撑，夹持的光学部有助于防止前囊收缩，从而避免出现偏心。

在前囊完好而后囊撕裂的情况下，光学夹持是有用的。三片式人工晶状体进行传统光学夹持，襻植入睫状沟而光学部向后夹持在囊膜上，比单纯将整个 IOL 植入睫状沟更稳定[29]。即使对于一片式丙烯酸人工晶状体，反向光学夹持也是另一种选择，即襻在破损的囊袋内而光学部向前夹持[31]。

当固定到巩膜时，CTS 增加了额外的支撑[32]。已有多种技术描述了将该装置固定到巩膜上，包括聚丙烯缝线和聚四氟乙烯线缝合技术[32-34]、滑动内结缝合技术[35] 和使用 Canabrava 双法兰技术[36]。当一起使用 2 个 CTS 与 CTR 时，IOL 可被支撑在囊袋内而无需真正的悬韧带支撑[32]。

当晶状体囊膜不能支撑 IOL 时，有许多技术可以通过虹膜或巩膜组织支撑人工晶状体（表 33.4）。Wagoner 的经典研究[37]，最近被 Shen 的专题小组论文[38] 证实，不能说哪一种方法就一定优于另一种。当面对无囊膜支撑时，术者应使用他们最熟悉的技术。

最后修复虹膜

修复外伤性虹膜损伤的技术不在本章的研究范围内。虹膜损伤应在摘除晶状体并植入人工晶状体之后修复。虹膜拉钩可用于将受损的虹膜固定在远离手术操作区域，直到手术结束前术者准备进行虹膜修复

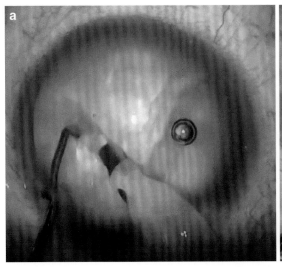
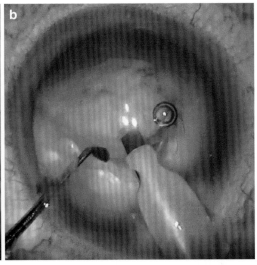

● 图 33.8　V 形槽技术。（a）制作两个凹槽在切口下方相交；（b）在不旋转或水分离的情况下，用凹槽将晶状体核分成三块

表 33.4 人工晶状体（IOL）支撑方式	
人工晶状体支撑方式	悬韧带缺失
三片式 IOL 襻朝向薄弱悬韧带 平缓植入	≤ 1 个钟点位
囊袋张力环（CTR） IOL 植入囊袋内 襻的位置不重要	≤ 2～3 个钟点位
CTR 联合夹持 传统光学夹持 襻在睫状沟，光学部在囊袋内	≤ 4～5 个钟点位
CTR 和囊袋内张力片段（CTS） IOL 植入囊袋内 多种固定方法	≤ 6～8 个钟点位
CTR 和 2 CTS 可能需要先放置 CTS IOL 植入囊袋内	≤ 12 个钟点位
巩膜层间固定术（IHSF） Yamane 法 Agarwal 生物胶固定 IOL 缝合 IOL 巩膜 虹膜 前房型 IOL 房角支撑 虹膜夹支撑	囊袋缺失

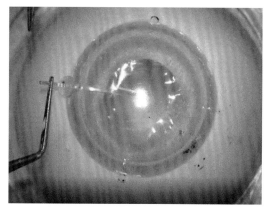

• 图 33.10　应用 Phillips PS35 人工眼练习植入囊袋拉钩

时。如果术者没有虹膜修复的经验，也可以在二次手术中修复虹膜。

练习这些技术

　　随着非常逼真的人工眼的出现，模拟技术有了极大的改进。Rogers 表明，结构化模拟临床技术可以改变学习曲线，减少早期手术病例的并发症[39]。在手术室中进行人工眼练习是一种高保真模拟，因为术者使用的显微镜和超声乳化机与用于患者的相同（图 33.10）。

要 点 小 结
- 外伤性白内障可以来自钝挫伤或开放性眼球损伤。
- 第一步是处理外伤性玻璃体脱出。
- 连续撕囊有助于支撑薄弱的悬韧带。
- CTR 是治疗外伤性白内障的有用工具。
- 采用何种分核技术取决于晶状体囊膜的状态和晶状体的密度。
- 当囊袋支撑受损时，术者应熟悉不同的 IOL 固定方法。

（参考文献参见书末二维码）

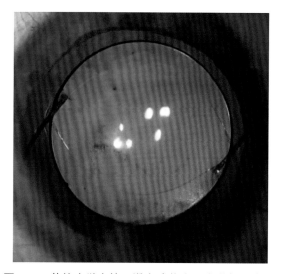

• 图 33.9　传统光学夹持，襻在睫状沟而光学部在囊袋内

第 34 章

飞秒激光在复杂白内障病例中的应用

H. Burkhard Dick and Ronald D. Gerste

丁宁 译 何渊 宋旭东 审校

要 点

- 激光白内障手术已被证明在许多眼部合并症病例中是安全有效的；然而，在一些复杂的情况下，该操作可能是超适应证的。

- 对于膨胀期白内障，在"真正的"撕囊之前先做一个小型囊膜切口，可降低晶状体内的压力，有助于避免所谓的阿根廷国旗综合征。

- 通过快速手术和术前应用非甾体抗炎药（NSAID）滴眼液，可以预防激光诱导前列腺素释放引起的瞳孔缩小。

- 有迹象表明，同常规白内障手术相比，激光白内障手术（LCS）发生术后黄斑囊样水肿的可能性较低，因此对于需避免任何（额外的）炎症刺激的视网膜疾病来说，激光白内障手术可能比常规超声乳化术更可取。

- 在白内障手术中使用飞秒激光最主要的禁忌证有：某些面部特征妨碍接口正确对接，肥胖导致无法躺在治疗床上，震颤如帕金森病，幽闭恐惧症和其他形式的焦虑，脊柱严重变形。

引言

飞秒激光白内障手术是一种成熟的手术流程，其精准性、安全性和可预测性在全世界无数手术中被证明是非常有价值的。其对准备植入新型人工晶状体（intraocular lens，IOL）的患者尤其有益，例如，散光矫正型 IOL、晶状体袋内 IOL、囊袋外 IOL、潜在可调节 IOL、多焦点 IOL。但是激光白内障手术（laser cataract surgery，LCS）并不仅适用于没有任何病史、没有任何眼部合并症、身体健康且无并发症的患者。到目前为止，这项技术已经一次又一次地在那些对医生提出挑战和常给患者带来巨大风险的病例中取得成功。这在研究中反映得较少，更多的是在个案报道和小型系列研究中体现，特别是在罕见情况下。在经验丰富的外科医生的手中，飞秒激光经常为疑难

患者提供机会。然而，必须指出的是，有些（如果不是大多数）操作被认为是超适应证的，特别是由于制造商提供的说明书通常在适应证方面相当严格，而在所谓的禁忌证方面相当宽泛。

下面我们将对飞秒激光在单纯晶状体混浊以外的白内障手术中的应用进行综述。本章内容不能称其为全面完整——一些具有挑战性的病例如儿童白内障会在其他章节中介绍——而是力求让读者对 LCS 提供的可能性有所了解。它仍然是一项不断发展的技术，其极限尚未达到。

角膜病理学

尽管激光的使用本应排除严重角膜混浊和弥漫性角膜混浊的情况，但在旁中心混浊的眼中，术前图像显示瘢痕的范围在激光输送区之外，飞秒激光是可以使用的（图 34.1～图 34.4）。调整撕囊的位置、深度和能量参数，避开术中图像所划定的角膜瘢痕区域，可以成功完成撕囊[1]。Grewal 等描述了一个案例，通过中心和旁中心透明角膜个性化激光治疗，制作了一个完美的但比常规稍小（4.7 mm）的囊膜切口，手术成功完成[2]。Hou 等认为，一些激光平台提供的术中光学相干断层成像（optical coherence tomography，OCT）非常有助于前囊变形患者的撕囊位置和倾斜度的个性化设计，他们遇到过一位患有 Peters 异常 2 型

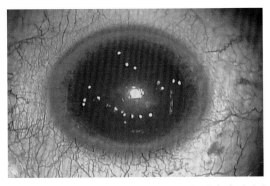

● **图 34.1** 激光白内障术中用粉笔标记的角膜瘢痕（流行性角膜炎后）

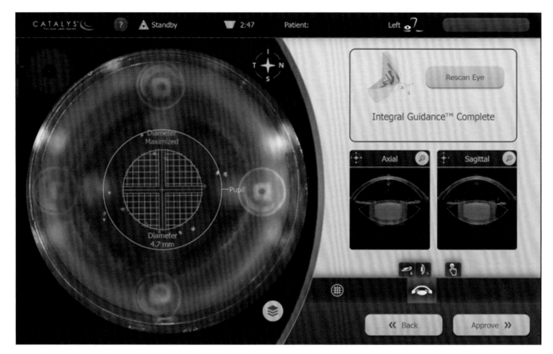

●图 34.2　根据标记的瘢痕调适撕囊口（激光监视器视图）

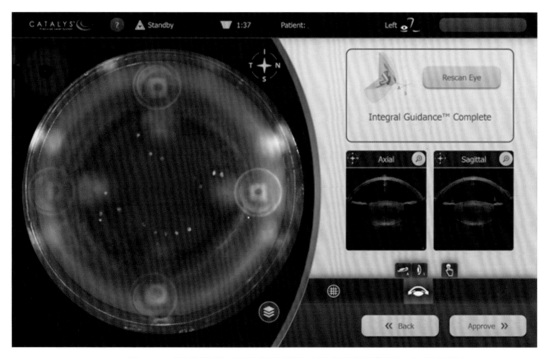

●图 34.3　调整撕囊口后的激光撕囊（激光监视器视图；红外相机）

的患者，该异常表现为中央角膜混浊，多伴有角膜晶状体黏连。在本例中，个性化的激光设置使撕囊口具有良好的居中性，治疗取得了（考虑到疾病的严重程度）不错的视力[3]。

在适当的情况下，对既往接受过穿透性角膜移植的患者也无需避免 LCS。Martin 等报道了对 12 例穿透性角膜移植术后的患者进行 LCS 治疗。所有患者都对接成功。由于角膜清晰度降低，作者建议在必要

时增加能量水平。初始设置为 10 ～ 12 μJ，最终设置降至 6 μJ[4]。Nagy 等报道了一例 33 岁男性在穿透性角膜移植后接受激光白内障手术。术中 OCT 发现瘢痕位于移植物–宿主的连接处，且该瘢痕不干扰激光撕囊。这组患者无需超声能量摘除晶状体；内皮细胞计数在术后一年内保持不变[5]。

如上所述，有效超声乳化时间（effective phaco time，EPT）的显著减少似乎导致内皮细胞损失的

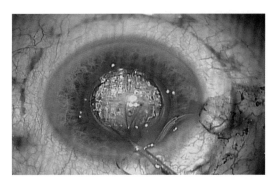

• 图 34.4　激光撕囊后在手术室显微镜下观察

显著下降：在我们的一项研究中，LCS 术后三个月内皮细胞损失限制在 8.1%，而传统超声乳化术后为 13.7%。由此可知，该技术可能对术前内皮细胞计数较低的患眼特别有益，例如角膜滴状赘疣和 Fuchs 营养不良[6]。Hatch 等认为 Fuchs 营养不良的患者——以及患有假性囊膜剥脱、棕褐色白内障和有外伤史的患者——可能特别受益于这项技术[7]。来自新加坡的一项研究进一步证实了这一点，该研究观察了 Fuchs 内皮营养不良患者 140 只眼术后内皮细胞密度（endothelial cell density，ECD）的损失，其中 68 只眼接受了飞秒激光白内障手术，72 只眼接受了标准超声乳化术。超声乳化组中，轻度白内障患者的平均 ECD 损失为 10.7%，中度或硬核白内障患者的 ECD 损失为 19.5%。这一损失在 LCS 组中明显更小，轻度白内障的平均损失为 0.9%，中度和硬核白内障的

平均损失为 8.2%，作者由此得出结论，这些脆弱的眼如果行激光手术而受到的超声能量降低，那么发生角膜失代偿的风险更小[8]。

棕褐色和膨胀期白色白内障

例如，棕褐色白内障通常需要增加超声乳化时间，并且角膜热损伤和机械损伤以及角膜水肿的风险更高。在一项对 240 只眼的研究中，LCS 在过熟期白内障的碎核方面比超声乳化术更有效，而所需的 EPT 要少得多。对于 LOCS Ⅲ 3 级核的白内障患者，超声乳化组的 EPT 为 0.46 ～ 3.10 秒（平均 1.38 秒），而 LCS 组为 0。对于 4 级核棕褐色白内障患者，超声乳化组的 EPT 为 2.12 ～ 19.29 秒（平均 6.85 秒），LCS 组为 0 ～ 6.75 秒（平均 1.35 秒）[9]。

膨胀期白内障也存在类似的情况——详见另一章——通常给术者带来挑战，因为它们往往会由于皮质液化而增加晶状体内压力。常伴有白色膨胀晶状体的肿胀和不断增厚以及浅前房（图 34.5）。为了释放这种压力，采用了一种小型囊膜切口法，即首先做一个小型囊膜切口，以释放晶状体内的压力（视频 34.1）。撕囊直径为 2.0 mm，脉冲能量为 4 μJ，这种治疗方式通常会导致晶状体物质排入前房。第一步释放压力后，可以与激光机再次对接，然后进行第二次更大的撕囊，通常直径为 4.5 ～ 5.1 mm。如果有囊膜桥残留，则通过穿刺口在前房内均匀注射眼用黏弹剂

• 图 34.5　光谱域辅助光学相干断层扫描显示厚晶状体和浅前房（LCS 术中视图）

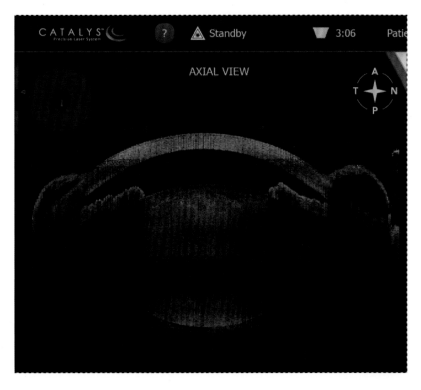

（ophthalmic viscosurgical device，OVD），然后使用显微镊子进行下压动作，以确保囊膜完全游离。在我们所有的病例中，都能够通过激光平台的成像系统识别前囊。该过程似乎使膨胀期白内障手术相对安全，而且可能比手工撕囊更安全，因为手工撕囊伴有潜在的并发症[11]。

小瞳孔——原发性或激光引起的

小瞳孔在传统白内障手术中是一个问题，在 LCS 中也没有太大的不同：如果瞳孔小于激光撕囊的预期直径，就不能以正常的方式进行手术。重要的是——特别是在如何解决这个问题上——区分预先存在的小瞳孔（应用散瞳后以及在激光对接和使用前）和激光治疗后的小瞳孔[12]。小瞳孔不仅让传统白内障手术变得困难，也会使激光白内障手术变得更困难。大多数激光平台默认设置的撕囊直径为 5.0 mm，这意味着瞳孔尺寸至少要稍微大一点。当然，术者可以选择较小的囊膜切口，但据报道当撕囊直径小于 4.0 mm 时，前囊收缩的风险随之增加[1]。

合并假性囊膜剥脱综合征、青光眼、慢性葡萄膜炎、悬韧带断裂、眼部手术史和虹膜松弛综合征等，都可能出现瞳孔扩张不良。解决这个问题的第一步是在前房内应用肾上腺素。如果无效，可使用 OVD 联合散瞳药。如果药物散瞳的效果不及预期，还有许多装置可以扩大瞳孔，使之足以安全有效地进行激光白内障手术。例如，虹膜拉钩可与眼用 OVD 联合使用（图 34.6 a，b，c），也可以单独使用。在前一种情况下，由于前房中存在 OVD，应调整激光设置。在这些情况下，建议采用更高的脉冲能量（如 10 μJ）。Malyugin 环是另一种有助于术前瞳孔过小的装置。建议完全去除 OVD，因为当前房仍然充满黏弹剂时，可见更多的囊膜小黏连[13]（图 34.6 和图 34.7）。

飞秒激光应用于白内障手术后不久，就出现了一些患者术中瞳孔缩小的首批报道[14]。这个问题——并且这可能是一个难题，因为小瞳孔会增加手术的难度，并导致晶状体摘除过程中更高的并发症发生率——其原因很快就被确定了：激光治疗释放的前列腺素，正如本书另一章所述。众所周知，前列腺素在不同的机械或热刺激后出现在房水中。眼内前列腺素的主要来源是睫状体的无色素上皮层。对 113 例白内障手术患者在飞秒激光治疗后立即采集房水；对照组 107 只眼在常规超声乳化手术前采集样本。这些探针显示出显著差异。在飞秒激光组，研究组中这部分前列腺素 E2 的平均水平为 182 pg/ml，是对照组中 PGE2 浓度 17.3 pg/ml 的 10 倍以上[15]。除了从激光治疗迅速过渡到手术过程外，在手术当天激光治疗之前，使用非甾体抗炎药（NSAID），滴眼 3 次，已被证明能够可靠地预防瞳孔缩小[16]。

外伤后病例

最早将飞秒激光应用于白内障手术的匈牙利团队成功地为一名 38 岁的男子进行了 LCS 治疗，该男子在使用金属丝时发生了眼球穿通伤。外伤后立即缝合角膜裂伤；不久后发生的皮质性白内障在第二次手术中用激光进行了相对较小的撕囊（4.5 mm）。术后 1 个月，患者矫正视力（corrected distance visual acuity，CDVA）为 0.9[17]。我们的团队采用了一种完全不同的方法来治疗一名 39 岁的患者，该患者的角膜和前囊均有穿通性损伤，并伴有晶状体内异物。采用 6.7 mm 的大直径撕囊（瞳孔直径散大至 7.6 mm），以包括异物区域和前囊的破裂。这一过程（不需要晶状体碎核）证明了飞秒激光是一种非常安全的方法，可以精确而轻柔地切开囊膜，特别是在这种棘手的情况下。术后 1 周，CDVA 已提高至 0.8（logMAR + 0.1）。在更多这样的病例中，由于较少的机械操作，其并发症的发生率可能低于常规晶状体摘除术[18]。在更严重的情况下，飞秒激光白内障手术成功治疗了 1 例外伤后白内障，该病例伴有晶状体半脱位和前房玻璃体，这并未影响激光的效果。在此，选择个性化的撕囊和碎核设置再次被证明是有价值的，尽管病情严重，但术后裸眼视力达到了 20/20，人工晶状体定位完美[19]。

如果已经发生囊膜破裂，需要进行晶状体/白内障手术，则飞秒激光辅助撕囊（例如 Nd：YAG 玻璃体消融术、玻璃体腔注药）是非常有帮助的，因为它提供了一个完美居中且大小合适的前囊切口，用于随后将三片式人工晶状体置入睫状沟内进行光学部夹持（图 34.8 和图 34.9）。

悬韧带和囊袋不稳定

白内障手术中，悬韧带异常可能会增加并发症的发生率。临床表现为晶状体半脱位、晶状体赤道变平、虹膜震颤或晶状体震颤。由于前囊的张力较小，进行撕囊时所必须施加的力，或者激光制作的撕囊口，都比通常情况下更大。由于激光——并不像手工撕囊那样——在这一步骤中不依赖于悬韧带对抗牵引，因此对这些患者具有显著的益处，其中 Marfan

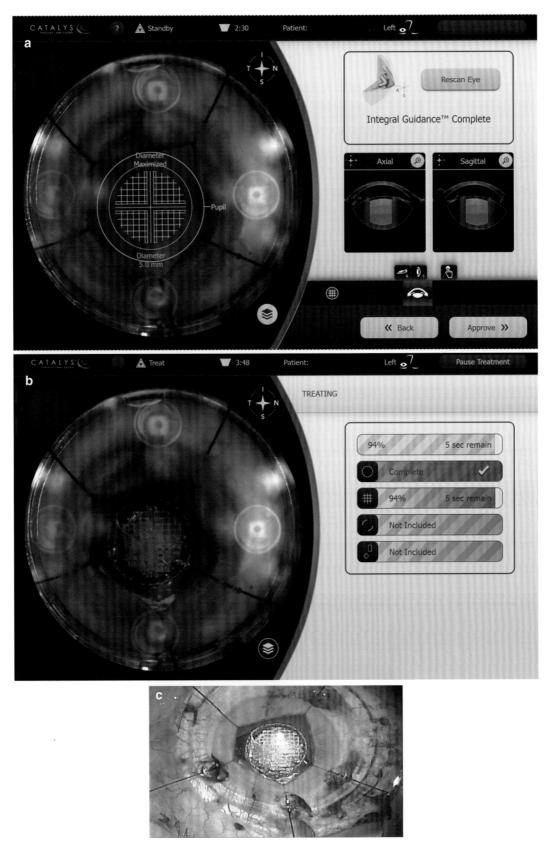

● 图 34.6 （a）治疗规划图展示在虹膜拉钩扩张的小瞳孔中进行 LCS；（b）使用虹膜拉钩扩大瞳孔后，对过熟期白内障进行激光治疗；（c）伴小瞳孔的过熟期白内障，使用虹膜拉钩扩大瞳孔完成激光碎核

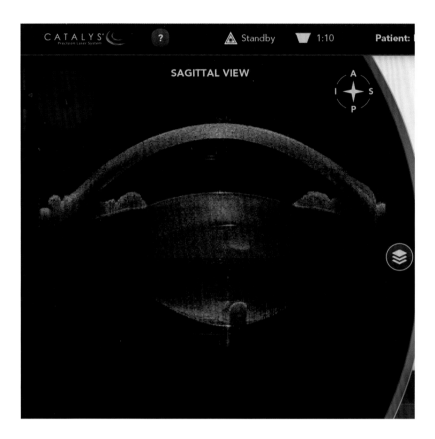

• 图 34.7 术前不慎将皮质类固醇载体注射到晶状体中导致后囊破裂：术中 SD OCT 证实晶状体内位置和后囊破裂（矢状图）

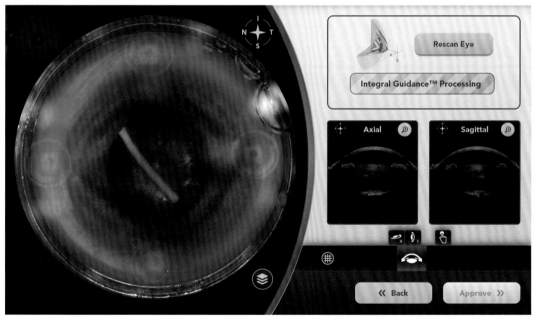

• 图 34.8 在启动激光辅助撕囊之前，晶状体中类固醇的术中摄像视图

综合征就是悬韧带无力的典型病例[1]。我们可以证明激光的优越性，一名患有 Marfan 综合征并伴有双眼晶状体异位的 10 岁男孩，在全麻下成功进行了右眼 LCS。在这个病例中，激光没有用于晶状体碎核，而是进行相对较小（4.1 mm）的撕囊。患儿植入了可折叠的平板型人工晶状体。随访 10 周无并发症发生；CDVA 为 0.8[20]。

有时在白内障手术后，囊袋纤维化可导致囊袋收缩综合征，也称为囊膜纤维化，这可能导致人工晶状体脱位甚至视网膜脱离。手工扩大前囊口需要相当高的手术技巧，并且可能会在悬韧带纤维薄弱的情况下造成额外的创伤。尽管应用 Nd：YAG 激光可能是有效的，但在眼部悬韧带纤维断裂时，相对较高的激光能量可能会进一步削弱悬韧带纤维，而使 IOL 位

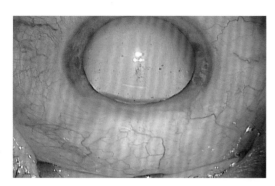

● 图 34.9　激光系统与眼球对接前，小梁切除联合丝裂霉素 C 术后 12 点位的滤过泡

置不稳定。由于飞秒激光发射的脉冲能量在几微焦耳的范围内，即使囊膜严重纤维化，在皱缩的囊膜上也可以轻松安全地进行扩大撕囊。3 例患者采用直径 4.4 ～ 5.0 mm、脉冲能量 15 mJ 的激光撕囊。激光治疗后，用显微镊子通过 1.2 mm 的切口去除致密的纤维组织环[21]。

视网膜病

白内障手术不可避免会产生炎症损伤，这对患有年龄相关性黄斑变性（age-related macular degeneration，AMD）和其他视网膜疾病的患者尤为不利。手术的损伤必然会释放炎症介质。现有的有关研究表明，同传统超声乳化手术相比，LCS 表现可能并不差，甚至可能更好。例如，Abell 等的研究表明，手工白内障术后 1 天和 4 周的房水闪辉明显大于 LCS 术后[22]。Conrad-Hengerer 等发表了类似的结果：行激光白内障手术的 104 只眼与行手工超声乳化术的对侧 104 只眼比较，术后 2 小时首次随访时的激光闪辉光度测定显示，标准组的房水闪辉水平高于激光组。在同一研究中，采用光谱域光学相干断层扫描测量视网膜厚度，两组差异无统计学意义，说明 LCS 对术后黄斑水肿的发生率无明显影响[23]。事实上，在 Day 等的 meta 分析中，LCS 与标准白内障手术相比，术后黄斑囊样水肿的发生率更低（比值比，OR：0.58），其中一个可能的解释是减少超声能量暴露[24]。

来自瑞士的一个研究小组调查了渗出性年龄相关性黄斑病变的患者根据白内障手术方式，即激光辅助与标准超声乳化手术相比，术后黄斑厚度、黄斑中心凹容积、最佳矫正视力和抗 VEGF 注射次数是否存在差异。在平均 619 天的随访中，140 只眼的这些参数均无显著性差异。更引人注目的是，患有"湿性"AMD 的 33 只眼在白内障手术后 2 周内进行

OCT 测量，接受激光治疗的患眼黄斑中央凹容积显著降低[25]。

青光眼

在一些激光系统中，略微弯曲的透明视窗被压在角膜上。在对接过程中，眼部这种潜在的强烈变形会导致眼压（intraocular pressure，IOP）显著升高。特别是在合并眼部疾病的老年患者中，严重的眼压升高会阻碍视网膜血流，从而造成视神经损伤的风险。同行评审的数据表明，具有液体填充接口的系统对大多数青光眼患者是安全的。液体浸润式接口是减少眼变形和相关眼压升高的替代解决方案[26]。当采取这些预防措施时，相对较短的对接时间似乎不太可能以任何方式促进青光眼的进展。Renones 等排除了 LCS 导致的视盘结构变化；他们在术前、术后 1 个月和 6 个月通过光谱域光学相干断层扫描（SD-OCT）检查了视网膜神经纤维厚度、黄斑厚度和 Bruch 膜开口-盘沿最小宽度等参数，尽管该组患者是正常眼而非青光眼患者[27]。

Manning 等在 2814 名行 LCS 的患者（其中 4% 为青光眼患者）中，发现有 0.2% 的患者出现了眼压失控[28]。在一项 Cochrane 综述中，比较了术后 1 天～ 1 周的眼压升高，LCS 与标准超声乳化术的比值比（odds ratio，OR）为 0.57，据统计，LCS 术后每 1000 人中有 11 例，而超声乳化术后每 1000 人中有 20 例[24]。

Shah 等于 2019 年发表的研究可能打消了 LCS 对青光眼患者造成负面影响的担忧。在这一回顾性病例系列研究中，278 只眼被诊断为青光眼或可疑青光眼，对照组 226 只眼为非青光眼，均行激光白内障手术。在术后第 1 天，青光眼组的平均眼压比对照组上升更多（3.4 mmHg 对 2.0 mmHg）。1 周时，眼压已恢复至基线水平；1 个月后，青光眼 / 可疑青光眼组的眼压明显下降，并持续 3 年[29]。

对于曾经接受过小梁切除术的患眼来说，激光对接似乎很危险（图 34.10）。一些激光系统将这种情况列为 LCS 的禁忌证；因此，对有青光眼滤过手术史的患者规划手术时，建议查看激光平台的说明书。的确，当接口接触滤过泡区域时，出血风险会增加。我们的经验——据我们所知，该预防措施目前尚未在文献中进行评估——已证实在操作前使用溴莫尼定滴眼液对防止或减少出血非常有帮助。此外，在对接过程中，轻柔缓慢地降低接口，可以选择偏心的区域接触，以避开滤过泡所在的部位（图 34.11 和图

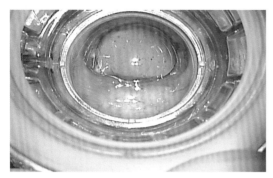

● 图 34.10　同一眼有意偏心对接，远离滤过泡区域

34.12）。然后，一些激光系统允许进行仔细地重新调整，以使接口正确定位，而不触及滤过泡和其周围结膜。这在经验丰富的术者手中效果很好，但绝对是一个挑战（图 34.13 和图 34.14）。

玻璃体切除术后及角膜切开术后眼

玻璃体切除术后眼可能会出现硅油残留产生的问题，硅油会进入前房内，从而导致角膜内皮损伤或眼压升高。在该位置，硅油既会对激光成像系统（例如 OCT）产生负面影响，也会削弱激光脉冲的传输。为了检测这些硅油滴，建议术前进行细致的房角镜检查和（或）眼前节 OCT 检查。还建议将蓝色染料注入前房以染色前囊，这样更容易验证这些患眼撕囊的完整性和完全性[1]。Grewal 等在 2 个病例中证明，尽管存在种种困难，对这些患眼仍然可以成功地进行手术[30]。

在 Wang 等的研究中，记录了曾接受过玻璃体切除术的患眼行激光白内障手术和超声乳化手术，术后

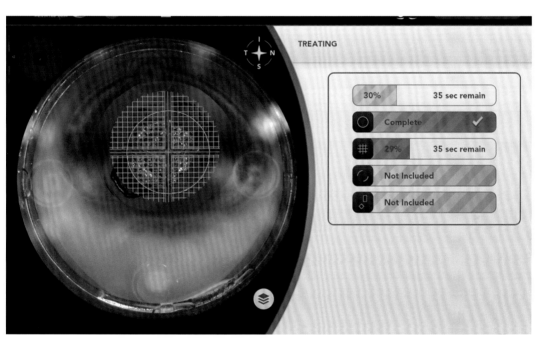

● 图 34.11　术中激光系统监视器视图显示，由于预先存在滤过泡，有意使术眼偏心

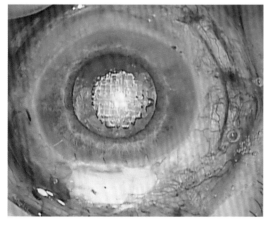

● 图 34.12　激光碎核及松开对接后的术中位置显示，小梁切除术后伴滤过泡的术眼，结膜轻度出血（术前未用溴莫尼定）

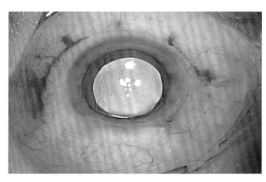

● 图 34.13　激光撕囊及松开对接后的术中位置显示，小梁切除术后伴滤过泡的术眼，结膜出血极少（术前使用溴莫尼定）

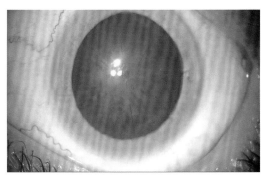

● 图 34.14　LCS 对接前的术眼伴有 8 条放射状角膜切口（显微镜术中视图）

视力没有差异。引人注目的是需要 Nd：YAG 治疗后囊膜混浊（posterior capsule opacification，PCO）的差异：LCS 组为 16%，超声乳化组为 48%。必须注意的是，作者——描述了在 LCS 后获得更好的术中和术后效果的趋势——将玻璃体切除术后眼在获得飞秒激光前的最后 25 次手术与设备安装后的前 25 次手术进行了比较，这意味着这些良好的结果甚至是在手术学习曲线的开始时就取得的[31]。

放射状角膜切开术后眼

在有手术史的患眼中，另一个挑战是对曾经——可能是在屈光手术的先驱时期——接受过放射状角膜切开术的患者进行 LCS。就像小梁切除术后的眼睛一样（如上所述），有一些区域术者会尽量避开——在这种情况下，（通常）有 6 条或 8 条放射状角膜切口（图 34.14）。现代激光平台的优秀成像系统、手术技巧和一定的耐心使 LCS 在这些情况下也能实现（图 34.15）。我们已经描述了少数角膜切开术后的患眼，其前节用飞秒激光集成三维光学相干断层扫描进行了可视化。在这种精确成像的指导下，我们可以将激光角膜切口定位在放射状角膜切口之间。所有患者均未出现角膜穿孔、前囊撕裂或不连续等并发症（图 34.16）。不过，仍需注意，我们的这部分患者数量很小，我们（更重要的是，患者）可能非常幸运。有来自其他外科医生的个人报告，他们认为 RK 术后 LCS 的前景不大。必须记住的是，在不久的将来，临床上这群患者的人数将大大增加，并且肯定会构成挑战。他们是现代屈光手术的第一代患者，在 20 世纪 80 年代和 90 年代接受过这样的手术。这些人现在已经到了需要进行白内障手术的年龄[32]。

Alport 综合征

Alport 综合征是一种较为罕见的遗传疾病，其眼部表现——以肾衰竭和耳聋为主要特征——包括前部晶状体圆锥和各种视网膜异常。正如 Orts-Vila 等最近报道的那样，飞秒激光白内障手术联合术中像差测量，对一名 38 岁患者进行了安全成功的治疗。由于激光平台的 OCT 无法精确识别前囊，因为在这些患眼中，正常的模式识别不起作用，成像系统将由手动操作。在本例中术中像差也被用于验证患者植入的散光型人工晶状体轴的定位。在 Alport 患者的眼中，

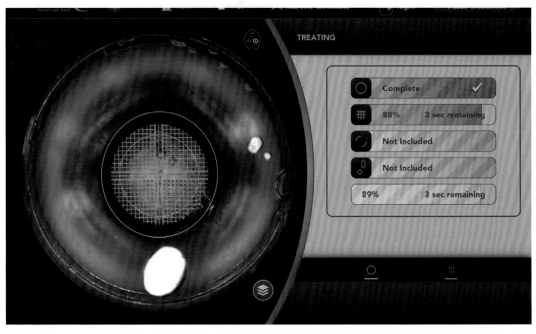

● 图 34.15　在 8 条放射状角膜切口的患眼进行飞秒激光撕囊和碎核（激光系统屏幕视图）

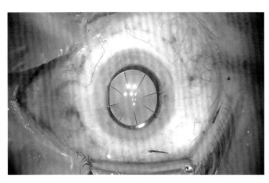

● 图 34.16　RK 术后眼行 LCS 结束时（显微镜术中视图）

前囊膜的脆性更高；激光撕囊可以为这些病例提供更好的一致性和可预测性[33]。Hipolito-Fernandes 等报道了 1 例类似的病例，一名 25 岁男子因前部晶状体圆锥和前极性白内障导致双眼视力进行性下降；行 LCS 和囊袋内植入 IOL 后，患者术后 1 个月的裸眼视力为 20/20[34]。

后囊膜切开

然而，将飞秒激光引入白内障手术中，不仅改变了（前）囊撕开、角膜切口和晶状体碎核的方式，而且也可能改变我们现在所说的一期后囊膜激光切开术（primary posterior laser capsulotomy，PPLC）。我们使用激光系统集成的 SD-OCT 来研究人工晶状体植入后手术结束时 Berger 间隙（后囊膜和玻璃体前界膜之间的腔隙）的大小。Berger 间隙在 72% 的患者中大于 400 mm，这对于 PPLC 的成功和效果至关重要，因为它提供了后囊膜和玻璃体前界膜之间的分隔。植入人工晶状体后，患者重新与激光对接，并进行一期后囊膜激光切开术（治疗时间为 2.4 ～ 2.6 秒）。与前囊膜切开一样，可见小气泡。治疗后，后囊膜盘立即开始收缩（三角形、四边形、五边形或六边形），这一过程可以在激光系统的屏幕上追踪到。松开对接，将患者转回手术显微镜下，以确定后囊切口是否居中并 360° 自由漂浮。不做进一步处理。我们团队行 PPLC 的 65 只眼中，在黄斑水肿的发生率、眼压、激光闪辉值、视力和 IOL 居中性等方面，结果与标准超声乳化术均无明显差异。一期后囊膜激光切开术目前是超说明书治疗；激光软件和 IOL 设计尚未进行调整或优化。初步结果给我们带来了希望，即通过该治疗可以显著减少 PCO 的形成[35-36]。

何时不使用 LCS

在白内障手术中使用飞秒激光确实有一些真正的禁忌证。部分患者的某些解剖特征（幸运的是只有极少数）使得接口与眼球表面的接触变得困难或完全不可能，如深眼窝和（或）小睑裂。患者发现自己躺在治疗床上，处于一个相当狭窄的空间，甚至不能或不允许稍微移动，这种特殊情况使那些患有幽闭恐惧症和相关焦虑症的人无法进行 LCS。像帕金森病这样或多或少有持续震颤的情况可能会无法使用飞秒激光，这同样适用于不安腿综合征的患者。非常肥胖的人可能无法适当地躺在治疗床上和激光接口下。严重的脊柱变形，如晚期脊柱后凸畸形，也可能无法躺在平台的治疗床上。对于角膜混浊，其位置和密度决定是可以使用——如上所示——或不可以激光；致密的混浊可能会显著地改变激光能量的传输。

飞秒激光在白内障手术中应用的循证适应证

与常规超声乳化术相比，视力（稍微）更好。

由于超声能量减少 / 为零，角膜恢复（可能）更好。

因此：与标准治疗相比，角膜滴状赘疣患者的角膜内皮细胞丢失较少，应优先选择。

更好（更圆，更精准）的前囊膜切开。

因此：植入高端人工晶状体时，应优先选择。

当需要避免后囊膜破裂时

儿童白内障（尽管经常被列为禁忌证）

中度角膜散光的患眼，无需费力即可同期矫正[37]。

飞秒激光在白内障手术中应用的循证禁忌证

解剖学上的情况，如深眼窝、睑缘窄、眼眶突出、眼窝深陷。

躁动患者和震颤患者。

在受限空间有恐惧症的患者。

骨骼异常，如明显的后凸畸形。

既往有白内障或青光眼手术史者。

角膜瘢痕取决于其程度（有经验的术者可能认为这是一个可以克服的障碍）[38]。

结论

飞秒激光白内障手术可以在伴有多种眼部合并症的患眼中进行，成功率很高。细致的规划至关重要，术者的经验以及他或她对 LCS 潜力和限制的了解也是如此。和外科学一样，"B 计划"也应该随时准备好。并不是每个人都能用飞秒激光治疗——但那些能用飞秒激光治疗的是越来越多的在医学上和形态学上多样化的患者，他们应该得到最好的治疗。而激光，往往能提供这种治疗。

要点小结

- 许多病例系列已经证明了 LCS 的可行性，甚至在复杂病例中，例如，伴有角膜病变的患者，如旁中心瘢痕和角膜移植术后的患眼。
- 有效超声乳化时间（EPT）的显著减少似乎导致内皮细胞丢失的明显减少，这可能对术前内皮细胞计数较低的患眼尤其有益，如角膜滴状赘疣和 Fuchs 营养不良。

- 在小梁切除术后眼，局部给予溴莫尼定可降低对接过程中出血的可能性。
- 青光眼患者在对接过程中可能会出现压力峰值。当使用液体接口时，眼压的上升相对温和。
- 对于既往接受过玻璃体切除术的患眼，检测前房中的硅油残留对于防止角膜内皮损伤并确保激光及其成像系统正常工作至关重要。

（参考文献参见书末二维码）

第 35 章

飞秒激光辅助白内障手术的并发症

H. Burkhard Dick

丁宁　译　何渊　宋旭东　审校

要 点

- 一般而言，激光白内障手术（LCS）具有极好的安全记录。然而，与其他既定程序一样，不可避免地要将它与传统的超声乳化术进行对比。
- 对接过程，尤其是负压吸引，可能导致眼压（IOP）升高。根据许多出版物的说法，这似乎是一种短期和可逆的影响。
- 激光的应用可导致前列腺素释放。药物预防已被证明是非常有效的：手术当天术前给予非甾体抗炎药（NSAID）3 次，每次 1 滴。
- 前囊膜撕裂和撕囊不完整是 LCS 的并发症，尽管它们相对罕见，发生率约为 1% ～ 2%。
- 最常见的不良反应似乎是由于对接过程引起的结膜出血，但通常无害。

到目前为止，这位 70 岁的女士和她的手术医生在飞秒激光辅助白内障手术中一切顺利，尽管她是深眼窝，睑缘很窄。当患者突然无故移动时，已成功地进行了激光撕囊，晶状体碎核也几乎完成。激光平台接口的负压吸引环与巩膜失去了附着力，对该情况激光按程序自动停止之前，在不到 1 秒的时间里，仍然发射了一些激光（图 35.1）。在手术显微镜下检查患者的眼睛，发现角膜基质周边有一些移位的激光斑。手术继续进行，没有进一步应用激光，未使用任何超声能量摘除了晶状体核，并植入了 3 片式人工晶状体。6 周后，患者视力为 20/20；裂隙灯检查可见角膜基质中残留的碎裂网格。患者未诉任何不适，如眩光或光学干扰等现象，并对整体结果表示完全满意[1]。因此，很想引用莎士比亚的一句话：结局若是好的，那一切便都是好。

没有哪种外科手术、哪种有创技术，是没有风险和并发症的：激光白内障手术（laser cataract surgery，LCS）也不例外。上述突然失去负压吸引的例子是

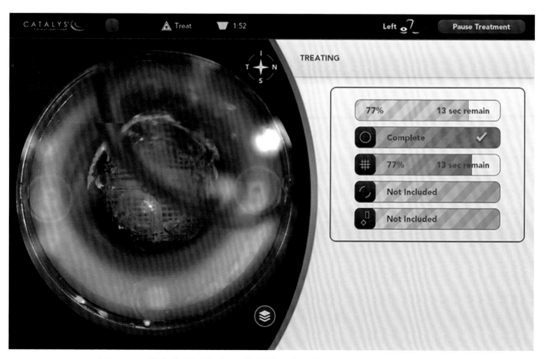

● 图 35.1　激光发射过程中，个人接口失去负压吸引，空气进入光路中

在激光应用过程中可能发生的相对频繁的意外事件之一。强调的是"相对"。在将飞秒激光引入白内障手术十多年后，已经发表了越来越多的研究，特别是与传统超声乳化术的比较，并对两种方法的有效性和安全性进行了评估。因此，LCS 出色的安全记录——当然，还有标准白内障手术——现在已经得到了充分的证实。一个德国小组最近发表了对 73 项研究的综述，其中包括 12 769 只眼进行 LCS 和 12 274 只眼进行传统超声乳化术。LCS 的好处是，术后 1 ~ 3 个月裸眼视力和矫正远视力更好，而且应用的超声乳化能量较少；激光组的内皮细胞丢失较少，撕囊也更准确。一个明显的缺点是，激光白内障手术中前囊破裂的发生率较高。即便如此，发生前囊破裂的总体数量也很小：行激光治疗的 8022 只眼中有 78 只眼（0.97%），而行超声乳化术的 7951 只眼中有 16 只眼（0.20%）。而对于后囊膜破裂，LCS（0.42%）和超声乳化术（0.27%）之间的差异无统计学意义[2]。

然而，毫无疑问的是，用 Gerd U. Auffarth 的话来说，激光白内障手术的好处是需要术者对该技术有足够的熟悉和临床经验的积累[3]。使用该技术的经验确实是减少并发症的关键。Zoltan Z Nagy 已经记录了这一点，他将飞秒激光引入白内障手术。大约 5 年后的 2014 年，Nagy 等分析了他使用激光进行的前 100 例白内障手术的并发症，分别是结膜红肿或出血占 34%，瞳孔缩小占 32%，囊膜残留切迹和连接占 20%，前部撕裂占 4%，内皮层内激光切口造成的内皮损伤占 3%，负压吸引中断——如上例所述——占 2%。即使在有限的手术数量中，学习曲线的效果也是显而易见的，作者明确表示，在学习曲线期间，需要提高手术警惕性。他们将大多数并发症描述为可预测，并且在很大程度上是可预防的[4]。

术前并发症

认真选择患者可能是避免激光白内障手术并发症的最好方法。因此，术前评估和识别不适合接受飞秒激光治疗的患者至关重要。对于深眼窝、睑缘狭窄、眉毛突出、前黏连的患者，术者应避免 LCS——或极其谨慎地使用该技术。术前应用非甾体抗炎药（NSAID）滴眼液是防止瞳孔缩小的适当措施。下面描述的前列腺素似乎在 Ziemer 平台（LDV Z8；Ziemer Ophthalmic Systems，瑞士）释放较少，此平台使用的能量低于其他用于白内障手术的飞秒激光系统。

对接过程可能是飞秒白内障手术后最常见并发症的原因，但它相对无害。飞秒激光系统之间存在差异，Catalys（Johnson & Johnson，美国）、Ziemer 和 LensAR（Lensar 股份有限公司，美国）平台采用液体填充的非压平接口，Victus（Bausch & Lomb，美国）平台采用压平液体填充接口，LenSx（Alcon，美国）平台采用压平的曲面接触镜。一般来说，曲面接口比扁平的压平接触镜引起的眼球变形更小[5]。

与对接过程和处理眼表的其他步骤相关的摩擦可导致结膜下出血，在一项 162 只眼的病例系列中，71 只眼（43.8%）观察到了这种情况[6]。这与另一项观察结果一致，21 例患者中有 7 例出现了所谓的细小结膜下出血和眼红[7]。在由 18 位不同术者（大部分或至少部分处于学习曲线的早期阶段）操作的 1105 只眼中，结膜下出血的发生率为 26.2%[8]。需要补充的是，临床上经验丰富的术者，结膜下出血的发生率往往要低得多。可以通过精确的对接来预防，确保没有结膜脱出；此外，硬头枕比软头枕更好，因为在激光应用过程中采用软头枕可能会出现头部移动[3]。

术中并发症

前囊撕裂是激光撕囊的并发症。Abell 等在 804 只眼中发现了 15 例此类病例（1.87%），其中在 7 只眼中一直延伸至后囊膜，而在几乎相同样本量的超声乳化组中，822 只眼中只有 1 例（0.12%）[9]。其他研究组报告了不同的发生率，但激光囊膜切开后可能发生囊膜撕裂、囊膜切迹 / 滑块（图 35.2）和连接，尽管发生率通常较低。他们的数量最初相对较高（20%），正如 Nagy 等从 2014 年开始的上述研究一样。Kohnen 等得出结论，软性接触镜接口导致的切迹和连接的概率比硬性接口更低[10]。通过优化激光设置，也可以显著降低前囊撕裂的风险，特

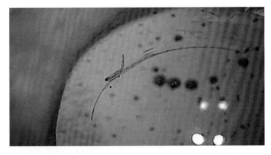

● 图 35.2　囊膜切口的滑块提示异常的激光照射，表明存在潜在前囊撕裂的危险因素

别是增加垂直间距：将其设置为 20 μm 时，囊膜撕裂率为 0.09%，而间距为 10 μm 时为 0.79%，间距为 15 μm 时为 0.35%。再值得注意的是，总体数字是如此之小[11]。如果发生这样的撕裂，保持前房深度和稳定是至关重要的，应大量使用粘弹剂和灌注。在这种情况下，术者将主要关注防止撕裂延伸到后囊膜。

后囊膜撕裂也很少见。英国最近的一项随机对照试验中，在 392 名被分配到 LCS 组的患者中，有 2 例后囊膜撕裂，而在 393 名行传统白内障手术的患者

中没有发生后囊撕裂[12]。另一方面，飞秒激光白内障手术可以成功地应用于后囊膜切开，例如钝挫伤后的病例[13]。

考虑到人工晶状体的设计，在术中根据所选择的参照物如瞳孔缘、角巩膜缘或晶状体囊膜曲率（前部和后部；"扫描囊膜"）来调整囊膜切口的位置，以及检查不均匀的瞳孔扩张（图 35.3 和图 35.4），可以防止撕囊偏心。如果瞳孔散大不均匀，瞳孔宽度大于 5.2 mm，那么晶状体囊的位置可作为囊膜切开位置的更好标志（图 35.5 和图 35.6）。LCS 学习曲线的

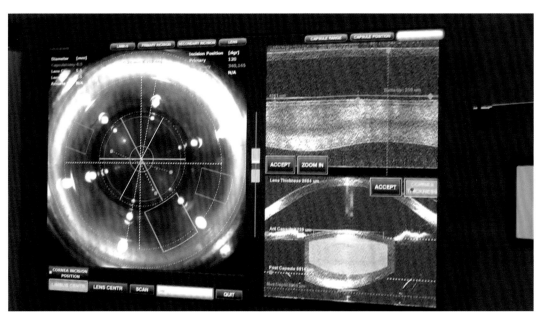

● **图 35.3**　设定治疗计划时，发现瞳孔散大不均匀，在 6 ～ 12 点方向明显（激光系统屏幕照片），导致囊膜切口位置偏下

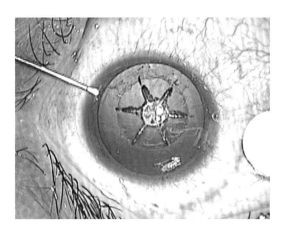

● **图 35.4**　摘除晶状体前的囊膜切口向下偏心，晶状体原位劈开（与图 35.3 为同一术眼，通过手术室显微镜观察）

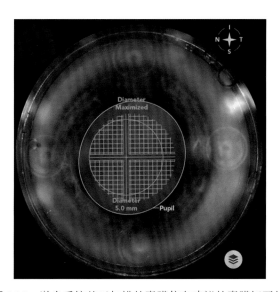

● **图 35.5**　激光系统基于扫描的囊膜信息建议的囊膜切开的位置（紫色）和基于瞳孔缘检测建议的晶状体碎核模式的位置（绿色）：由于晶状体明显更靠近鼻侧（右眼），因此可以表现出更大的差异

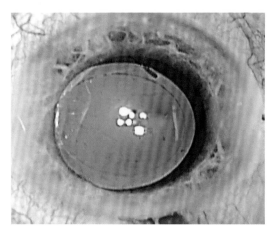

• **图 35.6**　植入三片式人工晶状体（AR 40e, Johnson & Johnson）后，基于扫描囊膜的囊膜切口居中良好，在光学部上有 360°囊膜覆盖（与图 35.5 为同一术眼，通过手术室显微镜观察）

另一个典型例子是，在对基质内弧形切口进行激光治疗时，如果前房出现气泡，应立即停止发射激光（图 35.7 和图 35.8）。在我们使用 LensAR 的观察中，晶状体内部或后面的气泡似乎更经常出现，而这些气泡可能不会向前移动。极少数情况下，上皮下的气泡从弧形切口迁移到另一个未激光治疗的角膜区域，在手术过程中会（部分）阻挡随后该区域的激光分层（图 35.9）。根据所使用的激光系统，分层区域下方的区域可能未被切割（图 35.10）。

如前所述，在治疗过程中出现意外脱离对接，虽然很罕见，但也可能发生。例如，它可以由意外的头部运动引起；其他原因可能是过度压迫眼睑或由于结膜非常松弛。在这种失去负压吸引的情况下，虽然激光系统会自动停止治疗，然而激光的高重复频率可能会导致在失去负压吸引和关闭之间的几分之一秒内，产生一些移位的激光照射（图 35.11 和图 35.12）。囊膜切开过程中失去负压吸引可能会导致撕囊不完整；在这种情况下，重新对接并选择更大的撕囊直径是一种潜在的补救措施，就像继续进行手工撕囊一样。虽然不太可能，但也不能完全排除对某些组织如角膜或虹膜的损伤。最新升级的先进激光系统配备了更快的处理器和独立的负压吸引控制线，在失去负压吸引后几乎立即启动自动停止，从而防止这种罕见的潜在损害[14]。

在老年成熟期白内障患者中出现的一种极其罕见的并发症是由气泡引起的囊袋阻滞综合征（capsular block syndrome，CBS），这是激光治疗最明显的标志之一[15]。值得注意的是：该病例是在飞秒激光引入白内障手术后不到 2 年就描述的。CBS 也被报道为传统白内障手术成功数年后的一种极为罕见的并发症[16]。在使用 Catalys Laser 平台的超过 9000 例 LCS 手术中，我们没有观察到 1 例 CBS。

Khandelwal 和 Koch 建议密切监测碎核过程，因为在此过程中前囊膜的任何不规则都可能导致囊膜的放射状撕裂。然而，幸运的是，在碎核过程中对后囊膜的损伤几乎是不可能的。在手术结束时，用平衡

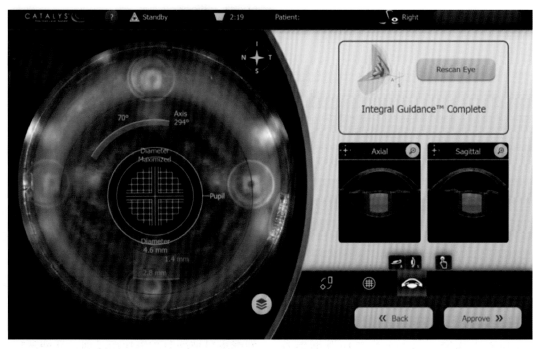

• **图 35.7**　基于 3D SD-OCT 解剖结果的术中治疗屏幕，并建议位置为位于下方的基质内弧形切口

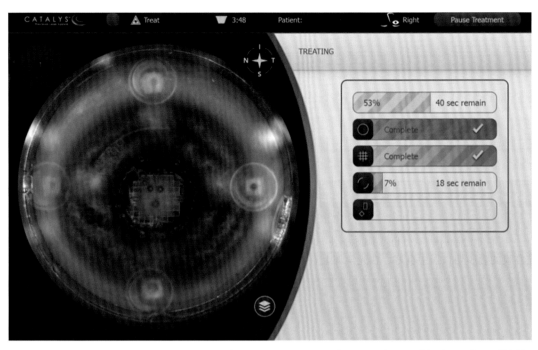

● 图 35.8　开始发射弧形切口激光后，前房中出现气泡，表明激光光斑位置比计划位置更深（截图）

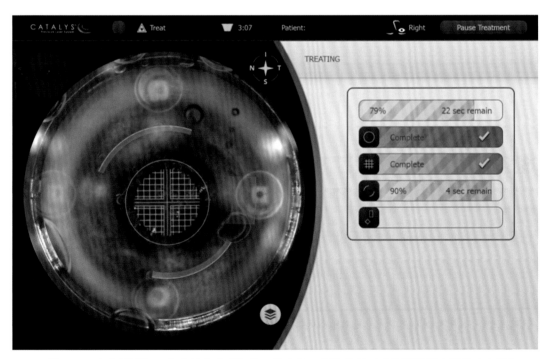

● 图 35.9　上方弧形切口产生的上皮下气泡，使主切口不能进行正确的预期激光照射（右眼）

盐溶液进行仔细的环周冲洗是非常重要的，因为一些小的"碎片"，即晶状体核的碎片，可能隐藏在虹膜后面[17]。

术后并发症

激光的应用可以导致前列腺素的释放，主要来自睫状体的无色素上皮层。在 113 名行 LCS 的患者和 107 名行传统白内障手术的对照组患者的房水样本中，激光手术组中特定前列腺素 PGE2 的平均水平大约高出 10 倍：182 pg/ml 对 17.3 pg/ml。这种前列腺素的释放会诱发术中瞳孔缩小，这可能会在晶状体摘除和人工晶状体植入过程中给术者带来问题，并可能导致更高的并发症发生率[18]。避免前列腺素释放的这种影响的方法之一是速度：在激光治疗之后，在前列腺素对括约肌产生作用之前，立即继续手术。药物预防已被证明是非常有效的：在开始治疗前，手术当

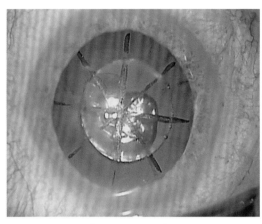

● 图35.10　由于激光束被已完成的囊膜切口边缘阻挡而导致晶状体劈开不完整（晶状体碎核在撕囊之后）

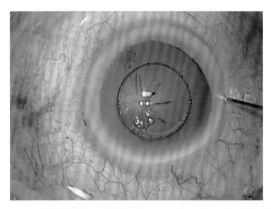

● 图35.11　激光照射晶状体过程中，由于失去负压吸引而导致激光照射移位：碎核模式向鼻侧移位，而囊膜切口居中良好

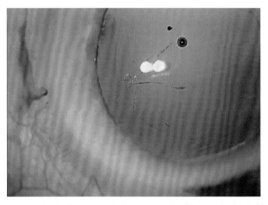

● 图35.12　失去负压吸引后，松开脚踏板，激光发射没有立即停止，不慎在角膜内进行激光照射（碎核模式）（与图35.11为同一术眼，通过手术室显微镜观察）

天给予非甾体抗炎药（NSAID）3次，每次1滴。与术前未使用NSAID滴眼液的患者（294.4 pg/ml）相比，这种预处理使房水中的前列腺素水平显著降低（65.3 pg/ml）[19]。如果LCS中出现前列腺素释放引起的瞳孔缩小，建议前房内注射肾上腺素或其他措施来扩大瞳孔。

前列腺素等促炎物质的短期释放显然不会导致

术后后节炎症反应的增加，如黄斑囊样水肿（cystoid macular edema，CME）[20]。这一点在2020年得到了证实，当时Kolb等在一项meta分析中并未发现激光白内障手术后（CME）的发生率显著升高[2]。

已反复提及眼压（intraocular pressure，IOP）升高是LCS的可能并发症。事实上，我们可以在飞秒激光白内障手术发展的早期就证明，在对接过程中施加真空会导致暂时的眼压升高：100只眼的术前平均眼压为15.6 mmHg，在使用负压吸引环后上升至25.9 mmHg，并且在整个手术过程中相对稳定。移除负压吸引环后，平均眼压降至19.1 mmHg，术后1小时恢复正常[21]。在过去几年中，人们对眼压在LCS期间和之后的升高或波动进行了激烈的讨论。例如，Kolb等在其综述中报告，与传统白内障手术相比，术后24小时内眼压没有升高。最近的另一项研究对110只眼进行了激光白内障手术或传统超声乳化术，发现激光组在术后第一天的眼压在统计学上更高——虽然不是很高，但平均眼压已从18.6 mmHg上升到20.6 mmHg，而超声乳化术组的眼压几乎没有变化。作者得出结论，文献中关于LCS后眼压持续变化的数据仍不充分[22]。

结论

激光白内障手术是一种非常安全的手术——就像任何医疗干预一样——尽管它并不是零风险。手术经验、优化的设置、最新的软件和细致的规划似乎是最好的保障，防止在使用期间和之后发生任何意外事件，从而利用这种高效的方法来治疗白内障和恢复最佳的视力。

要点小结
- 根据一些研究，LCS的好处包括更好的裸眼视力和矫正远视力以及应用更少的超声能量，后者与使用较多超声能量的传统白内障手术相比，有助于减少内皮细胞丢失。
- LCS具有学习曲线，随着经验的增加，超声能量的减少可以证明这一点。
- 不同的激光系统导致的并发症略有不同，这取决于，例如，集成软件、对接方式、可视化类型（Scheimpflug、OCT）以及激光的速度、能量和发射模式（表35.1）。

表 35.1 用于白内障手术的飞秒激光平台的特性

参数	LenSx	Catalys	LensAR	Victus	ZiemerLDVZ8
患者对接	压平式：压平曲面的接触软镜	非压平式：巩膜负压吸引环和液体光学接口，负压 300～700 mmHg	非压平式：2 片式液体填充对接装置（Robocone 浸润镜片）	压平曲面的患者接口	非压平式：巩膜负压吸引环和液体光学接口
眼表识别	手动	自动或用户调整	自动	手动	自动晶状体边距检测和眼表测绘
术中图像	光谱域 OCT（波长 820～880 nm［±5 nm］）	光谱域 OCT（820～920 nm，分辨率横向 15 μm，轴向 30 μm）	具有自动生物测量功能，基于 Scheimpflug 的 3D- 共聚焦结构照明技术（CSI）	光谱域在线 OCT	光谱域 OCT
设备占地面积	（152×183）cm（无集成手术床）	（115×164×87）cm（集成手术床）	（81×152×145）cm（无集成手术床）	（82.7×32.5×65.9）英寸（集成手术床）	（101×100×139）cm（无集成手术床）
最大脉冲能量	15 μJ（±1.5 μJ）	3～10 μJ	15 μJ（±3%）	0.86 W	15 μJ；通常为纳焦耳范围＜1 μJ
激光波长	1030 nm（±5 nm）	1030（±5 nm）	1030（±2 nm）	1040（±25 nm）	1030 nm
激光脉冲宽度（持续时间）	600～800 fs（±50 fs）	＜600 fs	1.5 ps	290～550 fs	200～350 fs
激光类型		二极管泵浦固态激光器，模式锁定		二极管泵浦固态激光器	模式锁定，二极管泵浦振荡器

- 促炎介质如前列腺素的短期释放可以通过药物预防来抵消，在这种预防措施下，不太可能导致后节炎症反应如黄斑囊样水肿（CME）的增加。
- 在老年成熟期白内障患者中出现的一种极其罕见的并发症是由气泡引起的囊袋阻滞综合征（CBS），这是激光治疗最明显的标志之一。

（参考文献参见书末二维码）

第 36 章

现代囊外白内障手术中硬性白内障的处理

Abhay R. Vasavada and Vaishali Vasavada

王进达　译　何渊　宋旭东　审校

- 硬性白内障的每个步骤都需要特别注意，包括术前评估、患者宣教、手术策略和术后的复查评估。
- 强调了超声乳化术中"阶段"的概念和相应的不同技术和机器参数的要求。
- 硬性白内障的皮质壳的完全分离通常是最困难的方面之一，这妨碍了医生实施硬核白内障的超声乳化手术。本章所描述的多层劈核技术将帮助医生进行彻底的劈核，无论他们是使用水平还是垂直劈核技术。
- 现代硬性白内障手术的目标是安全、可预测的白内障清除和术后精准的屈光度。本章强调了保证术后第一天良好结果的手术策略。
- 讨论了超声乳化和手工小切口白内障手术的最新进展及其如何使手术更安全、更有效率。
- 强调和讨论了飞秒激光和 MiLoop 等新技术的作用。

引言

尽管技术在不断进步，但致密性白内障手术仍是世界各地医生面临的挑战。拥有一种有效、安全、可预测的手术技术，对于每次手术确保一致的结果非常重要。本章旨在强调和讨论有效和安全的摘除致密性白内障的手术策略，以及如何防止术中并发症。本章将描述如何应用现代囊外白内障手术技术清除致密性白内障，以确保在术后第一天获得良好的技术和功能结果。

硬性白内障术前评估

对所有患者均应在散瞳和不散瞳两种情况下进行详细检查。通常，可检测到假性囊膜剥脱综合征或悬韧带松弛的细微变化。记录角膜内皮细胞密度和形态在硬核白内障中很重要，因为会有较大概率发生术后角膜水肿。对于硬性白内障来说，告知患者及其护理人员术中和术后的潜在困难非常重要。获得可靠的眼

轴长度在硬核白内障中往往是一个难题，虽然带有扫频源 OCT 技术的新机器能穿透最致密的白内障。

硬性白内障手术的麻醉

麻醉的选择取决于几个因素，包括手术技术［超声乳化和白内障囊外摘除术（extracapsular cataract extraction，ECCE）］、手术医生的偏好和患者的配合程度。然而，随着越来越多的医生用超声乳化术治疗致密性白内障，表面麻醉或 Tenon 囊下麻醉通常优于注射麻醉。

致密白内障的超声乳化

如今，在世界范围内大部分地区，超声乳化术是白内障摘除的标准手术。然而，遇到硬核白内障对医生和患者都有很高的要求，正因为如此，对于非常致密的白内障，超声乳化术通常不是首选。硬性白内障超声乳化手术成功的主要困难是能见度差、旋转压力大、晶状体皮质纤维劈开不完全。由于使用过多的超声能量以及硬核碎片反复撞击角膜内皮，使切口和角膜内皮热损伤增加[1]。决定硬核白内障乳化手术结果的关键因素通常是：对坚韧晶状体纤维的彻底劈开，保持乳化的低平面，以及谨慎地使用超声能量。为了实现这些目标，过程应遵循以下原则。

切口和前囊撕囊

应创建与医生的超声探头和器械相适应的最小切口。方形或近似方形的主切口对于自密封至关重要（图 36.1）。通常，在非常硬的白内障中，红光反射差，在这种情况下，用染色剂如台盼蓝进行前囊染色可以改善囊瓣的可见性（图 36.2）。前囊连续环形撕囊的大小也非常重要，一个非常小的撕囊可能在随后的超声和劈核操作中增加前囊破裂的概率。另一方面，撕囊太大可能导致液流推动分离碎片溢出囊外，靠近角膜内皮引发风险。医生连续环形撕囊的目标直径 5 ～ 5.5 mm，其可以将游离的核碎片限制在囊袋

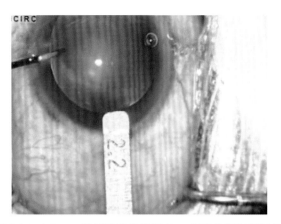

• 图 36.1　2.2 mm 颞侧透明角膜切口，内部长度和宽度相似

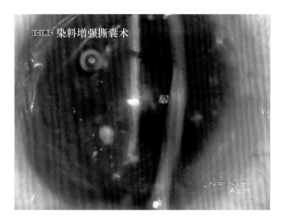

• 图 36.2　注射台盼蓝染料增强极硬白内障前囊的可见性

内，并促进低平面的超声乳化。

水分离皮质

在硬性白内障中，晶状体核体积大，囊袋内往往没有太多空间。强烈的水分离可导致后囊的突然爆裂[2]，这是由于庞大的核限制了液体的流出，特别是在撕囊很小的情况下[3]。在这种情况下，应该

进行仔细和温和的水分离。此外，致密性白内障可能有紧密的皮质囊粘连[4]，使晶状体核旋转困难，并对囊袋和悬韧带复合体有潜在的压力。多象限水分离有助于医生在不引起液压突然上升的情况下分离皮质囊粘连，从而使核更容易旋转。

晶状体核分裂和碎片去除的原理

晶状体核分裂和乳化的过程应根据医生对技术的偏好，分为不同的阶段，如刻槽、劈核和碎片去除。这种区分是很重要的，因为每个阶段需要不同的超声和液流参数。水平和垂直劈核技术及其许多改进对于致密白内障乳化非常有效，因为它们能够使核纤维完全分离。表 36.1 显示了我们在每个阶段首选的典型参数，包括超声设置、真空和吸入速率。

刻槽

注射黏弹剂（ophthalmic viscosurgical device，OVD）形成前房，我们更喜欢软壳技术[5]，即先注射分散型 OVD，然后注射内聚型 OVD，将分散型 OVD 推向角膜内皮。这有助于保护内皮免受能量耗散或机械创伤造成的损伤。刻槽是在庞大的晶状体核中创造了一个中心空间，作为一个凹穴，乳化其内部的初始碎片。理想的槽应是深、宽、陡，有非常薄的后壁，局限于撕囊区域内（图 36.3）。在进行刻槽时，建议不要机械地推动核，而是使用最佳能量轻轻刮除皮层。一个弯曲的尖端更适合实现一个没有不适当的悬韧带压力的深度雕刻，因为当刻槽在晶状体核的深处进行时，它能最大限度地减少切口的变形。

在刻槽过程中，我们应在间断模式下使用超声能量，线性脚踏板控制，使用预设的能量幅度是

表 36.1　核硬度 ≥ 5 级的致密白内障 Centurion Vision System® (Alcon Laboratories，美国) 的超声乳化手术参数设置			
手术参数			
手术阶段	参数		
	扭动超声能量幅度-爆破模式（%）	流速（cc/ 分）	负压（mmHg）
刻槽	70，线性控制，300 ms	25	120
↓	↓	↓	↓
接近晶状体后极	60	20	60
劈核	70，线性控制，300 ms	20	650＋（机器最大负压）
第一块碎片移除	70 ～ 80，线性控制，300 ms	25	450
↓	↓	↓	↓
最后一块碎片移除	60	20	300
	↓	↓	↓
	60	18	150

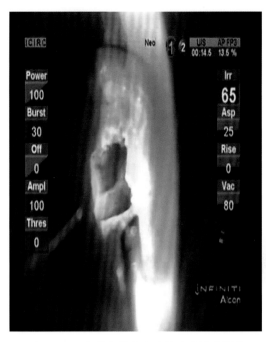

● 图 36.3　在致密的白内障的中央形成深沟

70% ～ 80%。重要的是，医生必须间歇性地将脚踏板的位置从第三档改为第二档，以使超乳针尖冷却。液体流速预设为 25 ～ 30 cc/min。透过变薄的后皮层能够看到红光反射提示刻槽的结束。对于致密白内障来说，充分的刻槽是一个深的、中心空的、呈锚形的状态。

劈核

致密白内障的特征是具有非常坚韧和粘连的皮质纤维，很难分离。用力的横向移动分离这些皮质纤维会对囊袋和悬韧带产生压力。不完全分离也会导致多个碎片像花朵的花瓣一样聚集在一起。中心附着的碎片使低平面乳化非常困难和危险，增加了前囊撕裂和后囊破裂的可能性，增加了靠近角膜内皮的超声能量释放。

直接劈核

直接或水平劈核，最初由 Nagahara 描述，是一种非常有效的分裂致密核的技术[6]。这里不需要雕刻沟槽。超乳针尖端在晶状体核中心旁刺入，并实现完全真空密闭。在晶状体撕囊边缘下方置入边缘锋利的劈核器包绕晶状体核赤道部。一旦预先设定的负压形成，劈核器向超乳针尖端移动形成一个裂缝。然而，我们发现使用钝的劈核器同样有效，但降低了机械损伤赤道部后囊的风险。为了达到有效的真空密闭，必须使用最大或超最大真空以及适当的超声能量。

分步原位劈核与分离技术

我们的劈核技术[7]包括原位劈核和横向分离运动的合理结合。这个技巧包括以下步骤：

第 1 步　真空密闭——刻一个小的、居中的槽，脚踏板踩至三档，将超乳针尖端埋在沟槽内。如果将沟槽壁分为 3 等份，则尖端埋入沟槽前 1/3 和后 2/3 的交界处（图 36.4）。脚踏板立即从三挡切换到二挡，并保持位置，直到超乳针堵塞（由机器音频指示）形成。

第 2 步　原位劈核：开始劈核——劈核器放在撕囊口内，刚好在超乳针尖端的前方旁边。劈核器的垂直部分向后插入（向视神经方向）（图 36.4）。其目的是只劈裂部分厚度，而不是一次就彻底分开晶状体核。

第 3 步　横向分离：在硬核白内障中，最初的裂缝很少到达底部。因此，需将劈核器重新定位在破裂核的深处（图 36.4），也从晶状体核外围重新定位到中心。因此，裂纹从表面向深部、从外围向中心缓慢扩展。这种方法可以使核碎片完全分离，而不会产生不适当的悬韧带应力。

多级劈核

通常情况下，非常致密的白内障会阻止核碎片的完全分裂。在这种情况下，多级劈核技术非常方便[8]。对于采用改进的垂直劈核技术，最初的裂缝是浅层的，未试图将裂缝扩展到深部。随后，在更深的平面堵塞超乳针尖端，每次堵塞，毗邻尖端的纤维以最小的横向分离移动被分离。这种逐渐深入的堵塞可以更好地进行真空密闭和分裂邻近超乳针尖的核。这有助于后板层的完全分裂，而不需要过度的分离运动。多个片段可以通过每 1 ～ 2 个时钟宽度重复这个技术获得（视频 36.1）。该技术的优点是可以安全有效地分离致密白内障。同样的技术也可用于直接劈核。在此，超乳针尖端首先在周边刺穿，劈核器水平移动产生裂缝（图 36.5）。随后，超乳针尖移动到中央并完成堵塞，裂缝向中心扩展。该技术也可用于悬韧带松弛的白内障、假性囊膜剥脱综合征白内障、晶状体半脱位白内障、过熟期白内障以及瞳孔小的白内障。

核碎片清除

尽可能地将核劈碎，这样手术医生可以很容易地将其乳化清除（图 36.6）。医生必须尽量在低平面进行乳化手术，以避免造成对角膜内皮的热和机械损伤（图 36.7）。然而，低平面的超声乳化增加了误吸后囊和虹膜的风险，特别是当使用非常高的负压和流速

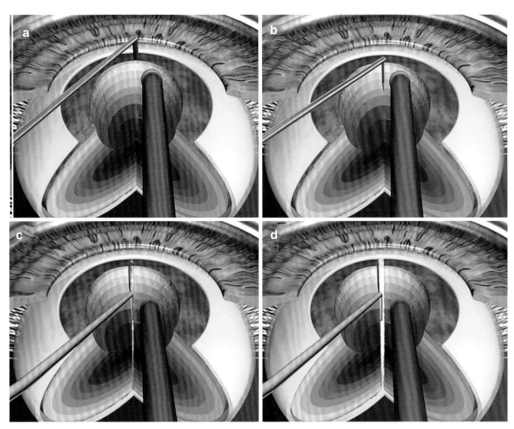

● **图 36.4** （a）超乳针尖埋在沟槽垂直壁上；（b）将劈核器置于超乳针尖端的正前方旁边；（c）劈核器的初始垂直运动，旨在产生部分厚度的裂缝；（d）劈核器位于裂缝深处，进行横向分离运动

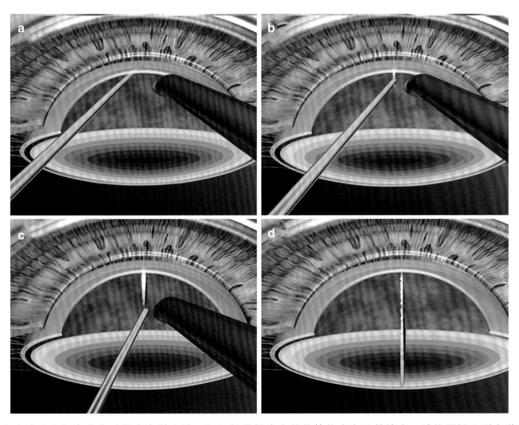

● **图 36.5** 多个小碎片在超声乳化过程中容易去除。（a）超乳针尖在晶状体核中点以外堵塞，劈核器插入到赤道以外。（b）将劈核器水平向中央移动，形成核裂缝。此时，不要试图将裂缝延伸到中心。（c）超乳针尖端重新堵塞，初始裂纹向中央扩展。（d）因此，即使是在致密的白内障中，多级劈核也能确保完整的核分裂而没有过度的囊和悬韧带压力

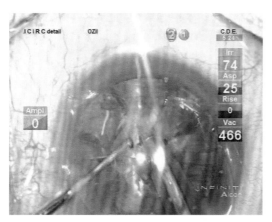

● **图 36.6** 水平多级劈核。超乳针尖首先刺穿晶状体核的中心旁，并开始劈裂。随后，尖端移向中央并再次堵塞，劈裂向中央扩展，以实现完整的核分裂而不产生不适当的囊和悬韧带应力

露，降低负压和流速[9-10]。这使得手术医生可以在没有后囊破裂风险的情况下继续在低平面超声乳化。

优化超声能量的利用对高效乳化具有重要意义。无论使用纵向或扭动超声，与连续能量相比，使用间断能量是可取的。这使得超乳针头能够间歇冷却，减少了伤口部位的热损伤和角膜内皮损伤的机会。在纵向超声中，一方面吸力吸引晶状体核，另一方面超声能量倾向于排斥碎片，两者之间存在冲突。然而，在扭动超声中，由于在超声探头尖端有一个恒定的振荡运动，有一个对晶状体最小排斥下的无缝切割。这使得超声能量更有效，特别是在硬性白内障中[11-12]。无论使用何种技术或技巧，在碎片清除过程中反复注射分散型 OVD 以保护角膜内皮是非常重要的（图 36.8）。在手术结束时仔细检查切口，以发现切口变形或切口热损伤（wound site thermal injury，WSTI）

（aspiration flow rate，AFR）去除最后的碎片或核壳时。因此，我们建议随着越来越多的碎片被移除和后囊暴

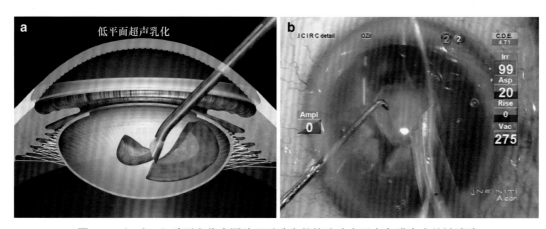

● **图 36.7** （a 和 b）动画和临床图片显示致密的核碎片在远离角膜内皮处被清除

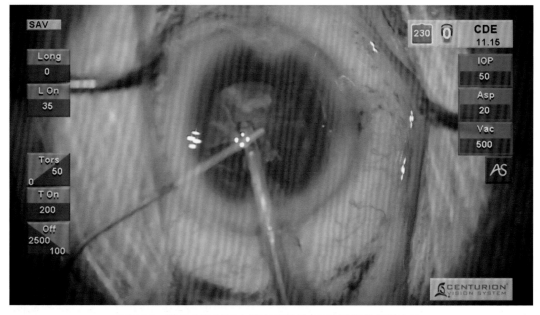

● **图 36.8** 碎片去除过程中补充分散的 OVD 以保护角膜内皮

是极其重要的。如有疑问，应将切口缝合。

用于致密白内障摘除的白内障囊外摘除术（ECCE）和手工小切口白内障手术（MSICS）

尽管超声乳化技术取得了进步，但 ECCE 仍有一席之地，特别是在摘除非常硬的白内障的时候。这种技术不仅可以作为超声乳化手术困难情况下的退路，而且也可以作为这些困难情况下的首选技术。ECCE 的缺点是需要大切口，在手术中不能保持前房密闭，需要缝合，导致术后散光。

另一方面，使用手工小切口白内障手术（manual small incision cataract surgery，MSICS）可以形成一个自密的 5 ~ 6 mm 巩膜隧道切口。切口可以在上方或颞侧。在一个相对较大的前囊连续环形撕囊（anterior capsule continuous capsulorhexis，ACCC）后，细胞核脱出到前房，随后从眼内取出。现在，手术医生采用了几种改进方法，如使用灌注导出法、核圈套器法、核滑出法、OVD 导出法、核断裂法和核对分法，以减小核的大小，使其排出眼外更容易、更安全。

文献中有一些已发表的研究比较了 MSICS 和超声乳化术的结果，最近的大多数研究表明，这两种技术都是安全有效的[13-21]。然而，MSICS 和 ECCE 比超声乳化更具有成本效益，而且不依赖机器设备。这就是为什么这些技术经常在发展中国家受到青睐的原因。因此，哪种手术策略是最优选择，取决于医生的手术技巧和经验、机器的可用性以及经济的可行性。

致密白内障手术的新技术 / 设备

超声乳化术中的囊内人工核碎裂

近来，引进了用于白内障手术中手工囊内核碎裂的一次性手动装置 miLoop。初步报道表明，该设备是安全有效的，传统超声乳化与使用 miLoop 设备比较后发现，两者角膜内皮细胞损失和术中并发症是相似的[22-23]。

飞秒激光辅助白内障手术（FLACS）在致密白内障摘除中的作用

随着飞秒激光技术用于白内障手术的出现，它已被批准用于制作角膜切口、撕囊和预劈核。根据实时的前段 OCT 成像视图，颞侧主切口和侧切口都可以定位制作。即使没有良好的红光反射，也可以进行所需大小的中心前囊环形切开（图 36.9）。与

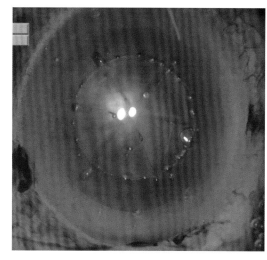

● 图 36.9　致密白内障的飞秒激光白内障手术，撕囊，预劈核

最初对激光的预期相反，飞秒激光辅助白内障手术（femtosecond-laser-assisted cataract surgery，FLACS）能够产生不同的核分裂模式，即使在非常严重的皮质白内障中，这种分裂可能不会延伸到完整的深度，但它可能有助于减少刻槽和劈核过程中的超声能量消耗。因此，随着这项技术的不断发展和成本效益的提高，它可能会在手术医生的医务工作中得到更多的应用，特别是在应对致密性白内障方面[24-26]。

致密白内障手术的并发症

致密白内障手术中可能出现的常见并发症如下。虽然这些可能发生在任何技术中，但有些是超声乳化或白内障囊外手术所特有的。

- 角膜内皮损伤：致密白内障手术可能导致内皮细胞损失增加甚至角膜内皮失代偿，造成过度内皮细胞损失的原因包括超声乳化术中超声能量的过度持续使用，以及核碎片或全核与角膜内皮摩擦引起的机械损伤。

  预防措施：反复使用分散的 OVD 包裹角膜内皮，注意乳化平面，使用间断超声能量传递或扭转超乳。

- 切口热损伤：由超声能量的过度和持续使用造成的，特别是在结构紧密的切口中。在 ECCE/MSICS 中，不规则的切口结构会导致胶原蛋白变形和不规则的伤口愈合。

  预防措施：在超声乳化术中，手术医生必须确保使用间断的超声能量，这允许间断冷却超声乳化针头。刻槽期间使用更高的

AFR，以便允许持续的冷却超乳针头。同时，切口不要太紧也是非常重要的。超乳针头不应压迫切口，这样围绕超乳针的灌注水流就不会受到压迫。例如，如果医生通常使用 2.2 mm 的切口，他（或她）应该使用 2.4 mm 的切口，以避免伤口形状过紧。

- 后囊破裂：经常发生在使用非常高的流量和负压设置的手术眼中，或可能由于有脆弱的囊袋。

  预防措施：坚持密闭前房技术的原则，使用适度低的负压和 AFR 设置，可使手术医生避免后囊的意外破裂和虹膜组织的损伤。

- 悬韧带断裂或松弛：致密性白内障通常合并原先存在的悬韧带松弛。此外，在超声乳化 / ECCE/MSICS 过程中，有压力的手术操作，如核旋转、过度的横向分离运动或强力的娩核，都可能导致医源性悬韧带损伤。许多时候，致密性白内障可能合并青光眼或假性脱落综合征，这可进一步导致眼悬韧带松弛。

  预防措施：对医生来说，术前通过彻底和充分的散瞳后的裂隙灯评估来发现任何悬韧带松弛问题是很重要的。

结论

随着时间的推移，对致密性白内障的处理有了显著的改进。然而，手术技术和科技进展必须相互补充，以获得一致和可预测的结果。手术医生在术前评估时需要格外小心，特别要注意角膜内皮是否健康、瞳孔扩张和悬韧带松弛情况。术中合理使用超声能量，坚持低平面超声乳化，优化使用超声如扭转超声、间断能量的使用以及反复使用分散型 OVD，将确保术中效果和安全性以及良好的术后结果（图 36.10）。

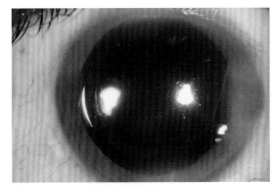

● 图 36.10 致密性白内障术后第 1 天角膜清亮

- 硬性白内障给医生在手术过程中带来两大挑战：(a) 晶状体核的有效分裂和 (b) 安全、可预测地去除晶状体碎片而不损伤角膜内皮或葡萄膜组织。

- 白内障囊外手术和超声乳化术都是治疗硬性白内障的可行方法。手术医生应该根据手术经验、舒适度和技术的可用性来选择手术方法。

- 在硬性白内障超声乳化术中，劈核技术往往更有效。选择一种技术，在碎片被清除前确保完整的核分裂。

- 了解你的机器，调节超声能量和液流参数将有助于医生优化他们的手术技术。

- 辅助工具的使用，如手术过程中分散型 OVD，对确保角膜内皮损伤最小是至关重要的。

财务披露：Abhay R. Vasavada 博士收到美国爱尔康实验室的研究资助。Vaishali Vasavada 博士没有财务信息披露。

（参考文献参见书末二维码）

第 37 章

白内障手术并发症的处理

Robert H. Osher, Graham D. Barrett, Lucio Buratto, and Arjan Hura

王进达 译 杨一伦 宋旭东 审校

要点

- 每个白内障手术医生在职业生涯中都会遇到各种各样的手术并发症。
- 幸运的是，并发症很少发生，通常能处理得很好。
- 了解并发症发生的原因，并为如何处理这些刺激人肾上腺素分泌的事件提前做好准备，将帮助我们最大程度、成功地处理好这些并发症。

对于这个值得写一本书的话题，要写一个简明的章节是很难的。然而，我们将试图解决一系列的并发症，而不是并发症的细节。因此，本章的目的是提供一个概述，使读者能够掌握这个主题。通过观看不同来源的手术视频，可以更深入地了解所述的挽救技术，例如，白内障、屈光和青光眼手术视频杂志（www.vjcrgs.com）[1]。

麻醉并发症

无论手术医生采用球后、球周还是表面麻醉，都可能发生并发症[2]。当然，表面麻醉可能是最安全的，但浅层点状角膜病变导致手术医生的视野模糊也并不罕见[2-3]。此外，患者畏光可能是强烈的，除了在低照明度光线下操作外，可以通过前房内麻醉来控制[4]。不适感可通过额外的表面麻醉或前房内麻醉减轻，降低灌注压可以减少对悬韧带的压力，经常安慰也有助于减轻患者的不适感。有时还需要补充结膜下或 Tenon 囊下的注射麻醉，可以用斜视钩使其扩散到敏感区域，以达到更有效的麻醉效果。

球后和球周注射可能由于针刺产生一些不良结果[5]。如果发生结膜下出血，并且严重到足以抬高角膜缘组织，从而妨碍显像，可以用剪刀切开球结膜，使血液流出，并烧灼出血的血管进行止血[6]。如果出血发生在更靠后的部位，手术医生应注意有限的眶内容积增加可能导致眶压增加。如果怀疑有球后出血，手术医生应区分是静脉出血还是小动脉出血。

静脉出血较为温和，可通过无进行性的眼球突起、出血局限、眼睑活动正常和眼球容易向后推来诊断。相比之下，小动脉出血扩散迅速，推动眼球向前，并导致眶压增高，眼睑变紧，眼球不容易向后推动[7]。前一种情况可能导致轻微的眶压增高，而后一种情况可能导致失明。静脉出血可以通过轻微的间歇指压治疗，而球后小动脉出血则是一种威胁视力的急症。医生应取消手术，记录和监测眼压。检眼镜检查可显示眼内血流灌注是否中断，如果中断，手术医生应考虑眼眶减压术。手术方式有外眦切开术、内眦切开术、用剪刀剪开每个象限结膜进行放血，甚至切开眼睑[7]。严重情况下，患者应住院并开始静脉注射类固醇药物[8]。不幸的是，尽管及时进行了眼眶手术，但由于缺血性视神经病变，还是可能会遇到所有有用视力的永久性丧失的情况。

静脉镇静剂也可能产生不良反应。我们曾见过患者因服用芬太尼而出现急性恶心和呕吐的情况。更常见的情况是，麻醉医生会给患者注射过量的镇静剂，然后患者就会在手术中失去方向感或突然移动。因此，建议手术医生向麻醉医生强调，患者处于最低程度的镇静、清醒和易于沟通的情况下进行白内障手术更为安全。我们不愿意告诉麻醉医生，最好的麻醉不是全身麻醉或局部麻醉，而是口头麻醉！[9]

Barrett 医生的评论：对于接受白内障手术的高度近视患者来说，选择麻醉可能具有挑战性。当眼轴长度超过 26 mm 时，球后或球周麻醉具有更大的针刺损伤风险，但即使前房内使用利多卡因，局部麻醉也可能不舒服，同时反向瞳孔阻滞更常见。在这种情况下，在需要巩膜内晶状体固定的复杂病例中，全身麻醉是一种有用的替代方法。

切口

巩膜切口、近透明角膜切口和透明角膜切口有着共同的制作原则，必须遵守这些原则。切口太过靠近周边进入前房容易导致虹膜损伤或脱垂，而过长的切口会导致角膜变形而降低可见度。不同器械对切口的影响也可能导致额外的角膜内皮细胞损伤，即使仅是超声或注吸手柄压迫眼球时产生的正常压力也可能会有影响。切口过窄可能会影响灌注液流，造成切口热损伤，而"切口锁定"会限制超乳针头的运动[10]。切口过大会导致伤口泄漏、前房不稳定、虹膜脱垂，并诱发超出预期的散光。

制作切口必须细致、精确[11-12]。制作单平面切口可能比双平面切口更顺滑，双平面切口应先做凹槽。Osher 医生更喜欢三平面切口，一开始是凹槽，一个上坡的隧道，最后一个向下的角度朝向瞳孔，形成木匠的"搭接"结构[13]。在 2.2 mm 切口微同轴超声乳化实现后，Osher 博士发表了一个内部优化结构的想法[14]。将内切口稍微扩大到 2.4 mm，就可以实现以下几个好处。第一，切口内的温度较低；第二，超声和注吸手柄有更大的可操作性；第三，当推注植入可折叠人工晶状体时，切口可以呈弹药筒状扩张而使推注阻力更小[14]。

精心制作切口总是会带来好处，可以避免麻烦的、有时甚至是严重的并发症。如果在水密充分的情况下切口仍有泄漏，应使用缝线或眼用密封胶实现切口水密封闭[15-16]。

Buratto 医生指出：切口太靠近周边可能导致角膜变形，影响术中观察。此外，长隧道限制了超乳手柄的运动，增加了伤口灼伤的风险。切口太过靠近周边也可能导致过早进入前房，导致短隧道，从而导致虹膜脱垂，在手术结束时切口无法水密。

Barrett 医生指出：切口的位置是很重要的，最好是固定的颞侧位置。这能够使医生获得更好的进入眼内的通道并导致较少的术源性散光。术源性散光是相当多变的，在固定位置保持切口小于 2.4 mm，并使用复曲面人工晶状体比试图在陡峭轴向上做切口来减少角膜散光更具可预测性。

收缩的瞳孔

解剖细节的可视化在白内障手术中是非常重要的。术前检查时应注意瞳孔是否能够散大到理想的状态，在手术计划中应预料到需要药物或机械性扩张瞳孔。假性囊膜剥脱、瞳孔后粘连、糖尿病视网膜病变和单纯的衰老都可能导致瞳孔不能充分散大，这些情况的处理在本书的其他部分已经讨论[17-20]。然而，当瞳孔在手术开始时散大良好，然后随着手术进行逐渐收缩时，情况就不同了。这种情况是服用坦洛新（或类似的 α 受体阻断药物）的患者的典型表现[21]。此外，当晶状体核或晶状体碎片与虹膜接触或存在灌注湍流时，虹膜会释放前列腺素，导致瞳孔收缩[22]。

如果瞳孔开始收缩，手术医生有许多选择。虽然经验丰富的手术医生可以简单地继续手术操作，但注射像 Healon5 这样的内聚型黏弹剂（ophthalmic viscosurgical device，OVD）会产生扩大瞳孔的作用[23-24]。此外，也可使用前房内肾上腺素、舒加卡因或 Omidria（苯肾上腺素和酮洛酸）进行药物扩瞳[25-27]。在极少数情况下，瞳孔可能会收缩到需要使用机械拉伸或使用像 Malyugin 环这样设备的严重程度[28-29]，在拉伸瞳孔或使用器械之前，为了避免撕裂前囊撕囊边缘的风险，应先用 OVD 将瞳孔撑开[30]。一旦瞳孔被充分扩大，后续发生并发症的风险就会降低。

角膜后弹力层（Descemet 膜）撕裂或分离

医生每次前房内进入器械或注射 OVD 时，都有损伤 Descemet 膜的风险。当 Descemet 膜被从角膜基质上剥离时，没有什么比观看一个没有经验的手医生继续注射 OVD 更有戏剧性了[31]。此外，在手术过程中，观察到主切口或侧切口的 Descemet 膜上的小撕裂是很常见的。因此，当器械进入前房时，绝对有必要压下切口，以避免接触和损伤 Descemet 膜。插管也是如此，在插管尖端安全超出切口内部开口之前，都不能注射平衡盐溶液或 OVD[32]。

如果出现 Descemet 膜小撕裂，通常无需修复[33-34]。相比之下，如果存留 OVD 已经造成了严重的 Descemet 膜脱离，医生应该尝试清除。这可以通过 Descemet 膜的小切口或通过透明角膜刺穿 OVD 存留处，然后向前房内注射 OVD 提高眼压来实现。在大多数情况下，气泡、眼内气体或穿过的全层角膜缝合线会使 Descemet 膜重新接近角膜基质，但偶尔还是需要再次手术干预[35-37]。通过谨慎的技术操作来预防要比处理这种并发症好得多。

Barrett 医生建议：一种可能有帮助的策略是在超声乳化针进入前房之前用黏弹性加深前房，然后开始灌注，而不是插入超声乳化针尖，同时灌注，使前房膨胀。

Buratto 医生建议：Descemet 撕裂可以通过使用锋利的刀片进入前房来避免。超乳针尖端应平行于角膜隧道进入前房。器械进入前房应避免压迫切口内缘。如果第一条切口隧道建造得不好，不要犹豫，建造第二条隧道。不要通过大小不足的角膜隧道推注人工晶状体进入眼内。

水分离并发症

虽然水分离看起来是一个无损害的过程，但实际上会导致一些问题。从 30 g 的冲洗针头中注入的强力水流实际上可以"刺穿"晶状体囊膜。医生应使用更大的冲洗针头，至少 27 g，并轻轻注射。强力注射也可能使整个晶状体核脱出并通过瞳孔，同时释放前列腺素，导致瞳孔收缩。如果晶状体核向前脱垂，最好用 OVD 将其轻轻倒放回囊袋中。不完全的水分离是另一个问题，它可能导致乳化过程中晶状体核的旋转不佳，并对悬韧带施加过大的力量。如果晶状体核不容易旋转，医生应考虑在几个不同方向进行水分离。如果致密的皮质囊膜黏连妨碍了水分离，医生可以考虑用 OVD 进行分离[38-39]。另一种方法是，OVD 下在晶状体核上钻出一个深的中心槽，然后进行劈核，为额外的水分离创造另一条通道。最后，整个后皮层通常会整片状松脱，这阻止了皮质的轻松移除。这个范围达到晶状体赤道部的大片后皮质如果残留，必须耐心地将其移除。

当水分离时，有两种情况需要有额外的考虑，第一个是成熟的深褐色白内障，囊膜紧紧地附着在一个大"保龄球"上。常规的水分离可能会产生流体波，使晶状体抬高，靠近撕囊边缘，将液体困在晶状体后面的封闭空间中。如果医生继续注射，缺乏弹性的后囊可能会破裂[40]。最好的预防方法是在注射液体时活动或转动晶状体核，这样可以使液体返回前房。前面提到的另一种策略是推迟水分离，直到出现中心裂缝，为积液提供流出通道，防止后囊破裂。

第二种情况是后极性白内障，它有一个薄而脆弱的中央后囊。在某些情况下，后囊甚至是打开的[41-45]。此时水分离是禁止的，因为液流可能会撕裂后囊。相反，医生应进行水分层，以活动胎儿核，它可以被乳化清除。先抽吸周边核壳和皮质，为后期水分离创造了逃生通道，以便释放剩余的核壳后进行乳化或抽吸。

在水分离过程中可能发生的另一个严重并发症将在本章后面的"套管针损伤"标题下讨论。

Buratto 医生指出：水分离时由于注射太多或太快而导致囊袋的体积迅速增加，可能会导致囊膜破裂，危及后续的超声乳化手术。后囊破裂可能是由于对后囊施加的流体压力过大：因为流体的数量和力量没有足够的出口。这种情况可因环形撕囊过小而加重。术中水分离不充分会导致皮质黏连处与囊袋的分离不充分，此时试图旋转核会对悬韧带施加过度的压力，可能导致悬韧带断裂。如果由于后侧黏连持续而出现核黏滞，必须中断超声乳化，并谨慎注射少量 OVD，以实现 360° 的核剥离。

前囊并发症

在医生开始撕囊之前就要重视前囊。如果患者有浅前房、虹膜周边前粘连或虹膜膨隆，在做主切口或侧切口时，有可能无意中损伤前囊。手术医生应考虑在主切口建成后，在做侧切口之前注射内聚型 OVD。要找到几乎看不见的侧切口，一个有用的技巧是选择一个血管，在它容易定位的地方做侧切口，并始终将刀对准瞳孔的中心。

就像主切口的构造一样，撕囊应该精确地居中、大小合适。在将眼置于初级位置后，Osher 医生使用 Lumera 显微镜上的 Purkinje 图像能帮助较容易的定位中心。他把一个环钻放在角膜表面，留下一个上皮印记，可以用弯曲的 22 g 针在前囊上追踪。这种技术有助于实现 4.75 mm 的撕囊大小，这保证了光学区将被覆盖。如果撕囊尺寸过小或轻微偏心，可在前房注满 OVD 及人工晶状体植入后再扩大，用眼内剪刀在前囊边缘做一个成角度的剪开，然后用撕囊镊进行二次撕囊（视频 37.1）。

在制作初始撕囊时，很多事情都可能出错[46]。如果医生在起始点内完成了撕囊，就会产生一个凸起，并且有可能在手术的某个时候破裂。可以在注入 OVD 后，做一个斜的切开，然后围绕凸起进行二次撕囊。

撕囊时如果前房变浅，或者是膨胀性白内障，撕囊边缘可能会向外延伸。另一个值得一提的情况是先天性无虹膜患者的前囊，它不是正常的 14～20 μm 厚，可能只有几微米厚，因此，更容易破裂[47]。如果医生及时观察到微小的外周延伸，注射 OVD 来压平晶状体隆起是一个好主意，这可以减轻囊缘向外周延伸的趋势。囊膜瓣可以展开并重新定向（小手法）[48]，或者医生可以在其他地方重新开始撕囊，并包绕原本向外扩展的前缘[46]。另一方面，如果边缘太过接近周边，医生应该非常小心，因为囊膜撕裂有绕过晶状体赤道部而后囊穿透的风险。任何施加在囊袋上的力量都可能促使这种"环绕"撕裂，因此医生应熟悉原位超声乳化[46]的技术。减少湍流也很重要，因此应降低参数，以符合缓慢超声乳化的概念[49]。

由于大多数前囊撕裂会在前部悬韧带处停止，医生仍然可以在囊袋[46]中植入人工晶状体。应避免强力推注或过度旋转人工晶状体。我们倾向于用Healon5填充囊袋，人工晶状体将保持折叠状态，在晶状体襻打开之前允许无损伤旋转[46]，方向应与撕裂轴成90°，若有囊瓣靠近或涉及视轴，可用剪刀或玻璃体切除器安全地改变前囊口。

膨胀性白内障的前囊需要更多的阐述，读者可以参考Figueiredo和Figueiredo的章节。可视性良好是所有手术的关键，膨胀期白内障的囊膜必须用像台盼蓝这样的染料染色[50]。用像Healon5这样的内聚型OVD压平前囊，以抵消增高的晶状体内压[51]。需要强调的是，相对的核阻塞会导致前后皮质壳抬高，需要在前囊打开后立即进行排空和减压。这将使后腔室减压，防止"阿根廷国旗征"的发生[51]。初始的撕囊可以小一些，并在后续的手术过程中扩大（视频37.2）。

前囊撕裂是一种严重的并发症，最好的策略是预防。当锋利的器械进入前房时，医生必须有清醒的认识，应小心避免超乳针接触到前囊边缘，特别是当扭转针的斜角垂直于前囊边缘时。在开始超声乳化晶状体核之前，通过前囊下的前皮质清除，有助于分辨撕囊的边缘。通过小心和细致的技术，这种并发症是罕见的，但为应对可能发生的前囊撕裂，医生应该提前制订一个应对计划。

Buratto医生指出：在超声乳化过程中，如果在劈核和碎核过程中与超声乳化针尖端或辅助器械接触，就可能发生撕囊边缘撕裂。撕裂可分为三种：①未到达赤道或悬韧带的部分撕裂；②到达但未穿过赤道和悬韧带的全撕裂；③超过赤道并累及后囊的全撕裂。医生应在前囊撕裂的上方和下方注射OVD以抵消向心力。所形成的撕囊是偏心和不对称的，但仍能抵抗超声乳化的力量。在皮质清除中，囊膜也可能撕裂，特别是在切口下方皮质清除时，因为这时通过角膜的观察视野可能会扭曲。我倾向于使用Buratto型注吸套管分离灌注和抽吸，以消除对撕囊边缘的任何压力。

Barrett医生指出：有许多术式可以避免膨胀期白内障环形撕囊的外延。对于膨胀期白内障，0.25 g/kg体重的甘露醇静脉滴注极有帮助。它可以降低眼后段的压力，甚至可以帮助降低晶状体内压力。在这种情况下，较小的剂量是有效的，就像在短眼轴和浅前房的眼球降低玻璃体压力一样。只要患者在手术开始前使用，就不需要进行额外的处理，对心血管系统的影响明显小于通常推荐的0.5～1 g/kg体重的剂量。

虹膜脱垂

虽然这种并发症过去相当常见，但更小的切口和改进的切口结构降低了虹膜脱垂的发生率[52]。但在某些情况下仍可能发生，如术中虹膜松弛综合征和真性小眼球[21, 53-54]。在前一种情况下，有一些药物可以降低虹膜脱垂的可能性[55-57]。在后一种情况下，静脉注射甘露醇结合间歇性压迫眼球使玻璃体脱水可减少虹膜脱垂的倾向。当然，使切口大小正确和避免过早进入眼内操作也是必不可少的[53]。

当确实发生了虹膜脱垂时，医生应抑制条件反射地将虹膜推回前房。这个动作会造成虹膜损伤，通常会导致整个手术过程中虹膜持续脱垂。如果前房内注满OVD，可以通过部分吸除OVD降低前房内压力，进而使虹膜复位[52]。如果灌注压力过高，应降低灌注瓶高度。如果是切口问题，可以将切口闭合，并选择另一个位置再做切口继续手术。如果虹膜脱垂是眼后部压力造成的，医生应毫不犹豫地查看视网膜并考虑脉络膜扩张的可能性。使用Osher手术眼底显微镜（眼部仪器）或间接检眼镜，医生可以对明显的脉络膜出血、渗出甚至巩膜内嵌做出诊断。

处理常规虹膜脱垂的一项极好的技术是通过第二个切口注射OVD并将虹膜压回前房（视频37.3）。通过同样的方法，可以通过OVD注射使虹膜凹陷，这样就可以安全地插入超声针、I/A手柄或人工晶状体[52]。很少情况下，I/A头必须停留在眼内以防止虹膜脱垂复发。在取出超声或I/A头之前，应降灌注液压力，直至使眼压接近大气，以防止虹膜脱垂复发。在人工晶状体植入后，可以通过侧切口注射缩瞳剂，这进一步减少了虹膜脱垂的趋势。

当虹膜脱垂得到妥善处理时，就不再需要进行曾经流行的大块虹膜切除术，这将导致眩光和外观缺陷[52]。实际上瞳孔将保持功能，而虹膜脱垂的唯一术后证据可能是一些透光缺陷。然而，应该再次强调的是，在预测和预防这种恼人的并发症时，值得花时间仔细进行术前病史询问像坦洛新这种药物的使用情况，细致的手术切口构造也非常重要。

Buratto医生指出：当超乳针进入前房时，特别是在浅前房时，可能会发生虹膜根部离断，进而导致瞳孔扭曲、后黏连和虹膜萎缩。当在超乳尖端发生误吸虹膜时，特别是瞳孔小和（或）虹膜松弛综合征时，建议用OVD加深前房，降低灌注瓶高度，并降低负压和流速参数。

热损伤

超声乳化的少数缺点之一是超声针在来回振动时会产生热量[58]。纵向超声比扭动超声产生更多的热量，但任何针头在特定条件下都可能造成热损伤[59-60]。针尖因针头内部和周围的液体流动而冷却，如果液体流动受阻，会导致温度迅速上升。热损伤只需要几秒钟就会发生，其特征是超乳针尖端晶状体颗粒呈乳白色，超乳针周围的胶原蛋白迅速收缩[61-62]。尽管套管和旁路孔的设计已经将这种风险降到最低，但医生必须注意机器上的警告铃，它表明尖端有阻塞[61]。此外，医生必须避免切口太紧，切口紧可以避免切口渗漏，但同时也应避免套筒对切口壁的挤压力。

如果观察到热损伤，至少医生应该预料到在整个手术过程中会有一个渗漏的切口。即使是轻微的烧伤也可能会妨碍水密封闭切口，此时需要特殊的缝合技术来闭合切口[63]。当组织发生收缩时，标准的缝合方法不能很好地闭合切口。Osher 医生描述了一种水平裂口的闭合，其中隧道顶部的后部类似于底部的前部，这"增加了组织"[64]。垂直缝合技术也可以有效地将隧道顶部缝合到切口底部，而不是将针穿过切口后唇（视频 37.4）。医生应该考虑用组织密封胶（如 ReSure）加固切口。在严重情况下，甚至可能需要移动和改进巩膜瓣或使用巩膜补片进行移植手术[65]。

如果医生意识到警告的声音和早期的临床症状，及时停止超声可以防止热损伤。通常情况下，通过增加负压可以消除短暂的黏弹性阻塞，然后安全恢复超声。幸运的是，曾经可怕的热损伤已经成为超声乳化术的罕见并发症。

Barrett 医生指出：热损伤最常见的原因之一是超声乳化在吸入 OVD 和前房内流动建立之前就开始了。这对于使用较高密度的 OVD 如 Healon5 时尤其重要。

核碎片处理

核碎片能够从医生的视野中逃脱，一直隐藏在眼内，直到术后被发现。虽然软的碎片可以被吸收，但硬的碎片可能导致长期的炎症、眼压升高和角膜水肿[66-70]。因此，医生应该首选在发现核碎片后立即取出，而不是拖延，虽然这似乎违反直觉。减少超声能量也可以减少震颤和排斥，允许更有效的碎片去除。重要的是，在从眼中取出超乳针之前，一定要检

查侧切口，在那里可能会发现碎片。如果在 OVD 内发现核碎片，通过超乳针尖端的大开口比使用较小的 I&A 口更容易将碎片乳化或吸出。

当在皮质移除过程中发现一个核碎片时，可能很难吸除，当它被负压固定在注吸针口上，可以通过侧切口引入辅助器械来粉碎核碎片。如果核碎片一直隐藏在前房角或后房，并在人工晶状体植入后被发现，医生应毫不犹豫地重新引入超乳针并将其取出。需要指出的是，如果后囊膜上有一个开口，通过在其后面注射一个保留性的 OVD，使核碎片被局限在前房。如果核碎片确实落入玻璃体，医生不应试图追逐其到后段，因为可能发生更严重的并发症。给患者一个诚实和令人安心的解释，然后转诊给玻璃体视网膜外科医生，很可能会有一个很好的结果。

后囊破裂

毫无疑问，可以用一整本书来讲述后囊破裂的处理方法。这无疑是白内障手术中最常见的重要并发症。后囊膜破裂的处理取决于许多因素，包括破裂发生的时间、是否延伸到周边、是否残留核、皮质或玻璃体脱出[71-72]。本节将回顾几个重要的原则。

当后囊膜破裂发生时，最重要的是不要取出 phaco 或 I&A 针，这就像将"栓子从堵塞口中取出"。如果发生这种情况，前房将立即变浅，玻璃体将向前向切口脱出。前玻璃体皮质将破裂，玻璃体将出现在前房，或更糟的是出现在切口处[71]。至关重要的是，要让超声或 I&A 针尖端堵塞切口，而另一只手能够在前房中注射 OVD。这将防止前房坍塌，同时也阻塞玻璃体脱垂。当后囊是凹的，前房维持很深的状态，器械就可以安全退出[71]（视频 37.5）。

如果存在晶状体碎片，可以在其后面注射保留性 OVD，并将其转化为慢超声乳化或通过扩大切口做囊外手术[49, 73]。如果在去除皮质的过程中发生破裂，医生可以转换为干吸，使用一个弯曲的和直的 27 g 套管，将其套在一个 3 ml 的注射器上，注射器中装满 1 ml 的平衡盐溶液[74]。操作时重要的是只接触最近端的前皮质，以便从囊袋中干净地剥离皮质纤维（视频 37.6）。为了防止前房变浅，可以大量更换 OVD。手术医生应考虑在有玻璃体填塞的破裂处注射像 Viscoat 这样的分散型 OVD，而在囊袋内使用像 Healon 这样的内聚型 OVD 更容易去除皮质。

将线性后囊破裂转变为后囊环形撕囊是另一项出色的技术[75]。应将后囊膜固定在 OVD 夹心内，然

后使用眼内显微镊,抓住撕裂囊的边缘并引导形成后囊环形撕囊。这比前囊撕囊更加困难,因为后囊比前囊要薄得多,只有 $3 \sim 4 \mu m$。在后极性白内障的情况下,后囊膜可能只有 $1 \mu m$ 甚至 $0 \mu m$ 厚![41]

当发生后囊破裂时,关键的任务是在不残留晶状体物质的情况下安全地取出晶状体核和皮质。一些医生主张将人工晶状体插入核碎片后面作为支架,而分散型黏弹性剂也可能有同样的效果[73]。如果核碎片脱位到后段,手术医生绝对不应该试图将其取出,而应该仔细清理前段,为转诊给玻璃体视网膜外科医生做准备。

白内障外科医生必须能够处理前段玻璃体,玻璃体切除技术是非常重要的。通过单独切口灌注进行玻璃体切除术是一种有效的方法,尽管总是有将玻璃体向前拉和扩大破裂的风险[76]。使用曲安奈德可以增加玻璃体的可视化,该技术是由 Scott Burk 医学理学博士在 Osher 医生处做研究员时开发的[77]。经睫状体平坦部玻璃体切除加前部灌注可使玻璃体从前段完全切除而不扩大后囊破裂。重要的是,医生不能对玻璃体施加牵引力,因此必须以较高的切割速率进行切割。此外,当玻璃体后退时,医生应先停止抽吸,然后停止切割。前段应无玻璃体,皮质应该完全清除。

如果存在足够的囊袋支撑或实现了后囊环形撕除,可以将人工晶状体安全地放入囊袋中。如果使用的是一片式人工晶状体,也可以将其放入撕裂的囊袋中,并将光学区向前脱出,以实现反向光学区固定[78](视频 37.7)。另外,可以将三片式晶状体放置在睫状体沟中,光学区向后穿过前囊环形撕囊口,实现传统的光学区固定[79](视频 37.8)。也可以通过将人工晶状体缝合到虹膜或巩膜来固定人工晶状体[80-82]。最近,人们对利用 Agarwal 胶黏合人工晶状体或 Yamane 技术[83-85] 或 Canabrava 牙襻固定技术[86] 进行的巩膜内人工晶状体襻固定很感兴趣。无论人工晶状体位置如何,当后囊打开时,患者术后眼压升高、炎症、角膜水肿、黄斑囊样水肿和视网膜撕裂/脱离的风险更高[71, 87-88],眼内炎的风险也较高,因此应在病例结束时和术后早期给予适当的抗感染、抗炎和降眼压的预防性药物治疗[71, 87-89]。

由于后囊破裂时总会使术者产生肾上腺素反应,这可能会妨碍医生清晰的思维,因此手术医生及其手术室团队提前演练处理这一并发症的适当步骤是很重要的。对破裂的后囊有理论知识储备和熟练的处理通常会有助于获得良好的术后视觉效果。

Buratto 医生指出:医生应该认识到有许多临床迹象提示后囊破裂。瞳孔收缩信号是瞳孔直径的突然变化、前房深度的突然增加、晶状体核意外的翻转以及晶状体核向周边或后方脱位,都是不祥的征兆。玻璃体脱垂可使虹膜移位,干扰正常乳化或皮质吸出,或引起突然而明显的红光反射。

Barrett 医生指出:尽管平坦部玻璃体切除有几个优点,25 g 玻切头可以通过 1 mm 的侧切口插入,联合 19 g 或 20 g 灌注套管进行双手注吸,操作时可以使前房密闭良好。甚至可以使 25 g 玻切头小心地通过一个后囊的裂口来进行玻切,可以避免将玻璃体拖进前房。

晶状体核掉落

这是每一位做手术的眼科医生迟早都会遇到的令人屈膝的、最可怕的并发症之一,即使是最强大、最有经验的白内障外科医生。增加晶状体核掉落风险的情况包括后极白内障、成熟白内障和既往有外伤的眼球。对于后极白内障的解释是显而易见的,因为这种后囊是脆弱的,偶尔是开放的[41-45]。对于成熟白内障的解释不太明确,但理解它很重要。当晶状体核变硬、晶状体变厚时,周围的囊膜就会绷紧。当医生开始水分离时,液体波绕过晶状体赤道部,在核/皮质复合体的后面,将复合体向前抬升到前囊口。当医生注入更多的液体以实现彻底的水分离时,囊袋内绝对没有"空隙",也没有液体逸出之处。其结果是后囊爆裂,而医生却没有意识到这种并发症的发生[90-91]。在超声乳化过程中,晶状体核开始下降,医生会紧张到几乎心脏停止跳动!

曾经有一段时间,医生将这种后囊破裂归因于硬核碎片的锋利边缘,但 Osher 医生和他的儿子 James 在 1997 年制作的一段获得大奖的视频推翻了这一神话[92]。囊膜破裂的机制实际上是由持续的水分离引起的囊袋内阻塞[40]。最好的预防方法是对成熟的核进行温和的后部水分离,这样可以使注射的液体从核/皮质复合体的后面逸出并绕回囊袋外。另一种方法是简单地避免最初的水分离,等待在晶状体核中雕刻出一个深槽。两个半球或象限轻轻地分开,产生了一道深深的裂缝。此时,可以安全地进行水力分离,使流体通过裂缝逸出。

如果医生注意到晶状体核开始下降,他可以立即改变压力状态,将超乳针从眼内拔出,迅速在晶状体核后面注射 OVD。Charles Kelman 医生描述了一种挽救核的技术，通过睫状体平坦部的穿刺，用他称为后助力悬浮器的器械将晶状体核抬高[93]（视频 37.9）。一旦晶状体核稳定并放置在内聚型 OVD 上，David Chang 医生称为 Visco 捕获，医生可以选择继续超声乳化（这是具有挑战性的），或打开切口娩核，或将人工晶状体植入到核下作为保护性支架，如 Amar Agarwal 医生所述那样[73, 94]。

有一条不可违背的原则必须遵守。正如在上一节关于后囊破裂的内容中所提到的，眼前段手术医生必须抵制诱惑，不要继续追回进入后段的晶状体核。这就是手术灾难可能发生的地方。最好的方法是先清除皮质和任何前段脱垂的玻璃体，然后植入人工晶状体或把这项工作留给玻璃体视网膜外科医生。给患者一个诚实和令人安心的解释和及时转诊到玻璃体视网膜外科医生可以获得一个很好的结果。

Barrett 医生指出：如果发生后囊破裂，晶状体核向后侧半脱位，可以尝试用 Vectus 手工取出。然而，在玻璃体未涉及的情况下，最好继续超声乳化，尽可能控制晶状体核后脱位并尽可能多地移除晶状体物质，然后在可能的情况下进行前玻璃体切除并植入光学区固定的人工晶状体。在整个过程中通过一个小切口保持眼球密闭，玻璃体视网膜外科医生可以通过扁平部有效地处理脱落的晶状体核。总的来说，与扩大切口相比，这种手术对眼的损伤要小得多，因为切口可能会出血，导致不顾一切地试图挽救掉落的晶状体核而导致角膜内皮细胞损伤。

悬韧带断裂

悬韧带的大多数问题不是先天性的就是创伤性的。然而，不精细的手术也可能导致悬韧带的损伤。如果在最初的检查中观察到一些迹象，医生可能认为是悬韧带松弛。扩张后瞳孔的虹膜边缘通常会与晶状体前囊接触，但如果观察到明显的间隙，这被称为间隙征象，提示悬韧带松弛[95]。另一个临床征象是局部虹膜震颤，玻璃体通过悬韧带的开口撞击虹膜背面[95]。另一个微妙的迹象是胎核移位。更明显的症状如晶状体震颤或可见晶状体赤道部也应作为对医生的提示[95]。在手术过程中，前囊在撕囊过程中可能会过度移动，或者由于轻度的牵引，前囊会有过度的反应。在超声乳化或皮层剥离过程中可能会注意到晶状体的偏心或摆动。晶状体赤道部的意外出现或玻璃体脱垂也可能使医生感到惊讶。

医源性悬韧带损伤[96]可能是由于乳化过程中晶状体的过度运动或在皮质移除过程中对囊袋的意外牵拉所致。轻到中度的悬韧带松弛可以通过向松弛处注射分散型 OVD 来治疗，它将阻塞玻璃体向前脱垂。然后，囊袋可以用内聚型 OVD 广泛扩张，以便无创伤地注入或植入囊袋张力环或张力段[97]。严重的悬韧带松弛的处理超出了本章的范围，在本书的其他部分也有涉及。然而，医生应该熟悉囊膜拉钩的使用，可稳定囊袋，以顺利进行核和皮质的清除。据报道，人工晶状体应该放置垂直于悬韧带松弛处，但在有囊膜张力环的情况下，方向可能并不重要。

另一方面，玻璃体脱垂的处理在任何时候都是非常重要的，即使是在手术接近结束时，如果有外伤、假性囊膜剥脱、高度近视或先天性悬韧带病变的患者，松动的悬韧带之间突然出现一条纤维条索。医生可以选择采用前路单独灌注进行玻璃体切除术，将玻璃体切割器放入悬韧带松弛处并小心地切断玻璃体束（视频 37.10）。另外，也可以通过平坦部玻璃体切除术抽吸和切割前段后面的玻璃体。曲安奈德可促进玻璃体显影。在撤出器械之前，外科医生应通过注射 OVD、平衡盐溶液或空气来防止前房变浅。这个顺序将避免前房变浅和额外的玻璃体脱垂。

有许多设备可用于处理严重的悬韧带病变，医生应熟悉囊袋张力环（capsular tension ring，CTR）或囊袋张力段的植入[98-100]。如果囊袋失去了悬韧带的支撑，医生也应该能够自如地进行人工晶状体固定的替代技术。虽然谨慎的手术技术可以避免医源性悬韧带断裂，但谁也不知道何时会意外出现由于患者本身已有的疾病造成的悬韧带损伤，这时往往需要一种辅助设备或改进的技术。总是对意外有所准备是一个好主意。

Barrett 医生指出：一种常见的情况是，尽管似乎已经进行了充分的水分离，但仍不能轻易旋转晶状体核。这可以在垂直劈核中看到，特别是老年患者的大核。与其大力尝试旋转核，不如在第一个劈核裂纹制作成功后，将超乳针尖端倾斜，制作另一个劈核裂纹，进而去除这一节段晶状体核块，这通常会减少核体积，然后可以用较小的悬韧带张力旋转核。

前房变浅和正压

物理定律表明，灌注、流速和负压之间应该始终保持平衡。如果灌注流量不足以维持前房深度，结果将是前房变浅。增加灌注或降低流速和（或）负压水平可再次达到平衡[101]。如果由于切口结构不佳而造成过多的液体泄漏，前房也会变浅，此时必须进行矫正或封闭并改变切口。

前房变浅也可能是正压综合征的一部分表现，这增加了并发症的风险。当后囊变凸时，如果与超乳针接触，很容易破裂。当囊袋的入口变窄或关闭时，皮质变得非常难以清除。为了处理正压引起的浅前房，手术医生可能需要注射保留性OVD，并以不进行灌注的"干燥"的超声尖端进入前房[102]。乳化开始后，可以使用第二个钝器械将后囊固定住，同时在这个器械的正上方进行核去除。也可能需要在一个"干燥"的注满OVD的前房中使用一个直的和一个弯曲的27 g套管针清除皮质，套管针需要放置在一个3 ml并含有1 ml平衡盐溶液的注射器上。或者，在一个"封闭"的前房内通过两个穿刺口进行双手操作可能会有帮助。

当前房严重变浅时，可能需要放弃人工晶状体植入或需要手术技巧，可以先将人工晶状体放入充满OVD的前房，然后手动放入囊袋内。如果极正压力有可能迫使人工晶状体与角膜内皮的接触，已证明前房内注射气泡可能是一种紧急的救援技术。一旦切口水密到不透水，气泡就可以通过穿刺口以小等分的形式取出，并用乙酰胆碱或平衡盐溶液交换。Osher博士设计了一种特殊的用于去除空气的套管针（博士伦），它向上弯曲，指向角膜的凸起方向，而且不会使穿刺口扭曲变形（视频37.11）。

医生应该对正压有一个鉴别诊断。外部因素，如眼睑紧绷、严重的脂肪组织脱垂或内镜压迫眼球，就像两个拇指压扁气球一样。类似的行为可能发生在非常年轻的巩膜塌陷患者或巩膜软化、极高度近视或胶原血管疾病相关的患者。与真性小眼球相关的巩膜肥厚也可能引起正压[103]。

内在因素也可能导致渐进性前房变浅，例如，当平衡的盐溶液通过后囊撕裂或悬韧带断裂处进入玻璃体腔时，引起玻璃体腔水化[104]。脉络膜容积可因任何Valsalva机制而增加，如咳嗽或紧张。最严重的脉络膜上腔扩张是进行性出血，这是真正的紧急情况，需要立即关闭切口，按压住切口，可以切开脉络膜上腔以使血液流出[105-106]。手术结束后立即开始服用降压药物，患者可以稍晚些安全返回手术室。

对于前房变浅，不论有无正压，都需要每位白内障手术医生做合理有效的处理

*Buratto*医生指出：流出眼的液流也依赖于其他不直接受设备控制的因素，比如超乳针袖套直径和角

膜切口大小之间的关系。在晶状体乳化和抽吸的各个步骤中，晶状体物质对超乳针尖端的阻塞导致液流抽吸阻塞，导致导管内负压水平增加，这与导管微妙但关键的收缩有关。当阻塞清除后，导管迅速膨胀回原来的直径。流体被瞬间吸入，从而导致浪涌。前房的突然变浅伴随着后囊的向前运动，引起与超乳针尖的接触，从而撕裂后囊。较新的超乳仪可使浪涌最小化，但手术医生必须时刻注意前房深度的波动。

超深的前房

当超乳针尖端与核接触的方向远离后囊时，超声乳化是安全的，然而，当前房非常深时，超乳针尖端向后倾斜，这增加了后囊破裂的风险。医生可降低灌注压力或增加流速，以帮助减少前房深度。然而，在高度近视眼和之前接受过玻璃体切除术的患者中，有一种特殊的情况称为晶状体-虹膜膈后退综合征（lens-iris diaphragm retropulsion syndrome，LIDRS），了解该症状非常重要[107-109]。灌注液使前段扩张，使虹膜向后移位，使瞳孔周围的虹膜与前囊接触。这种屏障也被称为"反向瞳孔阻滞"，它阻止液体到达虹膜后方360°延伸的环形空间。持续的灌注压力进一步压缩后房，推动后囊向后！不仅超乳针尖端指向后囊膜，而且I&A尖端的吸口也无法探及后部皮质，从而导致负压不足。此外，瞳孔会发生极度扩张，眼睛可能出现虹膜损伤，甚至有瞳孔括约肌破裂的报道[110]。

幸运的是，如果医生认识到这种情况，它很容易逆转[109]。只要抬高虹膜或压下前囊，一束液流就会充满虹膜后间隙，随着瞳孔恢复到更生理的扩张状态，前房立即变浅。虽然有些医生喜欢将虹膜抬高，但这可能会导致一些色素脱失和透光缺陷，所以简单地压低前囊可能是一种更好的技术，让液体冲进虹膜后面的可进入空间（视频37.12）。通过使用这种手法，手术可以在较低的风险下进行。

套管针损伤

当手术医生向眼内注射液体或OVD时，有可能使套管针变成一枚致命的导弹，其后果是对眼内结构造成严重损害。文献提供了套管针穿透损伤角膜、虹膜、睫状体、晶状体囊，甚至视网膜的例子[32, 111-113]。手术医生应采取以下措施以减少这种并发症。第一，他应该指导他的团队在实际使用前，要反复牢固固定套管针并进行测试，即使它似乎已经牢牢固定好。第

二，当针栓被压下时，手术医生应该用手指夹住套管。要假设每个套管都能有力地分离，这项技术将允许医生在套管针造成损伤之前"抓住"它。第三，在手术结束水密切口时，医生应将套管针尖端对准切口的侧壁。套管针击中切口壁比进入眼睛要好得多。认识到这种并发症并采取这些预防措施，眼前段外科医生通常可以避免严重的套管针损伤。

急性角膜混浊

发生罕见并发症的可能性总是存在的，这就是为什么经验丰富的外科医生会在手术的每一秒都保持专注和警惕，即使在人工晶状体已经植入之后。例如，如果在手术结束时注射乙酰胆碱（Miochol）来收缩瞳孔，角膜可能会突然混浊。可能的原因是稀释剂和冻干粉混合不充分，使注射液体低渗。外科医生应立即用 I&A 手柄冲洗前房，直到角膜清亮。同样，对护理团队进行适当的教育会防止这类并发症的发生。

出血

在白内障手术中，出血可能发生在几个不同的位置。最常见的出血发生在切口处。长期佩戴隐形眼镜并伴有角膜新生血管的患者、既往有角膜疾病的患者或正在服用抗凝药物的患者风险更大。可以将切口前移，尽管许多医生更喜欢近清亮角膜的位置，而不是完全透明角膜的位置。切口出血可能导致血液进入眼内，干扰术者视线，在整个手术过程中持续的切口出血必须解决。只需用韦氏海绵按压出血血管，就可以加速凝血。然而，如果不成功，医生应该用一个细而尖的湿场烧灼器烧灼止血，这将不会导致胶原蛋白收缩，因为任何热损伤都可能导致切口无法闭合。

出血也可能发生在虹膜或房角，由于外伤或低眼压。用平衡盐溶液或 OVD 提高眼压可以止血，但重力作用可能会使血液积聚在囊袋内。应该强调的是，血液不应该留在人工晶状体囊袋内，因为手术后可能形成血块并损害视力。很少的情况下，我们不得不重新手术、注射组织型纤维蛋白溶酶原激活剂（tissue plasminogen activator，TPA）到囊袋内溶解血凝块。可以在手术开始时将人工晶状体推开，简单地注吸冲洗，去除血液来避免使用 TPA。当将带有硬襻的三片式人工晶状体置于睫状体沟时，偶见睫状体出血。随着一片式晶状体植入囊袋的引入，这种出血来源消失了。同样，当大切口囊外手术按标准护理时，长时间的低眼压会增加脉络膜出血的风险。伴有急性眼压升高的突然疼痛、虹膜脱垂和前房变浅预示着这一灾难性事件。幸运的是，保持一定眼压的小切口使脉络膜出血成为罕见的事件。尽管如此，手术医生应该明白，必须立即关闭眼球，升高眼压来压迫止血[114]，缝合或密封切口，使用检眼镜确认出血位置和大小，终止手术，并监测 / 治疗高眼压。在脉络膜上切口引流是一种更有争议的术式。然而，如果灾难来袭，总是建议医生向青光眼和（或）玻璃体视网膜手术专业的医生寻求及时的帮助。一旦排除了驱逐性出血的风险，医生就有可能在稍晚的时间回到手术室安全地完成手术。

患者活动

在高倍显微镜下进行白内障手术不允许患者眼睛和身体移动。适当的麻醉可以处理前者，而后者则取决于患者的动作是预期的还是意外的。某些神经系统疾病，如表现为头部运动的帕金森病，可以用布带一起包裹患者的前额和床头来抑制头部运动。不宁腿综合征或过度镇静引起的突然头部抽搐等意外动作会让手术医生措手不及。有必要向实施麻醉的医生强调，患者应该保持"轻麻醉"，在任何情况下都不允许睡着。外科医生还应该向患者解释，在显微镜下的一个小动作对手术医生来说就相当于地震。回答一个问题应该用口头的"是或不是"来回答，而不是点头，这是一个很好的做法。如果患者表达了对幽闭恐惧症的担忧，就应该把帘子从患者脸上掀开，护士的抚摸加上手术医生的安慰可能会避免恐慌发作。咳嗽可以通过迅速给患者口服止咳药来解决。在整个手术过程中，手术医生应该优先与患者沟通，并经常安慰，使患者放心。

人工晶状体问题

整章都写了这个主题，包括术中或晚期并发症的处理。手术医生在手术过程中可能会遇到的情况包括推注故障、晶状体襻问题、光学区损伤或晶状体位置错误。被卡在植入器里的晶状体襻有时可以通过用刀切开植入器的尖端来释放。粘在光学区上的晶状体襻，可以通过用镊子在末端挤压来解决。如果在三片式人工晶状体上没有插入襻，手术医生可能会从另一个晶状体上取下襻并将其插入光学区。相比之下，一片式人工晶状体上缺失的襻需要缝合或取出更换晶状体。光学区受损需要外科医生的判断，因为光学区周边的损伤或杂质可能在视觉影响上不明显。另一方面，中央光学区上的划痕或损伤需要更换晶状体。不理想的位置，例如，一个襻在囊袋内，另一个在睫状体沟，应纠正，以避免后期偏心。如果将一片式人工晶状体植入睫状体沟，情况也一样。如果晶状体植入方向是反的，同时人工晶状体是单面的，屈光力大致相同，医生可能不需要进行人工晶状体眼内翻转。然而，对复曲面、老花眼矫正和带有角度襻的人工晶状体应该使用两个钩子在一个充满 OVD 的前房内进行"翻转"。如果人工晶状体穿过了后囊破裂或悬韧带断裂处，必须结合前玻璃体切除术进行修复，并通过光学固定或套索缝线缝合到巩膜或虹膜，或移出更换。向后脱位丢失的人工晶状体需要立即转诊给玻璃体视网膜外科医生。

在最初手术后的几天、几周、几个月，甚至几年，人工晶状体需要更换的原因有很多。最常见的原因是医生认为不可接受的屈光异常。在 OVD 保护角膜和晶状体囊的前提下，通过一个小切口很容易重新打开囊袋并更换晶状体。有很多种方法来取出眼内人工晶状体；Paul Ernest 医生介绍了人工晶状体再折叠技术[115]（视频 37.13）；Shuichlo Eguchi 医生介绍了"吃豆人"技术[116]（视频 37.14）；Jack Dodick 医生开发了部分切断术[117-118]；Amar Agarwal 医生使用第二个人工晶状体作为支架[119]；Michael Snyder 医生和我开发了一套通过侧切口固定晶状体的仪器（Geuder，CrestPoint Instruments），然后用微型剪刀通过主切口将人工晶状体剪成三段[120]（视频 37.15）。当然，也有其他的技术允许小切口人工晶状体取出和更换。或者，也可以用激光矫正视力。如果晶状体囊袋已经纤维化或后囊膜已经打开，睫状体沟内可能有足够的空间，可考虑植入第二个背驮式人工晶状体[121]。

当晶状体偏心或半脱位时，可能需要后期人工晶状体重新定位或更换。这涉及许多技术，包括重新打开囊袋、通过套索缝合、睫状沟固定、将晶状体缝合到虹膜[80]或巩膜[82]，或近期的巩膜内襻固定[85]，

这些都被用于处理位置不正确的人工晶状体。其他晚期并发症包括晶状体虹膜接触引起的持续性葡萄膜炎青光眼前房出血综合征（uveitis glaucoma hyphema syndrome，UGH）、痤疮丙酸杆菌引起的慢性炎症、难以忍受的眩光[122]、YAG 激光损伤[123-125]或晶状体的混浊 / 钙化，这些都很罕见，但需要积极治疗。有些保守治疗如强化的抗炎治疗可使光学区上的大的沉积物（keratic precipitates，KP）消失，对于那些保守治疗失败的患者，人工晶状体更换是值得的。

大多数手术医生在处理这些并发症方面没有太多的经验，因此通常谨慎的做法是将患者转诊给对这些不寻常的病例有更多经验的手术医生。

结论

每一位做白内障手术的医生，不管他或她的技术和经验如何，都很少会遇到并发症。优秀手术医生的优势在于对这些并发症的识别和处理方式。准备充分的手术医生应事先演练成功手术所需的操作。

最后，请允许我提几点建议。对患者一定要诚实。如果出现了并发症，要用面对面交流和安慰的方式耐心地解释情况。尽量避免责怪机器、护士或患者自己。在可能的情况下，制订一个可以向患者说明的纠正计划，然后及时执行或转诊患者。通过准备、技术、诚实和同理心的结合，患者和手术医生都可能从此过上开心的生活。

要 点 小 结

● 完全避免并发症的唯一方法是停止手术！

● 并发症的最佳管理方法是及早发现，了解纠正方案，并由准备充分的手术医生熟练地执行抢救技术。

（参考文献参见书末二维码）

第38章

人工晶状体脱位

Ken Hayashi，Motoaki Yoshida，and Koichi Yoshimura

王进达　译　杨一伶　宋旭东　审校

要 点

- 人工晶状体脱位分为两种类型：囊袋内脱位和囊袋外脱位。由于手术复杂而导致的囊袋外脱位主要发生在术后早期，而由于悬韧带缓慢进行性断裂而导致的人工晶状体囊袋内脱位发生在白内障手术后若干年。

- 囊袋内人工晶状体脱位与剩余的悬韧带或晶状体囊袋支撑方向相垂直进展。根据人工晶状体脱位的进展，我们将脱位部位分为 5 类。

- 在取出脱位的人工晶状体之前，根据脱位位置，使用 3 种技术中的 1 种将其抬起至虹膜上：①通过 2 个角膜缘侧口向上拉；②从睫状体平坦部向上推至后房；或③从视网膜表面向上提起。

- 将放在虹膜上的脱位人工晶状体通过透明角膜切口或巩膜切口取出。聚甲基丙烯酸甲酯和硅胶人工晶状体通过 6.0 mm 或 6.5 mm 巩膜切口进行取出，巩膜切口的宽度与光学区直径相等。疏水性和亲水性丙烯酸晶状体可以通过折叠或切割光学区，通过几乎一半宽度的切口取出。

- 我们只通过角膜缘切口实施前部玻璃体切除术，除非人工晶状体掉落到视网膜上。在人工晶状体巩膜固定术前，我们通过侧切口插入玻璃体切割器，并切除前房中脱垂的少量玻璃体。

引言

晚期人工晶状体（intraocular lens，IOL）脱位是白内障手术后的严重并发症[1-4]。许多手术技术被用于处理脱位的人工晶状体，包括更换或重新固定人工晶状体，并将其缝合到巩膜或虹膜上，这可以通过睫状体平坦部玻璃体切除术或前部玻璃体切除术进行[5-15]。手术医生的偏好通常决定了采用哪种技

术。一般来说，眼后段外科医生倾向于后路人工晶状体复位和睫状体平坦部玻璃体切除[5-13]，而眼前段外科医生倾向于通过前路角膜缘切口和前部玻璃体切除更换人工晶状体[4, 14-15]。目前使用的人工晶状体大多为无硬性封闭环的一片式丙烯酸酯人工晶状体，在没有足够囊膜支撑的情况下，不适合通过缝合重新固定到巩膜或虹膜上。因此，人工晶状体重新固定手术已经逐渐变得不那么常见，而人工晶状体更换手术现在是主要的技术。

许多研究基于裂隙灯显微镜下患者直立时所确定的人工晶状体的水平位置状态，对人工晶状体脱位进行分类[4, 12, 14]，但目前尚无分类系统。以手术显微镜下观察到的垂直位置为基础的脱位部位分类系统，将为手术修复计划提供有用的信息。尽管在以往的病例中，大多数都采用了睫状体平坦部玻璃体切除术[5-8, 13]，但一些报道表明，即使对于人工晶状体向后脱位到玻璃体腔的情况，前部玻璃体切除术也是足够的[4-12]。我们最近开发了一种基于手术显微镜下确定的垂直位置的人工晶状体脱位分类系统，特别考虑了对睫状体平坦部玻璃体切除术的需求[16]。

人工晶状体囊袋内和囊袋外脱位

人工晶状体脱位分为囊袋内脱位和囊袋外脱位两种类型（图 38.1）。直到 20 世纪 80 年代，人工晶状体脱位通常发生在囊袋外，如日落或日出综合征[17-18]。由于囊袋外脱位主要是由于人工晶状体的不对称固定或手术复杂所致，所以它通常发生在术后早期[17-18]。然而，自 20 世纪 90 年代以来，人工晶状体脱位的类型发生了显著变化，连续环形撕囊和囊袋内人工晶状体植入成为白内障手术的标准技术。许多人工晶状体囊袋内脱位的病例已被报道，假性囊膜剥脱综合征、过敏性结膜炎伴特应性皮炎、慢性葡萄膜炎、外伤、玻璃体切除术后状态和长眼轴被认为是易发因素[19-24]。囊袋内人工晶状体脱位通常发生在

囊袋内脱位

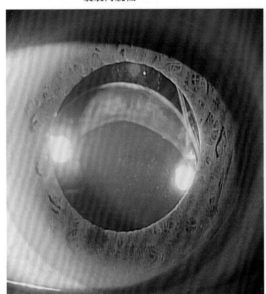

囊袋外脱位

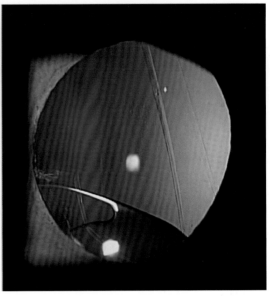

● **图 38.1** 囊袋内和囊袋外人工晶状体脱位

白内障手术后数年，是由于晶状体悬韧带缓慢进行性断裂造成的。

人工晶状体脱位部位分类系统

囊袋内人工晶状体脱位垂直于剩余悬韧带或晶状体囊袋支撑方向进展（图 38.2）。通过瞳孔区可观察到悬韧带或囊袋病变导致人工晶状体震颤或人工晶状体倾斜和下沉。当大部分悬韧带断裂时，人工晶状体就像陷阱门一样悬挂在剩余的悬韧带上并进入周边玻璃体腔（即陷阱门样脱位）。当患者处于仰卧位时，很少能在瞳孔区域内观察到垂直悬垂的人工晶状体，当上方悬韧带保留时且患者处于坐姿时，用裂隙灯显微镜可在瞳孔区域内观察到人工晶状体。人工晶状体与悬韧带或囊膜完全断开，使人工晶状体掉落到视网膜上。根据人工晶状体脱位的进展，我们将脱位部位分为以下五类（图 38.3）：①脱位到前房；②人工晶状体震颤；③后脱位到位于瞳孔区的前部玻璃体；④陷阱门样脱位；⑤掉落到视网膜上[24]。可以在手术显微镜下，患者取仰卧位，根据这个分类系统进行分类。IOL 脱出前房通常发生在揉搓或压迫眼睛球后（图 38.4）。

对于不经常进行平坦部玻璃体切除术的眼前段外科医生，这种在显微镜下确定的分类系统是有用的。前 4 类，即①前房脱垂，②人工晶状体震颤，③瞳孔区域内的后脱位，④陷阱门样脱位，可以在不进行扁平部玻璃体切除的情况下处理，因为此时 IOL 仍然

在眼前段。我们首先使用这种分类来判定人工晶状体是否保留在眼前段。在显微镜下寻找脱位的人工晶状体也有助于确定在平坦部的哪个位置放置套管针可以推高人工晶状体。囊袋外人工晶状体脱位的进展与囊袋内脱位不同。囊袋外脱位主要是发生于后囊破裂或前囊撕裂后的复杂手术中，因此，通常发生在术后即刻或早期（图 38.5）。当囊袋外脱位发生在手术后期时，揉搓或压迫眼睛是可能的原因。由于在囊袋外脱位中，人工晶状体迅速脱出而无囊膜支撑，因此经常发现人工晶状体在视网膜上。当囊袋外脱位的人工晶状体在周围玻璃体腔内摇晃时，应怀疑一侧的晶状体襻附着在巩膜上。

人工晶状体脱位部位

我们评估了 2006 年 4 月至 2013 年 6 月因人工晶状体脱位接受人工晶状体置换手术的 240 例患者 269 只眼。其中 39 只眼未纳入分析，230 只眼纳入分析。230 只眼中（表 38.1），脱位部位主要为后脱位到前部玻璃体腔的 109 只眼（47.4%），人工晶状体震颤 44 只眼（19.1%），陷阱门脱位 37 只眼（16.1%）。囊袋内脱位 209 只眼中，后脱位到前部玻璃体 104 只眼（49.8%），人工晶状体震颤 42 只眼（20.1%），陷阱门样脱位 36 只眼（17.2%）。在 21 只囊袋外脱位眼中，10 只眼（47.6%）脱位位置落在视网膜上，5 只眼（23.8%）脱位位于前部玻璃体腔。囊袋内脱位组和囊袋外脱位组之间脱位部位的发生率有显著差异

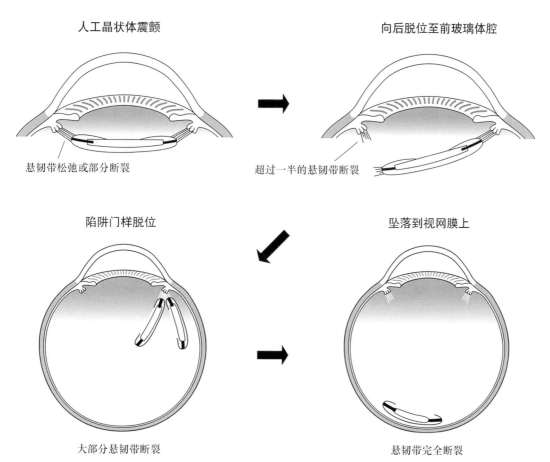

人工晶状体震颤　　　　　　　　　　　　　　　向后脱位至前玻璃体腔

悬韧带松弛或部分断裂　　　　　　　　　　　超过一半的悬韧带断裂

陷阱门样脱位　　　　　　　　　　　　　　　　坠落到视网膜上

大部分悬韧带断裂　　　　　　　　　　　　　悬韧带完全断裂

● **图 38.2**　囊袋内人工晶状体脱位进展示意图[16]。囊袋内人工晶状体脱位的进展取决于剩余悬韧带的数量。当悬韧带变弱或部分断裂时，就开始出现人工晶状体震颤。当超过一半的悬韧带断裂时，人工晶状体倾斜或下沉到玻璃体腔内。当大多数悬韧带断裂时，人工晶状体在连接着剩余悬韧带晃动于周边玻璃体腔内，就像一扇陷阱门。当与悬韧带或囊膜的连接完全断开时，人工晶状体就会落到视网膜上。

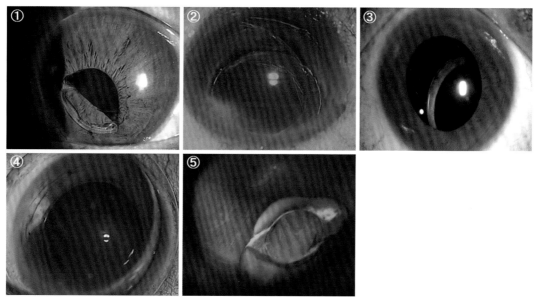

● **图 38.3**　人工晶状体脱位部位分类系统[16]。脱位位置可分为 5 类：①脱位到前房；②人工晶状体震颤；③后脱位到瞳孔区前部玻璃体腔；④陷阱门样脱位；⑤坠落到视网膜上

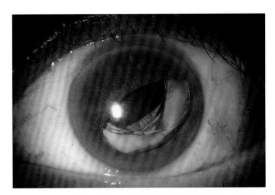

● 图 38.4　囊袋内人工晶状体前脱垂脱位至前房

（$P < 0.0001$）。

脱位的人工晶状体的取出

大多数情况下，我们将脱位的人工晶状体取出，并将新的后房型人工晶状体固定在巩膜上[4]。由于角膜内皮细胞损伤是一个严重的问题，我们倾向于不植入前房人工晶状体，也不建议将人工晶状体缝合到虹膜，这可能导致慢性炎症和黄斑囊样水肿。在取出前，根据脱位位置，采用以下三种技术中的一种将脱位的人工晶状体托举到虹膜上：①通过 2 个角膜缘侧切口向上拉；②从睫状体平坦部向上推至后房；或

③从视网膜表面向上拉。对于人工晶状体震颤、前房脱垂或晶状体轻微后脱位进入玻璃体的眼睛，可双手用钩、撕囊镊或晶状体镊握住晶状体襻或光学区，将晶状体抬到虹膜上（图 38.6）。对于发生陷阱门样脱位和后部玻璃体腔脱位的眼睛，在保留悬韧带的睫状体平坦部插入用于玻璃体切除的 25 G 或 23 G 套管针，将人工晶状体推入后房，然后用钩、撕囊镊或晶状体镊将其拉至虹膜上（图 38.7 和图 38.8）。对于人工晶状体落在视网膜上的眼睛，首先进行平坦部 3 切口的玻璃体切除术，然后使用视网膜内界膜（inner limiting membrane，ILM）剥离镊或钳抓住人工晶状体并将其拉至后房，然后使用钩、撕囊镊或晶状体镊通过角膜缘侧切口固定在虹膜上。对于抓握和拉取人工晶状体，我们推荐 Max-Grip ILM 钳（美国德克萨斯州沃斯堡爱尔康实验室）。当囊袋内脱位的人工晶状体由于囊膜完好而难以抓取时，使用玻璃体切割器刮掉晶状体襻周围的部分囊膜将使其更容易抓取。因此，根据我们的分类系统，1 ~ 4 位置的人工晶状体脱位采用前路修复，只有掉落到视网膜上的人工晶状体采用后路修复。

将脱位的人工晶状体拉到虹膜上后，通过透明角

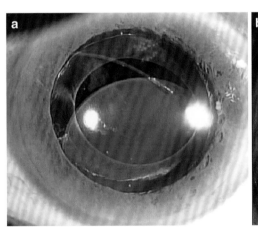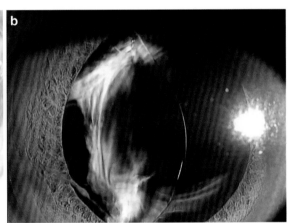

● 图 38.5　术后早期（a）和术后晚期（b）因后囊破裂导致的囊袋外人工晶状体脱位

表 38.1	囊袋内和囊袋外人工晶状体脱位部位比较[16]		
	囊袋内脱位	囊袋外脱位	总脱位点
	例数（$n = 209$）[a]	例数（$n = 21$）[a]	例数（$n = 230$）
1. 脱垂到前房	25（12.0%）	3（14.3%）	28（12.2%）
2. 人工晶状体震颤	42（20.1%）	2（9.5%）	44（19.1%）
3. 后脱位到前玻璃体腔	104（49.8%）	5（23.8%）	109（47.4%）
4. 陷阱门样脱位	36（4.8%）	1（4.8%）	37（16.1%）
5. 掉落到视网膜上	2（1.0%）	10（47.6%）	12（5.2%）

[a]：囊袋内脱位组与囊袋外脱位组 IOL 脱位位置分布差异有统计学意义（$P < 0.0001$）

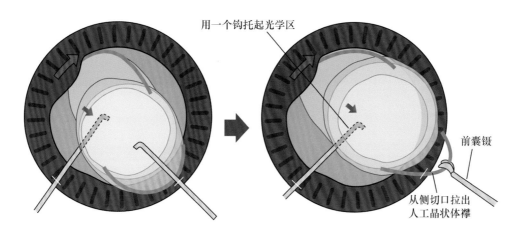

用一个钩托起光学区

前囊镊

从侧切口拉出
人工晶状体襻

双手拉起IOL到虹膜上　　　　　　　拉出人工晶状体襻以固定人工晶状体

• **图 38.6**　双手用钩、撕囊镊和晶状体镊将脱位的人工晶状体拉到虹膜上的示意图

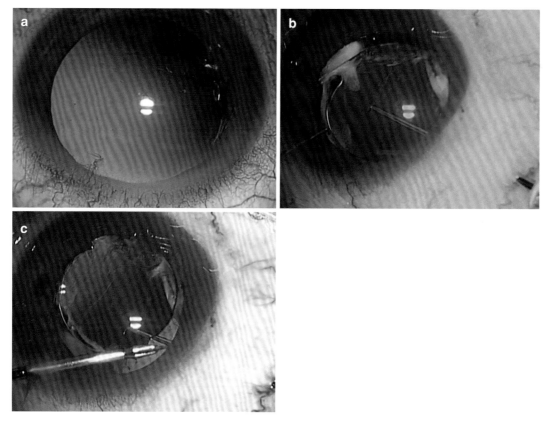

• **图 38.7**　将带有陷阱门样脱位的人工晶状体托举到虹膜上（**a**）。在手术显微镜下，很难看到瞳孔区域内的人工晶状体，因为人工晶状体悬挂在周边玻璃体中，仅在约 10 点钟区域与剩余的悬韧带相连。在睫状体平坦部 10 点钟位置用 25 G 玻璃体切除套管针刺入，（**b**）垂直悬挂的人工晶状体被推至后房，（**c**）使用撕囊镊将其抬至虹膜上

膜切口或巩膜隧道切口将其取出。聚甲基丙烯酸甲酯和硅胶人工晶状体通过宽度与光学区直径相等的6.0 mm 或 6.5 mm 巩膜隧道切口取出。此时囊内的任何再生晶状体组织，也就是 Soemmering 环，都应该作为一个整体一起取出。疏水性和亲水性丙烯酸酯人工晶状体可以通过折叠或切割光学区，通过几乎光学区一半宽度的切口进行取出。对于囊袋内人工晶状体

脱位的眼睛，我们更倾向于折叠而不是切开，因为这时 Soemmering 环可以作为一个整体取出。为了在前房折叠光学区，从主切口对面的侧切口在人工晶状体下方插入钩，通过主切口插入人工晶状体折叠钳，使用人工晶状体折叠钳和钩折叠人工晶状体（图 38.9）。折叠的人工晶状体和再生的晶状体纤维复合体通过3.5 ～ 4.0 mm 的透明角膜切口进行取出。对于囊袋外

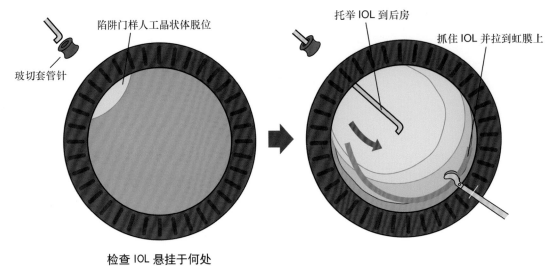

检查 IOL 悬挂于何处

• 图 38.8　将陷阱门样脱位的人工晶状体抬到虹膜上的示意图

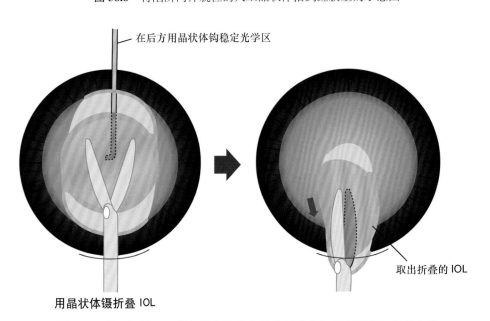

• 图 38.9　通过使用 IOL 折叠钳和钩折叠光学材料来取出丙烯酸 IOL 的方案

人工晶状体脱位的眼睛，可以通过主切口切割和取出人工晶状体（图 38.10）。如果晶状体囊在取出过程中破裂，再生的晶状体纤维残留在前房，应通过黏弹剂的压力将残留晶状体取出（图 38.11）。

玻璃体切除

除了人工晶状体掉落到视网膜上的情况外，我们只通过角膜缘侧切口实施前部玻璃体切除术即可。在人工晶状体巩膜固定前，我们通过侧切口插入一个 23 G 或 25 G 的玻璃体切割器来移除前房中脱垂的少量玻璃体。在前路玻璃体切除术中，根据手术医生的偏好，23 G 和 25 G 的切割刀都可以使用。所有进入主切口和侧切口的玻璃体都必须清除。医源性视网膜

裂孔往往在切除周边玻璃体时形成。由于周边视网膜上的医源性裂孔可能得不到充分的治疗，因此不应切除过多的玻璃体。对于掉落到视网膜上的人工晶状体，需行平坦部 3 切口玻璃体切除术。在平坦部玻璃体切除术后，用镊子或内界膜钳将掉落的人工晶状体从视网膜表面拉起，然后提起到虹膜上。

巩膜固定人工晶状体

由于人工晶状体巩膜固定有多种手术技术，手术医生可以选择自己喜欢的方法。我们倾向于采用体外法外路经巩膜缝合人工晶状体。我们通常使用一片式聚甲基丙烯酸甲酯人工晶状体（CZ70BD；爱尔康实验室，沃思堡市，得克萨斯州，美国），或三片式的

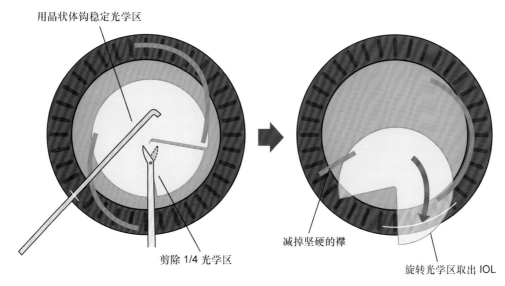

用晶状体钩稳定光学区

剪除 1/4 光学区

减掉坚硬的襻

旋转光学区取出 IOL

• **图 38.10**　通过切割光学区取出丙烯酸酯人工晶状体的示意图

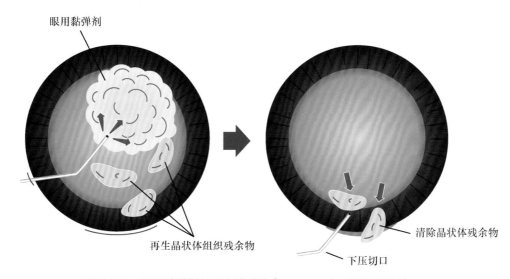

眼用黏弹剂

再生晶状体组织残余物

清除晶状体残余物

下压切口

• **图 38.11**　用眼黏弹剂的压力清除残余 Soemmering 环的示意图

疏水性丙烯酸酯人工晶状体（YA-65BB 和 VA70AD；豪雅，东京，日本）。用长弯针或直针将 9-0 聚丙烯缝线环形系在聚甲基丙烯酸甲酯人工晶状体襻的小孔上，或直接系在疏水性丙烯酸人工晶状体襻上。在距角膜缘后方约 1.5 mm 睫状沟处使用 26 G 或 27 G 导管针刺穿巩膜后，将长针的末端插入导管针的管腔，然后将两根导管针一起从眼内拔出（图 38.12）。然后将人工晶状体植入后房，收紧双侧缝线，直到人工晶状体居中。在巩膜处做一个浅表缝合，然后将缝合线的一侧切断，与另一侧打结系牢；两边都是如此。在注入缩瞳剂后，使用 23 G 或 25 G 的玻璃体切割器将脱垂到前房的玻璃体清除，并用钩将玻璃体纤维清扫至瞳孔变圆。我们也可以使用细镊或 24 G 针从巩膜切开处取出三片式疏水性丙烯酸人工

晶状体的两个襻。襻的末端埋在半厚的巩膜切开术部位。这样我们不需要缝合就进行了人工晶状体的巩膜内固定。用于巩膜内固定的人工晶状体是一个 7.0 mm 的疏水性丙烯酸酯人工晶状体，带有聚偏二氟乙烯襻（X-70 和 NX-70；日本大阪三藤市）。根据手术医生的喜好，也可以对前房型人工晶状体进行虹膜缝合固定。

要 点 小 结

● 根据人工晶状体脱位的进展，我们将脱位部位分为五类：①脱位进入前房；②人工晶状体震颤；③向后脱位于瞳孔区前部玻璃体腔；④陷阱门样脱位；⑤掉落到视网膜上。

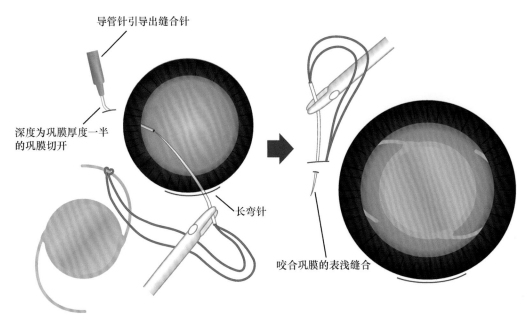

导管针引导出缝合针

深度为巩膜厚度一半
的巩膜切开

长弯针

咬合巩膜的表浅缝合

• **图38.12** 人工晶状体外路巩膜缝合固定示意图

- 为制订手术计划，应在手术显微镜下，患者取仰卧位，根据该分类系统确定脱位位置。
- 在取出前，根据脱位位置，使用3种技术中的1种将脱位的人工晶状体抬到虹膜上；①通过2个角膜缘侧切口向上拉；②从睫状体扁平部向上推至后房；③从视网膜表面向上提。
- 将脱位到虹膜表面的人工晶状体通过透明的角膜切口或巩膜隧道切口取出。聚甲基丙烯酸甲酯和硅胶人工晶状体通过大约6.0 mm的巩膜切口取出，切口宽度与光学区直径相等。疏水性和亲水性丙烯酸酯人工晶状体可以通过折叠或切割光学区，通过几乎是光学直径一半宽度的透明角膜切口取出。
- 我们只通过角膜缘侧切口实施前部玻璃体切除术，除非人工晶状体掉落到视网膜上。

（参考文献参见书末二维码）

第 39 章

复杂白内障手术中坠核的处理

Marta S. Figueroa and Andrea Govetto

何渊　译　杨一佺　宋旭东　审校

要　点

- 坠核的处理包括药物治疗和手术治疗。
- 术者在术前必须要明确可能导致坠核的风险因素。
- 可以联合前路及后路的方法来解决坠核的问题，其对于获得良好的解剖学和视功能结果至关重要。
- 可以使用不同的技术从玻璃体腔中去除晶状体碎片。
- 对坠核的处理如果不够完善，可能会对眼部的视觉功能产生严重后果。

引言

坠核是现代白内障手术最可怕、最严重的并发症之一[1]。其定义为部分晶状体碎片脱位进入玻璃体腔，在一些少见的情况下，甚至是整个晶状体都脱落入玻璃体腔。晶状体碎片可以通过后囊膜的破裂部位而掉落，而当悬韧带存在异常或离断时，整个晶状体则会脱落。

对掉落的晶状体碎片进行正确的临床和手术处理，对于患者获得良好的功能和解剖结果至关重要，同时可以降低未来出现并发症的风险，如眼内炎症、高眼压、角膜水肿、黄斑囊样水肿和视网膜脱离等[1]。

本章将特别从玻璃体视网膜的角度，为此类复杂病例的治疗提供指导。

脱核：原因和术前危险因素

据报道，晶状体碎片脱位到玻璃体腔内的发生率可能在 0.3% ～ 1.1%[1-4]。一些可能增加掉核风险的术前因素如下：

- 术者经验不足
- 高龄
- 瞳孔散大不良
- 假性剥脱综合征
- 长眼轴

- 后极性白内障
- 悬韧带异常
- 外伤性白内障
- 深眼窝
- 玻璃体切除手术史
- 术中虹膜松弛综合征（intraoperative foppy iris syndrome，IFIS）

了解这些风险因素可以让术者在手术前更准确地预测并发症，更有效地制订计划，并能够同此类高风险患者进行更有针对性的术前沟通。

外科医生的专业水平与出现坠核的可能性呈负相关，以往的报道证实，学习曲线与此类并发症相关[3]。

超声乳化技术（分而治之与乳化劈核相比）与这种并发症的高发率无关，但据报道，周边刻槽是一种高风险操作，因为晶状体的周边部较薄，与在中央部刻槽相比，超乳针头可能更容易误触后囊膜[3]。

由晶状体虹膜隔膜活动度增加而引起的前房深度波动，常见于有玻璃体切除手术史的患眼。这种现象可能会增加超声乳化针头接触后囊的风险。

掉核：怎么办？

前段

任何手术中并发症处理的基本原则

必须降低产生更多并发症的风险。后囊膜破裂伴有玻璃体脱出和核坠落的手术策略必须遵循一套有步骤的程序，以期获得令人满意的功能和解剖结果。

在核坠落的情况下，玻璃体嵌顿在手术切口处或前房内，会导致黄斑囊样水肿、视网膜脱离和术后眼内炎的发生率增加。此外，试图从眼前段途径移除向后脱位的晶状体碎片，可能会导致玻璃体牵拉、视网膜撕裂、出血和视网膜脱离。

眼前节手术的目标必须是构建出一个干净的前房，没有玻璃体和晶状体残留，并且在保留前囊的情况下尽可能在睫状沟植入一枚三片式人工晶状体（intraocular lens，IOL）。

第一步是减少玻璃体牵拉。前房压力下降可能会形成一个压力梯度，使后部玻璃体进入前房，从而对视网膜造成牵拉，并可能导致视网膜破裂和脱离[5]。此时，维持连续灌注有助于防止这种梯度的产生，同时左手撤出辅助器械并随即注入弥散性黏弹剂[5]，借以填塞玻璃体并支撑剩余的晶状体碎片，为术者争取时间评估眼部情况并制订接下来的治疗计划。

一旦成功阻止了玻璃体脱出和晶状体碎片的进一步移位，第二步就是去除前房中的玻璃体。这可以通过双手玻璃体切除术完成，玻璃体切割头通过主切口插入，灌注针头从扩大后的侧切口进入。最好使用玻璃体切除装置，因为超声乳化针头不能切除玻璃体凝胶，从而导致玻璃体基底部出现玻璃体视网膜牵拉。

即便使用玻璃体切除装置，低切速和高负压也会增加玻璃体牵拉[6]。如 Teixeira 等所示，牵拉力与负压呈正相关，与切速和距视网膜的距离呈负相关[6]。因此，在进行前部玻璃体切除时，应优先选择高切速和低负压。可以在房内注射曲安奈德，以增加前房内残余玻璃体的辨识度。

一旦前房内已经没有玻璃体了，可以将玻切头插入到后囊膜破口的部位，并进行限局的后部玻璃体切除术，可以进一步降低玻璃体脱出到前房的风险。

如果前房维持稳定，建议植入三片式 IOL，其可以作为眼前段和眼后段之间的一个有效分隔，并有助于后续的可能涉及到的玻璃体视网膜手术步骤。在手术结束时，要反复检查是否存在残余的丝状玻璃体。可以在前房内注入乙酰胆碱等缩瞳剂来帮助判断。圆形、规整且对光反射存在的瞳孔通常表明没有玻璃体嵌顿。

然而，在发生坠核后是否要植入 IOL 是一个有争议的问题。Von Lany 等在英国进行的一项大型调查中发现，只有 23% 的眼在二次手术后保留原来的 IOL。换句话说，在出现手术并发症时一期植入的 IOL，有大约 3/4 的 IOL 在二次玻璃体视网膜手术中被更换掉[2]。根据我们的经验，当眼前段外科医生能够在第一次手术中将 IOL 植入睫状沟，则可以实现最佳手术效果，这样玻璃体视网膜外科医生就可以只关注眼后段手术。

如果没有足够的囊膜支撑，建议进行二期 IOL 植入（植入巩膜固定或虹膜固定 IOL）。

后段

当晶状体碎片脱位进入玻璃体腔的情况下，眼前节外科医生不应试图使用超声乳化针头对其进行去除，这可能导致严重的视网膜损伤。应首选经睫状体的玻璃体视网膜入路手术[7]。

然而，如果掉落的晶状体碎片很小，并没有被患者注意到（即不涉及视轴），并且也没有引起明显的炎症，那也没有必要进行玻璃体切除术。已发表的研究建议对如下情况行睫状体平坦部玻璃体切除术，如掉落的晶状体碎片遮挡视轴，引起了晶状体源性的葡萄膜炎和青光眼，晶状体碎片的大小＞2 mm 或大于晶状体的 25%，视网膜撕裂或脱离[8]。

如果眼前节外科医生没有玻璃体视网膜手术经验，手术可以适当推迟。在此期间，控制炎症和眼压至关重要。可以使用局部皮质类固醇来减轻角膜水肿，并通过局部和全身治疗降低眼压[9-11]。在这种情况下，局部 β 受体阻滞剂和碳酸酐酶抑制剂可能优于前列腺素，因为前两者诱发炎症反应的风险较低。必要时也可以口服乙酰唑胺。

尽管尽快手术可能会提供最佳结果，关于进行玻璃体视网膜手术的准确时间还没有共识。

有研究表明，延迟玻璃体切除术可能会增加视网膜脱离和眼压升高的发生率，并导致视力预后更差[12]。但也有其他研究认为，立即进行或延迟进行玻璃体切除术，对视力预后没有影响[13]。

具体的玻璃体视网膜手术步骤如下：先进行完整的中央和周边玻璃体切除术，将掉落的晶状体碎片从玻璃体中游离。如果晶状体碎片较软，使用玻切头可能就足以将其从玻璃体腔中取出。在这种情况下，也可以使用低切速和高负压，而且该过程非常耗时。

重要的是，如果后部玻璃体仍附着在视网膜上，则需制作完全的玻璃体后脱离，而且必须在尝试将晶状体碎片去除之前进行。玻璃体腔内注射曲安奈德有助于玻璃体可视化。

随着微切口玻璃体手术（microincision vitreous surgery，MIVS）的普及，现在可以使用 25 G、23 G 甚至 27 G 系统进行玻璃体手术，而以前只能使用 20 G 系统进行。然而，随着玻切头直径的减小，MIVS 中应用的抽吸孔径也随之减小，难以处理掉入玻璃体腔内的坚硬的晶状体碎片。此外，高速切割会降低占空比以及抽吸流量，从而降低玻切头去除晶状体碎片的效率[14]。

根据我们的经验，23 G 玻切头在坠核手术中可能是一个很好的折中方案。与 25 G 或 27 G 玻切头相比，其端口更宽，可以更快、更有效地去除晶状体碎片。

在进行处理时，晶状体组织会被分成更小的碎片。由于灌注产生的眼内液流，这些碎片会在玻璃体腔中自由移动。玻璃体视网膜外科医生捕捉碎片会有一定难度，因为当玻切头的切割器移动时，通常端口会失去对碎片的抓握，然后碎片会脱失。现在出现了新的双端口玻切头，这个问题可能会得到部分解决，其端口永远不会被阻塞，从而保证恒定的抽吸流量[15]。

当存在较硬的核块时，可能需要使用超声粉碎针头。该技术的缺点是，如果使用的是 25 G 系统，则需要扩大原本的巩膜切口，存在渗漏的风险。在这种情况下，23 G 系统可能是首选，因为市场上有相同尺寸的超声粉碎针头，可以使用标准 23 G 端口进行核块去除。

直接传递到玻璃体腔的超声可能会增加术后炎症的风险，例如黄斑囊样水肿[16]。

一些作者提倡使用全氟化碳液体（perfuorocarbon liquids，PFCL）作为此类手术的辅助手段[17]。可以将 PFCL 注入玻璃体腔，使晶状体碎片漂浮到前房，这样就可以通过传统的超声乳化方式将其移除。PFCL 也可以保护眼底后极部，使其免受散落的晶状体碎片可能造成的损害。然而，根据我们的经验，全氟化碳的凸形可能会导致晶状体碎片从中心向其外围移动，从而更靠近视网膜，进而使其更难被捕捉。对于是否可以使用 PFCL，目前还没有达成共识。以前的研究倾向于使用 PFCL，而其他研究则报告了在不使用 PFCL 的情况下也取得了较好结果。

在手术结束时，必须在顶压下对视网膜周边进行 360° 仔细检查，以发现可能原先就存在的或者是医源性裂孔，避免术后出现视网膜脱离的风险。

要 点 小 结

- 完全清除前房中的任何残留的玻璃体，在睫状沟中植入三片式 IOL 可以对眼前后段进行有效分隔，并有利于眼后段手术。
- 使用局部和全身抗炎药控制眼内炎症和预防角膜水肿很重要。降眼压治疗可以减少术后眼压升高和角膜水肿的发生率。
- 在从玻璃体腔中去除任何晶状体碎片之前，必须制作完全的玻璃体后脱离。
- 超声粉碎针头可用于较硬的核碎片。然而，大多数情况下，较小的碎片只用 23 G 玻切头就可以去除。
- 对所有病例来说，手术结束时必须进行仔细的 360° 周边视网膜检查。

（参考文献参见书末二维码）

第 40 章

人工晶状体计算错误：术后屈光意外

Ehud I. Assia，Adi Levy，and Tal Sharon

何渊　译　杨一佺　宋旭东　审校

在本章中，我们将讨论人工晶状体度数计算误差的主导因素：

1. 术前眼部测量（眼轴长度及角膜曲率）。
2. 选择合适的公式（包括异常眼的公式）。
3. 既往行角膜屈光手术（LVC 和 RK）。
4. 散光型人工晶状体度数计算。
5. 眼部病变——干眼、角膜扩张症和其他附属器官疾病。

白内障手术是医学上最常见的手术，也是最成功的手术之一。

70 年前人工晶状体（intraocular lens，IOL）的问世以及 IOL 度数计算的改进，使得在大多数情况下至少有一个焦点平面不需要配镜。近年来，新一代的功能性 IOL 被开发出来，包括治疗角膜散光的 toric IOL 和多种多焦点 IOL，如双焦点、三焦点和景深延长型（extended depth of focus，EDOF）IOL。如今，现代白内障手术使用功能性 IOL 植入，不仅可以去除混浊的晶状体，恢复视轴区清亮，还可以实现正视，矫正角膜散光，并为所有实际距离——视远、视中、视近，提供多个焦点。

此前，IOL 度数计算错误是导致 IOL 取出的主要原因。现在，新的诊断设备和改进的第四代和第五代 IOL 屈光度计算公式提供了高精度的屈光预测，即使在高度屈光不正、角膜病变和屈光手术后的眼中也有望得到较为准确的结果。由此，患者的期望值也相应提高，对屈光误差的容忍度降低[1]。

然而，在个别情况下，由于位置错误或者计算错误，术后屈光意外仍可能发生。本章论述了 IOL 度数计算错误的常见原因及预防方法。

眼部术前测量

要准确预测将光线聚焦在视网膜上所需的屈光度，应该准确估计有效晶状体位置（effective lens position，ELP），该位置理论上是根据眼轴（axial length，AL）、前房深度（anterior chamber depth，ACD）、角膜特征等推导出来的[2]。为了精确预测 ELP，开发出了几个公式，每个公式都考虑了测量结果的不同部分。而这些计算的主要组成部分都是眼轴和角膜曲率。

眼轴长度

IOL 屈光度计算中的一半误差归因于 AL 测量误差：AL 测量中 100 μm 的误差会导致 0.28 D 的术后屈光度误差；因此，准确的测量极为重要。尽管现代生物识别仪器非常准确，并且技术故障很少见，但仍然可能会出现错误。AL 测量中的常见问题源于屈光介质不清（例如，当视轴位置存在角膜瘢痕或混浊时，以及在致密性白内障或明显玻璃体出血的情况下）、眼内屈光介质密度的变化（如硅油填充玻璃体腔）、固视不良（例如眼球震颤、明显的斜视或患者配合差）、视网膜脱离等[3]。

光学测量比超声测量准确得多，超声设备是通过直接接触眼球或通过浸入技术完成的。将超声波探头压在角膜上可能会影响测量精度并导致明显误差。目前的光学仪器非常准确，也可以测量患有晚期白内障眼的眼轴长度。超声波测量（最好是浸入式）目前仅用于光学设备不可用或无法获得光学测量结果（例如非常致密的白内障）的情况，尤其是在短眼轴中[4-5]。超声测量不仅受到眼球施压的影响，还受到屈光介质的密度和超声反射率（例如，白内障密度、硅油填充等）、探头位置、注视方向等的影响。接触式和浸入式超声波生物测量之间的平均差异为 0.14 mm（对应于 0.35 D）[6]。

即使使用最先进的光学仪器进行测量，也强烈建议比较双眼的 AL 测量值，并保持严格的验证标准。如果双眼 AL 存在显着差异（大于 0.3 mm），则需要重新确认数据。眼轴测量还应与临床屈光状态相关联以验证结果。如果眼轴长度和屈光度不匹配（长眼轴同远视，或短眼轴同近视），或者原来并不存在严重的屈光参差，就应该怀疑有错误。当然，这种不匹配可以用其他病理学状态来解释，例如悬韧带松弛，晶状体前移或晶状体近视偏移；或者因为角膜异常陡峭或异常平坦，但是，必须首先确认测量的准确性。在高度近视眼中，由于可能存在后巩膜葡萄肿，对固视状态的检查也很重要，否则中央凹将偏离距中央角膜最远的位置。如果怀疑有错误，可以使用相同的设备重新检查眼轴长度测量以确认重复性；但是，建议使用其他生物识别设备并比较结果。第二个生物测量仪如果也得出重复的结果，将有力支持测量的有效性。研究表明，比较使用不同设备的测量结果如果显示出了几乎相同的结果，则表明现代机器具有高精度和可重复性[4, 7]。

在某些特殊情况下，我们建议使用至少两个不同的生物测量仪测量 AL 长度（和角膜曲率）来作为常规操作。这些情况包括高度近视和远视、屈光手术后、多焦点 IOL 的计算、低信号和高度屈光参差等[8]。

角膜曲率测量

角膜屈光力占到眼屈光力的大约 2/3。因此，正确估计角膜屈光力对 IOL 屈光度的计算有很大影响。当角膜基本为球形且曲率在正常范围内时，使用大多数计算公式往往都是准确的。然而，尤其是在非常规眼中，当角膜存在不规则、不对称和各种角膜病变时，都可能会显著影响角膜屈光度评估。角膜曲率的准确性以及对称性和规则性对所有眼都很重要，但对于高度散光的眼或考虑使用功能性 IOL[9] 可能至关重要。Browne 和 Osher 证明，与单个设备测量相比，手动和自动角膜曲率计的多个 K 值减少了异常值的数量并提高了测量的准确性[10]。

作为一般规则，建议使用同一台机器常规重复术前测量。但在如下情况中，如短眼轴（＜21.0 mm）或长眼轴（＞26.0 mm）、扁平（＜41.0 D）或陡峭（＞47.0 D）K 值、高度散光（＞2.50 D），或双眼眼轴差异较大（＞0.3 mm），或角膜曲率差异大（＞1.0 D）的眼中，推荐使用两台不同的设备进行重复测量。

示例：案例 #1（图 40.1）

一位患有近视和左眼弱视的 68 岁女性，因左眼＋3 核性白内障接受白内障手术。使用 Tomey OA-2000 进行的术前生物测量显示，右眼的角膜测量为 46.49/46.81 D，左眼为 43.95/45.67 D。眼轴右眼 25.79 mm，左眼 25.92 mm。她植入的 IOL 目标屈光

度为轻度近视，范围为 −1.50 ～ −2.00 D。术后，左眼的等效球镜竟然为 −7.00 D ！请注意，角膜上的 placido 图像未居中，表明固视不良，信噪比（signal-to-noise ratio，SNR）为 36。术后，在同一台机器上重复进行生物测量，眼轴为 27.23 mm，SNR 为 402。

隐形眼镜　在眼生物测量前，如果停戴软性或硬性隐形眼镜（contact lenses，CL）未达足够时间，会极大地导致 IOL 计算错误，因为长时间佩戴隐形眼镜可能会对角膜形态产生长期影响。在测量角膜曲率之前，软性隐形眼镜应停戴至少 7 ～ 10 天，硬性隐形眼镜应停戴 2 ～ 4 周；否则，就会常常在 IOL 度数预测和 Toric 矫正中出现 1.0 D 或更高的误差。在一项研究中，超过一半的患者出现了等效球镜和 Toric 矫正度数的变化[11]。

示例：案例 #2（图 40.2）

摘除软性隐形眼镜 2 小时后，一名近视患者的眼生物测量结果显示：角膜曲率读数右眼：43.63/45.60 D@124，左眼：46.30/46.57 D@157°。摘除隐形眼镜两周后，角膜曲率测量值如下：右眼，43.47/45.45@122°；左眼，46.84/48.00@86°。右眼的角膜曲率测量值没有明显变化，但在左眼，陡峭轴曲率增加了 1.0 D，也就是说，散光几乎增加了 1.0 D，且轴位偏移 70°。这表明隐形眼镜对角膜测量的影响不一致且不可预测，并可能导致 IOL 度数计算出现重大错误。

眼表和干眼　在老年白内障患者中，眼表疾病很常见，包括干眼症、睑缘炎和睑板腺功能障碍等。许多患者通常意识不到自己存在眼表异常，除非有针对性地被问到相关的症状，否则可能不会提供相关信息。

角膜地形图其实就是泪膜地形图。泪液功能障碍和泪膜油脂层质量差将导致角膜表面不规则和角膜表面屈光力测量误差。技术人员必须在整个测量过程中保持角膜湿润，并且在睁眼超过几秒钟时不要让它变干。此外，干眼症状如烧灼感、瘙痒、眼红和视物模糊在手术后很常见，并且会因术后炎症反应而加重。

"眼睛干涩"可能是手术后最常见的主诉，导致视觉质量不满意，有时会被误认为是 IOL 计算不准确。因此，应在术前识别泪膜功能障碍并进行积极治疗。

示例 #3（图 40.3）

一位未经过规范治疗的干眼患者疑似存在明显

术前   术后

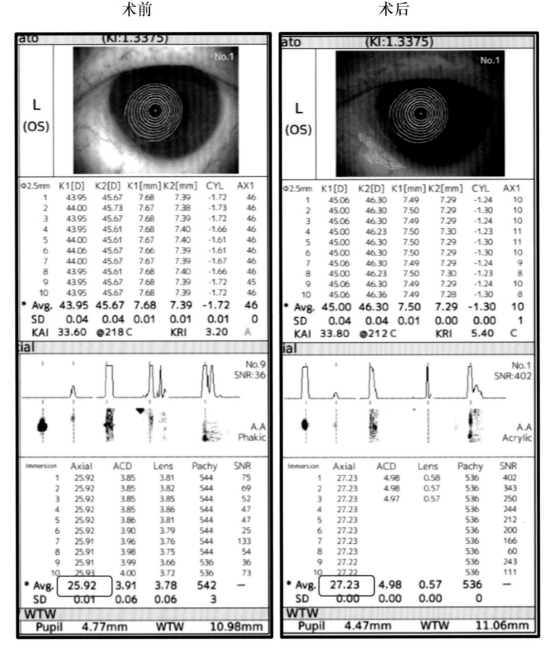

● **图 40.1** 左眼弱视行白内障手术

的散光，可能需要散光型 IOL。但经过角膜强化润湿后，测得的散光值明显降低，不再需要散光型 IOL，而所有其他参数都没有明显改变。

选择正确的公式

包括 SRK/T、Holladay I 和 Hoffer Q 在内的第三代公式，在正常眼轴范围（22.0 ～ 24.5 mm）内提供了良好的 IOL 度数预测。大约 75% 的眼能够落在这个范围，而这其中又有 75% 的患者，使用这 3 个公式都能将 IOL 屈光度误差控制在 0.5 D 以内[12]。屈光误差的来源是常规使用制造商的常数（分别为 A 常数、

SF 和 ACD）。建议每个外科医生对每种 IOL 的常数进行个性化修正，以使 IOL 的屈光度预测适应特定的手术技术。激光干涉生物测定（the User group for Laser Interference Biometry，ULIB）用户组提供了全球多个用户报告的 A 常数的累积信息。然而，这不应取代单个外科医生的个性化微调。

临床经验表明，在远视眼（眼轴长度 < 20.0 mm）中使用 Hoffer Q 公式和在近视眼（眼轴长度 > 27.0 mm）中使用 SRK/T 公式可实现最低的平均绝对误差。Koch 校正进一步提高了高度近视眼的临床结果[12]。

第四代公式是在本世纪初开发的，特别是非常

摘除隐形眼镜2小时后　　　　　　　　　　　　　　摘除隐形眼镜2周后

图 40.2（摘除隐形眼镜2小时后）

| OD right | | | Biometric values | | OS left | | |

Eye status
LS Phakic	VS Vitreous body		LS Phakic	VS Vitreous body
Ref ---	VA ---		Ref ---	VA ---
LVC Untreated			LVC Untreated	

Biometric values
AL 24.61 mm	SD 7 μm		AL 25.58 mm	SD 11 μm
CCT 445 μm	SD 5 μm		CCT 443 μm (!)	SD 6 μm
ACD 3.45 mm	SD 7 μm		ACD 3.53 mm	SD 8 μm
LT 4.40 mm (!)	SD 40 μm		LT 4.55 mm	SD 20 μm

AL	CCT	ACD	LT	AL	CCT	ACD	LT
24.61 mm	444 μm	3.45 mm	4.41 mm	25.59 mm	438 μm	3.53 mm	4.53 mm
24.61 mm	445 μm	3.45 mm	---	25.58 mm	444 μm	3.53 mm	4.54 mm
24.61 mm	439 μm	3.44 mm	---	25.57 mm	444 μm	3.53 mm	4.53 mm
24.61 mm	444 μm	3.45 mm	---	25.58 mm	450 μm	3.53 mm	4.56 mm
24.61 mm	451 μm	3.45 mm	4.38 mm	25.57 mm	445 μm	3.51 mm	4.57 mm
24.60 mm	448 μm	3.45 mm	4.39 mm	25.59 mm	444 μm	3.53 mm	4.55 mm

Central corneal thickness
SE 44.60 D		SD 0.01 D		SE 46.43 D		SD 0.01 D
K1 43.63 D @ 34°		SD 0.02 D		K1 46.30 D @ 67°		SD 0.03 D
K2 45.60 D @ 124°		SD 0.03 D		K2 46.57 D @ 157°		SD 0.03 D
ΔK +1.97 D @ 124°				ΔK +0.27 D @ 157°		

SE 44.60 D	ΔK +2.01 D @ 124°		SE 46.43 D	ΔK +0.23 D @ 152°
SE 44.59 D	ΔK +1.97 D @ 124°		SE 46.44 D	ΔK +0.27 D @ 48°
SE 44.60 D	ΔK +1.93 D @ 124°		SE 46.43 D	ΔK +0.33 D @ 164°

TSE 44.62 D		SD 0.03 D		TSE 46.46 D (!)		SD 0.02 D
TK1 43.74 D @ 38°		SD 0.04 D		TK1 46.16 D @ 65°		SD 0.04 D
TK2 45.54 D @ 128°		SD 0.01 D		TK2 46.77 D @ 155°		SD 0.03 D
ΔTK +1.80 D @ 128°				ΔTK +0.61 D @ 155°		

TSE 44.62 D	ΔTK +1.79 D @ 128°		TSE 46.43 D	ΔTK +0.57 D @ 149°
TSE 44.65 D	ΔTK +1.78 D @ 129°		TSE 46.48 D	ΔTK +0.61 D @ 158°
TSE 44.59 D	ΔTK +1.83 D @ 127°		TSE 46.45 D	ΔTK +0.70 D @ 160°

White-to-white and pupil values (Chang-Wanng Chord)
WTW 12.3 mm	Ix +0.4 mm	Iy -0.1 mm		WTW 12.2 mm	Ix -0.2 mm	Iy -0.1 mm
P 4.3 mm	CW-Chord 0.2 mm @ 155°			P 4.3 mm	CW-Chord 0.2 mm @ 86°
Image stored		Reference image		Image stored

图 40.2（摘除隐形眼镜2周后）

| OD right | | | Biometric values | | OS left | | |

Eye status
LS Phakic	VS Vitreous body		LS Phakic	VS Vitreous body
Ref ---	VA ---		Ref ---	VA ---
LVC Untreated			LVC Untreated	

Biometric values
AL 24.62 mm	SD 7 μm		AL 25.59 mm	SD 12 μm
CCT 458 μm	SD 5 μm		CCT 456 μm	SD 5 μm
ACD 3.47 mm	SD 8 μm		ACD 3.51 mm	SD 13 μm
LT 4.39 mm (!)	SD 33 μm		LT 4.53 mm	SD 53 μm

AL	CCT	ACD	LT	AL	CCT	ACD	LT
24.61 mm	452 μm	3.47 mm	4.41 mm	25.59 mm	461 μm	3.49 mm	4.50 mm
24.62 mm	456 μm	3.46 mm	---	25.59 mm	459 μm	3.50 mm	4.52 mm
24.63 mm	461 μm	3.47 mm	4.42 mm	25.58 mm	452 μm	3.51 mm	4.56 mm
24.63 mm	462 μm	3.47 mm	4.37 mm	25.59 mm	451 μm	3.53 mm	4.56 mm
24.62 mm	458 μm	3.48 mm	4.35 mm	25.59 mm	455 μm	3.51 mm	---
24.62 mm	461 μm	3.48 mm	---	25.59 mm	461 μm	3.51 mm	4.51 mm

Central corneal thickness
SE 44.44 D		SD 0.01 D		SE 47.41 D		SD 0.03 D
K1 43.47 D @ 32°		SD 0.03 D		K1 46.84 D @ 176°		SD 0.02 D
K2 45.45 D @ 122°		SD 0.03 D		K2 48.00 D @ 86°		SD 0.05 D
ΔK +1.98 D @ 122°				ΔK +1.17 D @ 86°		

SE 44.45 D	ΔK +1.92 D @ 121°		SE 47.45 D	ΔK +1.13 D @ 86°
SE 44.44 D	ΔK +1.98 D @ 122°		SE 47.42 D	ΔK +1.19 D @ 86°
SE 44.43 D	ΔK +2.02 D @ 122°		SE	ΔK

TSE 44.47 D		SD 0.05 D		TSE 47.63 D (!)		SD 0.02 D
TK1 43.62 D @ 34°		SD 0.03 D		TK1 47.00 D @ 180°		SD 0.02 D
TK2 45.36 D @ 124°		SD 0.07 D		TK2 48.28 D @ 90°		SD 0.02 D
ΔTK +1.73 D @ 124°				ΔTK +1.28 D @ 90°		

TSE 44.43 D	ΔTK +1.66 D @ 125°		TSE 47.63 D	ΔTK +1.27 D @ 92°
TSE 44.47 D	ΔTK +1.78 D @ 124°		TSE 47.66 D	ΔTK +1.28 D @ 89°
TSE 44.52 D	ΔTK +1.76 D @ 124°			

White-to-white and pupil values (Chang-Wanng Chord)
WTW 12.2 mm	Ix +0.3 mm	Iy +0.0 mm		WTW 12.2 mm	Ix -0.3 mm	Iy +0.0 mm
P 4.1 mm	CW-Chord 0.1 mm @ 146°			P 4.7 mm	CW-Chord 0.0 mm @ 70°
Image stored				Image stored

● 图 40.2　近视患者的生物测量

基线　　　　　　　　　　　　　　　　保湿治疗后

	基线	保湿治疗后
AL [mm]	22.71	22.67
CCT [μm]	557	552
AD [mm]	2.65	2.69
ACD [mm]	3.21	3.24
LT [mm]	4.83	4.79
R1 (mm/D/°)	7.52 / 44.90 @ 32	7.47 / 45.17 @ 7
R2 (mm/D/°)	7.28 / 46.36 @ 122	7.39 / 45.67 @ 97
R (mm/D)	7.40 / 45.62	7.43 / 45.42
+AST (D/°)	1.46 @ 122	0.50 @ 97
n []	1.3375	1.3375
WTW [mm]	11.93	12.07

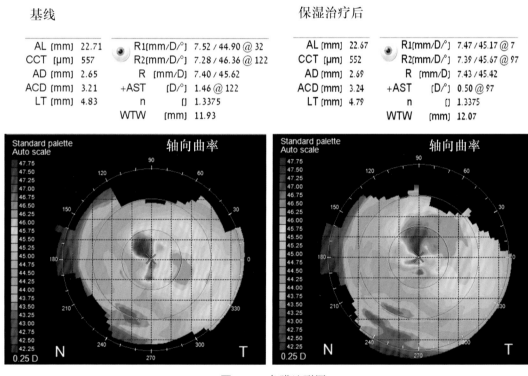

● 图 40.3　角膜地形图

规眼中，可以提供更好的结果。其中包括 Holladay Ⅱ、Haigis、Olsen 和 Barrett 公式。据报道，在远视眼中使用 Haigis、Hoffer Q 和 Holladay Ⅱ公式，以及在近视眼中使用 BarrettUniversal Ⅱ、Haigis、SRK/T 和 Olsen 公式，可以获得良好的 IOL 屈光度预测性[13]。近年来，又出现了第五代 IOL 公式，包括组合的 Hoffer H-5 公式、Hill 径向基函数（Hill RBF）-机器学习公式、基于数学算法的 FullMonte 方法、基于多个早期公式的 Ladas 超级公式，包括理论光学、回归分析和人工智能的 Kane 公式，以及基于正视化理论的正视验证光学公式（Emmetropia Verifying Optical formula，EVO 公式）。大量研究表明，使用 BarrettUniversal Ⅱ公式对各种正常和异常眼的 IOL 屈光度预测准确性最高；然而，越来越多的临床报告证明一些其他最新的公式也能达到类似的预测结果。Melles 等在 18 500 只眼中比较了包括大部分第五代公式在内的 10 个公式的准确性，发现 Kane 公式总体上最准确；然而，Olsen、Barrett、EVO 和 Hill

RBF 公式也非常有效[14]。

当前常规眼中 IOL 屈光度预测基准为，85% ~ 90% 的平均误差在 ±0.5 屈光度范围内。应该注意，IOL 屈光度计算公式只有在测量准确的情况下才能准确预测。屈光度计算误差的常见原因通常是测量误差。例如，没有任何公式能够补偿存在后葡萄肿的眼中可能出现的眼轴测量误差。另一方面，哪怕是准确的测量可能也不足以准确预测高度近视眼的术后屈光度。在一组眼轴长度超过 26.0 mm 的患者中，大多数公式在 IOL 屈光度 ≥ 6.0 D 时足够准确；然而，对于小于 6.0 D 的 IOL，只有 BarrettUniversal Ⅱ 和矫正眼轴后的 Holladay 1 和 Haigis 公式的结果准确性符合当前基准标准[7]。

陡峭和平坦的 K 值 大多数现代 IOL 度数计算公式在具有正常角膜曲率（约 44.0 D）的眼中表现都较为一致。在角膜陡峭（平均曲率大于 46.0 D）或角膜平坦（小于 42.0 D）的眼中，近视性或远视性屈光误差较为常见。有些公式对角膜曲率比其他公式更敏感。通常来说，对于陡峭的角膜，建议使用 Barrett Universal Ⅱ、Haigis、Hill RBF、Holladay Ⅱ 或 Olsen-A 公式。对于扁平角膜，大多数新一代公式均高于 0.5 D 误差的基准标准[15]。

所有公式计算的都是囊袋内放置的 IOL 度数。将 IOL 置于睫状沟中通常导致轻度近视；因此，计划用于睫状沟植入的 IOL 屈光度应比囊袋内植入减少约 0.5 D。屈光意外的另一个原因是囊袋阻滞综合征，以及囊袋内注入过量黏弹剂但未能彻底吸除，最终导致 IOL 位置前移。黏弹剂可能会在晶状体囊中保留数月并诱发近视。可以在周边部位的前囊膜或者后囊膜，远离 IOL 光学部的位置，进行一个微小的 Nd：YAG 激光穿透来解决这个问题。

IOL 度数计算错误可能需要进一步的手术干预，例如 IOL 置换、激光矫正或背陀式 IOL 植入。但通常建议至少延迟 3 个月进行手术，尤其是在非常规眼，例如激光辅助原位角膜磨镶术（Laser-assisted in situ keratomileusis，LASIK）术后或角膜扩张病变的眼。屈光度通常在很长一段时间内会有变化，最终可能在术后 3 ~ 6 个月趋于稳定。此外，患者在术后 3 天时认为偏离目标屈光度 -0.75 D 是灾难，但在术后 3 个月后就觉得也能接受。

其他的眼科手术史也可能会影响术后屈光度。曾行睫状体平坦部玻璃体切除术的眼可能会产生近视飘移，最可能的原因是由于 ELP 的变化，哪怕是在 ACD 保持不变的眼中也会发生此类变化。

既往角膜屈光手术

激光视力矫正

角膜激光屈光手术很常见，屈光手术后白内障患者的数量不断增加。许多在 20、30 年前接受过手术的患者现在出现了年龄相关性白内障。屈光不正患者，尤其是高度近视患者，比正视患者更容易患白内障，而且发病年龄更小。这些患者中有许多愿意在年轻时进行昂贵的眼科手术来摘掉眼镜，他们通常要求较高，并且希望在白内障手术后也能实现脱镜。另一方面，大多数基础的 IOL 屈光度计算公式是在屈光手术普及之前开发的，而屈光手术改变了大部分计算公式所依据的原始角膜的基本结构和解剖关系。常见的几个错误来源有：角膜前、后表面曲率之间的自然关系，以及中央角膜和旁中央角膜之间的自然关系，都在手术过程中发生了很大变化；因此，大多数公式的一些基本光学假设（例如，前后角膜曲率之间的固定关系）不再有效。使用为正常角膜开发的常规公式通常会导致 1 ~ 3 D 的屈光不正。

角膜曲率计指数误差 角膜曲率计测量角膜前表面并假定角膜前后曲率的比率恒定。由于角膜基质在激光手术过程中被消融，因此这种相关性发生了变化。误差量通常与消融的组织量成正比，导致平均角膜曲率度数被高估。因此，可能会导致近视矫正后出现远视误差，而在远视矫正术后出现近视误差[16-17]。

曲率半径误差 如果没有在角膜中心进行角膜曲率测量，则可能会出现计算错误。由于角膜不是完美的球体，角膜表面曲率、屈光力以及前后表面之间的相关性在角膜的不同区域发生着变化。在角膜消融手术后，这些差异变得更加明显和愈发重要。这在小范围切削或偏心切削的情况下尤其明显，在这些情况下可能测量的角膜半径位于切削区域的周边，或者是位于不规则的中央角膜上。

IOL 公式误差 第三代 IOL 度数公式（Hoffer Q、Holladay 1 和 SRK/T）可能会导致对有效晶状体位置（effective lens position，ELP）的错误估计，从而导致 IOL 计算错误和屈光异常。在正常眼中，角膜陡峭程度与前房深度相关；也就是说，陡峭的角膜通常表示深前房，平坦的角膜与浅前房有关。角膜屈光手术后，只有角膜前表面变平；因此，用于预测

ELP 的 K 值不再代表眼的几何形状。使用标准公式后，屈光手术后变平坦的角膜前表面曲率计算出了错误的 ELP，导致近视激光矫正后患者的远视飘移和远视矫正后的近视飘移[15-17]。

Rosen 等[18] 比较了包括第四代公式在内的 8 个 IOL 计算公式，认为所有公式的预测值随时间的变化都发生了显著变化。他们得出结论，在术后 3 个月内评估 IOL 度数公式的性能为时尚早。

地形图　所有有角膜屈光手术史的患者都应进行角膜地形图检查。有时，患者不知道自己是远视还是近视，也不知道自己接受了何种激光治疗。地形图或断层扫描图可以轻松区分是中央还是周边变平，以及角膜厚度的局部变化。它们还可以帮助检测屈光不正的其他来源，包括屈光矫正的不稳定和回退、角膜扩张、偏心切削等。

对于具有角膜屈光手术史的眼，必须使用指定的激光屈光手术后公式来计算 IOL 度数，通常分为以下 2 类：

1. 使用历史角膜数据（屈光手术之前）的公式——例如 Barrett True-K、Masket、改良 Masket、Adjusted Atlas 9000 等。这些公式使用象征性的前后角膜相关常数，通过考虑角膜前表面曲率和激光手术矫正的屈光力，来估计角膜后表面的原有曲率。直到最近，仍认为这些公式是屈光手术后计算的金标准，满足了预测误差的旧的基准（55% 的眼在目标屈光度 ±0.5 D 以内，85% 的眼在 ±1 D 以内）。

2. 不依赖于历史数据的公式。其中包括 Wang-Koch-Maloney（WKM）、Shammas、Haigis-L、Galilei、Potvin-Hill Pentacam、Barrett True-K（no history）等。这些公式仅依赖于当前（屈光手术后）测量，并且需要更详细的数据（通常通过 scheimpflug 技术获得），例如角膜不同区域的曲率和准确的实际角膜屈光力。这些数据展示了前后角膜屈光力之间的真实相关性，有助于准确估计真实的总角膜屈光力。最近，临床上有越来越多的研究表明，"无需历史数据"的公式可能比"需要历史数据"的公式提供更好的预测性，Barrett True-K（no history）和 Haigis-L 以最低的预测误差给出了最好的结果。

上述所有公式都可以在 ASCRS 网站上轻松在线访问并免费使用。一般来说，由于屈光手术后 IOL 屈光度的计算容易出错并且仍然是一个重大挑战，因此强烈建议使用高度可靠的测量，参考尽可能多的参数，并对几个公式的结果取其均值。此外，为了避免可能出现的远视飘移，应留出更宽的"安全边界"，即选择更高屈光度数值（更近视）的 IOL[19-20]。然而，公式之间的不匹配仍然很常见，术后屈光意外并不少见。术前，与屈光手术后患者针对手术结果进行讨论的重要性怎么强调都不为过。在许多情况下会出现屈光意外，不应将其视为并发症。

现在，角膜屈光手术后白内障的屈光结果，远不及我们在常规眼中得到的出色预测结果（大约 90% 在 ±0.50 D 范围内）。因此，是否应在屈光手术后的患者中使用多焦点 IOL 存在争议。由于无法保证正视，患者可能仍需要眼镜以获得最佳视力，因此不一定能受益于多焦点 IOL 所带来的脱镜的主要优势。此外，角膜基质的变化、角膜混浊或瘢痕可能会进一步加重光学干扰现象，如眩光、光晕和对比敏感度降低等。许多外科医生目前不愿意在屈光激光矫正术后的患者中使用多焦点 IOL，并且预计在未来几年内此类争论还会加剧[16-21]。

既往放射状角膜切开术

计算放射状角膜切除术（radial keratectomy，RK）后的 IOL 屈光度可能比计算激光消融术后的屈光度更具挑战性。与高精度自动地形图引导的激光手术相比，手动角膜切开术的准确性要低得多。手术结果受角膜切开的数量、切口的长度和深度以及距角膜中心的距离的影响。与消融手术相比，角膜前/后表面之间的关系得以保留（因为没有去除基质）；因此，ELP 计算不是最难的。但是，手术结果的可预测性要差得多，不规则散光也很常见。屈光稳定性是一个主要问题，屈光度可能在手术后数天甚至数小时内不断变化。此外，这些眼的白内障手术也具有挑战性，因为术中和术后并发症并不少见，因为即使在 RK 手术后数年，径向切口也容易破裂，术中可能需要缝合角膜伤口，并影响最终屈光结果。此外，角膜可能会失代偿，屈光波动可能会在白内障摘除后加重。许多外科医生更喜欢使用巩膜隧道，以避免对脆弱的角膜切口造成张力；然而，角膜破裂仍可能偶尔发生，尤其是在 IOL 植入过程中。当仅有 4 个或 8 个角膜切开口时，可以在之前的放射状切口之间进行透明角膜切口；但是，主切口绝不能与之前的放射状切口相交。角膜前表面常有瘢痕，导致出现临床不规则和不对称性的散光。使用散光型 IOL 对散光进行手术矫正是不可预测的，而且通常不切实际。

散光型 IOL 可考虑用于相对规则和对称的高度散光。RK 手术后通常禁忌使用多焦点 IOL，包括景深延长型 IOL[17, 20-21]。

示例：案例 #4（图 40.4）

一名 53 岁男性，多年前左眼接受了 4 切口放射状角膜切开术和 2 切口散光性角膜切开术。目前左眼患有核性白内障，最佳矫正视力为 0.4 LogMAR。在角膜地形图显示 3.00 D 的角膜逆规散光，没有明显的后角膜散光。由于其角膜前表面散光规则且相对对称，为其植入一枚复曲面 SN6AT8 IOL。术后 1 个月时，他的矫正视力（−0.25 ～ 0.50×137°）为 0.18 LogMAR。复曲面 IOL 也可用于 RK 之后的个别病例。

散光型 IOL

散光型 IOL 植入后的屈光异常并不少见。散光计算需要考虑多种因素，并且会受到角膜对称性和规则性、手术技术和 IOL 旋转稳定性的显著影响。比较了不同的测量设备和复曲面计算器后，Abulafia 等[22]认为 Barrett 复曲面计算器和光学低相干反射仪（Lenstar LS 900）的组合提供了最准确的评分结果；然而，他们与 Lenstar 进行比较的是旧版本的 IOL Master 500。Kurian 等使用 IOL Master 700 发现，测量精度至少与 Lenstar 在一致性和可重复性方面结果相似[23]。

*手术源性散光（Surgically induced astigmatism, SIA）*会受到多种因素的影响，包括白内障主切口的位置（子午线和与角膜缘的距离）、大小和结构。它还受术前角膜散光、角膜厚度的影响，可能还受个体生物学特性和瘢痕形成反应的影响。术者个性化 SIA 对散光型 IOL 度数计算很重要，但现在研究不再像过去那样强调其重要性，特别是在小切口手术中。

术前角膜断层扫描

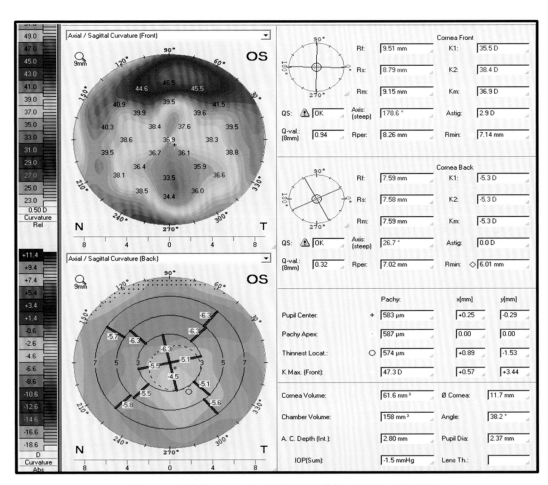

• **图 40.4** 角膜散光——关于角膜地形图请在手稿中查询说明

角膜后表面散光　角膜的总屈光力是前角膜屈光力与后角膜屈光力之差。常规计算所纳入考虑的是前角膜和后角膜之间的平均差异，但在某些情况下，主要是在计算散光矫正时，可能会引入错误的结果，在顺规散光时出现过矫，而在逆规散光时出现欠矫。最近的研究证明这在斜轴散光中影响不大[24]。测量角膜后表面散光是一些生物测量仪进行的常规生物测量评估的一部分，或者可以通过 scheimpflug 或 OCT 断层扫描测量并手动键入复曲面屈光力计算器中[25]。随着时间的推移，正常角膜会向逆规散光方向转变；因此，通常建议对顺规散光进行欠矫，而对逆规散光进行过矫（将散光轴轻度翻转至顺规散光）。Koch 等建议使用 Baylor 散光型 IOL 列线图来计算 WTR 或 ATR 散光眼的复曲面矫正[26]。Reitblat 等比较了考虑后角膜曲率的方法，发现基于前后散光矢量求和的方法提供了最佳的中位模拟残余散光[27]。

术中像差测量可以帮助外科医生在长眼轴和短眼轴、圆锥角膜（keratoconus，KC）眼或激光视力矫正后等这些具有挑战性的病例中确认或微调 IOL 度数。这种方法对于这些非常规眼使用散光型 IOL 尤其有价值。如果术前计算和术中像差测量之间存在差异，许多外科医生建议核查术中测量结果。

IOL 错位，这可能是由于术前对 IOL 轴位的预测不准确，或术中 IOL 轴位对位不准确，或术后 IOL 旋转（通常在术后数小时至数天内）造成的。IOL 轴位不准确是术后屈光不正和 Toric 人工晶状体植入后视力不佳的主要原因之一。1° 的错位会导致大约 3% 的有效散光矫正效果丧失，如果发生 30° 错位的情况下，整个散光矫正效果都会消失[28]。散光型 IOL 手术复位的最佳时间通常在 1 周～ 1 个月。过早的调位可能会导致 IOL 再次旋转，而过晚的手术可能需要松解前囊和后囊之间的黏连，并可能危及囊袋的完整性。

眼病

圆锥角膜和其他扩张性疾病

角膜扩张性疾病，其中最常见的是圆锥角膜（KC），其特征是胶原基质变弱，导致角膜不规则变陡和变薄。在进展期病例中进行的手术干预，如胶原交联、基质内角膜环段、板层或穿透性角膜移植等，可能会进一步增加角膜曲率的不规则性。

KC 眼的 IOL 度数计算中最常见的是远视飘移，并且在严重病例中偏移通常更大。使用总角膜屈光力（前和后），而不是仅测量前表面，可以提高计算精度。角膜测量的首选位置仍然不好确定，因为其陡轴偏离了视轴的光学中心。各种公式在针对 KC 的患者时需要进行修正；然而，2019 年 Ghiasian 等最近的研究认为，SRK Ⅱ 公式为轻度圆锥角膜患者提供了最佳的准确度[29]。而 Garzon 等 2020 年的文献综述认为，SRK/T 提供了最好的结果[30]；但最新的第四代和第五代尚未经过测试，可能会进一步改善 IOL 屈光度结果。

切口位置也可能影响术后散光和角膜稳定性。一些外科医生在 KC 眼中也提倡巩膜隧道切口。在晚期病例中，角膜移植是一种有效的选择。在这些眼中，可以使用平均角膜曲率来计算 IOL 度数。

KC 具有高散光的特征，目前在一些角膜形态相对规则且对称的病例中，使用 Toric 人工晶状体也取得了较为有效的矫正效果。几项研究表明，KC 患者使用 Toric 人工晶状体后，散光（术前范围在 2～7 D）显著减少到平均 1.0 屈光度。这低于在非 KC 眼中获得的结果；但在大多数患者中，有效的最终矫正视力达到了 0.2 ～ 0.3 LogMAR[31-32]。根据我们对 26 名植入复曲面 IOL 患者的个人经验，76% 的患者裸眼远视力达到 0.3 LogMAR（6/12），92% 的最佳矫正远视力达到 0.3 LogMAR[33]。

其他角膜和眼部病变

翼状胬肉（结膜和角膜组织的弹性变化）、Salzman 结节、角膜营养不良和其他角膜病变和疾病可能影响角膜表面，影响屈光力和散光，也可能导致角膜曲率测量困难。因此，角膜病变可能会导致意想不到的屈光异常和残余散光，特别是如果 IOL 植入后角膜病变还持续进展。因此，最好在白内障手术前根据需要首先治疗角膜病变。治疗结束后，散光可能会发生变化（包括度数和轴），因此复曲面度数的计算也会发生变化。角膜曲率和生物测量应在角膜稳定后进行，并且在重复测量中不再出现任何变化。通常在角膜手术后 3 个月后可以达到稳定。角膜营养不良，例如地图-点状-指纹表面营养不良，也必须在生物测定之前得到识别和解决。当病变位于顶端时，角膜散光可能高达 4 屈光度；然而，在浅表角膜切除术后，这类散光可以逐渐变小。应在角膜曲率测量前 2 ～ 3 个月刮除 Salzman 结节。只有在 K 读数稳定一致后，才能计算 IOL 度数。

一些眼外疾病，如上睑下垂、眼睑病变（如肿瘤或睑板腺囊肿）、睑板腺功能障碍、睑结膜乳头等可能会影响角膜地形图，并可能导致对角膜屈光度测量的误读误判。作为一般原则，应在白内障手术前（并且在测量前足够长的时间）解决和治疗眼睑病变，以避免出现屈光误差[34-36]。

结论

使用了现代技术和先进的 IOL 计算公式后，IOL 度数的计算错误和术后屈光意外其实并不常见。通过实施严格的验证标准和在任何有疑问的情况下对测量进行复核，可以改善术后预测结果。散光型和多焦点 IOL 等功能性 IOL 需要格外注意，建议参考更多数据。屈光手术后 IOL 的计算很复杂，但使用专门的新公式也可以取得出色的结果。尽管如此，术后屈光意外仍可能发生，外科医生应该掌握诊断和处理术后屈光意外的方法。

要 点 小 结

- 应坚持术前测量的验证标准，特别是对于功能性 IOL。通过不同设备进行多次测量可以提高准确性。

- 在常规眼和非常规眼中使用现代公式（第四代到第五代）提供更高的预测准确率（当前基准为约 90% 在 ±0.5 D 内）。

- 对于屈光手术后的眼，只能使用指定的公式来计算 IOL 度数。

- 散光型 IOL 屈光度计算应考虑术源性散光和角膜后曲率，尤其是圆锥角膜眼。

- 干眼症和其他眼部疾病需要在术前进行妥善处理，否则可能会导致严重的预测偏差。

（参考文献参见书末二维码）

第 41 章

特殊病例中的微创青光眼手术

John Liu，Jingyi Ma，Jeb Alden Ong，and Iqbal Ike Ahmed

何渊 译 杨一佺 宋旭东 审校

要点

在本章中，我们将讨论以下内容：

- 青光眼和年龄相关性白内障的并发问题。
- 常见的微创青光眼手术（MIGS）设备。
- 单独白内障手术的降眼压效果。
- 超声乳化和 MIGS 对角膜内皮细胞密度的影响。
- 与单独的滤过手术相比，白内障摘除联合滤过手术的疗效。

引言

在世界范围内，青光眼是导致不可逆性致盲性眼病的首因，并且在所有种族中随着年龄增长，其患病率显著增加[1-3]。随着人口迅速老龄化，从 2020 年到 2040 年，青光眼的患病率预计将增加 50%[2]。目前青光眼在 40～80 岁人群中的患病率为 3.5%[4]，而白内障的患病率从 55～64 岁人群的 3.9% 到 ≥ 80 岁人群的 92.6% 不等[5]。鉴于这些趋势以及这些病症的相关性，眼科医生可能会面临在同一患者中同时存在的年龄相关性白内障和青光眼的问题，并可能同时对这些病症进行联合手术治疗。在治疗青光眼和预防疾病进展方面，降低眼内压（intraocular pressure，IOP）是主要的治疗方法，无论是通过药物治疗还是手术治疗。有效的 IOP 控制可以减缓青光眼的进展并减少进一步的视野损失[6-7]。

青光眼手术的最新重大进展是一种称为微创青光眼手术（microinvasive glaucoma surgery，MIGS）的新型设备[8]。MIGS 是一组不破坏结膜、损伤微小的外科操作，通过直接进入 Schlemm 管或通过将液体从前房重新引入脉络膜上腔或结膜下间隙来增加房水流出[9]。一项 meta 分析表明，MIGS 可有效降低 IOP 和减少药物使用，并具有良好的安全性[10]。鉴于从内路入路的方法，MIGS 可以通过利用超声乳化时制作的同一个透明角膜切口，很容易与白内障手术相结合。

在本章中，我们将介绍三种常见 MIGS 设备在白内障人群中的应用，讨论单独白内障手术的降眼压效果，以及联合 Phaco-MIGS 对内皮细胞密度的影响。最后，我们将回顾白内障摘除联合滤过手术与单独滤过手术的疗效数据。本章末尾的表 41.1 对不同 MIGS 设备进行简要概述。

iStent

iStent（Glaukos，SanClemente，CA）是一种内路小梁微旁路支架，已被证实在单独植入或与超声乳化联合植入时可有效且安全地降低眼内压。它是一种肝素涂层的非铁磁性钛器件，于 2012 年 6 月首次获得美国食品药品监督管理局（Food and Drug Administration，FDA）的批准[11]，此后迅速流行起来。一项评估白内障手术联合 iStent 植入长期数据的研究表明，在 53 个月的随访后，IOP 显著降低了 3.16±3.9 mmHg，具有良好的安全性结果，且未报道与 iStent 植入相关的严重不良事件[12]。随访 12～24 个月的各种随机对照试验（randomized controlled trials，RCT）均表明，与单独进行超声乳化术相比，超声乳化术联合 iStent 植入术在降低平均眼压和减少降眼压药物使用数量方面均有统计学意义，且安全性相当[13-16]。多个 iStents 也可以同时植入同一只眼来实现目标眼压[17]。目前，市场上存在几种 iStent 迭代产品：最初的 iStent 小梁微旁路支架和 iStent inject，后者正慢慢被 iStent inject W 取代。

Hydrus 微型支架

Hydrus 微型支架（Ivantis，Irvine CA）是一种内路 Schlemm 管 MIGS 装置，旨在促进房水进入 Schlemm 管和远端流出系统。它是一种 8 mm 的柔性非管腔开放结构，由镍钛合金（55% 镍，45% 钛合金）制成，并于 2018 年首次获得 FDA 批准用于与超声乳化相联合使用[18]。各种前瞻性和回顾性研究表明，Hydrus 可在 12～24 个月的随访期间将 IOP 从基线 IOP 降

表 41.1 微创青光眼手术（MIGS）设备的比较

MIGS 设备	公司	开始商用的时间	优点	缺点	证据等级
Schlemm 管					
iStent	Glaukos	2012-iStent trabecular micro-bypass 2018-iStent inject 2020-iStent inject-W	安全 多功能和高效 容易操作 可联合多个 iStent 以获得额外的降眼压效果	体积过小，植入位置难以控制 植入多个时，为了保持距离，对技术要求高 疗效不如结膜下入路	Ⅰ级（各种随机对照试验证明有效）
Hydrus	Ivantis	2018	安全 单枚植入降眼压潜力大 单枚植入可以大于 3 个钟点的远端流出	体积较大，可能降低不同眼部解剖的通用性 疗效不如结膜下入路	Ⅰ级（各种随机对照试验证明有效）
Kahook dual blade	New World medical	2015	无需植入	术中、术后前房积血可能 疗效不如结膜下入路	Ⅱ级（来自未经随机化但设计严谨的试验证据）
结膜下					
XEN-45 gel stent	Allergan	2017	无需切开结膜 /Tenons 囊即可植入 与小梁切除术效果相似	滤过泡形成相关风险如滤过泡炎及低眼压等 术后针剥发生率高	Ⅱ级（来自未经随机化但设计严谨的试验证据）
Preserfo microshunt	Santen	2021	治疗原发性和难治性青光眼疗效好	需要切开结膜 /Tenons 囊 滤过泡形成相关风险如滤过泡炎及低眼压等 商用时间短，有效证据少	Ⅱ级（来自未经随机化但设计严谨的试验证据）

a Roughly adapted from the US Preventive Services Task Force（USPSTF）defnitions of levels of evidence

低 2.8 ～ 9.0 mmHg，在单独植入或者与超声乳化联合使用时，具有良好的安全结果[18-22]。一些 RCT 也证明了类似的疗效，与针对 iStent 所进行的类似 RCT 相比，Hydrus 的应用可能能带来更好的效果，降眼压药物依赖性更小，且安全性相当[23-26]。2019 年对 Hydrus 微型支架的综述认为，它能够将 IOP 降低到 20 mmHg 以内，并减少药物使用，且重复性良好。然而，Hydrus 的长期疗效如何还需要进一步研究，以进一步确定其在青光眼连续管理体系中的作用[18]。

Kahook Dual Blade

Kahook Dual Blade（KDB，NewWorldMedical，RanchoCucamonga，CA）是 2015 年推出的房角切开术刀片，旨在通过微创方法将小梁网（trabecular meshwork，TM）几乎完全去除，以最大限度地减少周围组织损伤。与房角镜辅助内路小梁切开术（gonioscopy-assisted transluminal trabeculotomy，GATT）和小梁消融术相比，KDB 具有较少的小梁网状小叶残留，并且被认

为可以减少纤维化，从而产生更好的长期结果[27]。此外，它是一种一次性使用的手术器械，不存在植入物相关风险。

自推出以来，多项研究评估了其在降低 IOP 方面的有效性，无论是单独使用还是与超声乳化联合使用。Dorairaj 等对接受 KDB 联合超声乳化术的 52 只眼进行了一项前瞻性多中心研究[28]。在随访 1 年时，他们发现 IOP 降低了 26.2%（$P < 0.001$）。此外，63.5% 的患者至少停用了一种降眼压药物。同样，Greenwood 等发现，在 6 个月时，58.3% 的患者眼压至少降低了 20%，61.7% 的患者至少停用了一种药物[29]。在一项对 KDB 疗效和安全性的回顾性研究中，93 只眼接受了 Phaco-KDB 和 23 只眼接受了单独的 KDB[30]。在 18 个月时，两个队列之间的 IOP 没有统计学上的显著差异（独立组 14.4 +/- 3.7 vs. 联合组 16.7 +/- 7.6，$P = 0.5$）。在药物使用方面，联合组的药物使用数量明显减少（1.3 +/- 1.2 vs. 3.3 +/- 1.2，$P < 0.05$）。但这种差异也存在于基线（2.4 +/- 1.2 vs. 2.9 +/- 1.0，

$P < 0.05$）。一项针对 197 只眼的更大规模的回顾性研究还比较了独立 KDB（$n = 32$）与超声乳化联合 KDB（$n = 165$）在 1 年时的结果。手术成功定义为 IOP 比基线至少降低 20%。独立 KDB 组中 68.8% 的眼和超声乳化联合 KDB 组中 71.8% 的眼实现了这个目标（未给出 P 值）。两组的眼压和药物治疗均较基线显著减少。

白内障摘除术及其对眼压的影响

有研究表明，青光眼患者进行白内障手术可以降低 IOP。然而，IOP 降低的程度以及白内障手术作为降低 IOP 治疗选择的价值取决于几个不同的因素。2017 年对 32 项研究进行的系统回顾考察了开角型青光眼（open-angle Glaucoma，OAG）、慢性闭角型青光眼（angle-closure glaucoma，ACG）和假性剥脱性青光眼（pseudoexfoliation glaucoma，PXG）患者在 12 个月或更长时间的眼压变化。结果表明，在 ACG 中白内障摘除后 IOP 降低 6.4 mmHg（95% CI：9.4 ～ 3.4），而对于 OAG，降低 2.7 mmHg（95% CI：3.7 ～ 1.7）。对于 PXG，IOP 下降 5.8 mmHg（95% CI：9.5 ～ 2.0），但需要进一步研究才能得出充分的结论，因为这仅基于四项研究[31]。但总体而言，白内障手术对降低眼压的影响在 ACG 中最显著，在 PXG 中次之，而在 OAG 中较小。

白内障摘除和闭角型青光眼

与房角开放者相比，窄房角眼或房角关闭眼的眼压降低效果更为显著；因此，显著普遍认为白内障手术是对 ACG 患者有价值的青光眼干预措施。ACG 眼行白内障手术会加深前房并打开前房角[32-35]。EAGLE 研究将原发性房角关闭（primary angle closure，PAC）和原发性闭角型青光眼（primary angle closure glaucoma，PACG）患者随机分为接受透明晶状体摘除术组或激光周边虹膜切开术（peripheral Iridotomy，LPI）联合局部药物的标准治疗组，得出的结论是透明晶状体摘除术更具成本效益，并显示出更大的疗效。具体来说，与周边虹膜切开术相比，晶状体摘除术的平均眼压额外降低了 1.18 mmHg[36]。这表明透明晶状体摘除术是 PAC 和 PACG 患者可行的一线治疗选择。在有急性房角关闭病史的眼中，IOP 的降低幅度甚至更大。一项比较急性房角关闭后患者白内障手术与周边虹膜切开术治疗的研究表明，白内障手术组患者的平均眼压为 12.6±1.9 mmHg，而周边虹膜切开

术组为 15.0±3.4 mmHg。此外，在 18 个月时，只有 3% 的白内障手术组出现术后 IOP 升高（定义为 IOP > 21 mmHg），而 LPI 组为 46.7%[32]。在房角关闭病例中，超声乳化术的 IOP 降眼压效果可能继发于房角重新打开并促进常规通路的房水流出。

白内障摘除术和假性剥脱性青光眼

此外，在 PXG 眼中，白内障摘除术也被证明可以显著降低眼压。一项研究表明，在 PXG 眼中进行白内障手术后，平均眼压从 17.45±3.32 mmHg 下降到 12.57±1.58 mmHg[37]。假性剥脱物质积聚在小梁网中，减少房水流出，随后可增加眼内压并导致青光眼。随着晶状体和中央前囊的移除，假性脱落物质和色素释放可能显著减少。在手术过程中对纤维素样物质也可能会产生"冲刷"效应[38-39]。

尽管白内障手术对 PXG 眼有帮助，但需要引起重视的是，由于悬韧带异常的发生率较高，PXG 发生并发症的风险增加。然而，通过仔细的术前检查和注意是否存在晶状体震颤，有经验的术者可以制订出相应的手术方案，以最大限度地提高手术效果[38]。

白内障摘除和开角型青光眼

对开角型青光眼来说，白内障手术后 IOP 降低的幅度不大，引发了关于白内障手术作为房角开放眼和无假性剥脱综合征眼青光眼治疗手段的价值的争论[40]。2002 年的一项 meta 分析发现，白内障摘除术通常会使眼压降低 2 ～ 4 mmHg；然而，此项证据等级被评为"弱"，因为没有进行随机临床试验，研究中也没有未经治疗的对照组[41]。对使用白内障手术作为开角型青光眼治疗方法的批评源于这样一个事实，即这些研究通常是回顾性的，并且许多研究仅使用单次眼压测量作为术前值。此外，许多研究未包括前房角镜检查，这可能无意中将很多房角闭合病例也包含了进来[40]。

尽管 ACG 和 PXG 中降低 IOP 的机制更为直观，但对开角患者的机制却知之甚少[42]。目前已经提出了一些机制来说明如何在开角青光眼患者中降低 IOP。有人提出，超声乳化术增加了术后房水流出，并且已发现培养的小梁网细胞释放白细胞介素和肿瘤坏死因子，其可能导致小梁网中基质金属蛋白酶的合成增加[43]。

尽管只有有限的降低眼压的作用，但还有其他原因可以促使人们选择在青光眼患者中早期进行白内障手术——尤其是当他们最终需要进行青光眼手术的风

险很高时。众所周知，青光眼手术会导致白内障很快成熟。在青光眼手术后的低眼压情况下，人工晶状体度数计算和散光矫正会不太准确，而且滤过术后进行白内障手术可能会增加感染风险。滤过手术后的白内障手术也会对滤过泡健康产生有害影响。因此，尽管开角型青光眼的眼压降低幅度不大，但可能有多种原因促使外科医生选择在青光眼患者中早期进行白内障手术[40]。

进一步深化我们的认识

显然，白内障手术后患者眼压降低的程度因青光眼疾病的类型而异，尤其要注意房角解剖结构和假性剥脱综合征的存在——尽管尚不清楚是否还有其他因素也在起作用。越来越多的证据表明，白内障摘除术后 IOP 降低的幅度与术前 IOP 的升高程度呈正相关。然而，也有人认为，这可以归因于向均值回归的统计现象[42]。此外，还提出了一种基于术前 IOP 与前房深度（anterior chamber depth，ACD）之比来预测 IOP 降低程度的方法。一项研究表明，在眼压与 ACD 比率超过 7 的患者中，发现 IOP 降低超过 4 mmHg。在这些假定前房解剖结构正常的患者中，发现术后前房深度比对照组平均减少 1.10 mm[44]。

尽管目前的证据表明白内障手术后 IOP 确实降低了，但决定 IOP 降低的幅度和持续时间的患者特异性因素还需要进一步研究。

MIGS 和角膜内皮细胞密度

2018 年，一种名为 CyPass 微型支架（美国德克萨斯州爱尔康）的 MIGS 设备自被制造商主动撤回[45]，随后被 FDA 召回[46]。CyPass 微型支架是一个 6.35 mm 长的带孔装置，在近端有 3 个固定环和 1 个套环，拟行睫状体上腔放置。对其移除是由于担心 CyPass 微型支架植入引起的进行性角膜内皮细胞丢失（endothelial cell loss，ECL）。COMPASS XT 试验表明，在 60 个月时，CyPass 微型支架组（接受超声乳化联合 CyPass 植入）的内皮细胞密度（endothelial cell density，ECD）降低了 20.4%，而对照组降低了 10.1%（其仅接受超声乳化术）[47-48]。此外，大多数外科医生认为具有临床意义的 ECL > 30% 的受试者比例在 CyPass 微型支架组中为 27.2%，而对照组为 10.0%。

值得注意的是，此研究将设备位置确定为与 ECL 相关的唯一因素。当在前房角中可见 2 个或 3 个固定环时，年 ECL 率为 6.96%，而当固定环不露出来时，年 ECL 率为 1.39%。此外，设备的角度也可能有影响；因为也有一些有两个或更多环暴露的患者并没有看到明显的 ECL[3]。虽然可能还有其他变量会影响 ECL（例如植入物材质、房水流动变化、回流等），但目前还没有证据支持这一点。此外，由于植入物在前房中的机械定位具有很强的相关性，更深的植入物与对照组具有相似的 ECL 水平，因而也不太支持这种可能性[49]。

目前对接受 CyPass 微型支架的患者建议进行详细的裂隙灯检查进行筛查，包括房角镜检查以评估其位置。如果出现临床上明显的病变或功能上出现显著异常，例如 ECD 下降 / 角膜厚度增加和（或）角膜水肿，可以使用显微镊子和剪刀对其近端进行修剪。目前不推荐取出装置，因为术后第 1 个月通常会围绕葡萄膜组织形成牢固的附着物。

随后，对 MIGS 设备及其对 ECD 的影响进行了更严格的审查。就其本质而言，这些设备预期的安全性都是比较好的，因此，大家愿意更早地进行手术干预以获得更持久的 IOP 降低效果。虽然缺乏高质量的长期数据，但根据引流管手术和小梁切除术的经验，ECL 在传统滤过手术中也时有发生而且有时也很显著。据报道，小梁切除术后 2 年的 ECL 率约为 10%。一项研究表明，对于 1 个部位和 2 个部位的超声乳化联合小梁切除术，术后 2 年的 ECL 率分别为 7.8% 和 11.8%[50]。对于引流管手术（Ahmed 青光眼引流阀手术和 Baerveldt 青光眼植入手术），据报道 2 年时的 ECL 率在 8.0% ～ 18.6%[51-54]。

关于 MIGS 设备对 ECD 影响的数据有限。之前的一项研究表明，与单独的超声乳化相比，iStent Inject（Glaukos Corporation，Laguna Hills，California，USA）在随访 1 年过程中不会导致显著的 ECL[55]。到目前为止，iStent 已有超过 10 年的使用数据，但并没有已知的角膜并发症报告。HORIZON 研究的 3 年结果评估了 Hydrus 微型支架的安全性和有效性，结果表明应用 Hydrus 组导致 15% 的 ECL，而单纯白内障手术组为 11%。微支架组出现 > 30%ECL 的患者比例为 14.2%，而单纯白内障手术组为 10%，且差异无统计学意义。这些患者目前也还在接受有关 ECL 的持续随访。ECD 减少很可能是由于外科手术本身，以及植入过程所需的额外操作。与单独进行白内障手术相比，Hydrus 设备的存在目前并没有显现出对角膜健康的不利影响。iStent 和 Hydrus 微型支架可能与 CyPass 微型支架不同，它们的入口距离角膜更远。

CyPass 设备依照内巩膜的曲率并在方向上更加垂直；因此，它近端的顶部更靠近周边角膜。如果植入位置太靠前，套环甚至会接触到角膜。

关于 Xen Gel Stent（Allergan）和 PreserFlo MicroShunt（Santen）等结膜下 MIGS 装置对角膜内皮细胞健康长期影响的研究很少。也有少数对此进行调查的研究，但样本量都较小或仅调查短期影响[56]。一项为期 2 年的 Xen Gel Stent 对 ECD 影响的研究认为，其 ECL 在数值上与单独进行的超声乳化术相似[57]。

单独的滤过手术与联合超声乳化手术

青光眼和白内障联合手术为患者带来了益处，只接受一次手术，降低了再次手术的风险，并节省了时间和费用。然而，一些先前的研究表明，单独的滤过手术显示出比联合手术更好的 IOP 控制效果[58-61]。在一项 60 只眼的回顾性系列研究中，小梁切除术组的 IOP 明显低于超声乳化联合小梁切除术组（11.08＋/－2.80 mmHg vs. 15.04＋/－2.40 mmHg，$P < 0.001$）[58]。同样，Kleinmann 等也发现单独小梁切除术后 IOP 降低的百分比明显高于联合组（48.5% vs. 31.5%）（$P = 0.0001$）[59]。Bellucci 等将 100 例小梁切除术与 200 例超声乳化联合小梁切除术进行比较，发现单独小梁组比联合组平均眼压降低的幅度更大（11.2 mmHg vs. 3.1 mmHg；$P < 0.01$）[60]。在 40 只眼的回顾性队列研究中，Caprioli 等发现单独小梁组的平均 IOP 比联合组下降更多（10.3＋/－7.6 mmHg vs. 6.8＋/－5.5 mmHg）[61]。他们还发现，在单独小梁组中，达到目标眼压的患者比例更高（88% vs. 72%）。2 年时，单独小梁组手术成功率为 86%，联合组为 62%。超声乳化联合小梁切除术手术成功率差异的一个原因可能是，与超声乳化相关的围术期炎症对滤泡存活率和 IOP 会产生负面影响[59]。

相比之下，其他研究发现联合手术和单独的小梁切除术具有相似的 IOP 降低效果[62-63]。在一项前瞻性研究中，Guggenbach 等发现两组之间的平均 IOP 降低没有显著差异[62]。同样，在对 42 只眼的回顾性分析中，联合手术组和单独小梁切除术组的平均眼压（22.8 mmHg 对 22.9 mmHg）和青光眼药物应用数量（2.12 对 2.26）相似[63]，但此研究未给出 P 值。随访 4 年后，Wachtl 等发现就降低 IOP 和减少青光眼药物而言，联合手术组与单独小梁切除术组结果相近[64]。在原发性闭角型青光眼（primary angle closure glaucoma，PACG）患者中，经过 12 个月的观察，小梁切除术组和联合手术组，在平均眼压（$P = 0.42$）、青光眼药物数量（$P = 0.85$）或 logMAR 视力（$P = 0.42$）方面没有显著差异[65]。然而，值得一提的是，房角关闭病例中单纯超声乳化术的 IOP 降低效果先前已有记载，并且很可能成为后一项研究的混杂因素[32-35]。

在一项有关难治性青光眼患者的前瞻性病例系列中，El Wardani 等比较了独立的 Baerveldt 青光眼植入物（Baerveldt glaucoma implant，BGI）与 BGI 联合超声乳化术的疗效和安全性[66]。他们发现联合组在 3 年时的失败率明显更高（37% vs. 15%，$P = 0.02$）。此外，独立 BGI 组中眼压显著降低的患者比例更大。然而，两组之间的青光眼药物或并发症没有显著差异。这些结果表明，联合手术可能对滤过泡的远期结果有负面影响，应考虑将超声乳化术和引流管手术分阶段进行。

Rai 等进行了一项回顾性队列研究，来比较超声乳化联合 Ahmed 青光眼引流阀（Ahmed glaucoma valve，AGV）或 BGI 的疗效[67]。共有 57 只眼接受了超声乳化 -AGV，47 只眼接受了超声乳化 -BGI。术后 2 年，44% 的超声乳化 -AGV 组和 23% 的超声乳化 -BGI 组手术失败（$P = 0.02$）。据我们所知，所有其他关于联合超声乳化和引流管植入手术的报告，样本量都较小，没有可比性[68-70]。因此，这些研究只能证明失败率存在很大差异。所有这些研究都表明，在接受超声乳化和 AGV 或 BGI 联合治疗的眼中，IOP 较基线显著降低，但也需要考虑到这些研究本身的局限性。

Friedman 等的系统评价认为，在评价青光眼和白内障联合手术时，只有在与单独的白内障手术相比时，才存在高质量证据支持其降眼压效果更显著。否则，在与单独的小梁切除术比较降眼压效果，或观察白内障手术对先前存在的滤过泡的有害影响时，似乎只有效力较低的证据[71]。

虽然主要被认为是无滤过泡手术，但随着结膜下 MIGS 的出现，MIGS 设备已开始进入传统的过滤手术领域，例如 Preserflo MicroShunt（Santen）和 XENGel Stent（Allergan），同时其也还保留了一些已知 MIGS 的更高的安全性。之前已经证明，与单独的白内障手术相比，小梁旁路 MIGS 联合白内障手术可降低 IOP 和减少降压药物的使用[24-23, 72-73]。然而，目前尚不清楚结膜下 MIGS 联合白内障手术是否具有相同的协同作用。

几项研究比较了单独 XEN 与 XEN 联合超声乳化术的有效性[74]。在一项比较 200 例单独 XEN 和 39 例 XEN 联合超声乳化的回顾性系列研究中，Hengerer 等发现两组在 1 年时的平均眼压方面没有显著差异（独立 14.3＋/－4.2 mmHg vs. 13.9＋/－2.5 mmHg）[75]。同样，Karimi 等在 12 个月时评估了单独 XEN 组（n ＝ 187）与联合组（n ＝ 72）[76]，发现两组之间的结果没有显著差异，并且两个队列的针剥和并发症发生率相似。在一项为期 6 个月的单中心前瞻性研究中，单独 XEN 组中有 46.9% 的眼（n ＝ 81），联合组中 53.3% 的眼（n ＝ 30）取得了完全成功[65]，没有显著的组间差异。在一项为期 2 年的前瞻性多中心研究中，Reitsamer 等比较了 120 只独立组眼和 98 只联合组眼[77]，IOP 相对于基线的平均变化，在独立组中为－6.4＋/－5.2 mmHg，联合组中为－5.9＋/－4.6 mmHg，两组之间没有统计学上的显著差异。此外，Fea 等在一项前瞻性多中心研究中，将 298 只单独组眼与 56 只联合组眼在 1 年时进行了比较[78]，联合组 1 年时的平均眼压为 15.8 mmHg，独立组为 15.4 mmHg。在术后第 1 周就诊时，独立组的 IOP 显著降低（P ＝ 0.04），但在随后的随访中无统计学差异。在定义有效和完全成功方面，IOP 阈值为 ≤ 18 mmHg 和 16 mmHg 时，两组之间没有显著差异。然而，当 IOP 阈值调整为 ≤ 14 mmHg 时，独立组的成功率显著提高（41.6% vs. 22.9%，P ＝ 0.03）。

唯一发现独立 XEN 组和 phaco-XEN 之间存在显著差异的研究是由 Mansouri 等进行的。在一项前瞻性干预病例系列中，该系列比较了单独 XEN 组（n ＝ 40）和联合组（n ＝ 109）在 1 年时的安全性和有效性[79]。XEN 独立组的 IOP 降低百分比中位数为 40%，而超声乳化 XEN 组为 22.9%。它们的主要终点是从基线眼压降低 20% 或更多，单独组有 81.0% 达到了这一目标，而联合组只有 56.1%（P ＝ 0.04）。

然而，值得注意的是，与联合组相比，XEN 独立组的术前 IOP 中位数更高（20 mmHg 对 18 mmHg），并且青光眼更严重。此外，在 XEN 独立组中进行了更多的针剥手术（45% 对 34%），这可能有助于更显著的 IOP 降低。

在比较单独 XEN 组和联合组疗效的一篇综述中，作者认为这些研究在研究设计、纳入和排除标准，以及统计分析方面，都存在异质性[74]。作者自己也无法判定单独 XEN 和联合组中谁的疗效更好，说明了这个问题在临床上存在的差别可能是非常细微的。

要 点 小 结

- 随着全球人口迅速老龄化，眼科医生会发现自己的患者中可能同时存在年龄相关性白内障和青光眼。
- iStent、Hydrus Microstent 和 Kahook Dual Blade 是微创青光眼手术（MIGS）设备的一些例子，它们同白内障手术相结合，可以降低眼压（IOP），同时其对眼造成的创伤非常微小。
- 单独的白内障手术可以降低眼压，在某些情况下可以用作降低眼压的治疗方法；然而，其降低眼压的程度取决于患者的具体情况和既往青光眼疾病的类型。
- 人们都期待 MIGS 设备具有非常高的安全性；因此，目前有越来越多的研究分析 MIGS 设备对内皮细胞密度的影响。
- 有证据表明，单独的滤过手术比滤过手术联合白内障摘除术能够更好地控制 IOP；然而，这种差异的程度以及观察到这种差异的确切滤过手术类型可能需要进一步研究。

（参考文献参见书末二维码）

后记

岳沛林 译 刘兆川 宋旭东 审校

展望未来

当代白内障手术为全世界数以百万计患者提供了一次提高视觉质量和生活质量的独一无二的机遇。作为人类最常见的外科手术，白内障手术已取得前所未有的结果。这使得有人会认为我们已经到达了白内障手术的终点。然而，这种观念将是一个严重的错误。正如我们在本书终章预测的那样，白内障手术在未来具有巨大的发展潜力。

作者相信白内障手术将见证创新和进步的爆发。Burkhard Dick 断言，激光还处于起步阶段，未来人们将利用激光能量实现晶状体安全而有效地摘除。

Jorge Alió 预测囊袋内液化、抽吸和植入精确计算屈光度的聚合物将成为现实。人们将利用高级光学原理，设计出新一代多焦点和老视矫正型人工晶状体，包括为低视力提供解决方案。随着我们对调控晶状体上皮细胞深入了解，晶状体再生甚至将成为可能。他还预测，白内障手术可能将部分由机器人施行。此外，生物测量和疗效模拟的新纪元将协助医患双方共同做出决策。

Burkhard Dick 认为生物测量也将成为一个使白内障手术更安全的关键工具：虹膜识别将终结意外做错眼别这一长久以来的恶梦。在激光引导下，术中散光轴位的识别将更为精准。白内障手术将模拟技术的不断改进，将显著加快初学者的学习曲线。

Jorge Alió 预计人工智能将极大地改变白内障的诊疗方式。显微镜的持续发展，包括 3D 系统和诸如角膜染色术在内的相关程序将激增。医生和企业将合作，确定提高成本收益和手术效果的方法。他补充

道，我们不应该忘记帮助欠发达地区数以百万计的白内障患者，他们极少或根本无法接触到训练有素的医生。他还预测手术机器人有可能为这一问题提供解决方法。

作者们一致认为，与白内障手术相关新设备的问世将继续扩大手术适应证。这些生理性替代物除包括角膜、虹膜和房角结构外，还包括由超薄、富有弹性、完全透明的材料制成的人工后囊膜。正如屈光手术已同白内障手术融合一样，白内障手术联合青光眼手术甚至视网膜手术将继续受到欢迎。Burkhard Dick 对能够实时检测眼压（IOP）的植入式芯片感到兴奋，同时新设计的滤过装置将使眼压长期降到安全范围。

Robert Osher 有一个不同的愿景："我们可以设想，某一天所有超过一定年龄的人都将接受人工智能指导的手术来消除所有先前存在的屈光不正。那时手术将以晶状体为基础，消除近视、远视、散光，甚至老视。这意味着不再需要白内障手术！"他认为，采用人工智能来校正近及远的聚焦，晶状体解决方案将会是动态的。此外，他预测，晶状体将被用于做更多的事情。例如，它将与给药系统相关联用于术后用药，滴眼液将会成为过去时。后囊混浊将被完全抑制。除了测量眼压（几年前由 Adatomed 完成）外，还将测量所有血液的化学成分。糖尿病患者将使用人工晶状体上的刻度来监测血压。虽然验光和眼镜店将消失，但眼科医生在未来几十年将非常忙碌。

我们怀揣共同的信心和激情结束本书。在未来，我们将续写篇章并介绍绝妙的想法、激动人心的产品、崭新的技术和科技的突破。所有这些都旨在守护人类最珍贵的礼物——视觉。

全书参考文献

苹果手机使用微信扫码直接查看，其他手机使用 QQ 浏览器扫码后下载查看。
如遇扫码无效的情况，可使用电脑或手机浏览器，登录以下网址下载、查看：
www.pumpress.com.cn/html/content/7331.html?view=article&from=2024%3A3711&id=7331